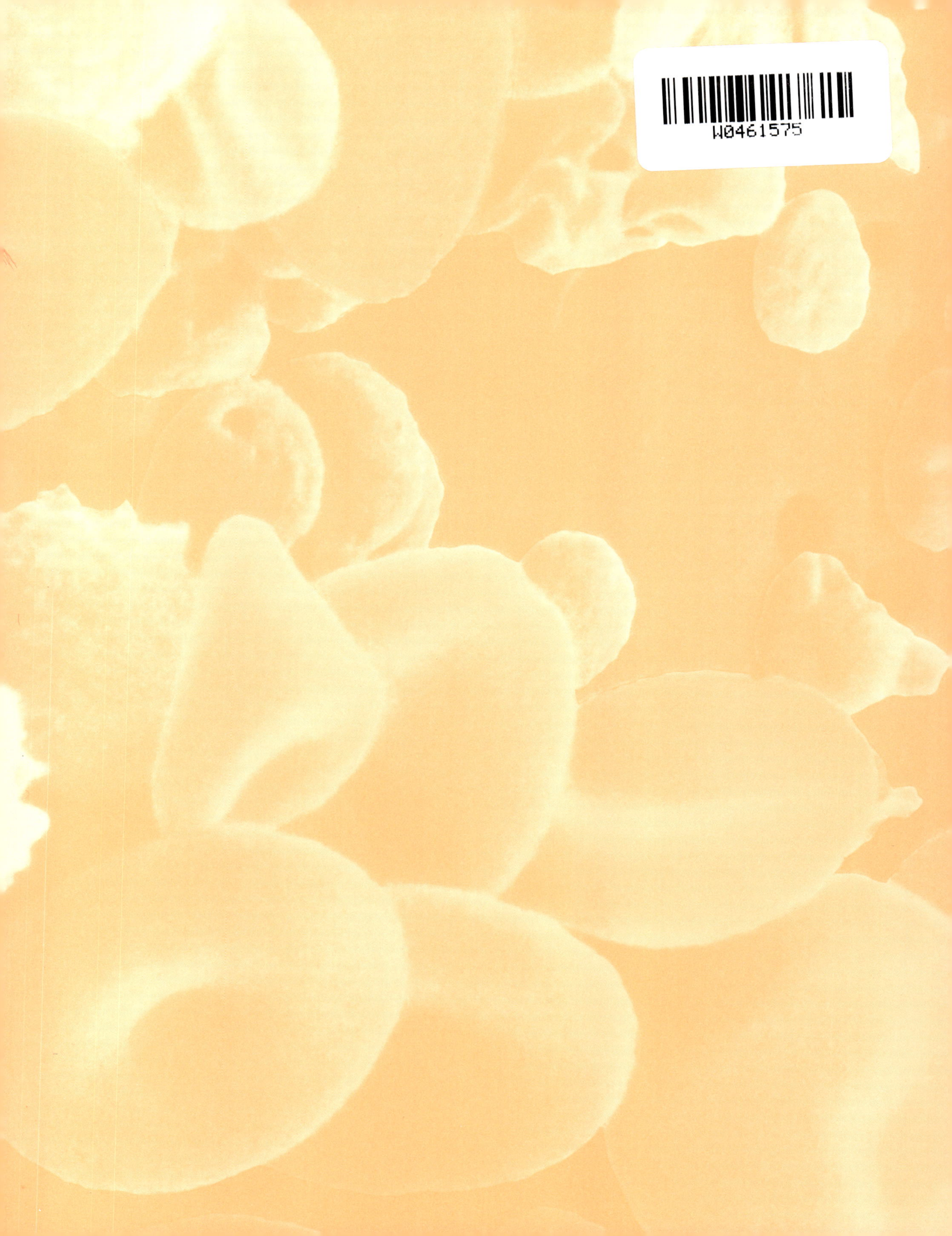

So stärken Sie Ihr Immunsystem

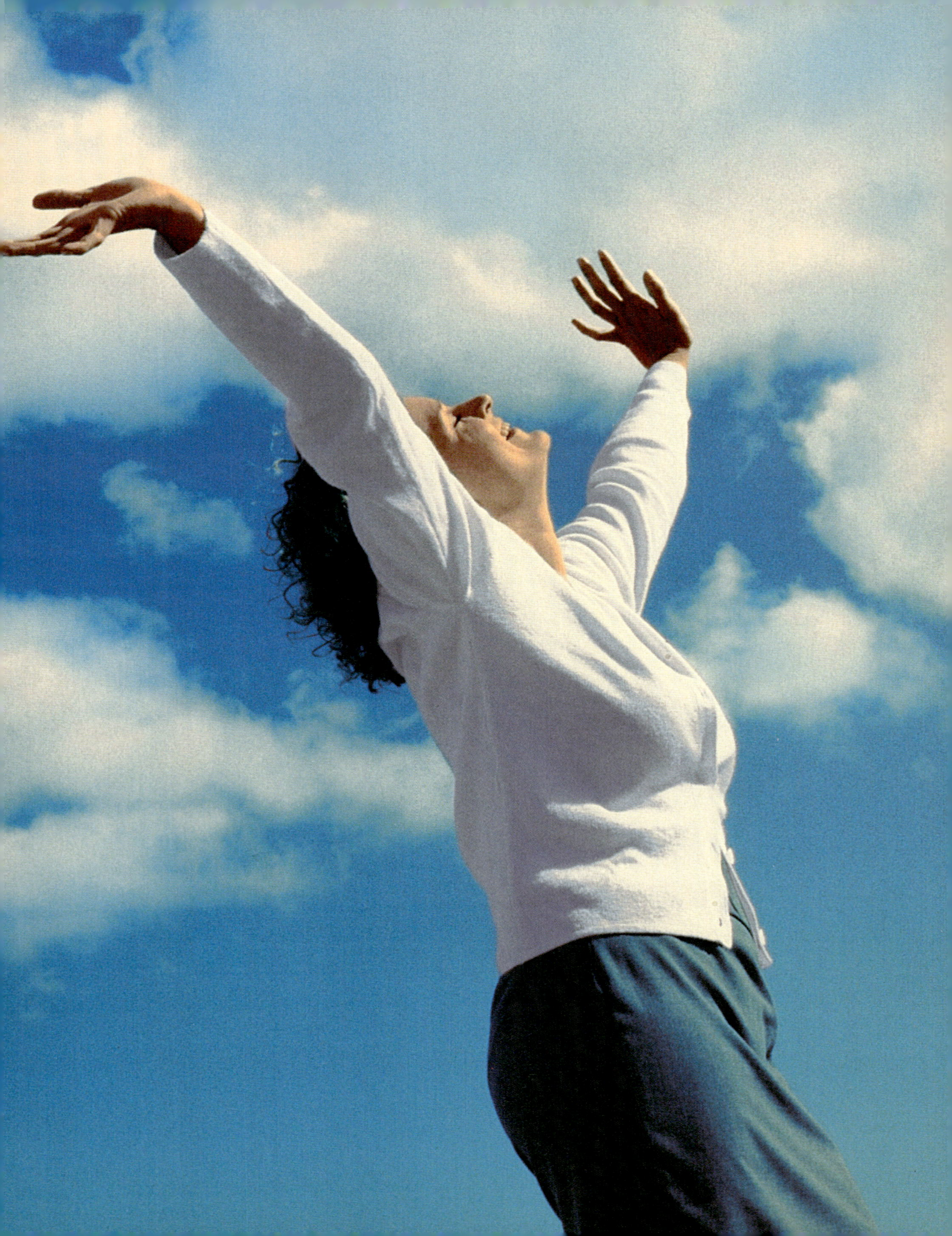

So stärken Sie Ihr Immunsystem

Reader's Digest
DEUTSCHLAND · SCHWEIZ · ÖSTERREICH

Titel der englischen Originalausgabe:
Strengthen Your Immune System

Deutsche Ausgabe
Übersetzung: Dr. Claudia Hecker,
Wolfdietrich Müller
Fachliche Beratung:
Dipl. Biol. Susanne Liedtke
Redaktion: Adriane Andreas, München;
Christine Pfützner, München

Reader's Digest
Redaktion: Erwin Tivig (Projektleitung)
Grafik: Cornelia Hammer
Bildredaktion: Christina Horut
Prepress: Andreas Engländer
Produktion: Andreas Schabert

Ressort Buch
Redaktionsdirektorin: Suzanne Koranyi-Esser
Redaktionsleiterin: Dr. Renate Mangold
Art Director: Rudi K. F. Schmidt

Operations
Leitung Produktion Buch: Norbert Baier

Satz und Reproduktion: schwabe + braun
gmbh, Leonberg
Druck und Binden: Mohn Media,
Mohndruck GmbH, Gütersloh

Die in diesem Buch enthaltenen medizinischen Informationen sind kein Ersatz für eine ärztliche Diagnose und Behandlung. Der Verlag empfiehlt allen Patienten mit Krankheits- bzw. Schmerzsymptomen, sich an einen Arzt zu wenden. Das vorliegende Buch ist sorgfältig erarbeitet worden. Dennoch erfolgen alle Angaben ohne Gewähr. Weder Autoren noch Verlag übernehmen eine Haftung für eventuelle Nachteile oder Schäden, die aus den im Buch enthaltenen praktischen Hinweisen resultieren.

GR 0914/IC-US))
Printed in Germany
ISBN 3-89915-106-2

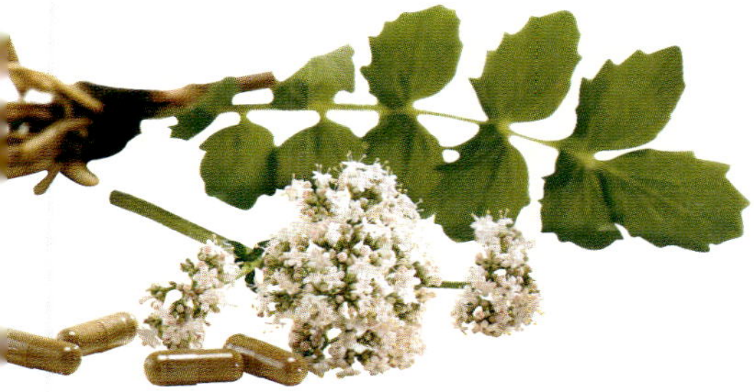
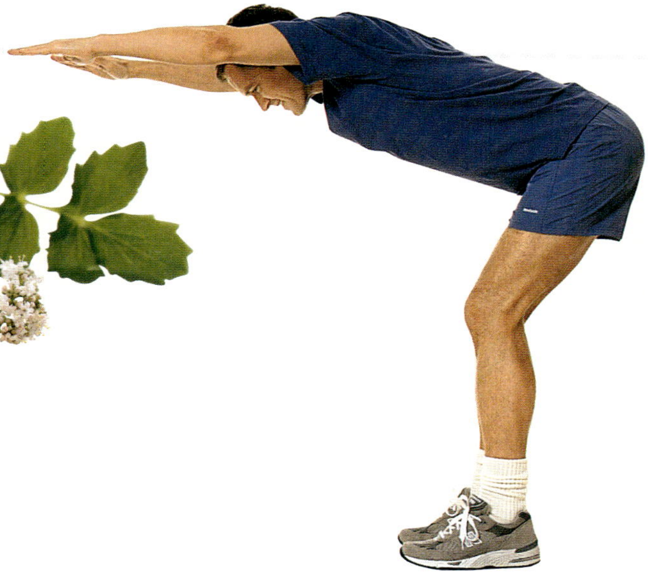
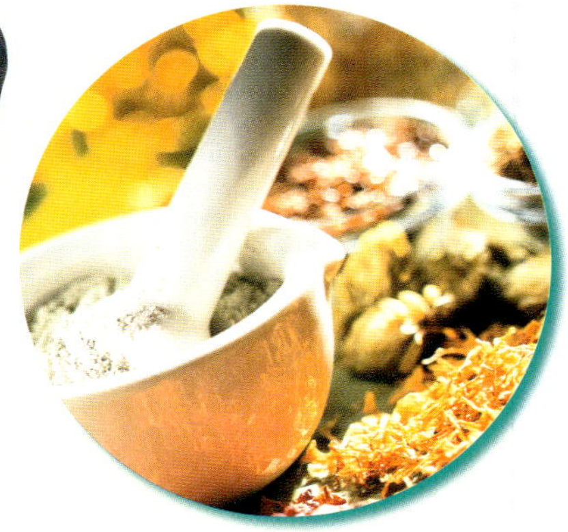

Inhalt

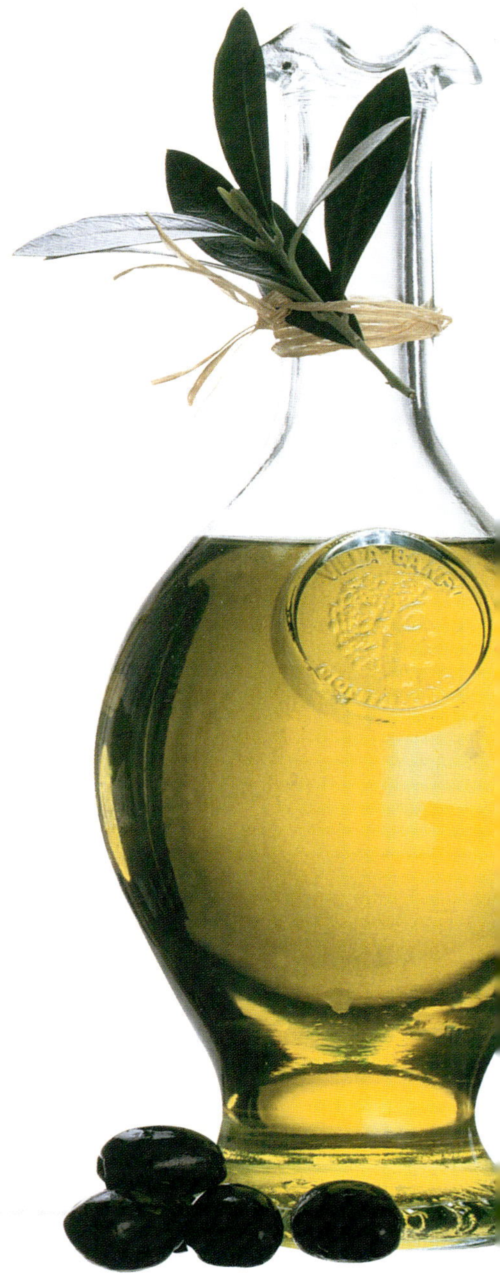

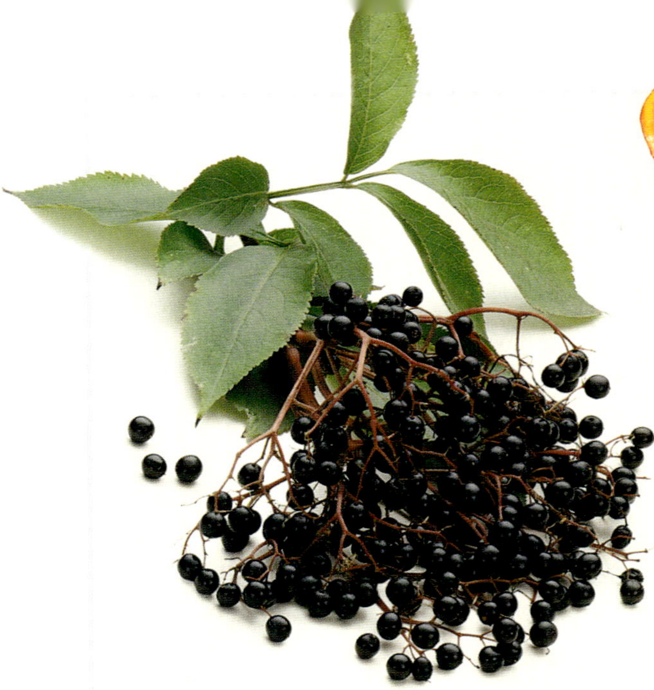

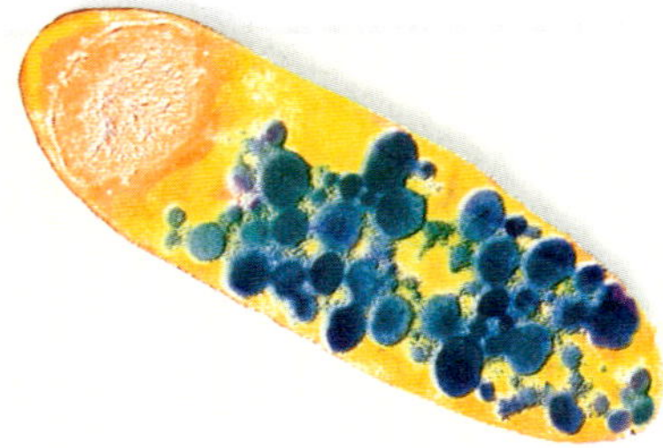

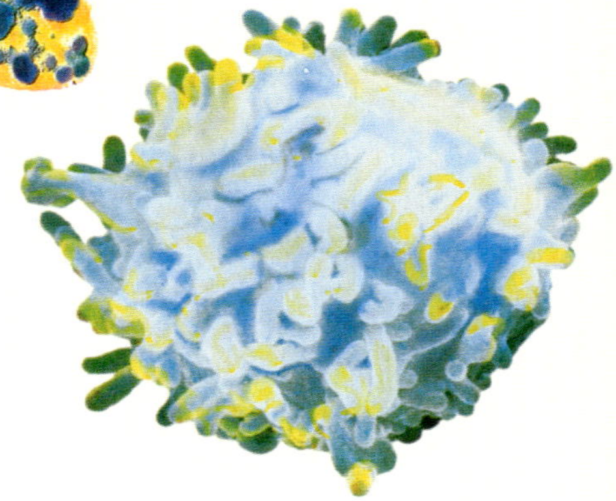

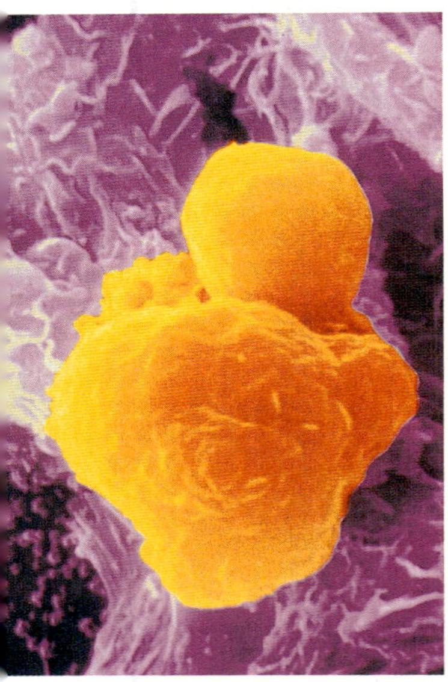

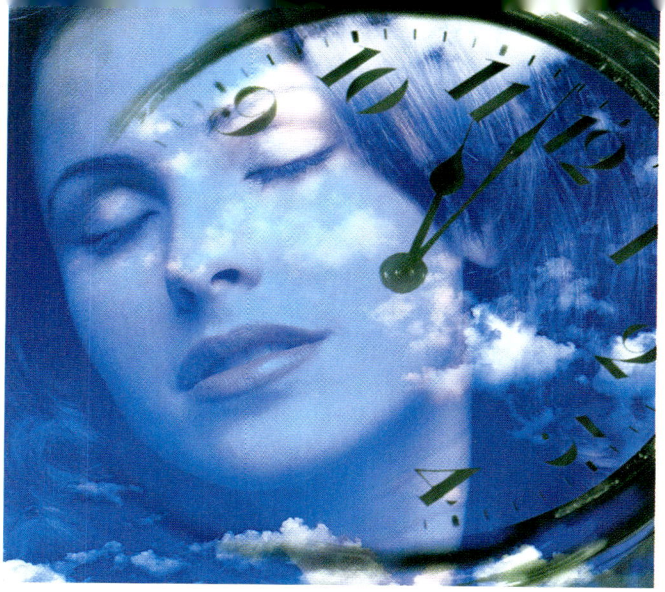

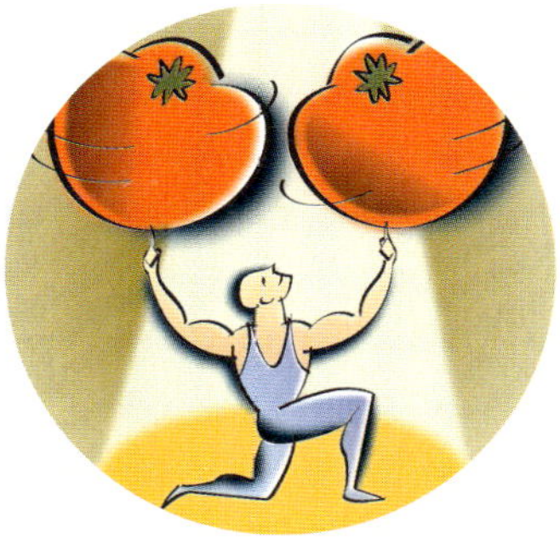

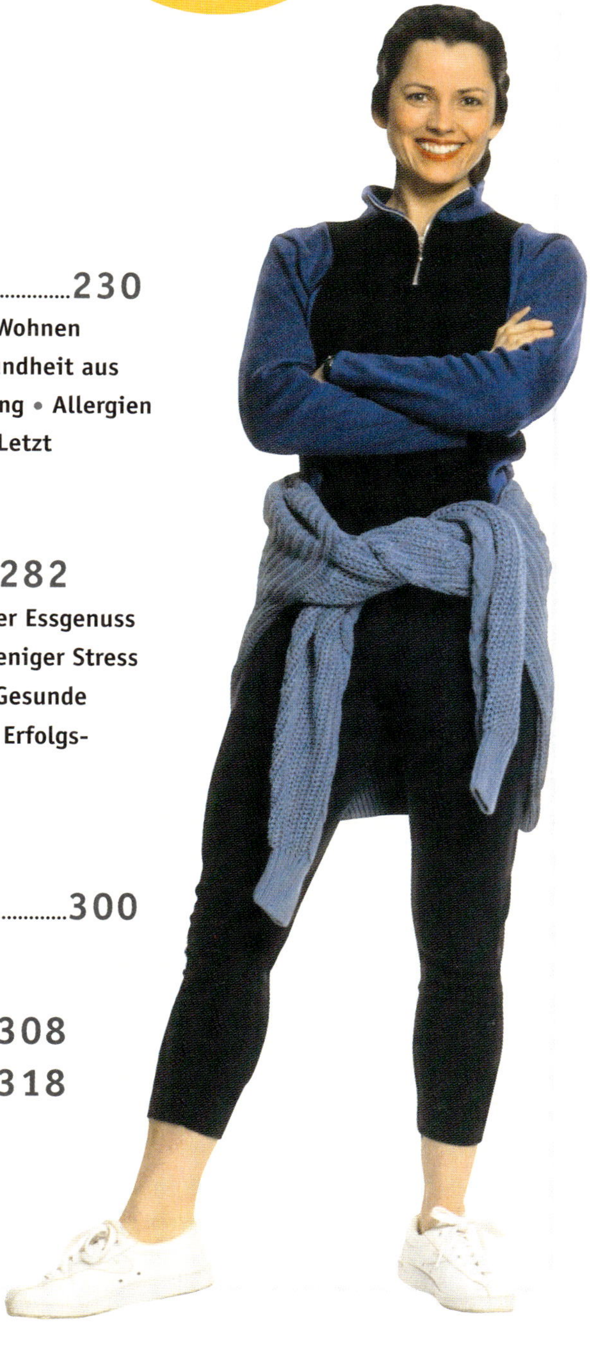

Über dieses Buch

Wenn wir an all die Organe und Systeme denken, die uns am Leben erhalten, übersehen wir oft das Immunsystem. Ohne dieses komplexe, weit verzweigte Netzwerk aus spezialisierten Zellen und Geweben würden alle Körperfunktionen zusammenbrechen.

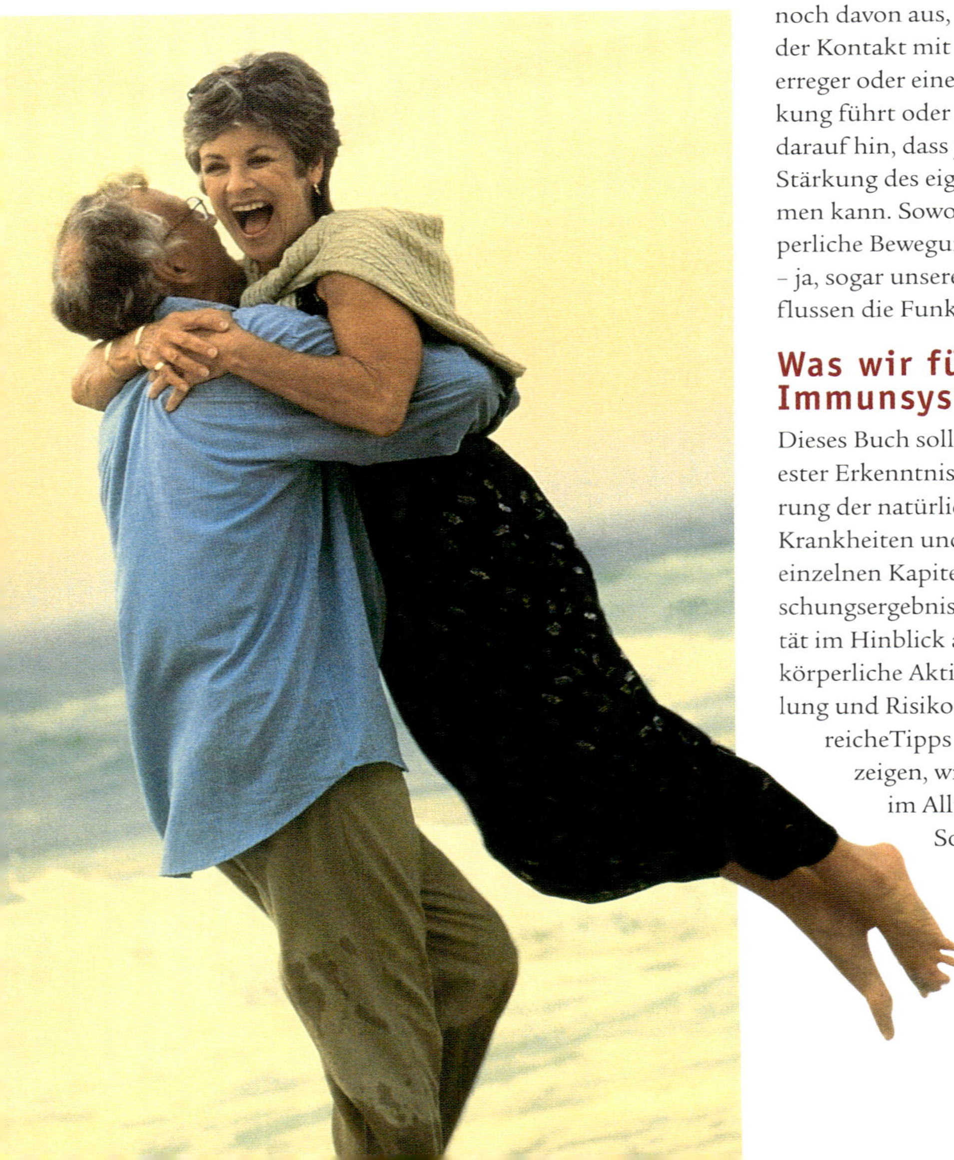

Wie fügt sich das Immunsystem in so grundlegende Körperfunktionen wie Atmung, Verdauung und Stoffwechsel ein? Da seine Hauptakteure, die weißen Blutkörperchen, im Körper verteilt und nicht wie Organe an einem bestimmten Platz verankert sind, fällt die Antwort nicht leicht. Außerdem erfüllt es eine Menge verschiedenster Funktionen, von denen viele noch ungeklärt sind.

Daher überrascht es nicht, dass die Vorstellung eines beeinflussbaren Immunsystems recht neu ist. Bis vor nicht allzu langer Zeit ging man noch davon aus, dass es Sache des Zufall sei, ob der Kontakt mit einem bestimmten Krankheitserreger oder einem giftigen Stoff zur Erkrankung führt oder nicht. Mittlerweile deutet vieles darauf hin, dass jeder von uns etwas für die Stärkung des eigenen Immunsystems unternehmen kann. Sowohl die Ernährung als auch körperliche Bewegung und die Schlafgewohnheiten – ja, sogar unsere Gedanken und Gefühle beeinflussen die Funktion unseres Immunsystems.

Was wir für das Immunsystem tun können

Dieses Buch soll Ihnen helfen, die Vorteile neuester Erkenntnisse zu nutzen und sie zur Steigerung der natürlichen Widerstandskräfte gegen Krankheiten und Infektionen einzusetzen. Die einzelnen Kapitel fassen die aktuellsten Forschungsergebnisse zur Förderung der Immunität im Hinblick auf Ernährung, Heilpflanzen, körperliche Aktivität, Schlaf, mentale Einstellung und Risikominderung zusammen. Zahlreiche Tipps und praktische Anleitungen zeigen, wie Sie diese Informationen im Alltag umsetzen können.

So finden Sie einen leckeren

wöchentlichen Menüplan (einschließlich Rezepte) mit immunstärkenden Nahrungsmitteln, eine ausführliche Beschreibung von Heilpflanzen, die die Immunität steigern, und einen für alle Leistungsstufen geeigneten Fitnessplan, der den Körper in Schwung bringt. Das Buch schließt mit einem leicht nachvollziehbaren 12-wöchigen Aktionsplan zur Erzielung optimaler Immunität.

Die Erforschung der Funktionsweise unseres Immunsystems begann vor knapp zwei Jahrzehnten, als die medizinische Fachwelt in den 1980er Jahren die Bedeutung dieses hoch entwickelten Abwehrnetzwerks für den Körper erkannte.

In den 1950er Jahren war es z. B. noch üblich, Kindern, die sich häufig erkälteten, die Rachenmandeln zu entfernen; heute wissen wir, dass die Mandeln zu den ersten Abwehrmechanismen bei Atemwegserkrankung gehören. Ebenso verschrieben Ärzte vor noch gar nicht langer Zeit bei einer Halsentzündung Antibiotika – inzwischen wissen wir, dass die übermäßige Antibiotikaeinnahme dem Immunsystem schadet, indem sie uns durch Abtötung schwacher Mikroorgansimen, bei gleichzeitiger Schonung der starken Erreger wesentlich krankheitsanfälliger macht.

Das Immunsystem schonen

Der Vergleich des Immunsystems mit einem Auto ist dabei zutreffend. Genauso wie manche Fahrzeuge über 100.000 km ohne größere Pannen, so ist auch das Immunsystem mancher Personen in der Lage, Jahr um Jahr die optimale Leistung zu erbringen. So wie glückliche Besitzer eines zuverlässigen Autos nur wenig Geld für Reparaturen ausgeben, so werden auch die Personen mit einem kräftigen Immunsystem nur selten krank.

Aber auch bei relativ neuen Fahrzeugen können Probleme auftreten; die Ursache sind nicht selten mangelnde Routinewartungen – Öl- und Luftfilterwechsel, Überprüfung der Flüssigkeitsstände und andere Instandhaltungsmassnahmen. Das Gleiche gilt für Menschen, die anscheinend immer krank sind: Sie ernähren sich nicht richtig, schlafen zu wenig und vernachlässigen Vorsorgeuntersuchungen. Mit anderen Worten: Sie kümmern sich nicht um die „Wartung" ihres Körpers.

Führt man den Vergleich zwischen Fahrzeug und Immunsystem weiter, so können Gaspedal und Bremsen mit den Faktoren verglichen werden, die Reaktionen des Immunsystems erzeugen bzw. verhindern. Ein zu starkes und plötzliches Durchdrücken des Gaspedals kann dazu führen, dass das Auto gefährlich nach vorn schießt. Genauso kann ein gereiztes Immunsystem auf harmlose Getreidepollen überreagieren und zu Allergien führen. Im Gegenzug kann hartes Ausbremsen des Immunsystems dieses träge machen. Wenn das humane Immunschwächevirus (HIV) oder eine hohe Strahlendosis die körpereigene Abwehr bremsen, kann sich Aids oder eine aidsähnliche Erkrankung entwickeln.

Andererseits hat sich unser Immunsystem im Laufe der Evolution zu einem komplexen Netzwerk entwickelt, sodass etwa eine Auffrischungsimpfung oder eine rasche Gabe von Medikamenten keine Patentlösung für alle Beschwerden ist. Aber wir können unserem Wunsch nach Wohlbefinden nachkommen, indem wir den Anleitungen dieses Buches folgen. Zwar gibt es nicht die immer währende Gesundheit, doch stehen uns im Alltag eine Reihe von Mittel zur Verfügung, die uns durch Stärkung des Immunsystems zu körperlicher und geistiger Fitness verhelfen.

Die Herausgeber

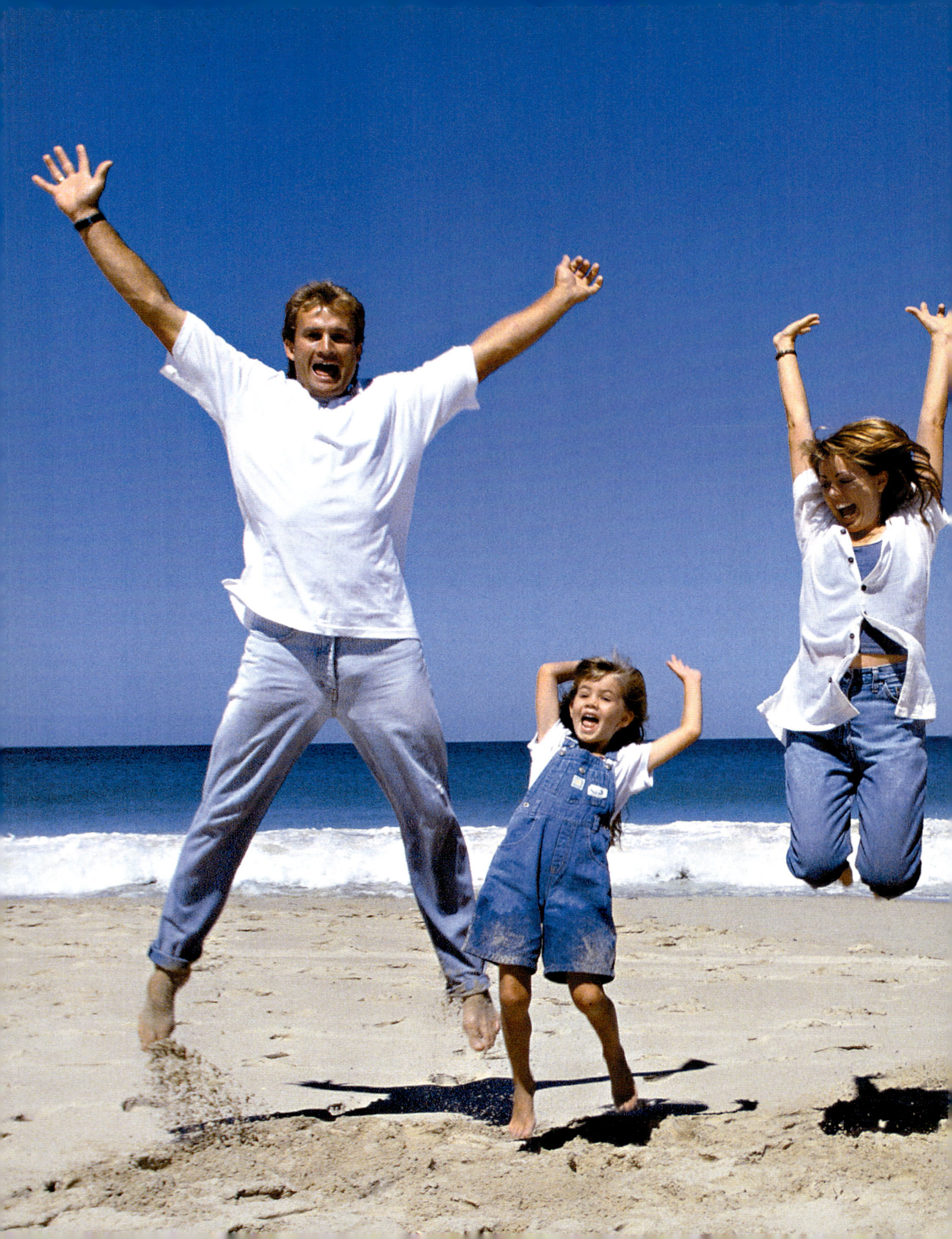

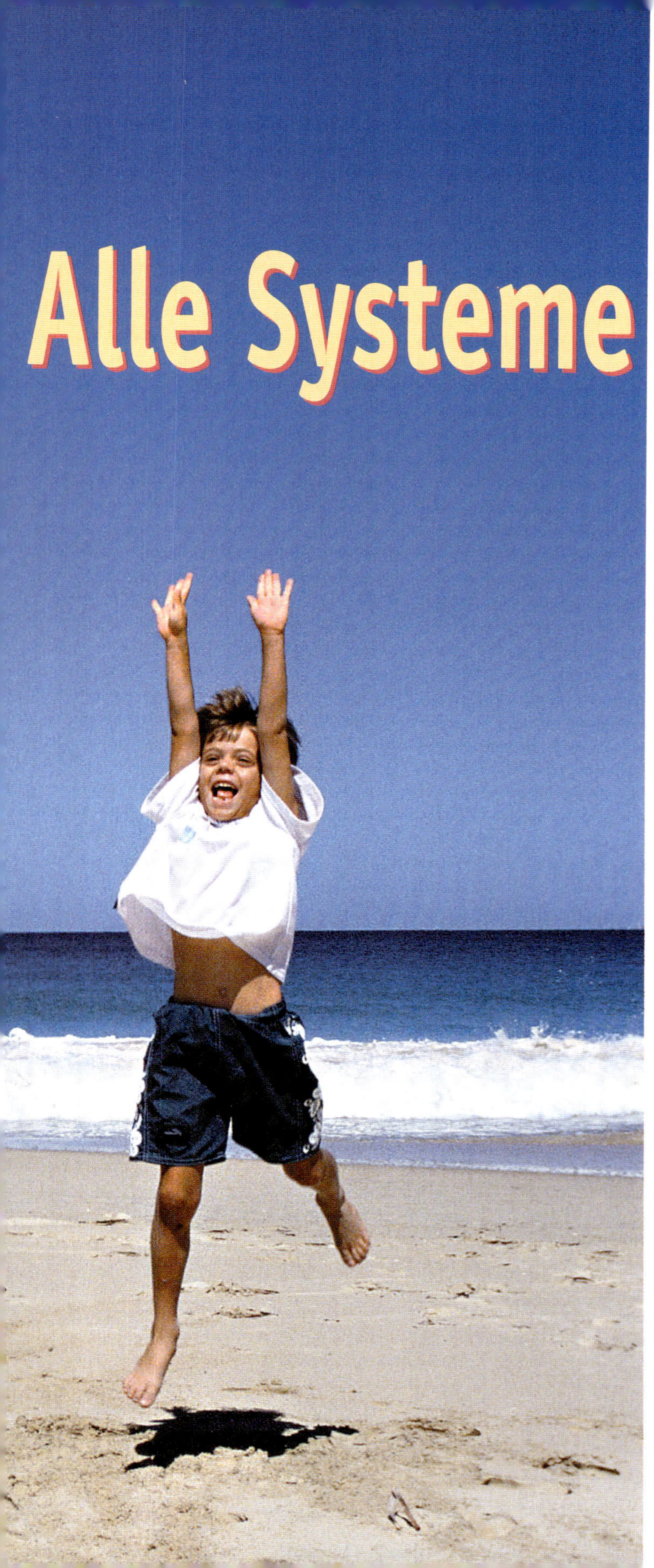

Alle Systeme startklar!

Selbst wenn Sie alles tun, um ihnen aus dem Weg zu gehen – schädliche Bakterien, Viren und Schimmelpilze versuchen äußerst hartnäckig, in den Körper einzudringen und ihn zu infizieren. Stärken Sie Ihr Immunsystem, das körpereigene eindrucksvolle Schutzschild gegen die Angreifer. Dadurch erhöhen Sie beträchtlich Ihre Chancen, gesund, kräftig und vital zu bleiben.

Ihre erstaunlichen Abwehrkräfte

Heutzutage verlassen sich Ärzte und Patienten in zunehmendem Maß auf Pillen und andere Arzneimittel, um verschiedenste medizinische Probleme zu behandeln.

Aufgrund dieser Einstellung vernachlässigen wir oft das wirksamste Heilmittel, unser Immunsystem. Wenn Sie über ein gut funktionierendes Immunsystem verfügen, ist es in der Regel einfach, gesund zu bleiben. Arbeitet es jedoch fehlerhaft, können Fremdkörper – Bakterien, Viren, Parasiten, Schimmelpilze und sogar Krebszellen – Fuß fassen.

Erkennung und Reaktion

Es stimmt wirklich: Ihr Immunsystem rettet Ihnen jeden Tag das Leben! Ein riesiges Netzwerk weißer Blutkörperchen, chemischer Substanzen und von Organen arbeitet zusammen, um potenziell schädliche Eindringlinge zu erkennen und zu zerstören, bevor sie gesunde Zellen verletzen, dem Körper Nährstoffe entziehen oder lebenswichtige Organe schädigen können.

Das Immunsystem ist ungeheuer komplex. Im Gegensatz zu anderen lebenswichtigen Akteuren im Körper, wie z. B. dem Herzen oder der Lunge, handelt es sich nicht um ein einzelnes Organ; es lässt sich mit einem Staffelteam vergleichen, das die Aufgabe, den Körper zu schützen, weitergibt: Jeder im Team ist verantwortlich für die weitere Abschwächung eines Pathogens (Krankheitserregers), das seinen Weg kreuzt.

Da alle Teile des Immunsystems zusammenarbeiten, würde deren getrennte Betrachtung keinen Eindruck über den komplexen Ablauf vermitteln – Sie benötigen einen Gesamtüberblick.

HÄTTEN SIE'S GEWUSST?

Das Gute überwiegt

Die meisten Mikroorganismen sind nicht schädlich; viele sind sogar nützlich, u. a. die natürliche Flora im Körperinnern. Im Darm behindern „gute" Mikroorganismen das Wachstum schädlicher Bakterien; nimmt ihre Zahl ab, kommt es oft zu Durchfall (Diarrhö).

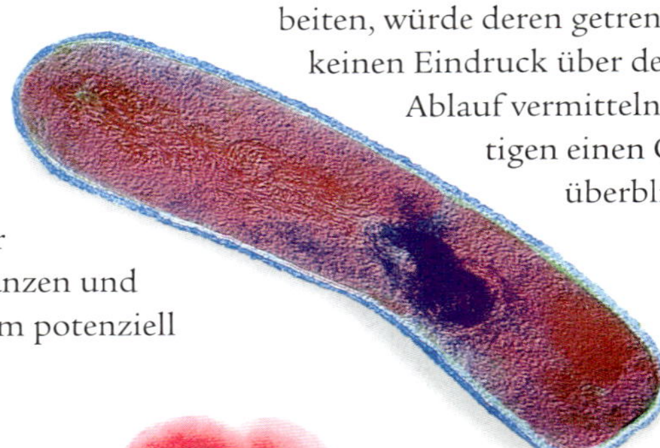
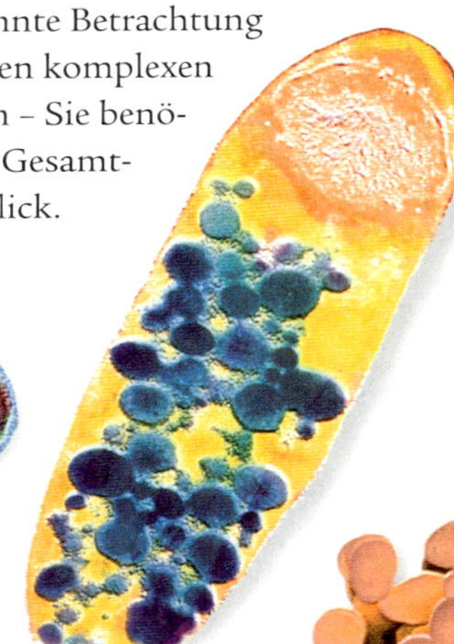
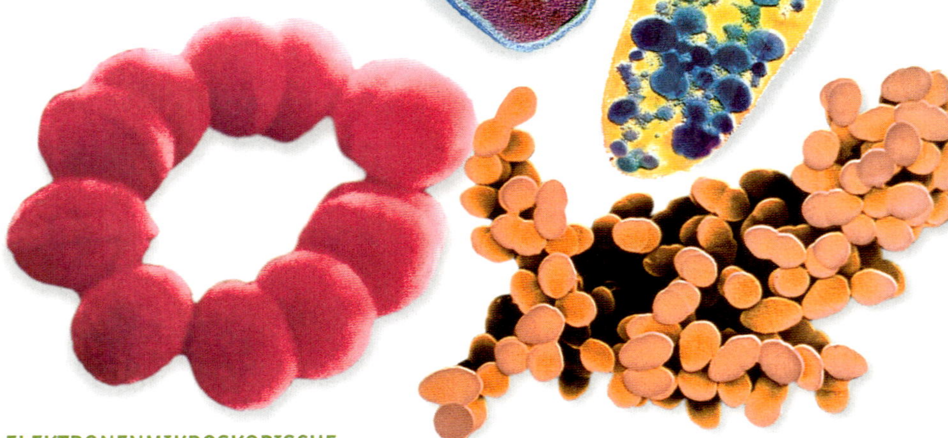

ELEKTRONENMIKROSKOPISCHE AUFNAHMEN schädlicher Mikroorganismen. Im Uhrzeigersinn von links nach rechts: Staphylokokken können Hautabszesse erzeugen; Clostridien infizieren Lebensmittel und setzen giftige, nervenschädigende Stoffe frei; Listerien werden durch verdorbene Milchprodukte aufgenommen und befallen fast jedes Organ; schädliche Streptokokken-Stämme entzünden meist den Rachen, einige bedingen auch akute Infektionen, die zum Absterben der Haut führen.

OBERFLÄCHENSCHUTZ: Eine gesunde Haut hilft, schädliche Mikroorganismen vom Körper fern zu halten.

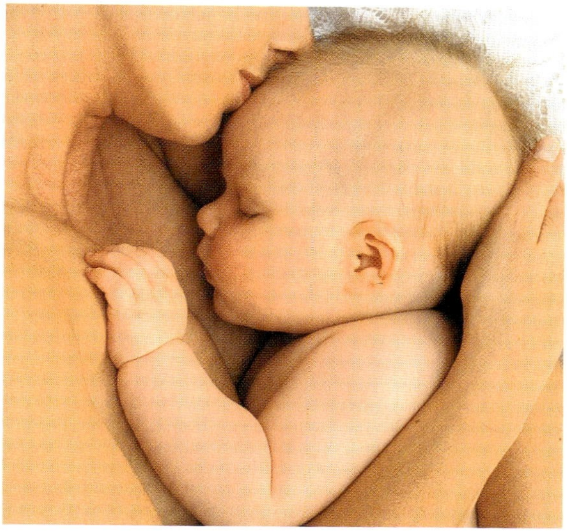

Und genau das ist das Ziel des ersten Kapitels. Es nimmt Sie mit auf einen kurzen Ausflug, bei dem Sie ein Gefühl dafür bekommen, wie alle Teile des Immunsystems zusammenpassen, und der Ihnen zeigt, wie Sie Ihr Immunsystem darin unterstützen können, seine Aufgabe besser zu erfüllen.

Die erste Verteidigungslinie

Die Haut ist widerstandsfähiger, als man zunächst denkt, und bildet den ersten wirkungsvollen Schutzwall gegen Bakterien und Viren. Ihre Eignung dafür beruht auf der Schicht toter Zellen auf der Hautoberfläche, der Epidermis. Diese ist zwar dünner als Pergament, aber aus bestimmten Proteinen aufgebaut – den Keratinen, die sich nur schwer zerstören lassen. Deshalb können die meisten infektiösen Partikel die gesunde, unbeschädigte Haut nicht durchdringen.

Haare stoppen Keime oft, bevor sie die Haut erreichen. Keime, die bis zur Haut vordringen, landen auf einem Film aus Schweiß und Fett. Dieser ist mit sauren Chemikalien und nützlichen Bakterien durchsetzt, die gemeinsam die fremden Organismen zurückhalten. Auch einige Immunzellen, etwa die in der Epidermis gelegenen Langerhans-Zellen, warten darauf, unwillkommene Bakterien aufzunehmen und weitere Akteure des Immunsystems zu mobilisieren.

◆ **Ein Schutzwall** Verletzliche Bereiche, etwa die Augen, werden auf vergleichbare Weise durch Schleimhäute, d. h. hautähnliche, mit Flüssigkeiten beschichtete Oberflächen, vor Keimen geschützt. Diese Membranen befinden sich normalerweise an allen natürlichen Körperöffnungen, u. a. Augen, Nase, Mund und Fortpflanzungssystem – Stellen, die nicht durch die Haut geschützt sind.

Der dicke, zähe Film, der von den Schleimhäuten produziert wird, fängt potenzielle Eindringlinge wie Hefen, Viren, Bakterien, Schmutzpartikel, Pollen und Pilzsporen ab. Die Mischung aus Schleim und Zellresten, die sich in Mund- und Nasenhöhlen ansammelt, wird heruntergeschluckt; die meisten Keime werden anschließend entweder von Magensäuren oder Enzymen der Bauchspeicheldrüse zerstört oder beim Husten oder Niesen aus dem Körper ausgeschieden. Die Schleimhäute, die die gesamten Atemwege innen auskleiden, werden von den so genannten Zilien unterstützt, jenen zahllosen winzigen Flimmerhärchen, die die Partikel zurückhalten, welche schließlich durch die Nasenlöcher oder durch den Mund hinausbefördert werden.

ZAHLEN UND FAKTEN: HAUT

1–2 mm
Durchschnittliche Dicke der Haut

19–34 Tage
Lebensdauer von Hautzellen

$2 m^2$
Mit Haut bedeckte Fläche bei einem Erwachsenen

10 000
Anzahl an „guten" Bakterien, die auf jedem cm^2 der Haut leben

1000 km
So viel wachsen die Haare der meisten Menschen im Laufe ihres Lebens

50 000 pro Minute
Anzahl der abgestorbenen Zellen, die sich abschuppen und vom Körper abfallen

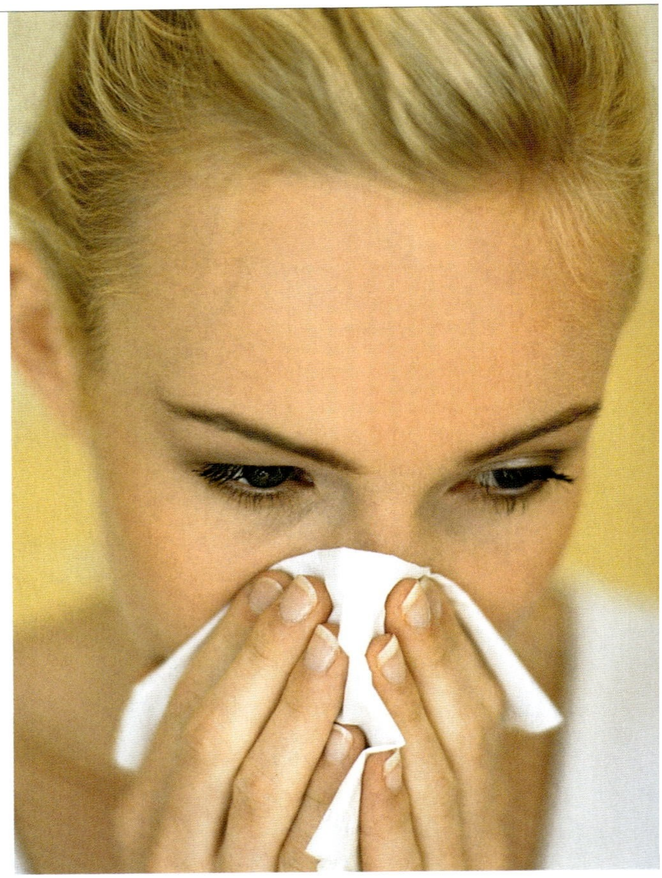

Gott schütze das Niesen!

Ein Niesen, ein Kratzen, eine Träne ... Normalerweise nehmen wir diese Reflexe nur als störend wahr. Tatsächlich aber schützt jede dieser Aktionen auf einzigartige Weise vor krankheitserregenden Mikroorganismen oder giftigen Stoffen, bevor diese Schaden anrichten können.

◆ **Kratzen** stellt eine natürliche Reaktion des Körpers auf einen Juckreiz, der von winzigen Rezeptoren (Schmerzrezeptoren oder Nozizeptoren) der Nervenendigungen in der Haut ausgelöst wird. Deren Aufgabe ist es, Sie zu warnen, dass z. B. eine Mücke auf Ihrer Haut sitzt, und zu befehlen: „Werde sie los!"

◆ **Husten** hilft, den Mund, den Rachenraum und das Lungengewebe von Eindringlingen wie Pollen, Hausstaubmilben oder von bakterienbeladenem Schleim zu befreien. Tatsächlich ist das Husten ein so wichtiger Abwehrmechanismus, dass wir in der Regel ein- bis zweimal pro Stunde husten, eventuell ohne es bewusst wahrzunehmen. Die Ironie dabei: Atemwegserkrankungen können durch Pathogene, also Krankheitserreger, die beim Husten als Tröpfchen in die Luft gelangen, übertragen werden, ein Vorgang, der auch als Tröpfcheninfektion bezeichnet wird.

◆ **Niesen** hat eine dem Husten vergleichbare Funktion. Wenn Ihnen z. B. Staub ins Gesicht geweht wird, signalisieren Nervenzellen in der Nase dem Gehirn, ihn zu vertreiben. Wir niesen aber auch, um Mikroorganismen loszuwerden, die sich in den Nasengängen vermehren, z. B. bei einer Erkältung.

◆ **Erbrechen** tritt dann auf, wenn für den Körper schädliche Substanzen im Magen oder im Zwölffingerdarm von Rezeptoren erkannt werden, die sich in den Wänden des Verdauungstrakts befinden. Das Gehirn sendet Signale aus und meldet dem Verdauungstrakt, seine Arbeit zu unterbrechen und diese in umgekehrter Richtung fortzusetzen, d. h. den Mageninhalt wieder hinter den Schließmuskel, der diesen von der Speiseröhre trennt, und dann hinauf und durch den Mund herauszudrücken.

◆ **Weinen** hält die Oberfläche der Augen feucht und dank eines Enzyms, dem Lysozym, steril. Die Tränenflüssigkeit schützt außerdem das Auge vor Reizungen durch Staub oder Schmutzpartikel: Die Tränenproduktion der dafür verantwortlichen Tränendrüsen steigt so lange an, bis die Flüssigkeit die Augenlider überströmt und den reizenden Stoff fortschwemmt. Schreien, eine natürliche Reaktion auf Stress, spült bestimmte schädliche chemische Substanzen weg, die bei Aufkommen von Angstzuständen produziert werden.

NIESEN hilft dem Körper, Krankheitserreger loszuwerden.

Kurztipp

Versuchen Sie nicht, das Niesen zu unterdrücken. Wenn Sie den mit einer Druckwelle von bis zu 160 km/h angetriebenen Luftausstoß zurückhalten, können Keime über die Eustachi-Röhren bis ins Mittelohr gelangen und dort zu einer gefährlichen Infektion führen.

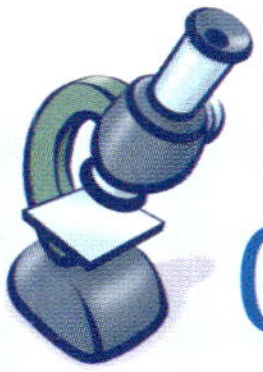

Genau betrachtet ... Mikroorganismen

Wohin Sie auch gehen, Sie laufen ständig Gefahr, krankheitsauslösenden Keimen zu begegnen. Diese Mikroorganismen werden durch die Luft, durch Lebensmittel, Wasser, Insekten und kontaminierte Gegenstände wie Türklinken oder nicht saubere Hände übertragen.

BAKTERIEN

Sie mögen selbst bei stärkster Vergrößerung unter dem Mikroskop harmlos aussehen, aber diese einzelligen Organismen können ernsthafte Probleme auslösen, wenn sie in unseren Körper eindringen, sich dort rasch vermehren und toxische Nebenprodukte absondern. Aber nicht alle Bakterien sind schlecht; einige tragen sogar zu unserer Gesundheit bei.

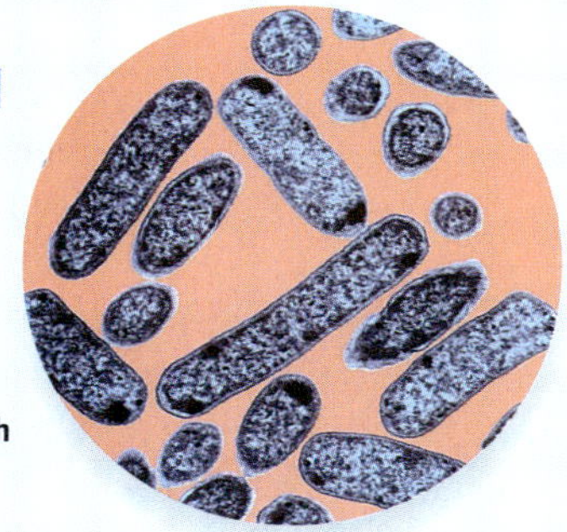

RECHTS: *Salmonella,* Vergrößerungsfaktor: 11 759fach

VIREN

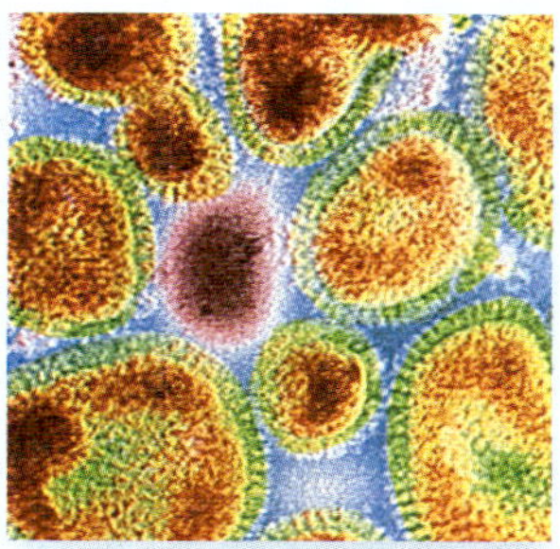

Sie bestehen aus einem einzigen Strang an genetischem Material (DNA oder RNA) und sind so einfach aufgebaut, dass sie noch nicht einmal als Lebewesen gelten. Dennoch können sie Krankheiten auslösen, indem sie den genetischen Apparat der Wirtszellen nutzen. Haben sie das Kommando übernommen, veranlassen sie die betroffenen Zellen, mehr Viren zu produzieren, was ohne Behandlung lebenswichtige Organe lahm legen kann.

LINKS: *Influenza Typ A,* Vergrößerungsfaktor: 285 750fach

PARASITEN

Ein Organismus, der überlebt, indem er sich von seinem Wirt ernährt, ist ein Parasit. Die Vielfalt der Parasiten, die den Menschen befallen können, reicht von winzigen einzelligen Lebewesen wie der Protozoe *Giardia lamblia* bis hin zu 12 m langen Bandwürmern. Diese Lebewesen können z. B. Hautausschläge, Fieber, Übelkeit und Fehlgeburten auslösen. Viele der Parasiten werden durch Lebensmittel und Wasser übertragen.

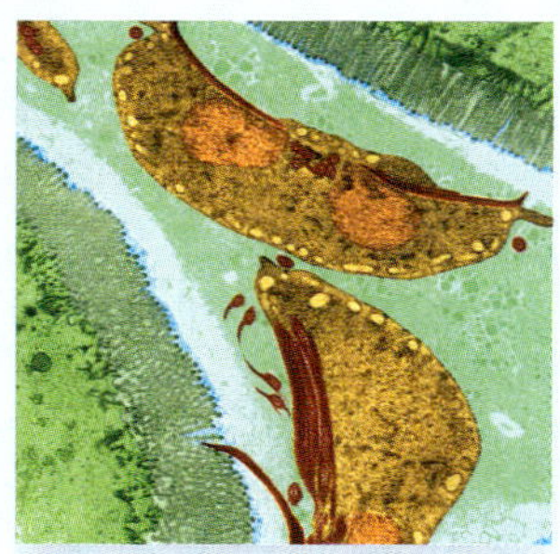

RECHTS: *Giardia lamblia,* Vergrößerungsfaktor: 1 979fach

SCHIMMELPILZE

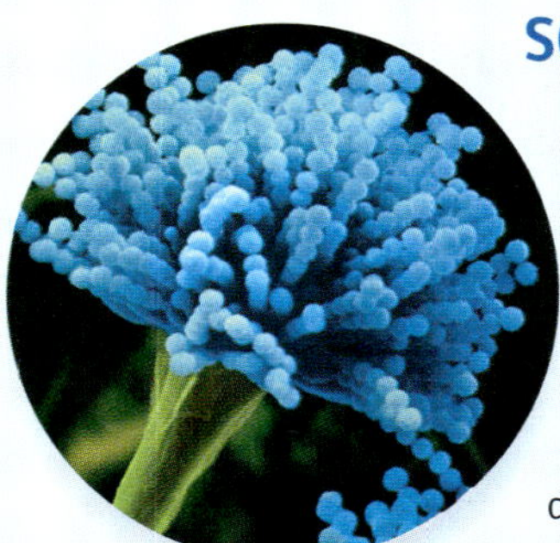

Durch die Luft verbreitete Sporen dieser einfachen Organismen können unzählige Infektionen auslösen, wenn sie beim Einatmen in die Lungen gelangen oder sich in anderen dunklen und warmen Plätzen wie dem Mund, der Scheide (Vagina) oder in Hautfalten festsetzen. Obwohl diese Pilze vorwiegend Menschen mit beeinträchtigtem Immunsystem infizieren, sind einige Typen weiter verbreitet. So ergaben Untersuchungen, dass haftende Schimmelpilze die Ursache für viele chronische Infektionen der Stirn- und Nasennebenhöhlen sind.

LINKS: *Aspergillus* (Gießkannen-Schimmelpilz), Vergrößerungsfaktor: 514fach

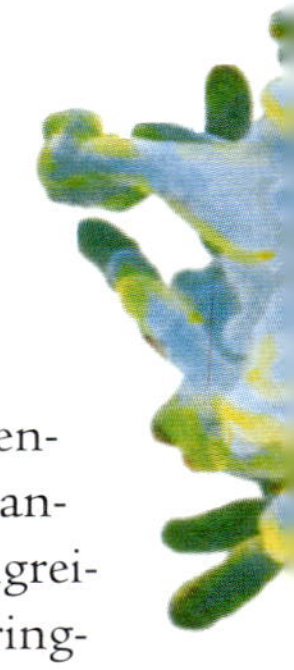

Gerüstet für den Kampf

Einigen Erregern gelingt es, unsere erste Verteidigungslinie – Haut und Schleimhäute – zu überwinden, und sie gelangen ins Blut und in die Organe des Körpers.

Wenn dies geschieht, steht das Immunsystem – eine komplexe Armee aus spezialisierten Molekülen und weißen Blutkörperchen – zum Empfang bereit. Sicherlich haben Sie Ihr eigenes Immunsystem bereits in Aktion gesehen, z. B. als Sie stürzten und sich die Knie aufschrammten. Dadurch konnten Schmutz, Bakterien oder Viren in den Körper gelangen; innerhalb weniger Stunden hatte sich der betroffene Bereich gerötet und war angeschwollen – ein Anzeichen dafür, dass Ihr Immunsystem eingegriffen hatte, um die gefahr zu bekämpfen. Aber welche Akteure waren zur Verteidigung angetreten?

Antigene als Signalgeber

Erste und wichtigste Rolle des Immunsystems ist es zu erkennen, was fremd ist und was nicht. Der Schlüssel dazu sind die Antigene, d. h. Strukturen, die die Oberfläche jeder Zelle bedecken, unabhängig davon, ob diese körpereigen oder fremd ist, und welche als „Visitenkarte“ der Zelle dienen.

Gehört die Zelle zum Körper, ist auf der „Visitenkarte“ die Mitteilung „Eigen!“ eingraviert – in anderen Worten: „Ich gehöre dazu; bitte nicht angreifen!“ Gehört die Zelle dagegen zu einem Eindringling wie einem Bakterium, das in den Körper gelangte, so steht auf der Visitenkarte „Fremd!“ Dies ist das Angriffssignal für das Immunsystem.

Antikörper

◆ **Das Markierungsteam** Sobald ein Fremd-Antigen identifiziert ist, wird der Bodentrupp des Immunsystems – Millionen weißer Blutkörperchen, die Leukozyten – mobilisiert, um die Eindringlinge zu bekämpfen. Neben ihnen gibt es die Lymphozyten, spezialisierte weiße Blutkörperchen, die besonders wichtige Aufgaben erfüllen. Im Fall von B-Lymphozyten oder B-Zellen besteht ihre Aufgabe darin, Eiweiße spezifisch auf die Erkennung und Bindung eines bestimmten Eindringlings zuzuschneiden, d. h., so genannte Antikörper herzustellen. Ein solcher Antikörper passt auf ein Antigen wie der Schlüssel ins dazugehörige Schloss. Einmal an den Eindringling angedockt, dienen diese Antikörper als Markierung, die wiederum weitere Immunzellen herbeiruft, um den schädlichen Fremdkörper zu vernichten.

Bemerkenswerterweise können sich B-Zellen an spezifische

Stopp den Eindringlingen!

Wie können Sie kleine Hautverletzungen behandeln, damit sie nicht zu Problemen führen?

1. Lassen Sie die Wunde etwas bluten, um sie von Schmutzpartikeln zu reinigen. Verwenden Sie weder Alkohol noch Jod – diese Desinfektionsmittel können das Gewebe schädigen.
2. Wenn Sie ein sanftes Reinigungsmittel wie eine milde, unparfümierte Seife haben, mischen Sie sie mit lauwarmem Wasser. Sie können die Schnittwunde mit klarem Wasser ausspülen und mit sterilem Verbandsmull oder einem sauberen Tuch vorsichtig trockentupfen.
3. Fördern Sie die Blutgerinnung, indem Sie ein sauberes Tuch oder, falls erforderlich, Ihre bloße Hand etwa 5 Minuten fest auf die ausgewaschene Schnittwunde drücken. Lösen Sie dann den Druck vorsichtig.
4. Überprüfen Sie, ob Ihre Tetanusimpfung noch für Immunität sorgt. Sie benötigen alle 10 Jahre eine Auffrischungsimpfung, um gegen diese schwere bakterielle Infektion geschützt zu sein. Tetanus kann durch jede offene Wunde ausgelöst werden und unbehandelt zu einer tödlichen neurologischen Reaktion führen.

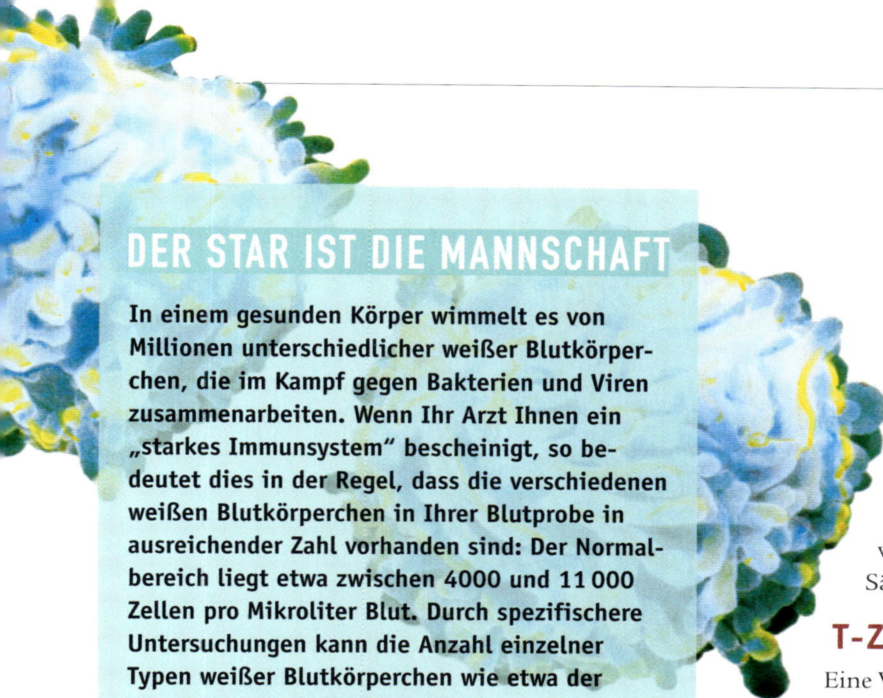

DER STAR IST DIE MANNSCHAFT

In einem gesunden Körper wimmelt es von Millionen unterschiedlicher weißer Blutkörperchen, die im Kampf gegen Bakterien und Viren zusammenarbeiten. Wenn Ihr Arzt Ihnen ein „starkes Immunsystem" bescheinigt, so bedeutet dies in der Regel, dass die verschiedenen weißen Blutkörperchen in Ihrer Blutprobe in ausreichender Zahl vorhanden sind: Der Normalbereich liegt etwa zwischen 4000 und 11 000 Zellen pro Mikroliter Blut. Durch spezifischere Untersuchungen kann die Anzahl einzelner Typen weißer Blutkörperchen wie etwa der T-Zellen genau bestimmt werden.

Keime erinnern. Dies ermöglicht ihnen, Jahre und sogar Jahrzehnte später einen wesentlich schnelleren und effizienteren Angriff gegen diese Keime zu starten. Diese so genannte „erworbene" Immunität ist der Grund dafür, dass Menschen für bestimmte Infektionen wie Masern oder Windpocken viel weniger anfällig sind, wenn sie einmal bereits daran erkrankt waren. Sie ist auch die Basis für Impfungen, bei denen kleine Mengen eines Impfstoffs mit eben jenen erregern in den Körper injiziert werden, um das Immunsystem gegen spätere Angriffe zu wappnen.

◆ **Der Vorteil des Stillens** Antikörper gehören zur Familie der Immunglobuline (Ig), großen Molekülen, von denen es mehrere Klassen gibt: Immunglobin M, G, A, E und D. Jeder Typ spielt eine unterschiedliche Rolle bei der Verteidigungsstrategie unseres Immunsystems. Im Laufe der Schwangerschaft wandern viele IgG- (Immunglobin-G-) Kopien – Antikörper, die gegen Infektionen wie Grippe schützen – von der Mutter über die Plazenta zum Fetus und sorgen dafür, dass dieser eine erste Immunität entwickelt.

Andere Antikörper dagegen – hauptsächlich das IgA, das eine wichtige Rolle beim Schutz der Schleimhäute vor Verletzungen spielt – erwirbt der Säugling erst durch die Vormilch (Kolostrum), die erste Muttermilch. Aufgrund der Fülle an IgA und anderen schützenden Stoffen in der Muttermilch treten die Bundeszentrale für gesundheitliche Aufklärung und das Bundesinstitut für Verbraucherschutz und Veterinärmedizin, das eine eigene Stillkommission unterhält, verstärkt für das Stillen von Säuglingen ein.

T-Zellen

Eine Vielzahl von verschiedenartigen T-Zellen, auch T-Lymphozyten genannt, organisiert und steuert andere weiße Blutkörperchen zum Ort der Infektionsbekämpfung. Die von den T-Zellen kontrollierte Immunität wird auch als zelluläre Immunität bezeichnet, um sie von der durch Antikörper erworbenen Widerstandsfähigkeit des Körpers gegen Krankheiten zu unterscheiden. Es gibt zwei Klassen von T-Zellen:

◆ **T-Helfer-Zellen** reagieren auf bestimmte Antigene, indem sie Zytokine ausschütten. Zytokine sind lösliche Proteine, die ihrerseits weitere Zellen des Immunsystems wie B-Zellen darin unterstützen, den eindringenden Erreger loszuwerden.

◆ **Zytotoxische T-Zellen** töten jene Zellen ab, die mit Viren oder anderen Mikroorganismen infiziert sind. Damit wird eine Vermehrung der Krankheitserreger und eine Ausbreitung der Infektion verhindert.

Phagozyten

◆ **Die Keimfresser** Eine dritte Sorte von Immunzellen, die Eindringlinge

Erstaunlich!

Antigene sind die Ursache der meisten Probleme bei Organtransplantationen. Die Antigene sitzen auf den Zellen des neuen Spendergewebes, lösen „Fremd!"-Alarm aus und bringen die Immunzellen des Empfängers auf diese Weise dazu, das transplantierte Gewebe oder Organ wieder abzustoßen. Zur Unterdrückung dieser Reaktion sind Medikamente erforderlich.

vernichten, sind die Phagozyten, auch als Fresszellen bezeichnet.

Man unterscheidet zwei Typen von Phagozyten: so genannte neutrophile Granulozyten, die im Blut zirkulieren und in infiziertes Gewebe eindringen, und Makrophagen, die in gesundem Gewebe leben und auf Eindringlinge warten. Auch Makrophagen können Zytokine absondern, um große Mengen anderer Immunzellen, u. a. Neutrophile, an den infizierten Ort zu locken. Neutrophile sterben bei der Vernichtung der Eindringlinge ab und bilden Eiter.

Natürliche Killerzellen

◆ **Die Spezialisten** Im Gegensatz zu B- und T-Zellen sind diese großen zirkulierenden Zellen – sie werden oft auch als NK-Zellen bezeichnet – mit toxischen Körnchen angefüllt, die dabei helfen, die Zielzellen bei Kontakt abzutöten. Der Namensteil „natürlich" weist darauf hin, dass NK-Zellen die Fähigkeit zur Abtötung der Zielzellen schon seit ihrer Entstehung haben und nicht, wie die T-Zellen, erst nach ihrer Reifung. Virusinfektionen stimulieren die Produktion von NK-Zellen, die die Stellung halten, bis zytotoxische T-Zellen herbeieilen. NK-Zellen töten auch bestimmte Tumorzellen ab, helfen also bei der Krebsverhütung. Weitere Immunzellen, die Granulozyten, bekämpfen vor allem Parasiten.

◆ **Weitere Akteure** T-Zellen und Makrophagen sowie andere Zellen außerhalb des Immunsystems stellen auch viele andere chemische Stoffe her, denen eine Schlüsselrolle bei der Verteidigung des Körpers zukommt. Dazu gehören die Interferone, die antivirale und krebshemmende Eigenschaften haben, und die Interleukine, von denen ebenfalls viele die Entstehung von Krebszellen bekämpfen. Einige der Substanzen lassen sich inzwischen in großen Mengen gentechnisch herstellen und werden z. B. bei Patienten mit Krebs und Immunmangelkrankheiten (u. a. Aids) sowie bei Patienten mit Knochenmarkstransplantationen eingesetzt.

Warum werden wir krank?

Die einfachste Antwort auf diese Frage lautet, dass es oft eine zeitliche Verzögerung zwischen dem Eindringen des Mikroorganismus und seiner Ausschaltung durch das Immunsystem gibt. In der Zwischenzeit kann der Eindringling seine Spuren hinterlassen, indem er Zellen abtötet und Giftstoffe absondert. Tatsächlich sind die von den Keimen hergestellten Toxine für viele Krankheits-

Erstaunlich!

Von mehr als 200 Virusarten ist bekannt, dass sie Erkältungen verursachen – und ihre Anzahl wächst ständig weiter an! Dies beruht darauf, dass Viren ihre genetische Struktur kontinuierlich verändern und neue Formen erzeugen, die das Immunsystem nicht erkennt. Das Ergebnis: Kinder bekommen im Schnitt 6–10 Erkältungen pro Jahr, Erwachsene 2–4.

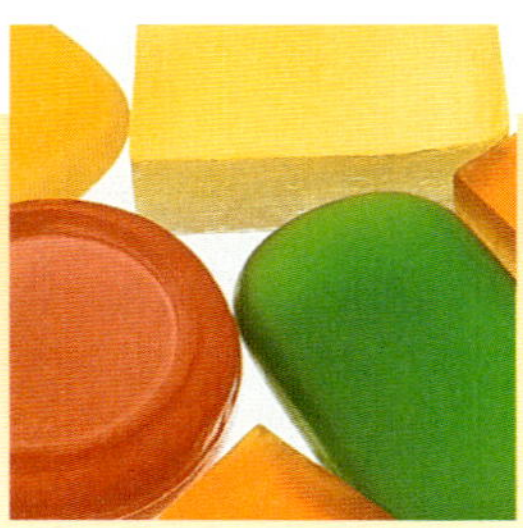

HÄTTEN SIE'S GEWUSST?

Allzu sauber kann schaden

Ob antibakterielle Seifen, Zahnpasten oder Schneidbretter – wirksame keimzerstörende Produkte gibt es zuhauf. Leider kann deren Gebrauch Sie und Ihre Familie anfälliger für Infektionen machen. Diese Produkte leisten zwar gute Arbeit, indem sie die meisten Keime abtöten, aber aufgrund ihrer genetischen Mutationsfähigkeit überleben und vermehren sich trotzdem einige. Dadurch entsteht eine neue Generation an Bakterien mit angeborener Widerstandsfähigkeit (Resistenz) gegen antibakterielle Substanzen. Eine Reinigung mit viel Seife und Wasser für den Körper und mit einem handelsüblichen Reiniger für Arbeitsoberflächen ist zur Vermeidung von Krankheiten ausreichend. Antibakterielle Produkte sind dann angebracht, wenn z. B. ein Patient mit beeinträchtigtem Immunsystem gepflegt wird.

symptome verantwortlich, etwa für die Halsschmerzen, die durch ein Toxin des Bakteriums *Streptococcus* verursacht werden. Ist der Eindringling gestoppt, braucht der Körper Zeit, sich zu erholen, während die Symptome noch eine Weile andauern können.

Die Stadien einer Infektion

Die Schwere der Erkrankung nach Eindringen eines Erregers hängt erheblich davon ab, wie stark sich das Immunsystem zur Wehr setzt. Beginnt sich ein Keim zu vermehren – die Inkubationszeit – ist eine Infektion im Anzug. Die Inkubationszeit kann wenige Tage (bei einer Erkältung) oder viele Jahre (bei HIV, dem Aids verursachenden Virus) betragen. Oft ist man infiziert, ohne es zu wissen – ein Grund dafür, dass sich ansteckende Krankheiten so leicht verbreiten. Die symptomatische Phase ist geprägt durch das Auftreten erkennbarer Krankheitszeichen, z. B. Fieber. Hat sich das Immunsystem durchgesetzt, beginnt die Erholungsphase.

JENSEITS VON MIKROORGANISMEN: ANDERE KRANKHEITSURSACHEN

Nicht immer sind infektiöse Erreger schuld:

Mangelernährung

wird durch zu geringe Aufnahme eines oder mehrerer lebenswichtiger Nahrungsmittel verursacht. Vitamin-C-Mangel ist die Ursache für Skorbut, eine inzwischen seltene, durch Blutungsprobleme und Zahnverlust gekennzeichnete Krankheit.

Funktionsstörungen

werden durch Störimpulse eines Organs oder einer regulierenden Drüse ausgelöst. Diabetes z. B. tritt auf, wenn die Bauchspeicheldrüse zu wenig von dem Hormon Insulin produziert oder andere Organe in ihrer Reaktionsfähigkeit auf Insulin eingeschränkt sind.

Degenerative Erkrankungen

schwächen oder zerstören Körperteile und können z. B. durch Abnutzung oder Verletzungen hervorgerufen werden. So entsteht Osteoarthritis durch Zerfall von Knorpelgewebe, das zwischen den Gelenkflächen zur Abpolsterung dient.

QUIZ: BRAUCHT IHR IMMUNSYSTEM UNTERSTÜTZUNG?

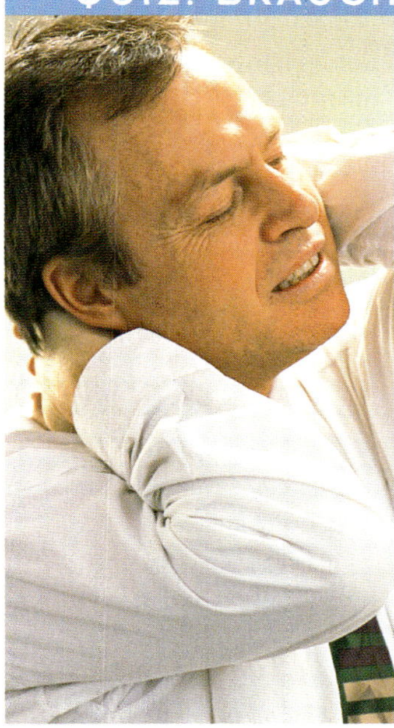

1 Ich bin häufig erkältet. ❍ JA ❍ NEIN

2 Ich bin oft zwei Wochen oder länger krank. ❍ JA ❍ NEIN

3 Ich fühle mich den ganzen Tag müde. ❍ JA ❍ NEIN

4 Ich reise weite Strecken für kurze Aufenthalte. ❍ JA ❍ NEIN

5 Kürzlich war ich großen seelischen Belastungen ausgesetzt. ❍ JA ❍ NEIN

6 Ich habe kürzlich über einen langen Zeitraum hinweg Antibiotika eingenommen. ❍ JA ❍ NEIN

Wie viele Fragen beantworteten Sie mit „ja"?

KEINE Die Wahrscheinlichkeit, dass das Immunsystem Ihres Körper ausgezeichnet oder sehr gut funktioniert, ist hoch.

EINE ODER MEHR Ihr Immunsystem scheint angegriffen zu sein. Stärken Sie Ihr Immunsystem – es kann dann aggressiver gegen Krankheiten vorgehen und dazu beitragen, ein breites Spektrum an schweren Leiden zu verhindern.

Blick hinter die Kulissen

Unser Immunsystem besteht aus einem Netzwerk von Organen. Diese haben die Fähigkeit, das Team aus weißen Blutkörperchen, das die Krankheiten abwehrt, herzustellen, zu speichern und in seiner Arbeit zu unterstützen. Jeder einzelne Beteiligte steht mit den anderen über Nervenbahnen, Hormone und das Gehirn in ständigem Kontakt. Auf diese Weise werden alle zu einem Kollektivorgan vereinigt; wenn nur ein Mitwirkender nachlässig arbeitet oder seine volle Kraft zum falschen Zeitpunkt oder am falschen Ort zum Einsatz bringt, kann das gesamte Schutzsystem in sich zusammenbrechen. Es handelt sich um einen Balanceakt, bei dem die folgenden Organe für ein harmonisches Zusammenspiel sorgen.

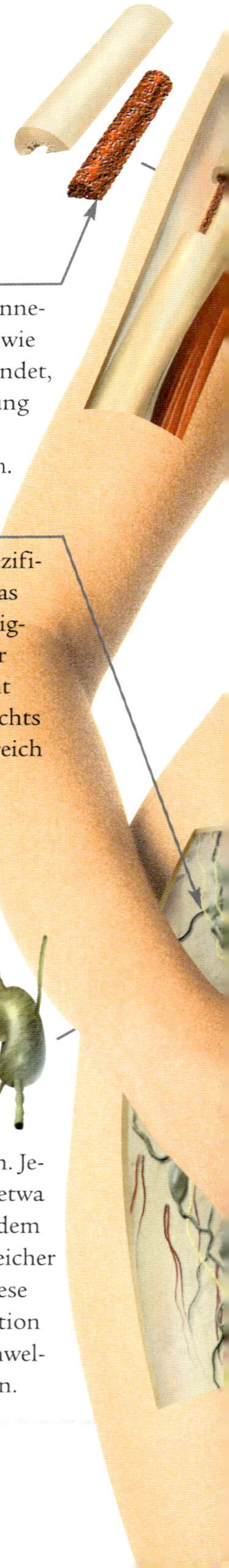

Das **Knochenmark,** das sich im Inneren bestimmter langer Knochen wie z. B. dem Oberarmknochen befindet, erzeugt im Verlauf der Blutbildung B-Zellen, natürliche Killerzellen, Phagozyten und unreife T-Zellen.

Die **Lymphgefäße** bilden ein spezifisches Gefäßsystem im Körper, das die Lymphe, eine gelbliche Flüssigkeit, durch den gesamten Körper transportiert. Die Lymphe macht etwa ein Viertel des Gesamtgewichts des Immunsystems aus und ist reich an B- und T-Zellen, die Infektionen bekämpfen.

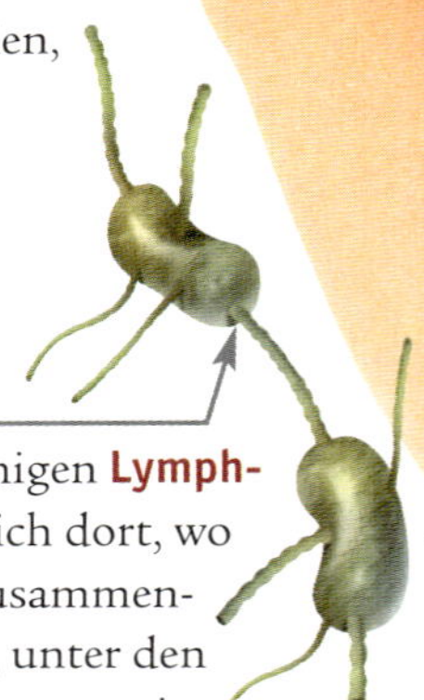

Die bohnenförmigen **Lymphknoten** finden sich dort, wo Lymphgefäße zusammentreffen: im Hals, unter den Achseln, im Brustraum, im Bauch und in den Leistenbeugen. Jeder Knoten reinigt die Lymphe, etwa von Giften, durch Filterung. Zudem dient jeder Lymphknoten als Speicher für weiße Blutkörperchen, bis diese benötigt werden. Bei einer Infektion können die Lymphknoten anschwellen, sodass man sie ertasten kann.

NICHT SO SCHNELL!

Nachdem sie früher bei Kindern routinemäßig entfernt wurden, gelten die **Tonsillen (Mandeln)** und **Adenoide** heute als wichtige Infektionsbekämpfer. Sie bilden im hinteren Rachenraum einen Ring, der sich entzündet, wenn er sich infolge einer (viralen oder bakteriellen) Infektion oder einer allergischen Reaktion mit weißen Blutkörperchen füllt. Die Tonsillen zeigen sich beidseitig der Zungenbasis als rötliche Höcker. Die Adenoide sitzen hinter der Nase; man kann sie nur mit einem Spezialspiegel betrachten.

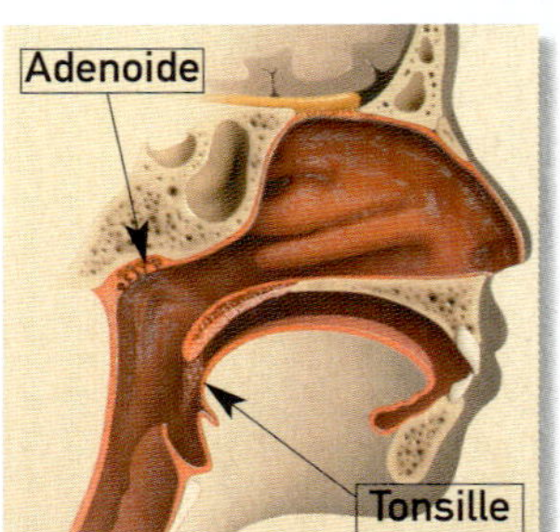

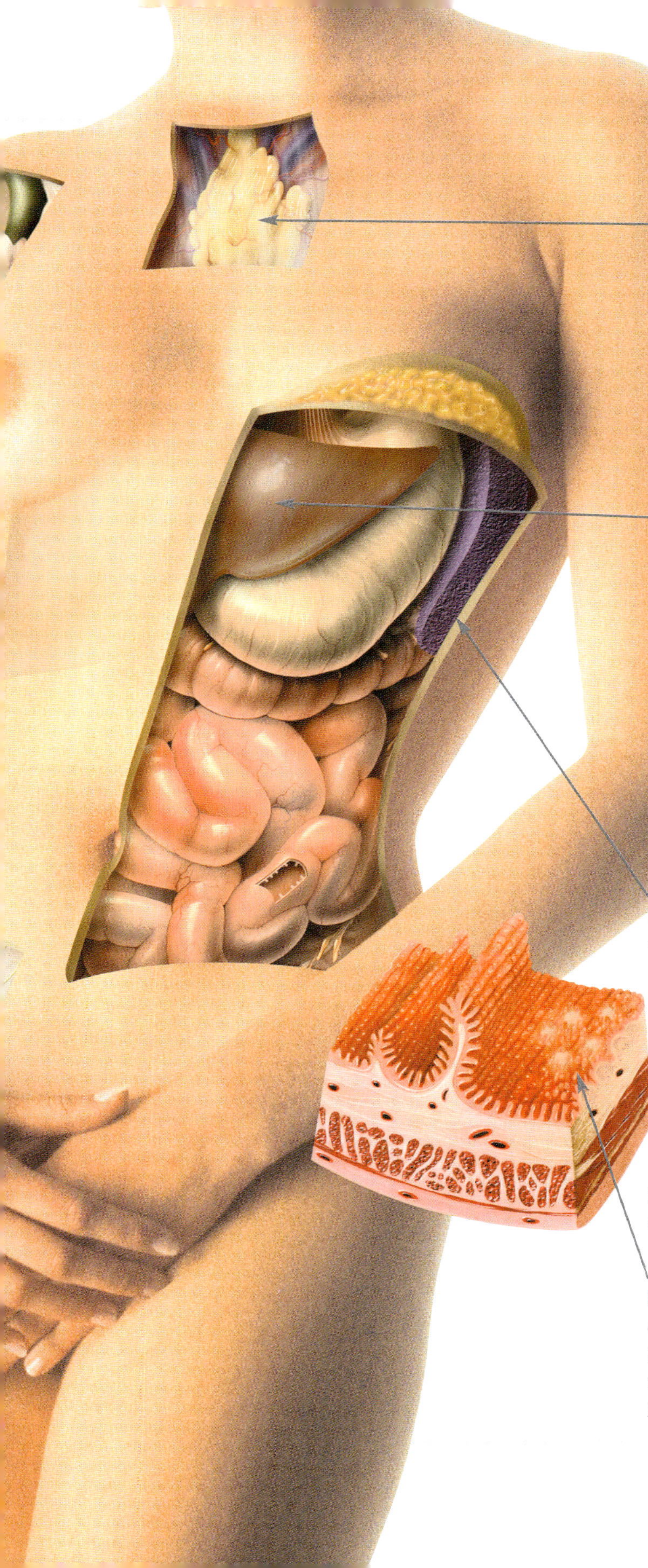

Der **Thymus**, eine Drüse hinter dem Brustbein, ist die Stelle, an der sich unreife T-Zellen vermehren und in einem als T-Zell-Prägung bezeichneten Prozess lernen, spezifische Antigene zu erkennen. Der Thymus ist bei Kindern und Jugendlichen voll ausgebildet, wird aber bis zum Erwachsenenalter allmählich in Fettgewebe umgebaut.

Die **Leber**, die sich ganz oben in der Bauchhöhle (Abdomen) vor dem Magen befindet, gehört eigentlich nicht zum Immunsystem. Sie fungiert jedoch als lebenswichtiger Partner beim Schutz des Körpers, indem sie schädigende chemische Substanzen wie Giftstoffe, Pestizide und Umweltgifte in harmlose Produkte umwandelt, die über die Galle oder den Harn aus dem Körper ausgeschieden werden.

In der **Milz**, einem faustgroßen Organ oberhalb der Bauchhöhle, sammeln sich weiße Blutkörperchen, bevor sie zum Einsatz kommen. Hier werden auch Immunzellen aktiviert und ausgemusterte Blutzellen sowie Fremdmaterial aus dem Blut herausgefiltert. Die Milz ist kein lebensnotwendiges Organ, aber ihre Entfernung oder ihr Funktionsverlust infolge einer Sichelzellenanämie bewirkt eine höhere Infektionsanfälligkeit.

Peyer-Plaques sind ovale Gewebshäufchen auf den Schleimhäuten, die den Dünndarm auskleiden. In Funktion und Zusammensetzung ähneln sie den Mandeln (Tonsillen) und Adenoiden.

Was alles passieren kann

Das Immunsystem ist stets bemüht, Gefahren von unserem Körper fern zu halten. Manchmal unterlaufen ihm jedoch Fehler. So kann es harmlose Substanzen als gefährlich ansehen oder körpereigenes Gewebe als fremd kennzeichnen. Forscher suchen nach Möglichkeiten, diese außer Kontrolle geratenen Immunantworten zu korrigieren. Die folgenden Abschnitte zeigen in einer Übersicht die möglichen Fehlfunktionen.

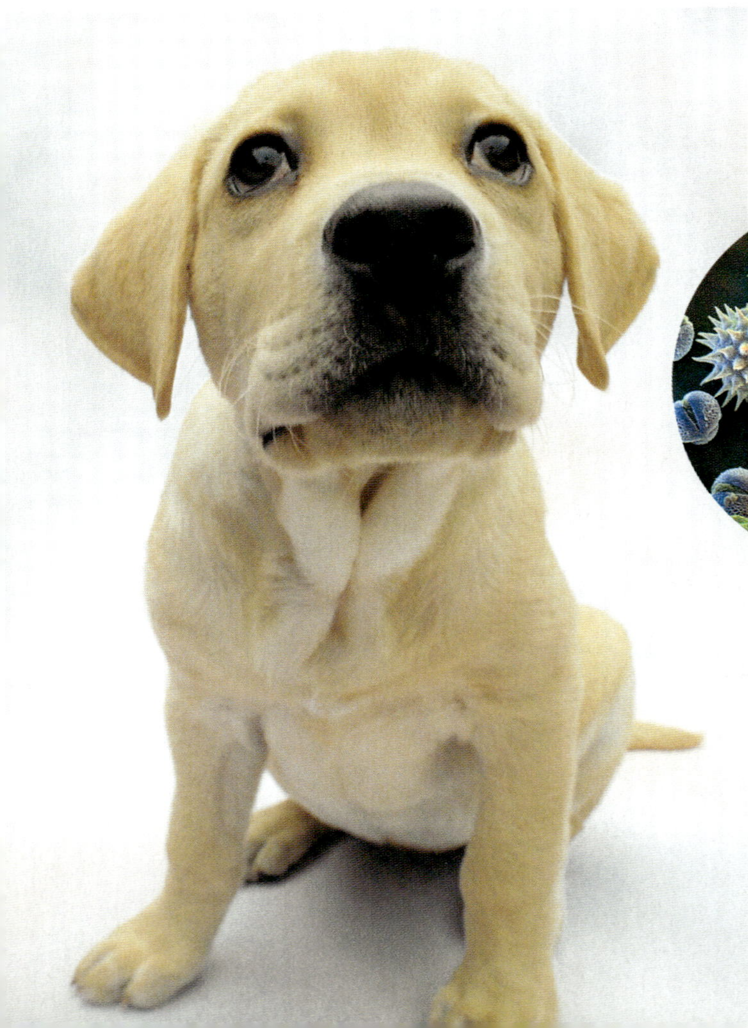

Allergien

◆ **Empfindliche Reaktion auf einen Fehler** Die allergische Reaktion, die häufigste Fehlfunktion des Immunsystems, tritt bei rund 25 Mio. Deutschen auf. Bei den Betroffenen, darunter zahlreichen Kindern, spielt das Immunsystem verrückt und verwechselt ungefährliche Stoffe mit schädlichen – so werden z. B. Schimmelpilze, Nahrungsmittel, Gräser, Federn, Staubmilben, Pollen oder Katzenfell, die eigentlich ungefährlich sind, zu Feinden, die das Immunsystem zu höchster Aktivität antreiben.

Allergien führen selten zum Tod, sind aber chronisch. Viele Personen, die unter Allergien leiden, sind zwar in der Lage, zur Arbeit oder in die Schule zu gehen, können dort aber ihre täglichen Aufgaben oft nicht erfüllen, da ihre Symptome oder Medikamente sie in ihrer Konzentrationsfähigkeit beeinträchtigen.

◆ **Einmal ist oft genug** Bei einer anfälligen Person kann schon der erste Kontakt mit einer bestimmten, Allergie verursachenden Substanz (einem Allergen) zu einer lebenslangen Plage werden. Allergien können sich in jedem Alter entwickeln. Ausschlaggebend ist, dass bei einem Allergen, das zum ersten Mal eine Immunreaktion auslöst, keine Symptome auftreten. Stattdessen wird der Körper sensibilisiert und die weißen Blutkörperchen produzieren Antikörper. Diese sorgen dafür, dass die Immunzellen die Anwesenheit des Allergens erkennen, selbst wenn es Tage oder sogar Jahre später erneut auftaucht.

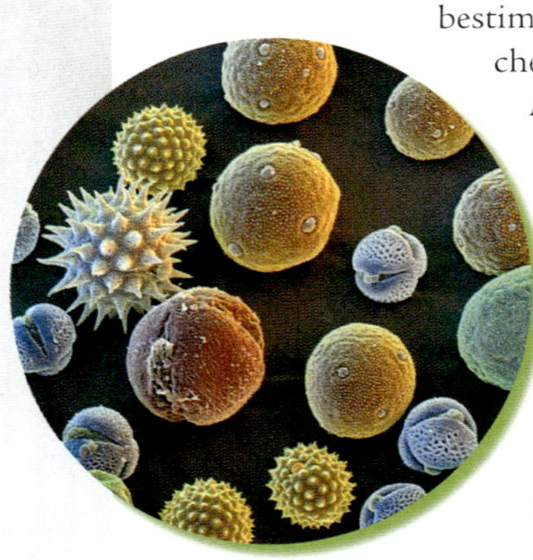

VIELE ALLERGENE werden eingeatmet: Haustierprodukte – Hautschuppen vom Hund, Katzenfell oder Speichel – und Pollen (oben) von Bäumen, Gräsern, Kräutern oder Blumen.

Verlauf der allergischen Reaktion

1 Allergene, z. B. Pollen, gelangen in den Körper und landen auf Schleimhäuten, auf denen sie von den T-Zellen entdeckt und fälschlicherweise als gefährlich eingestuft werden.

2 Erregte T-Zellen veranlassen B-Zellen zur Produktion von IgE-Antikörpern, die an die Pollen andocken und diese als „fremd" kennzeichnen.

3 IgE-Antikörper binden an spezifische Zellen der Haut und der Atemwege. Diese Zellen sind jetzt auf den nächsten Kontakt mit dem gleichen Pollentyp vorbereitet und schütten dann Histamine und weitere entzündungsauslösende chemische Substanzen aus.

4 Das Gewebe schwillt an, die Nase verstopft, die Augen röten sich; Niesen kann folgen. Die Symptome treten bei jedem zukünftigen Kontakt mit ähnlichen Pollenpartikeln auf.

Geschieht dies, reagiert das Immunsystem übermäßig heftig. Eine ganze Kaskade chemischer Substanzen wird ausgeschüttet, und es treten gängige Symptome einer Allergie auf: Niesen, Husten, Atemnot oder Hautausschläge. In seltenen Fällen kommt es zu einem anaphylaktischen Schock – ein lebensgefährlicher Anfall, der durch Anschwellungen des Körpergewebes einschließlich der Kehle sowie durch einen plötzlichen Blutdruckabfall gekennzeichnet ist. Patienten, die um ihre Gefährdung bezüglich eines solchen Schocks wissen, der mit Allergien gegen bestimmte Medikamente, Insektenstiche oder Lebensmittel einhergeht, sollten eine Notfallausrüstung zur akuten Symptombekämpfung mit sich führen, um rechtzeitig eingreifen zu können.

◆ **Alles familiär bedingt?** Allergien sind oft angeboren. Leidet ein Elternteil unter Allergien, ist Ihr Risiko hoch. Vieles hängt auch davon ab, mit welchen Allergenen Sie im Lauf Ihres Lebens in Kontakt kommen, sowie von weiteren Faktoren wie z. B. dem Alter, in dem Sie zum betreffenden Zeitpunkt sind. Es ist möglich, auf eine lange Ahnenreihe an Allergikern zurückzublicken und trotzdem selbst lebenslang allergiefrei zu bleiben.

Allergien sind stark im Kommen. So stieg in Deutschland der Anteil der Erwachsenen, die an Asthma leiden, von 4,8 % im Jahr 1992 auf 6 % im Jahr 1998. In den neuen Bundesländern ist die Zahl der Allergiker niedriger als in den alten Bundesländern, was Experten auf den geringeren Autoverkehr, die seltenere Haltung von Haustieren und die häufigeren Infektionen im Kindesalter (durch den Besuch von Kinderkrippen) zurückführen. Die Situation in den beiden Teilen Deutschlands gleicht sich jedoch an: So ist die Häufigkeit des allergischen Schnupfens in Ostdeutschland zwischen 1992 und 1998 um 70 % gestiegen. Veränderte Lebensgewohnheiten und der Anstieg von Luftschadstoffen sind der Grund für die starke Zunahme von Asthma in industriellen Ballungsgebieten. Zudem sind Häuser und Wohnungen heute sehr gut wärmeisoliert, wodurch die Feuchtigkeit in den Wänden höher ist. Die Luftzirkulation bzw. der Luftaustausch von außen nach innen ist stark reduziert. Oft wird auch Teppichboden verlegt, der ideale Bedingungen für Milben und Schimmelpilze schafft. Darüber hinaus werden immer mehr Tiere in der Wohnung gehalten, wodurch nahezu überall Tierhaare zu finden sind.

Psychologische Faktoren können ebenfalls zu Allergien beitragen. So werden Stress und die damit verbundenen Emotionen schon seit langem als Allergieauslöser bzw. Symptomverstärker angesehen.

GESUNDHEITSTIPP

Immuntherapie

Werden die allergiebedingten Symptome durch Medikamente nicht vermindert, stellt die Immuntherapie (Hyposensibilisierung) – Injektionen geringer Mengen der Allergie auslösenden Substanz – eine Behandlungsmöglichkeit für Allergiker dar. Die Therapie ist jedoch umstritten, da sie aufwändig ist und häufig nicht anschlägt.

Autoimmunerkrankungen

Die Erkenntnis, dass zwischen dem Immunsystem und chronischen Krankheiten ein Zusammenhang besteht, verdanken wir der Immunforschung. Obwohl bei Leiden wie Lupus und multipler Sklerose unterschiedliche Organe und Gewebe beteiligt sind, gibt es eine Gemeinsamkeit: Der Körper produziert Antikörper und/oder T-Zellen gegen eigenes Gewebe – es kommt zu einer fehlgeleiteten Attacke auf das eigene Immunsystem. Dies führt vor allem auf drei Wegen zu einer Schädigung:

1. Als direkter Angriff auf ein Organ wie etwa der Haut bei Psoriasis.

2. Als Dominoeffekt – wenn z. B. Lupus eine Entzündung der Nieren verursacht, die unmittelbar zu einer Nierenschädigung führt.

3. Als Reaktion des Immunsystems erfolgt sie erst lokal und breitet sich dann aus. So betrifft die Schwellung bei rheumatoider Arthritis zuerst die Gelenke, kann dann aber andere Gewebe mit einbeziehen.

Die Ursachen hierfür sind unklar. Viele Faktoren – von Viren über bestimmte Medikamente bis hin zum Sonnenlicht – scheinen eine Rolle zu spielen, ebenso die Veranlagung. Sonderbarerweise können sich aber derartige Krankheiten, die innerhalb von Familien gehäuft auftreten, unterschiedlich äußern. Eine Mutter kann Lupus haben, deren Tochter juvenilen Diabetes und die Großmutter rheumatoide Arthritis. Obwohl zu diesen „Autoimmunkrankheiten" mehr als 80 Krankheitsbilder zählen, treten nur wenige davon in großer Zahl auf:

Ein weibliches Problem ...

Vor allem Frauen sind von Autoimmunerkrankungen betroffen – eine Tatsache, die der Wissenschaft Rätsel aufgibt.

VERHÄLTNIS FRAUEN/MÄNNER	
Hashimoto-Thyreoiditis	50:1
Systemischer Lupus erythematodes	9:1
Antiphospholipid-Syndrom	9:1
Sjögren-Syndrome	9:1
Primäre biliäre Zirrhose	9:1
Chronisch-aggressive Hepatitis	8:1
Morbus Basedow	7:1
Rheumatoide Arthritis	4:1
Sklerodermie	3:1
Juveniler Diabetes	2:1
Multiple Sklerose	2:1

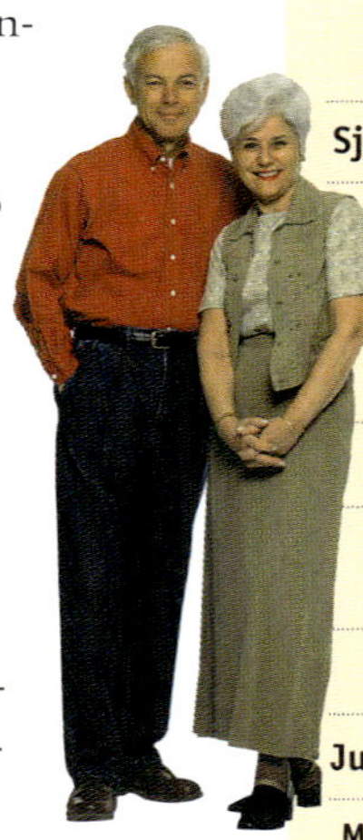

◆ **Hashimoto-Thyreoiditis** Durch einen ständigen Angriff des Immunsystems wird die Schilddrüse zerstört und stellt nicht mehr genügend Schilddrüsenhormon her. Diese Schilddrüsenunterfunktion, die meist Frauen im mittleren Lebensalter betrifft, kann durch Medikation ausgeglichen werden. Bei Morbus Basedow, einer anderen Autoimmunerkrankung der Schilddrüse, produziert die Drüse zuviel Hormon.

◆ **Lupus** Bei dieser entzündlichen Krankheit (systemischer Lupus erythematodes) können bei den Patienten unterschiedlichste Gewebe und Organe, z. B. Gelenke, Haut, Nieren und sogar das Gehirn betroffen sein.

◆ **Rheumatoide Arthritis** Hier greift das Immunsystem das Gewebe an, das Gelenke – meist Knie-, Hand- und Fingergelenke – umhüllt und auskleidet; dies bedingt eine Vernarbung im Gelenk, die schließlich bei einem Zehntel der Betroffenen zu Bewegungseinschränkungen führt.

◆ **Multiple Sklerose** Das Immunsystem zerstört systematisch das Myelin, die isolierende Schutzschicht von Nervensträngen, sodass die Leitung der Nervenimpulse verlangsamt oder sogar unterbrochen wird.

Krebs

◆ **Ein Name – viele Krankheiten** Bei Krebs handelt es sich nicht um eine einzelne Krankheit, sondern um viele verschiedene Krankheitsbilder; sie sind deshalb unter einer Bezeichnung zusammengefasst, weil sie den gleichen Ursprung haben: Eine fehlgeleitete Zelle, die aus jedem Teil des Körpers stammen kann und die sich ohne Sinn und Zweck vermehrt.

Die Zellvermehrung stellt in der Regel kein Problem dar. Sie ist viel-

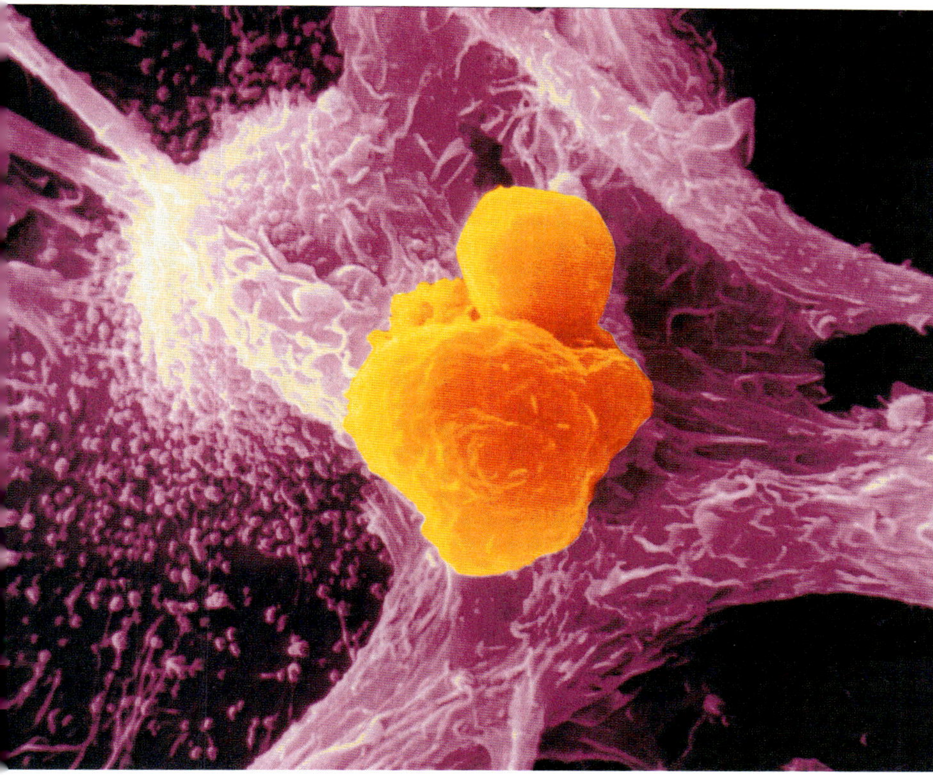

EIN MAKROPHAGE (PURPUR) verschlingt eine Krebszelle (GELB) und tötet sie mit Toxinen ab.

Erstaunlich!

Wenn Zellen des Immunsystems verrückt spielen, kann dies zur Entstehung einer von zahlreichen Krebsarten führen, u. a.:

- Leukämie, einer Überproduktion weißer Blutkörperchen
- Multiplem Myelom, einem unkontrollierten Wachstum von Zellen, die Antikörper produzieren
- Lymphom, bösartigen Geschwülsten im Lymphsystem wie z. B. Morbus Hodgkin

mehr ein notwendiger Prozess: Zellen müssen sich häufig teilen, um einen ständigen Nachschub an neuen Zellen bereitstellen zu können, die der Körper für Wachstum, Erhalt und Reparatur benötigt. Die Zellteilung verläuft normalerweise chronologisch streng geordnet, manchmal aber vermehren sich einzelne Zellen unkontrolliert und bilden eine dichte Gewebsmasse, einen so genannten Tumor.

Doch nicht alle Tumoren sind Krebs erzeugend. Gutartige Tumoren bleiben an ihrem Entstehungsort und bilden keine Bedrohung. Sind sie aber bösartig, können sich überzählige Zellen abspalten, in den Blutkreislauf oder das Lymphsystem eindringen und so an andere Stellen im Körper gelangen, wo sie sich erneut vermehren, wachsen und Tochtergeschwülste bilden. Diese Ausbreitung wird als Metastasierung bezeichnet; der Name der daraus folgenden Krebserkrankung bezieht sich auf den Zelltyp, der sich ursprünglich fehlentwickelte.

◆ **Wenn gesunde Zellen bösartig werden** Ursache für die Wandlung einer gesunden zu einer kanzerogenen Zelle ist die Schädigung der entsprechenden Zell-DNA, dem genetischen Material, das alle Anweisungen für jegliche Zellfunktionen enthält. Manchmal liegt der Grund in einem angeborenen genetischen Defekt, der bewirkt, dass bestimmte Zellen bei der Teilung fehleranfällig sind.

Fachleute schätzen diesen Anteil erblich bedingter Krebsentstehung auf etwa 35 %. Vielfach geht der Krebs aber auch auf das Alter zurück – die tägliche Abnutzung beeinträchtigt die Zellen ebenso wie den Rest des Körpers, weshalb Krebs bei älteren Menschen häufiger anzutreffen ist. Darüber

„Das Immunsystem ist ... unser eigener und ganz persönlicher Arzt, der uns vor vielen Krankheiten schützt bzw. uns davon heilt."

DR. ROBERT S. DESOWITZ, MIKROBIOLOGE

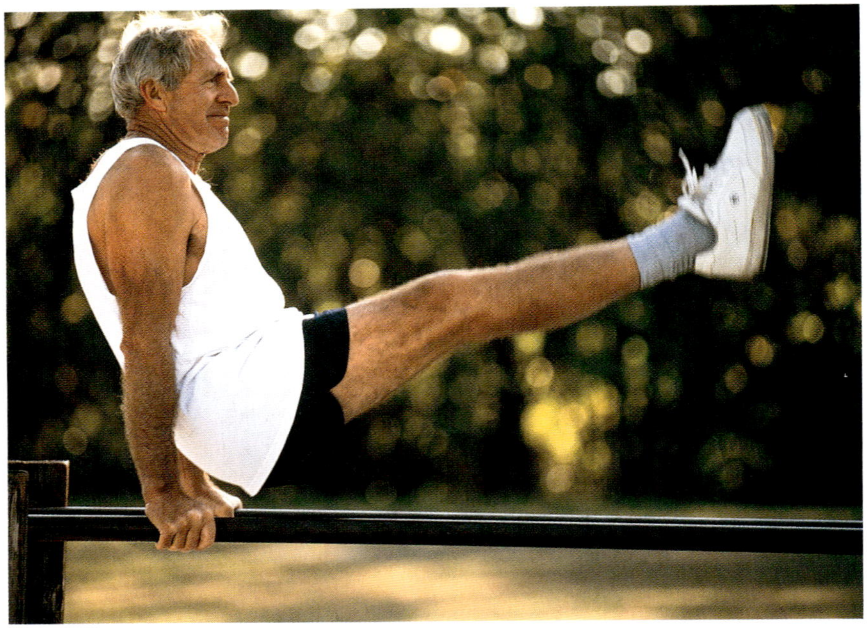

hinaus gibt es Forschungsergebnisse, die vermuten lassen, dass sich die DNA durch wiederholten Kontakt mit umweltbedingten Auslösern – u. a. bestimmte Chemikalien, Metalle, Gase, Viren, Strahlung, schädigende Substanzen in Lebensmitteln und Tabakrauch – oder beispielsweise als Ergebnis körperlicher Inaktivität verändern kann.

Einige der fehlgelaufenen Zellen haben die Fähigkeit, sich selbst zu reparieren, die Vermehrung zu stoppen und absterben oder von patrouillierenden Immunzellen angegriffen und vernichtet werden. Manchmal kann eine potenzielle Krebszelle aber mühelos ein Schlupfloch im Verteidigungsapparat finden, da Krebszellen im Gegensatz zu Viren und Bakterien vom Organismus oft nicht als Feinde erkannt werden. Sie sind schließlich Bekannte, nämlich unsere eigenen, auf Abwege geratenen Zellen.

◆ **Die Macht der Vorbeugung** Ebenso wichtig wie die weitere Erforschung der Krebs auslösenden Faktoren sind Erkenntnisse über vorbeugende Maßnahmen. Wissenschaftler haben bereits nachgewiesen, dass zahlreiche Nahrungsmittel und Verhaltensweisen dazu beitragen können, kritische Bestandteile des Immunsystems auf stabilem Niveau zu halten. Und eine veränderte Lebensweise kann die Arbeitsbelastung des Immunsystems verringern und es dem Körper erleichtern, aus der Kontrolle geratene Zellen zu erkennen und loszuwerden.

REGELMÄSSIGER SPORT vermindert das Krebsrisiko. Ein Mangel an körperlicher Bewegung kann das Risiko leicht erhöhen.

Durch Forschung und Vorbeugungsmaßnahmen konnten in den letzten Jahrzehnten bereits viele Erfolge erzielt werden. So gehen in Deutschland die Sterblichkeitsraten bei Männern seit den 1990er-Jahren zurück. Die Krebssterblichkeit bei Frauen sinkt bereits seit 1952. Auch in zahlreichen anderen Ländern, etwa in den USA, ist eine derartige positive Entwicklung zu beobachten.

Ein besseres Verständnis des Immunsystems verspricht mehr Erfolg beim Kampf gegen den Krebs. Wissenschaftler suchen fieberhaft nach Möglichkeiten, um die Leistung des Immunsystems gegen kanzerogene Zellen zu richten. Darüber hinaus gibt es bereits bei einigen Krebsarten die Aussicht auf Impfstoffe (siehe Kasten rechts).

GUTE FRAGE!
Was bedeutet „geschwächte Immunabwehr“?

Menschen mit geschwächter Abwehr – meist ältere und chronisch kranke Menschen – werden leichter und wesentlich häufiger ernsthaft krank als andere. Der Grund: Sie weisen einen oder mehrere Mängel in ihren natürlichen Abwehrmechanismen auf und sind dementsprechend einem höheren Infektionsrisiko ausgesetzt.

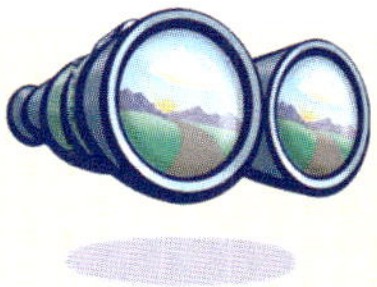

Ausblick . . . Behandlungsmethoden bei Krebs

Indem sie manche ihrer Strategien direkt dem Immunsystem entlehnen, haben Wissenschaftler verschiedene Therapien auf experimenteller Basis entwickelt, die allein oder in Kombination die Heilung von Krebs in den nächsten Jahren zu revolutionieren versprechen.

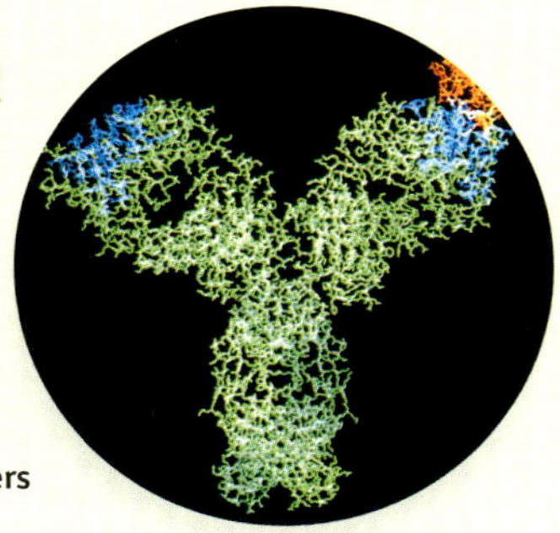

MONOKLONALE ANTIKÖRPER

Mithilfe der Biotechnologie entwickelten Wissenschaftler diese künstlichen Moleküle. Ähnlich wie Antikörper, die umherwandern und eindringende Mikroorganismen zerstören, spüren monoklonale Antikörper Tumorzellen auf, docken auf ihrer Oberfläche an und schalten sie aus. Einige sind mit Radioaktivität oder anderen toxischen Stoffen bewaffnet, die in den Tumor eingebracht werden und ihn vernichten. **RECHTS: Molekulares Modell eines monoklonalen Antikörpers**

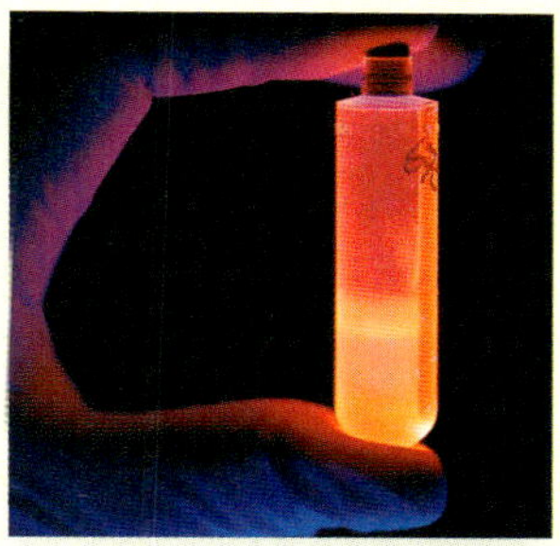

GENTHERAPIE

Sie basiert auf folgender Theorie: Wenn krankheitserregende Viren ihr eigenes genetisches Material in die Zell-DNA einbringen, warum sollten dann nicht harmlose Viren dazu eingesetzt werden können, intakte DNA in eine Zelle einzuschleusen und sie zu reparieren? Die Kartierung des menschlichen Genoms hat diese Technologie vorangetrieben, und es wurden bereits Erfolg versprechende Untersuchungen an Krebspatienten durchgeführt.

LINKS: Reagenzglas mit DNA für die Gentherapie

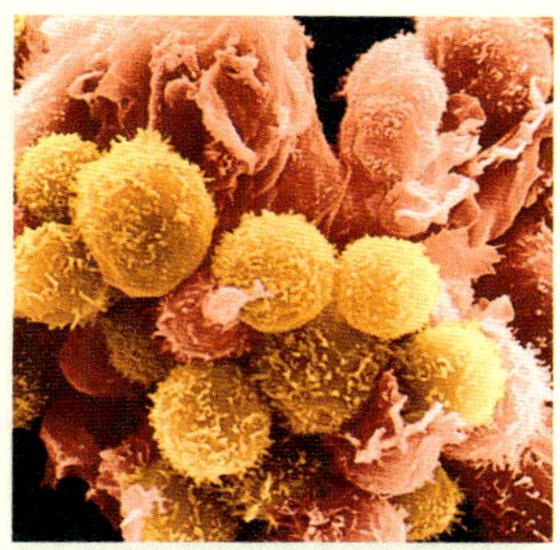

IMPFSTOFFE (VAKZINE)

Hier werden Substanzen injiziert, von denen bekannt ist, dass sie biologische Antworten modifizieren. Diese Moleküle unterstützen die Krankheitsbekämpfung, indem sie z. B. bestimmte weiße Blutkörperchen veranlassen, aggressiver gegen Tumorzellen vorzugehen. Das Immunsystem benötigt diesen besonderen Anstoß, da es die Krebszellen, die von gesunden körpereigenen Zellen abstammen, oft nicht als solche identifiziert.

RECHTS: T-Zellen (gelb) greifen eine Krebszelle (rot) an. Vergrößerung: 28 000fach

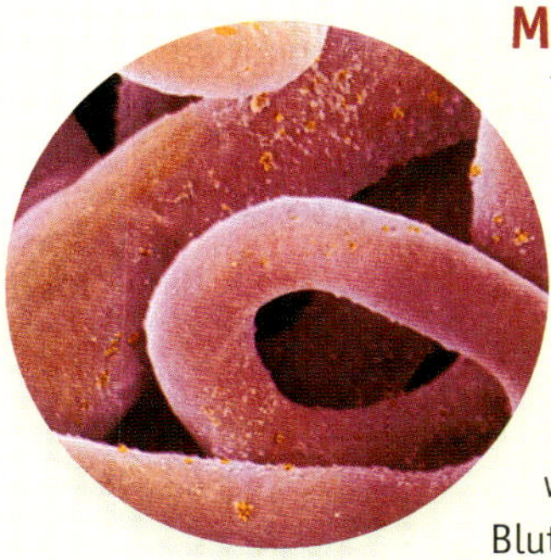

MEDIKAMENTE GEGEN BLUTGEFÄSSBILDUNG

Tumorzellen können bestimmte Proteine produzieren, so genannte Wachstumsfaktoren, die die Blutgefäßbildung (Angiogenese) fördern. Daher können sie sich so stark ausbreiten und gefährlich werden. Ziel dieser inzwischen in klinischen Studien untersuchten Therapie ist es, Substanzen einzusetzen, die die Blutversorgung des Tumors unterbinden und dafür sorgen, dass der Tumor schrumpft und eventuell sogar verschwindet. Man hofft, dass Medikamente, die sich gegen die Blutgefäßbildung richten, nur wenige Nebenwirkungen haben, da Erwachsene normalerweise keine neuen Blutgefäße ausbilden müssen. **LINKS: Blutgefäß, Vergrößerung: 700fach**

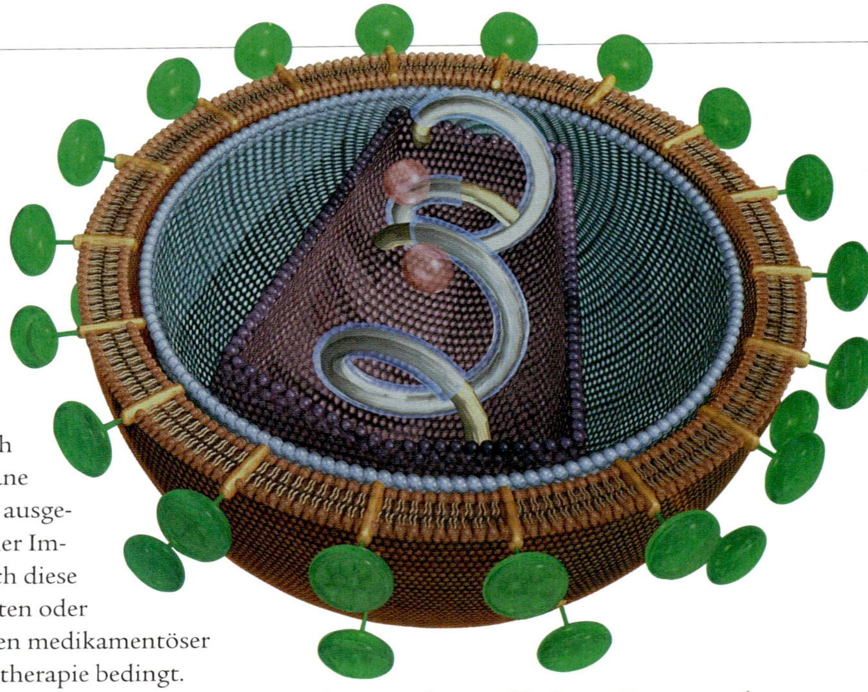

HIV/AIDS

In den frühen 1980er-Jahren schreckten Berichte über die ersten Fälle von Aids auf – eine hartnäckige Krankheit, die durch das bis dahin unbekannte humane Immunschwächevirus oder HIV ausgelöst wird. Zwar gab es auch vorher Immunmangel-Erkrankungen, doch diese waren meist durch Erbkrankheiten oder unbeabsichtigte Nebenwirkungen medikamentöser Behandlungen wie einer Chemotherapie bedingt.

Das HIV, das vor allem durch Geschlechtsverkehr oder infizierte Blutprodukte übertragen wird, zerstört die Zellen des Immunsystems, die die T-Helferzellen oder T4-Zellen dirigieren; mit der Zeit wird es für den infizierten Körper immer schwieriger, gegen bestimmte Krebsarten und Infektionen anzukämpfen. Mit fortschreitender Krankheit können Bakterien, Viren und andere Mikroorganismen, die eine gesunde Person im Normalfall kaum schädigen, schwere und manchmal sogar tödliche Infektionen auslösen.

Die Diagnose von HIV-Infektion zu Aids ändert sich erst dann, wenn Blutuntersuchungen ergeben haben, dass ein Patient weniger als 200 T-Helferzellen pro Mikroliter Blut hat – bei einem gesunden Erwachsenen beträgt dieser Wert normalerweise 1000 oder mehr T-Zellen pro Mikroliter Blut. Bei einigen der rund 35 Mio. Menschen, die inzwischen weltweit mit HIV infiziert sind, wechseln sich Phasen schwerer, lebensbedrohender Erkrankung mit einem relativ normalen Arbeitsalltag ab. Es gibt HIV-Patienten, die selbst 18 Jahre nach der Infektion mit dem Virus keine sichtbaren Symptome aufweisen. Proteaseinhibitoren, eine neue Gruppe von Anti-HIV-Medikamenten, haben die Lebenserwartung vieler Aids-Patienten erhöht und ihre Krankheitsperioden verkürzt.

◆ **Was die Zukunft bringt** Forschungsprojekte konzentrieren sich auf die Entwicklung der nächsten Generation antiviraler Medikamente, u. a. Fusionsinhibitoren, die die Fähigkeit des Virus zunichte machen, sich an weiße Blutkörperchen anzuheften und sie zu zerstören. Die Aids-Forschung hat viel Licht auf die Geheimnisse des Immunsystems geworfen, und die gewonnenen Erkenntnisse tragen dazu bei, das Leben

VIREN kommen in verschiedenen Formen und Größen vor. Das kugelförmige HIV (oben) nutzt die Oberflächenproteine seiner Außenhülle, um an gesunde T-Zellen anzudocken. Sobald sich das Virus angeheftet hat, bemächtigen sich die Stränge genetischen Materials aus seinem Kern der Gene der neu infizierten Zelle und vermehren sich mit deren Hilfe.

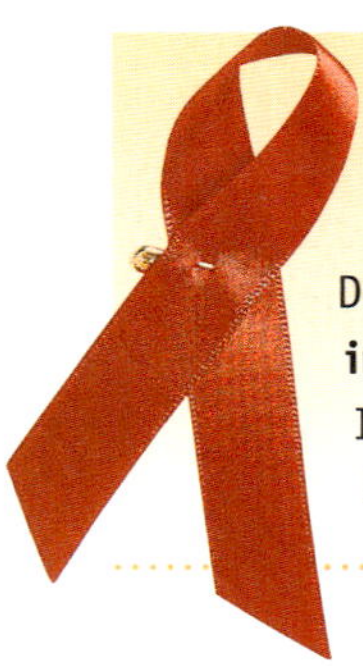

HÄTTEN SIE'S GEWUSST?

Was bedeutet Aids?

Der Name Aids ist die Abkürzung des englischen Begriffs „**a**cquired **i**mmune **d**eficiency **s**yndrome" und wird im Deutschen als „Erworbenes Immunschwächesyndrom" oder „Erworbenes Immundefektsyndrom" bezeichnet.

Geschützter Geschlechtsverkehr (Safer Sex)

Viren werden sehr leicht bei sexuellem Kontakt übertragen, weshalb jährlich etwa 12 Mio. neuer Fälle sexuell übertragener Krankheiten (STD) – u.a. HIV/Aids, Chlamydien und humanes Papillomavirus – diagnostiziert werden. Außerdem liegt die Durchseuchung der deutschen Bevölkerung mit Herpes (Viren Typ 2) bei 30 – 50 %.

Frauen sind sehr empfänglich für STDs und deren Komplikationen (Infektion, Sterilität, Schwangerschaftsprobleme, sogar Krebs), da die feuchte Umgebung der inneren Geschlechtsorgane das Wachstum von Mikroorganismen fördert. Folgende Maßnahmen können Sie und Ihren Partner schützen:

1. **Verwenden Sie Kondome** aus Latex- oder Polyurethan; Sie bieten Schutz gegen HIV und andere sexuell übertragbare Krankheiten. Prüfen Sie vor dem Kauf das Etikett: Dort ist angegeben, ob das Kondom vor STDs schützt. Achten Sie immer auf das Haltbarkeitsdatum und benutzen Sie, auch wenn es noch nicht abgelaufen sein sollte, kein Kondom, das klebrig oder spröde wirkt.

2. **Andere Formen der Geburtenkontrolle** schützen Sie nicht vor STDs. Die Pille, Hormonimplantate oder Dreimonatsspritzen bieten keinen Schutz vor diesen Erkrankungen. Diaphragmen und Zervixkappen sorgen für einen gewissen Schutz im Bereich des Gebärmutterhalses, der Gebärmutter und der Eileiter, aber nicht der Vagina. Intrauterinpessare können das Risiko einer STD oder einer Entzündung der Eileiter oder Eierstöcke erhöhen, da beim Einführen in den Gebärmutterhalskanal Bakterien in die Gebärmutter gelangen und sich dann im Fortpflanzungssystem ausbreiten können.

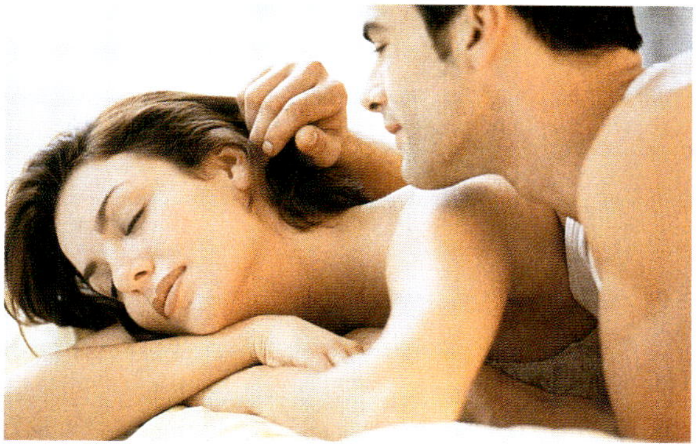

3. **Sprechen Sie mit Ihrem Arzt** über Ihr Sexualverhalten und informieren Sie ihn sofort über auftretende Symptome.

4. **Lassen Sie sich** vor chirurgischen Eingriffen auf STDs, die oft symptomlos sind, untersuchen, besonders bei Operationen im Bereich des Harn- oder Genitaltrakts.

5. **Vermeiden Sie Spülungen**, durch die Infektionserreger in den oberen Genitaltrakt gelangen könnten.

Betroffener zu verlängern und die Gesundheit aller, nicht nur von HIV-Patienten, zu fördern.

Andere virale Bedrohungen

Ein breites Spektrum weiterer Erkrankungen, von einer Erkältung bis hin zur lebensbedrohenden Gehirnhautentzündung (Meningitis), wird von Viren verursacht. Sie können auch auslösende Faktoren für andere, nichtinfektiöse Leiden bilden. So etwa infiziert Hepatitis, eine ansteckende Krankheit, die von einem Virus einer Virenfamilie – Hepatitis A, B, C, D oder E – verursacht wird, die Leber und führt dort mitunter zu einer schweren Erkrankung, die sich zu einer Leberzirrhose oder Leberkrebs ausweiten kann.

Einige weitere Krebsarten werden von Viren ausgelöst. So zeigen Untersuchungen, dass Frauen, die mit bestimmten Stämmen des humanen Papillomavirus (HPV), das Feigwarzen verursacht, in Berührung gekommen sind, ein erhöhtes Gebärmutterhalskrebs-Risiko haben. Eine andere Krebsart, die mit einem Virus in Verbindung steht, ist die T-Zell-Leukämie. Die beste Möglichkeit, Ihre Immunität zu verbessern, ist es, sich gegen gängige Viren wie z. B. Grippe, Masern und Hepatitis A und B impfen zu lassen. Impfempfehlungen finden Sie auf S. 30.

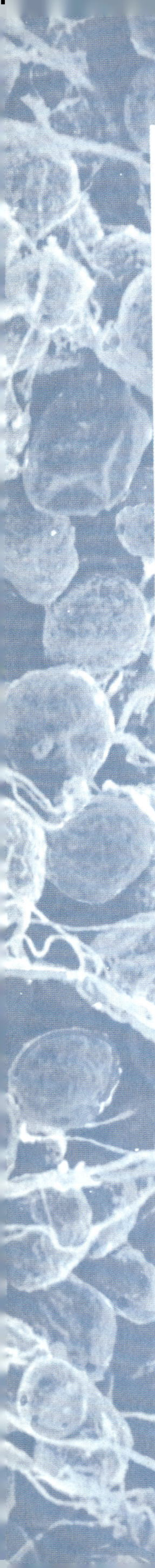

Impfstoffe: eine gezielte Abweh

Zu den bedeutendsten Errungenschaften der Medizin gehört die von dem englischen Arzt Edward Jenner im 18. Jahrhundert entdeckte Schutzimpfung – die künstliche Schaffung einer Immunabwehr (Antikörper) zur Infektionsverhinderung.

Bei einer Operation entnahm Jenner aus einer durch Kuhpocken – einer den Pocken ähnlichen, aber viel harmloseren Erkrankung – verursachten Wunde Eiter und ritzte ihn in den Arm eines gesunden Jungen. Trotz eines späteren erneuten Kontakts mit dem Kuhpockenvirus wurde der Junge nicht krank. Im Gegensatz zu uns wusste Jenner damals nicht, warum sein Experiment Erfolg hatte: Werden geringe Mengen eines abgeschwächten oder inaktiven Bakteriums oder Virus in den Körper eingebracht, stimuliert dieses Fremdmaterial die weißen Blutkörperchen zur Produktion von Antikörpern und erleichtert so dem Körper die Bekämpfung einer späteren Invasion eines ähnlichen Krankheitserregers. Inzwischen schützen uns auf Grundlage des Jenner'schen Prinzips entwickelte Impfstoffe gegen eine Vielzahl von früher häufig tödlich verlaufenden Krankheiten.

Heutige Impfstoffe sind sehr zuverlässig, und die meisten deutschen Kinder werden routinemäßig geimpft. Die Immunisierung der Erwachsenen dagegen wird oft vernachlässigt, obwohl der Nutzen dieser medizinischen Vorsorge enorm sein kann. So wurde in einer Studie nachgewiesen, dass Grippeimpfungen von Sozialarbeitern in Altenpflegeheimen die Sterberate der Patienten um 60 % verringerten. Andere Untersuchungen ergaben, dass eine Immunisierung gegen Hepatitis B das Auftreten von Leberkrebs senken kann.

IMPFTABELLE

Weitere Impfungen stehen zur Verfügung. Fragen Sie dazu Ihren Arzt um Rat.

EMPFOHLENE IMPFUNG	WANN UND WIE OFT?
INFLUENZA (GRIPPEVIREN) Schutz gegen Grippe, die besonders bei älteren Menschen tödlich verlaufen kann.	Jedes Jahr im Herbst (von September bis November).
PNEUMOKOKKEN Schutz gegen Lungenentzündung und Blutinfektion durch *Pneumococcus*-Bakterien.	Einmal, mit Auffrischung nach 6 Jahren, wenn die Gefährdung weiterhin besteht.
HEPATITIS B (HEP B) Verhindert eine Infektion, die zu Leberversagen führen kann.	Drei Impfungen im Abstand von 6–18 Monaten. Auffrischung alle 10 Jahre (Risikogruppen).
HEPATITIS A (HEP A) Schutz vor viraler Leberentzündung.	Zwei Immunisierungen im Abstand von 6–18 Monaten.
TETANUS, DIPHTHERIE (TD) Schutz vor Wundstarrkrampf und Rachenentzündung, die tödlich verlaufen können.	Grundimmunisierung aus drei Impfungen im Kindesalter, Auffrischung alle 10 Jahre.
MASERN, MUMPS, RÖTELN (MMR) Schutz vor drei ansteckenden Virusinfektionen, die zu Schädigung von Ungeborenen oder zum Tod führen können.	Einmalige Impfung.
VARIZELLEN Schutz vor Windpocken.	Zwei Impfungen im Abstand von mindestens 6 Wochen.
POLIO Schutz vor Kinderlähmung.	Einmalige Impfung.
FSME Schutz vor durch Zecken übertragener Hirnhautentzündung.	Drei Impfungen: die ersten zwei im Abstand von 1–3 Monaten, die dritte nach 9–12 Monaten

LASSEN SIE SICH IMPFEN, WENN SIE …	NICHT IMPFEN, WENN SIE …
• über 60 Jahre alt sind. • ein Grundleiden haben, z.B. chronische Herz-, Kreislauf-, Leber- oder Nierenkrankheiten, Diabetes und andere Stoffwechselkrankheiten, Immundefizienz. • eine erhöhte Gefährdung haben, z.B. als medizinisches Personal oder weil Sie in einer Einrichtung mit umfangreichem Publikumsverkehr arbeiten.	• allergisch gegen Hühnereiweiß sind.
• über 60 Jahre alt sind. • eine chronische Krankheit haben, wie etwa Herz-Kreislauf-Erkrankungen. • an angeborenen oder erworbenen Immundefekten, an Sichelzellenanämie oder Krankheiten der blutbildenden Organe leiden.	
• zu einer der folgenden Gruppen gehören: u.a. medizinisches und zahnmedizinisches Personal, Mitarbeiter von Rettungsdiensten und Polizisten. • Reisen in Regionen mit hoher Hepatitis-Verbreitung vorhaben. • Dialysepatient sind oder vor einem langen chirurgischen Eingriff stehen.	
• z.B. in medizinischen Einrichtungen (Pädiatrie, Infektionsmedizin) oder Laboratorien (Stuhluntersuchungen) arbeiten. • in Gebiete mit hoher Hepatitis-A-Verbreitung reisen.	
• keine oder nur eine unvollständige Grundimmunisierung haben. • die letzte Auffrischung oder Grundimmunisierung 10 Jahre oder länger zurückliegt.	
• ungeimpft sind. • in Einrichtungen der Pädiatrie, der Geburtshilfe, der Schwangerenbetreuung sowie in Gemeinschaftseinrichtungen für Vorschulkinder oder in Kinderheimen arbeiten. • als Frau seronegativ sind und einen Kinderwunsch haben.	• schwanger sind.
• seronegativ sind und Folgendes zutrifft: Sie haben Leukämie; Sie haben als Frau einen Kinderwunsch; Sie arbeiten im Gesundheitsdienst. • unter schwerer Neurodermitis leiden.	• schwanger sind oder eine intensive immunschwächende Therapie durchmachen.
• in der Kindheit gar nicht oder unvollständig immunisiert wurden. • Reisen in Regionen mit Infektionsrisiko unternehmen. • wenn Sie viel mit Menschen aus Gebieten mit Polio-Risiko zu tun haben.	
• in FSME-Gebieten wohnen, als Forstarbeiter oder in der Landwirtschaft arbeiten oder in solche Gebiete reisen; in Deutschland zur Zeit Gebiete in Bayern, Baden-Württemberg, Hessen und Rheinland-Pfalz.	

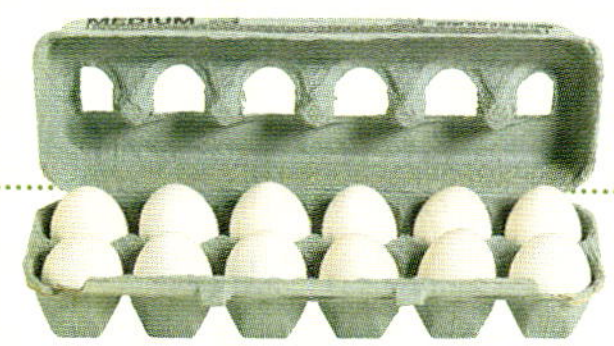

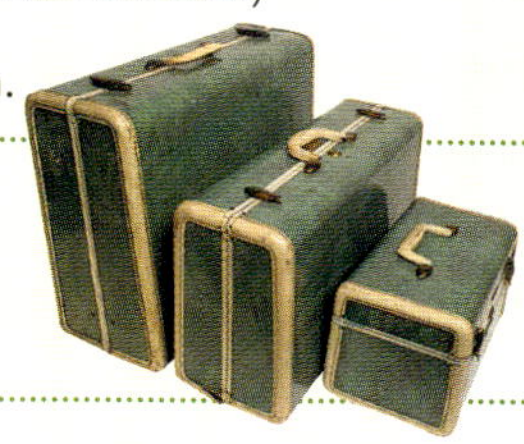

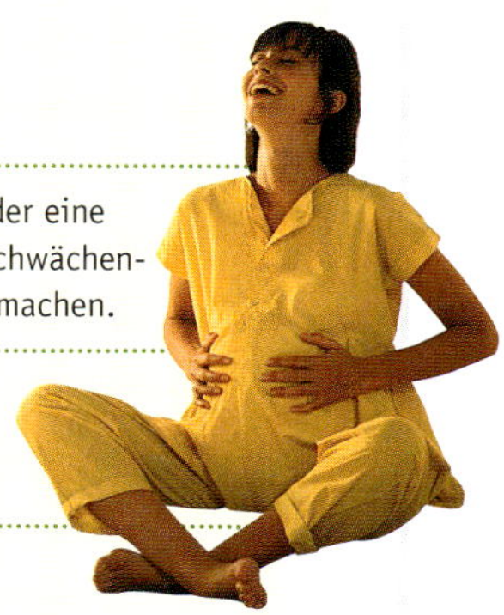

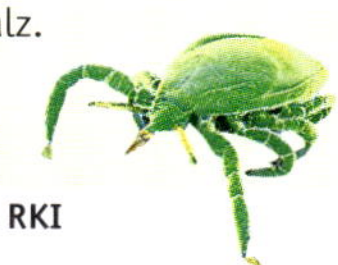

QUELLE: Impfempfehlungen der Ständigen Impfkommission, RKI

Vermeidbare Unruhestifter

Auf Dauer behält das Immunsystem meist die Oberhand. Doch seine Antwort, die bestimmt, wie gesund oder krank wir uns fühlen, ist von vielen verschiedenen Faktoren abhängig – u. a. von Umwelteinflüssen, denen wir in der hektischen Zeit von heute, insbesondere in den Städten, Tag für Tag ausgesetzt sind.

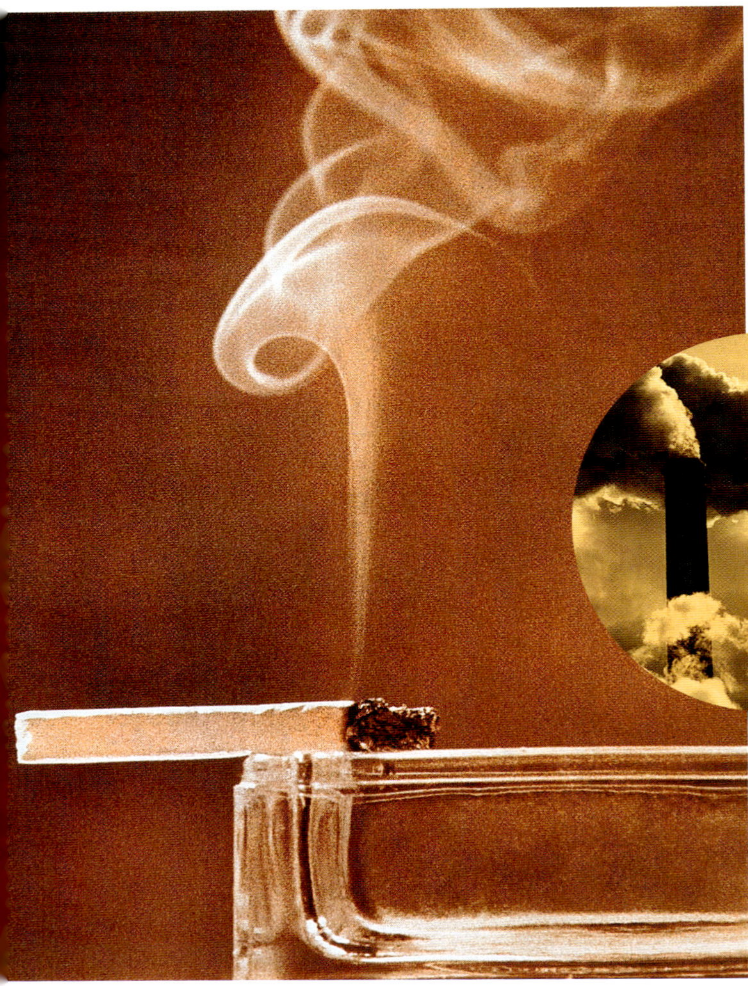

Doch Umweltfaktoren allein können die Immunabwehr des Körpers kaum beeinträchtigen. Ihre persönlichen Erbanlagen, die Gene, haben viel mit Ihrer Anfälligkeit gegenüber Umweltschadstoffen zu tun. Auch die Abnutzung der Organe, die Immunzellen produzieren, kann Ihre natürlichen Abwehrkräfte gegen eindringende Mikroorganismen schwächen.

Ihre Gene oder Ihr Alter können Sie nicht ändern. Es gibt jedoch Hinweise darauf, dass Sie durch eine Stärkung Ihrer körpereigenen Abwehrkräfte die natürliche Leistung Ihres Immunsystems verbessern können. Eine erste Maßnahme besteht darin, wann immer es möglich ist, gängigen immunsuppressiven Stoffen auszuweichen.

Tabakrauch

Egal, ob Sie Tabakrauch aktiv oder als passiver Raucher einatmen, er zählt mit zu den schlimmsten Feinden Ihres Körpers. Tabakrauch vermindert die Effektivität Ihres Immunsystems und erhöht zugleich Ihr Risiko für eine Herz- und Lungenkrankheit, Krebs oder ein anderes Leiden. Zum einen wirkt er sich verheerend auf die T-Zell-Schicht der Lungen aus, indem er sie nach und nach unempfindlicher gegenüber eindringenden Mikroorganismen macht und Ihre Empfänglichkeit für Atemwegserkrankungen erhöht. Außerdem werden die Makrophagen des Lungengewebes immer unfähiger, Viren, Bakterien und Krebszellen zu zerstören.

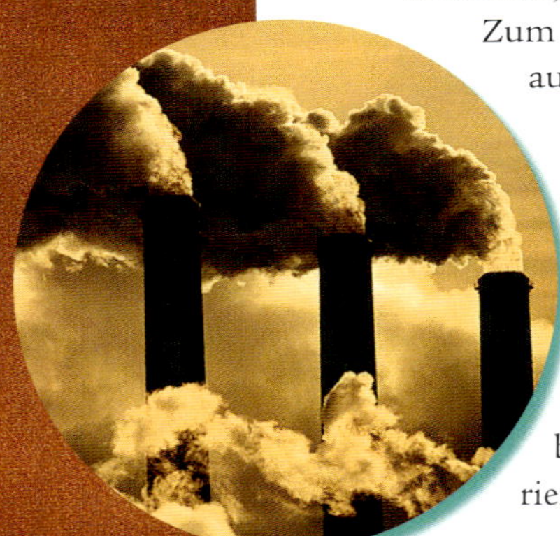

Des Weiteren stimuliert Tabakrauch die Produktion von Antikörpern, die allergische Reaktionen auslösen; dies könnte erklären, warum Raucher häufiger Allergien entwickeln als Nichtraucher.

PASSIVES RAUCHEN zählt zu den Krebserregern der Klasse A und ist jährlich für zahlreiche neue Lungenkrebsleiden verantwortlich. Jede Art von Rauch kann Kanzerogene enthalten.

Je stärker und länger Sie rauchen, desto nachhaltiger wird Ihr Immunsystem geschwächt. Untersuchungen zeigen aber, dass sich das Immunsystem innerhalb weniger Monate nach dem Aufgeben des Rauchens zu erholen beginnt.

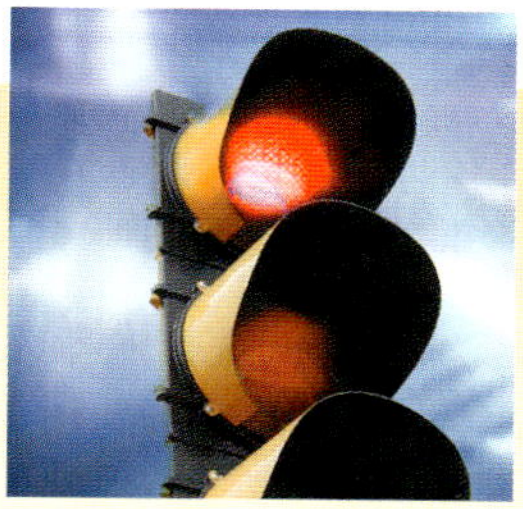

HÄTTEN SIE'S GEWUSST?

Autoabgase und Immunität

Abgase enthalten giftige Stoffe. Tierversuche lassen vermuten, dass z. B. Benzoapyren Zellmutationen auslöst und das Immunsystem mit der Zeit schwächt. Es vermindert die Produktion von IgM, dem ersten Antikörper, der als Reaktion auf ein Virus vom Immunsystem hergestellt wird. Zudem senken Abgase die von Makrophagen hergestellte Menge an Interferon (einem chemischen Botenstoff des Immunsystems) und vermindern damit die Widerstandsfähigkeit gegenüber viralen Infektionen. Einen gewissen Schutz vor den Auswirkungen der Abgase bieten Vitamine mit zusätzlicher antioxidativer Wirkung (z. B. die Vitamine C und E).

Smog

TRAINIEREN SIE, wenn Sie mögen, im Freien, aber vermeiden Sie die Hauptverkehrszeiten.

Partikel, die leichter als Luft sind und im Smog schweben, können sich, nachdem sie eingeatmet werden, in Ihrer Lunge ansiedeln und die Konzentration an schädlichen freien Radikalen erhöhen. Staub und inhalierte Chemikalien verursachen Genmutationen, die wiederum Krebs auslösen können. Verunreinigte Luft kann auch die Produktion von IgE-Antikörpern steigern und den Körper für Allergene anfälliger machen. Dennoch gibt es eine Reihe von Mitteln, wie Sie Ihr persönliches Risiko minimieren können:

- **Verlassen Sie, wenn möglich, nicht das Haus,** wenn die Smogkonzentration am höchsten ist. Sie erreicht Spitzenwerte meist in den Nachmittagsstunden gegen 14:00 Uhr.
- **Vermeiden Sie** während des Berufsverkehrs körperliche Anstrengungen im Freien, besonders im Bereich von Verkehrsknotenpunkten.
- **Verbringen Sie nicht zu viel Zeit in einem schlecht durchlüfteten Raum,** in dem Chemikalien verwendet werden (etwa Tankstellen) oder wo z. B. ein neuer Teppichbodenbelag ausgelegt wurde.

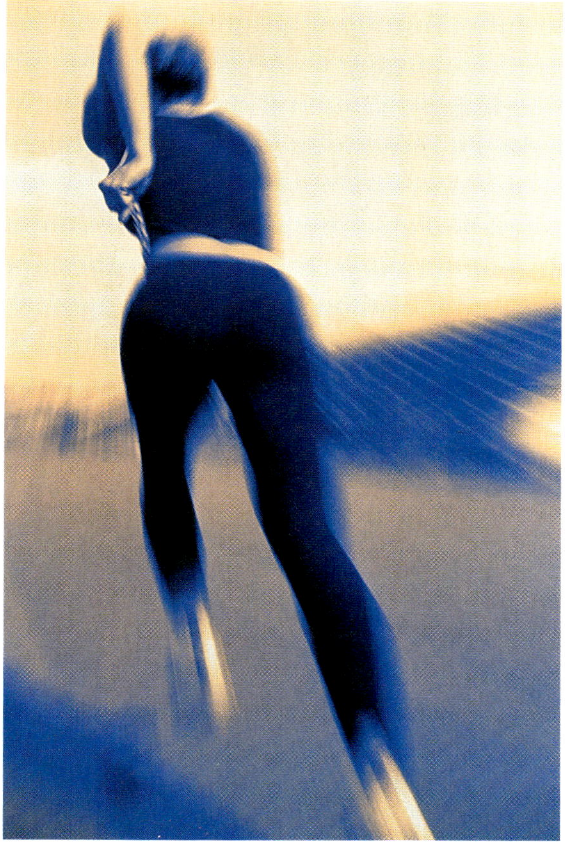

„Die Frage lautet nicht sein oder nichtsein, sondern wie man das Leben verlängern kann."

TOM ROBBINS, ROMANSCHRIFTSTELLER

Sonnenlicht

Ultraviolette (UV-)Strahlen können in der Haut Krebs-Vorläuferzellen bilden und die Tätigkeit spezifischer Makrophagen in der obersten Hautschicht unterdrücken. Sonnenlicht kann daher sowohl Hautkrebs auslösen als auch die Fähigkeit des Körpers einschränken, Krankheiten zu bekämpfen. Schützende Bekleidung und ein wirksames Sonnenschutzmittel bieten die beste Abwehr.

Von Bedeutung für die Wahl des Sonnenschutzmittels ist der Lichtschutzfaktor. Wichtigster Schutz vor Sonnenbrand ist der UVB-Filter. In Europa wird der UVB-Lichtschutzfaktor nach einem einheitlichen Standard angegeben. Auf manchen deutschen Produkten findet man auch Angaben in dem in den USA verwendeten SPF-Standard. Ein sehr hoher Lichtschutzfaktor über 35 deutet auf die amerikanische oder australische Norm hin – der Wert wird doppelt so hoch angegeben wie beim europäischen Standard.

Produkte mit hohem Vitamin-C- und -E-Anteil werden mit dem Versprechen eines Extra-Schutzes beworben. Im Allgemeinen tragen Antioxidantien dazu bei, freie Radikale unschädlich zu machen, indem sie Moleküle zerstören, die sich beim Sonnen bilden. Falls Sie ein vitamingebundenes Sonnenschutzmittel benutzen, sollten Sie es großzügig verteilen. Ihre Lippen schützen Sie am besten mit einem dunklen Lippenstift oder einem Lippenbalsam mit Lichtschutzfaktor.

GESUNDHEITSTIPP

Dick auftragen

Es macht sich bezahlt, das ganze Jahr über jeden Tag Sonnencreme aufzutragen. Chemikalien in der Lotion binden an die oberen Hautschichten. Die tägliche Anwendung kann Ihre Widerstandskraft gegen Sonnenschädigungen stärken.

Antibiotika

Mitunter vermehren sich aggressive Bakterien so schnell und geben Toxine in derart hoher Geschwindigkeit ab, dass sie den Körper schädigen können, bevor das Immunsystem die Gefahr unter Kontrolle hat. Dann werden vom Arzt Antibiotika – Penizillin, Tetrazykline, Sulfonamide usw. – verschrieben, um den Infektionsverlauf zu stoppen.

Tragen aber nur wenige der Zielbakterien eine Mutation, durch die sie die Medikation überleben, produzieren sie weitere Nachkommen mit derselben Mutation, die das Antibiotikum ebenfalls unbeschadet überleben. Dieser neue Bakterienstamm vermehrt sich und erhöht die Wahrscheinlichkeit einer Neuinfektion bzw. einer Ausbreitung. Neue Antibiotika müssen entwickelt werden; nach ihrem Einsatz beginnt das Spiel von vorn.

Forschungsergebnisse zeigen, dass Antibiotika auch die Immunreaktion unterdrü-

Richtiger Umgang mit Antibiotika

Hat Ihr Arzt Ihnen ein Antibiotikum verschrieben, sollten Sie folgende Grundregeln einhalten:

1. Halten Sie sich an den vorgeschriebenen Behandlungszeitraum. Ein zu frühes Absetzen des Medikaments ermöglicht es den Bakterien, die Infektion wieder aufleben zu lassen.
2. Antibiotika nie für den späteren Gebrauch aufbewahren. Ihr Arzt sollte jedesmal neu beurteilen, ob Sie ein Antibiotikum benötigen.
3. Antibiotika sind bei Viren wirkungslos, aber sie töten Bakterien – und nicht nur jene, die Sie krank machen. Essen Sie Joghurt oder azidophile Zusatzstoffe, um eine rasche Wiederherstellung der nützlichen Bakterien zu fördern.

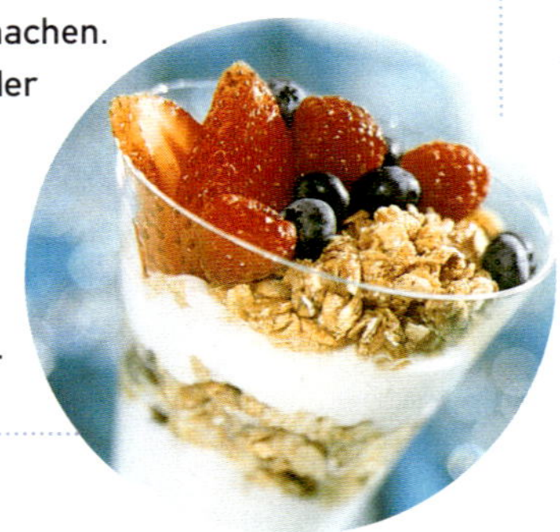

SIND SIE SONNENBRANDGEFÄHRDET?

Verschiedene Medikamente, Kosmetika und Duftstoffe können Ihre Haut anfälliger für einen Sonnenbrand machen, indem sie u.a. die Aktivität spezifischer Immunzellen in der Haut unterdrücken. Doch nicht nur die starke Sommersonne muss vermieden werden, auch das Tageslicht im Winter oder künstliche UV-Lichtquellen wie Solarien können hautschädigende Reaktionen auslösen. Im Folgenden sind einige Produkte aufgelistet, bei denen Sie aufpassen sollten.

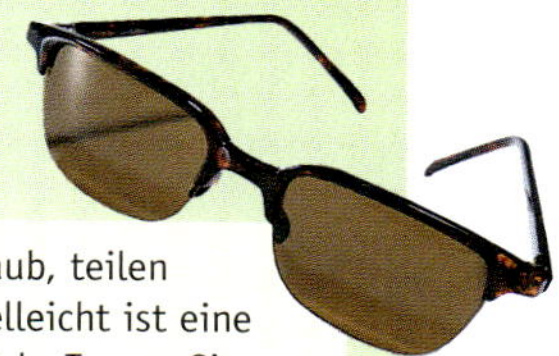

PRODUKT	NEBENWIRKUNGEN	VERMEIDUNG
ANTIBIOTIKA	Einige Antibiotika erhöhen die Wahrscheinlichkeit einer Hautschädigung.	Planen Sie einen Strandurlaub, teilen Sie dies Ihrem Arzt mit; vielleicht ist eine Alternativmedikation möglich. Tragen Sie einen Hut und dicht gewebte Kleidung.
ENTZÜNDUNGSHEMMENDE MEDIKAMENTE	Rezeptpflichtige Arthritis-Medikamente und allgemeine Schmerzmittel wie Ibuprofen oder Ketoprofen können die Haut empfindlicher für Sonnenbrand machen.	Vermeiden Sie eine Selbstmedikation mit rezeptfreien Schmerzmitteln; fragen Sie Ihren Arzt nach Arzneien, die weniger zur Verursachung einer Lichtempfindlichkeit beitragen.
ANTIDEPRESSIVA, BERUHIGUNGSMITTEL	Wenn Sie eine helle Haut haben oder in der Familie bereits Hautkrebs diagnostiziert wurde, können diese Medikamente Ihr Risiko erhöhen.	Ergreifen Sie – nach Rücksprache mit Ihrem Arzt – zusätzliche Vorsichtsmaßnahmen, um sich vor der Sonne zu schützen.
FEUCHTIGKEITSCREMES	Gängige Bestandteile in Feuchtigkeitscremes, u.a. Retinol, Vitamin A und Alphahydroxysäuren, können Hautverbrennungen fördern.	Nicht an sonnigen Tagen verwenden oder Produkte wählen, die einen Lichtschutzfaktor von 15 bzw. höher enthalten.
PARFÜMS	Bestimmte Inhaltsstoffe, u.a. aus Moschus, Bergamotte, Zitrusgewächsen und Vanille hergestellte Öle, können durch Sonneneinstrahlung chemisch verändert werden und einen allergischen Hautausschlag bedingen – und damit das Risiko einer Hyperpigmentierung erhöhen.	Verwenden Sie keine parfümierten Substanzen bei starker Sonneneinstrahlung.
JOHANNISKRAUT	Sensibilisiert Ihre Haut für Sonnenlicht. Außerdem lassen Forschungsergebnisse vermuten, dass es auch das Risiko für grauen Star erhöht.	Sonnenbrille tragen; wenn Sie Johanniskraut zur Bekämpfung der Winterdepression verwenden, fragen Sie Ihren Arzt, bevor Sie die Behandlung mit einer Lichttherapie kombinieren.
SONNENCREMES	Sonnencremes, die PABA, Benzophenone, Cinnamate, Oxybenzon, 6-Azetoxy-2- oder 4-Dimethyl-m-Dioxan enthalten, können eine erhöhte Reaktivität gegenüber UV-Strahlen bedingen.	Prüfen Sie vor dem Auftragen der Sonnencreme die Inhaltsstoffe. Verwenden Sie ein selbstbräunendes Präparat unter der Sonnencreme; dies sorgt für zusätzlichen Schutz.

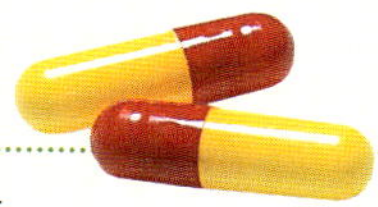

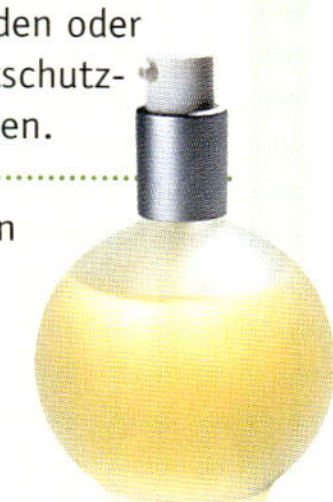

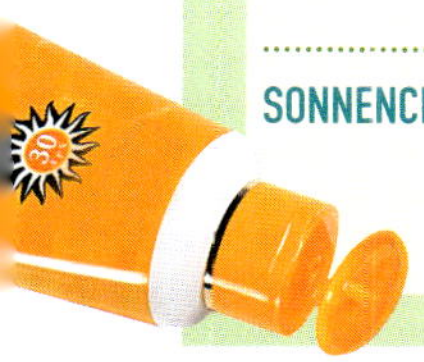

cken können. So haben Wissenschaftler entdeckt, dass Tetrazyklin die Fähigkeit der Phagozyten hemmt, Bakterien zu verschlingen und zu zerstören. Andere Antibiotika verlangsamen die Antikörperproduktion und vermindern die T-Zell-Aktivität. Dies bedeutet jedoch nicht, dass man die Einnahme von Antibiotika unter allen Umständen vermeiden sollte. Bei geeigneter Anwendung können sie Leben retten – eine unnötige Einnahme kann das Krankheitsrisiko jedoch erhöhen. Kleinere Infektionen geben dem Immunsystem die Chance, allein mit ihnen fertig zu werden und sich ein größeres Bekämpfungspotenzial gegen spätere Bedrohungen anzueignen.

Wie Sie etwas ändern können

Kann man sein Immunsystem so auf Vordermann bringen, dass man sich gesünder fühlt, besser für die Infektionsbekämpfung ausgerüstet ist und bis ins hohe Alter gesund bleiben kann?

Vor 15 Jahren hätten die meisten Wissenschaftler über eine solche Idee gelacht. Damals hielt man das Immunsystem für einen unabhängigen Abwehrmechanismus des Körpers, der sich unempfänglich für Einflüsse wie einen kurzfristigen intensiven Kontakt mit Strahlung oder Antibiotikaresistenten Bakterien zeigte. Es erschien absurd, dass bereits geringfügige Änderungen bei den Ernährungs- und Freizeitgewohnheiten und bei der Schlafdauer, die Sie sich jede Nacht gönnen, die komplexe Dynamik des Immunsystems verändern könnten.

Nachdem wir auf den vorhergehenden Seiten gesehen haben, wie kompliziert und fein abgestimmt unser Immunsystem arbeitet, ist man zunächst geneigt, diese Skepsis zu teilen. Wie sollten wir mit unserem Verhalten die unsichtbare Welt der Antikörper, T-Zellen, B-Zellen und Phagozyten, um nur einige der Akteure unseres Immunsystems zu nennen, beeinflussen können?

Gute Frage!
Kann die Stärkung des Immunsystems die Uhr zurückdrehen?

Bei den meisten Menschen über 70 Jahre sind die Funktionen des Immunsystems geschwächt. Einige Senioren haben jedoch ein kräftiges Immunsystem – und damit wohl eine höhere Lebenserwartung. Dies beruht teilweise auf günstigen genetischen Gegebenheiten; es ist aber auch wichtig, Dinge zu vermeiden, die die Immunität älterer Leute beeinträchtigen, etwa Ernährungsmängel. Die Antwort auf die Frage lautet also: Ja!

Während Immunologen das vielschichtige Geflecht unserer körpereigenen Abwehr entschlüsselten, machten Wissenschaftler, die das Immunsystem aus einem anderen Winkel betrachteten, praktische Beobachtungen zu Faktoren, die es in seiner Arbeit unterstützen bzw. behindern.

In den folgenden sechs Kapiteln werden wir auf diese Erkenntnisse näher eingehen. Es genügt nicht, nur die falschen Nahrungsmittel zu vermeiden; um das Immunsystem zu stärken, müssen Sie das Richtige essen (siehe Kapitel 2: „Das Wunder der Ernährung"). Auf vergleichbare Weise kann emotionale Ausgeglichenheit vor einer durch Depression bedingten Immunschwächung schützen (siehe Kapitel 6: „Die Wechselwirkung zwischen Seele und Körper") – die Konzentration auf positive Erfahrungen und die Förderung des Vermögens, Freude zu empfinden und im Alltag positiv zu denken, können krankheitsbekämpfenden Mechanismen aber auch einen besonderen, zusätzlichen Schub geben.

Eine neue Einstellung

Selbst aktiv Maßnahmen zur Stärkung des Immunsystems zu ergreifen, mag vielleicht entmutigend klingen – gerade vor dem Hintergrund, dass wir in unserer heutigen schnelllebigen Gesellschaft bereits viele andere Aufgaben zu erfüllen haben. Tatsächlich geben die neuen Erkenntnisse über Lebensstil und die Robustheit unseres Immunsystems aber Anlass zur Hoffnung. Sie machen klar, dass kleine Dinge eine Menge bewirken können – dass es sich lohnt, einen flotten Spaziergang im Freien zu machen, einen Löffel mehr von dem nährstoffreichen Fruchtsalat zu essen und sich mehr Zeit für Entspannung zu gönnen.

Glücklicherweise ist der Körper wunderbar regenerationsfähig. Mit einigen wenigen Änderungen, die Sie vornehmen und konsequent beibehalten, können Sie Ihre weißen Blutkörperchen in wenigen Monaten in Hochform bringen; wie, das erfahren Sie ausführlich in Kapitel 8 („Ihr Zwölf-Wochen-Aktionsplan").

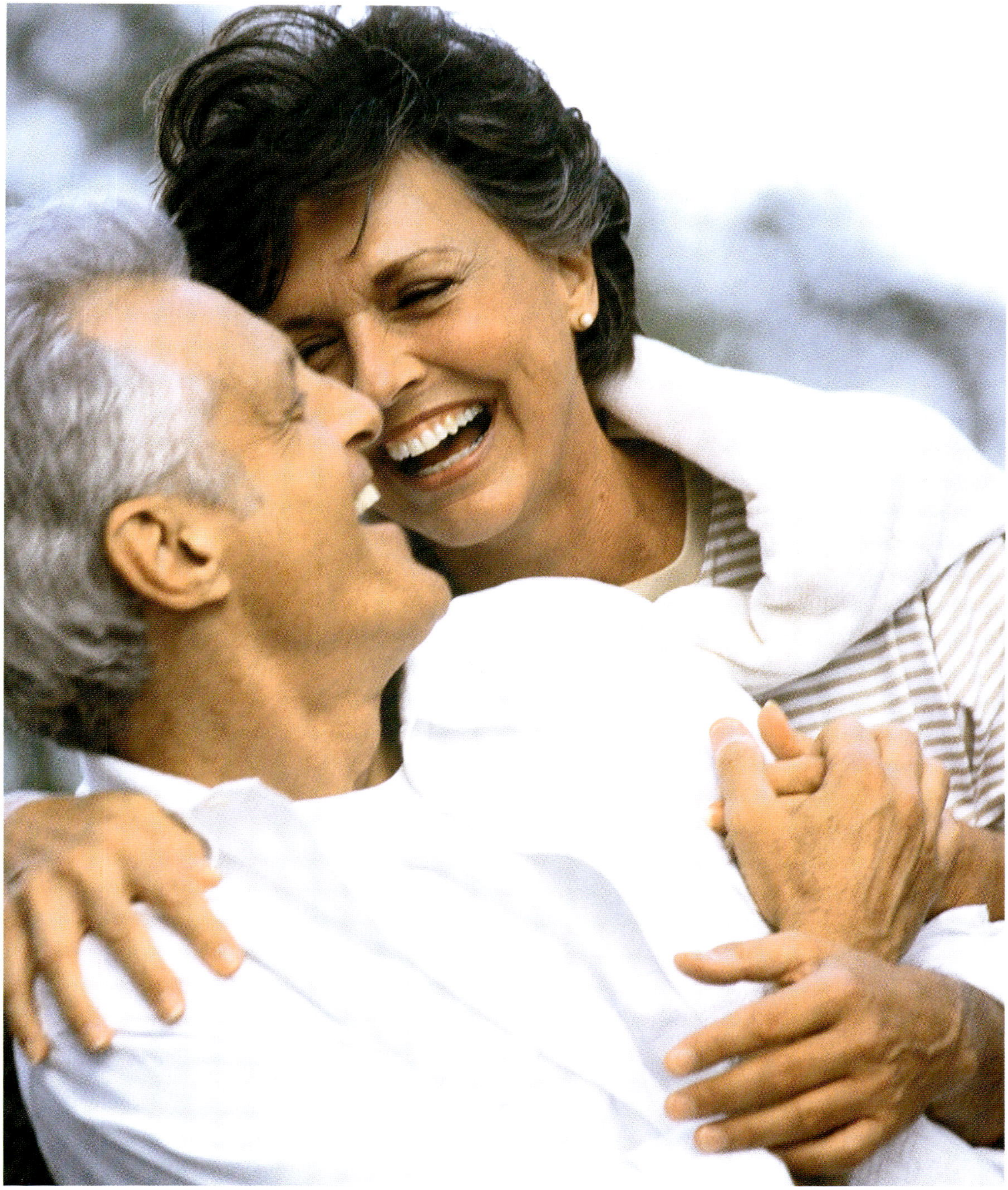

„Die heutzutage weiter gefasste Definition von Gesundheit geht über das Fehlen einer Erkrankung oder Verletzung hinaus und beinhaltet Vitalität – die Freude am Leben."

DR. KATHRYN L. OLSON, FRAUENÄRZTIN

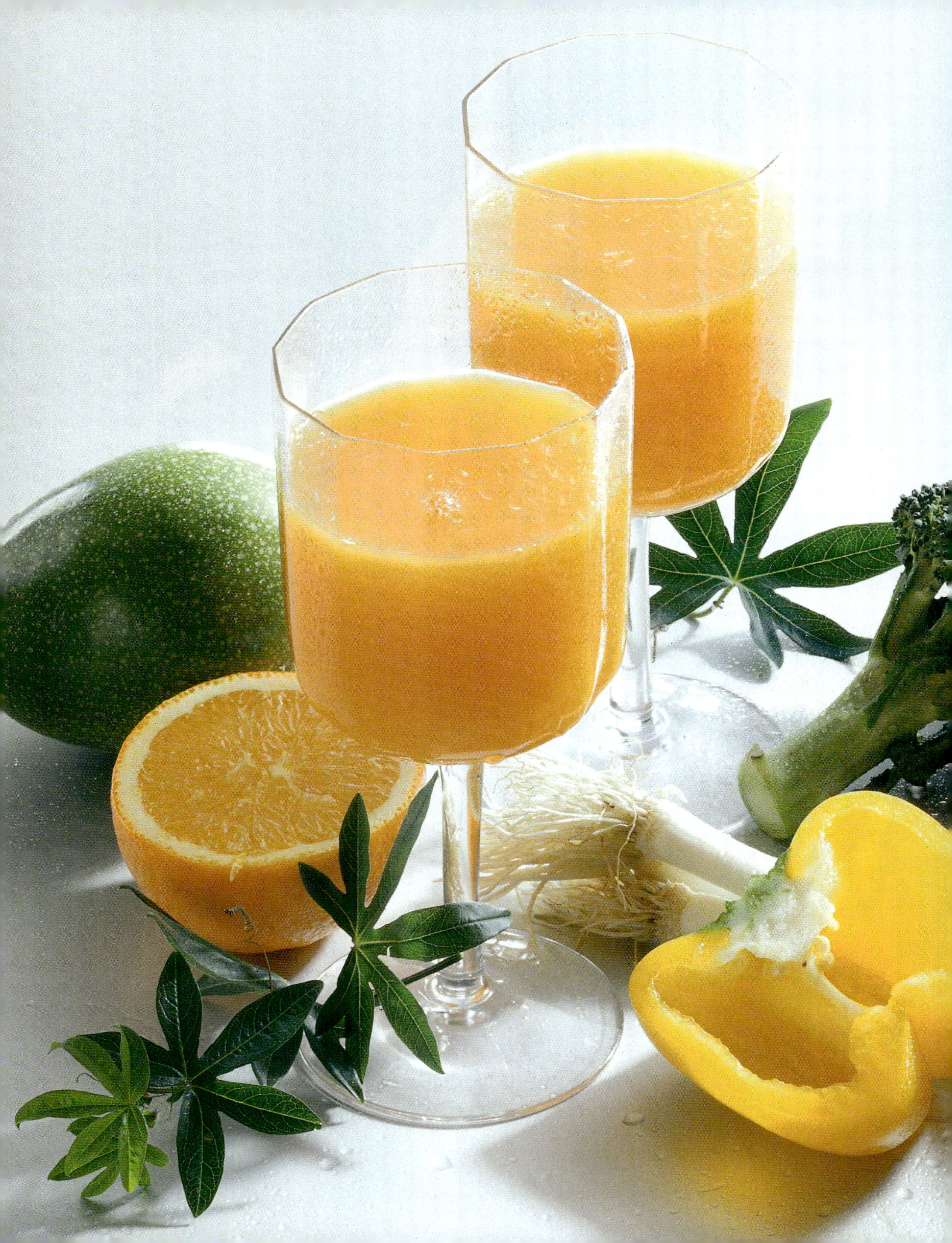

Wunder der Ernährung

„Deine Nahrung soll deine Medizin sein." Diese Worte, vor mehr als 2000 Jahren von Hippokrates niedergeschrieben, sind auch heute noch gültig. Geändert hat sich nur unser Wissen, denn fast täglich gewinnen die Forscher neue wichtige Erkenntnisse im Hinblick auf den Zusammenhang zwischen gesunder Ernährung und intaktem Immunsystem.

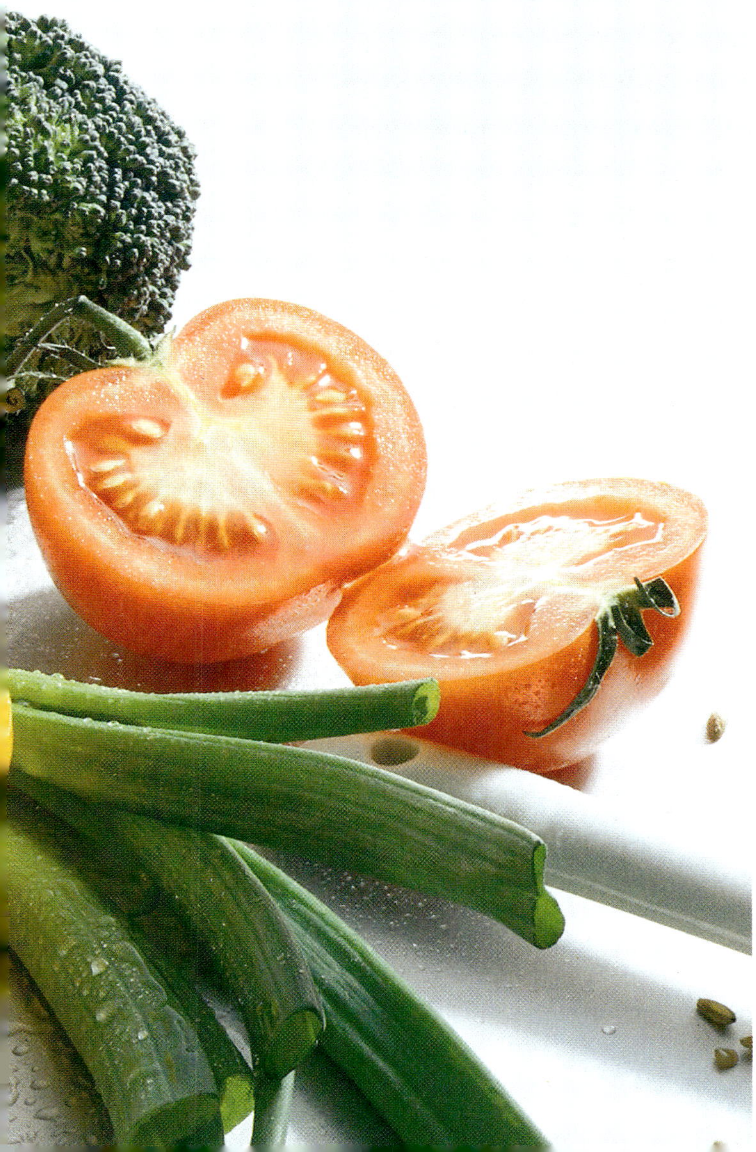

Du bist, was du isst

Hierin sind die Experten einig: Die beste Vorbeugung von Krankheiten ist der Verzehr von reichlich Obst, Gemüse und Vollkornprodukten. Denn sie enthalten nicht nur Substanzen, die die Zusammensetzung der Zellen fördern und ihr Zusammenspiel verbessern, sondern auch zahlreiche Antioxidanzien – chemische Substanzen, die uns gesund erhalten, indem sie schädliche Moleküle, die freien Radikale, neutralisieren.

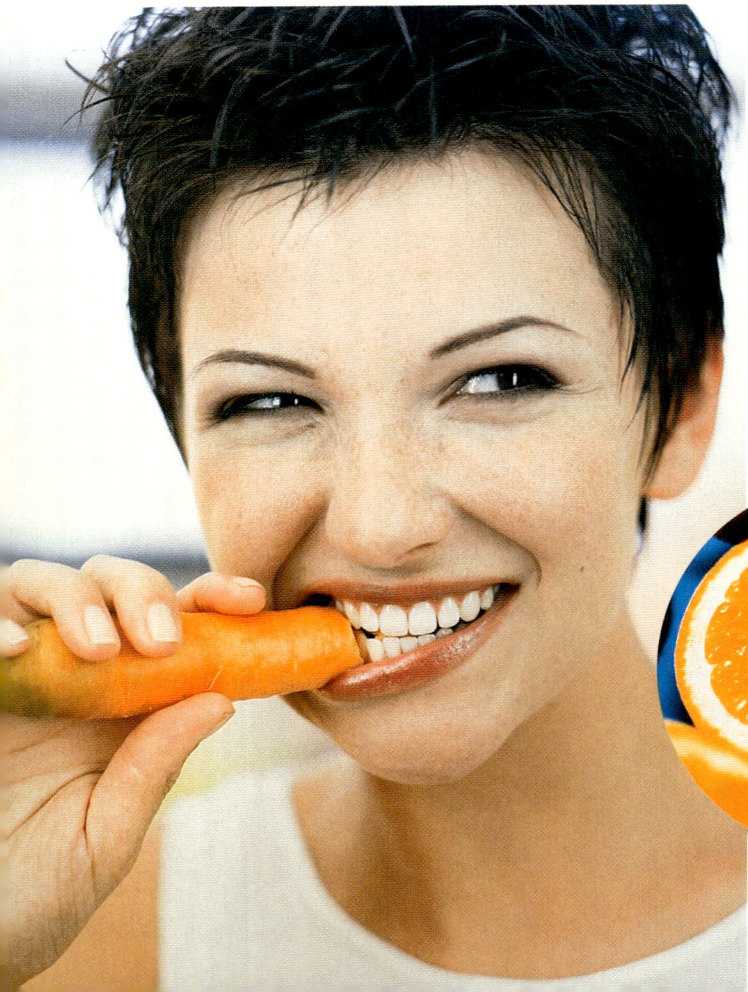

Aus heutiger Sicht entstehen Krebs, Schlaganfall, Herzkrankheiten und andere altersbedingte Erkrankungen durch eine Zellschädigung, ausgelöst durch freie Radikale – Sauerstoffmoleküle, die aufgrund einer zusätzlichen Ladung bzw. eines zusätzlichen Elektrons instabil sind (in der Regel kommen Elektronen nur paarweise vor).

In geringen Mengen helfen freie Radikale bei der Infektionsbekämpfung, in größerer Anzahl können sie jedoch das Gewebe und die DNS durch so genannten oxidativen Stress schädigen: Um ein Elektron zu „stehlen", können sie die Zellmembranen durchdringen und so den Zugang für Bakterien und Viren schaffen; in der Zelle können sie die Chromosomen angreifen und deren genetische Information umschreiben bzw. zerstören. Wird dieser Schaden nicht repariert, können aus gesunden Zellen Krebszellen werden, und ein bereits bestehender Krebs kann sich schneller ausbreiten.

Die meisten freien Radikale werden vom Körper selbst hergestellt, aber auch durch Luftverschmutzung, Strahlung, Pestizide und andere Umweltgifte erzeugt.

OBST UND GEMÜSE sind die nährstoffreichsten und aromatischsten Lebensmittel. Zudem enthalten sie lebenswichtige sekundäre Pflanzenstoffe, die das Immunsystem nachweislich stärken.

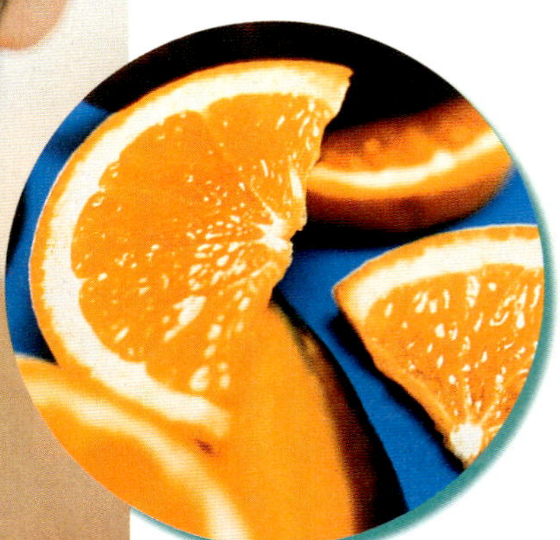

Erstaunlich!

Viele Faktoren können zur Entstehung von Krebs beitragen, u. a. auch unsere Essgewohnheiten. Inzwischen gilt eine fett- und kalorienreiche Ernährung als genauso schädlich wie das Rauchen und wird für 75 % aller Dickdarmkrebs- und 50 % aller Brustkrebsfälle verantwortlich gemacht!

ZAHLEN UND FAKTEN: GESUNDHEIT

1,4 Kilogramm

beträgt der durchschnittliche jährliche Knoblauchverbrauch in den USA

13,6 Kilogramm

betrug die durchschnittliche Gewichtszunahme der US-Amerikaner zwischen 1970 und 1994

12–15 Gramm

Ballaststoffe essen die US-Amerikaner pro Tag

25–35 Gramm

Ballaststoffe sollte jeder Mensch täglich essen

10 000

sekundäre Pflanzenstoffe wurden bislang in pflanzlichen Nahrungsmitteln nachgewiesen

385 000–700 000

neue Krebsfälle werden jedes Jahr in den USA diagnostiziert – und viele wären vermeidbar

Aber was hat das alles mit Ernährung zu tun? Viel! Denn anhand zahlreicher Studien wurde nachgewiesen, dass Menschen, die reichlich Obst und Gemüse essen, weniger oxidativem Stress ausgesetzt sind, da sowohl in Früchten als auch in Gemüse Hunderte von sekundären Pflanzenstoffen enthalten sind – Substanzen, die vor rund 20 Jahren noch gar nicht bekannt waren. Bis dahin nahm man an, dass Eiweiß, Fett, Kohlenhydrate, Vitamine, Mineralien, Spurenelemente und Wasser die einzigen lebensnotwendigen Nährstoffe seien.

Seither haben viele Untersuchungen belegt, dass diese sekundären Pflanzenstoffe eine lebenswichtige Rolle bei der Gesunderhaltung spielen: Manche vermindern den oxidativen Stress, andere hemmen Entzündungen und entgiften den Körper von Schadstoffen. Wieder andere aktivieren die Enzyme, die eine ungezügelte Zellteilung blockieren, und sorgen dafür, dass die Nährstoffe von den Zellen optimal aufgenommen werden.

Aber kann der tägliche Verzehr eines Apfels den Arzt wirklich überflüssig machen? Er kann ihn sicherlich nicht ersetzen, aber zumindest die Arztbesuche reduzieren. Untersuchungsergebnisse belegen nämlich, dass die vermehrte Zufuhr von sekundären Pflanzenstoffen, auch Bioaktivstoffe genannt, das Krankheitsrisiko senkt. Wenn Sie z. B. die empfohlenen täglichen fünf Obst- oder Gemüseportionen zu sich nehmen, kann dies das Krebsrisiko um 20 % senken (und bei größeren Mengen sogar noch mehr!). Bei einer Studie des amerikanischen AMC-Krebsforschungszentrums, an der 80 Frauen mit Brustkrebsrisiko teilnahmen, zeigten diejenigen, die 2 Wochen lang täglich 10 Portionen Obst und Gemüse aßen, deutlich weniger krebsbedingte Zellschädigungen als die Kontrollgruppe. Bei Brustkrebspatientinnen in einer ähnlichen Studie ergaben sich ähnlich positive Ergebnisse.

KNOBLAUCH hilft bei Infektionen und heißt deshalb auch „Antibiotikum der Armen".

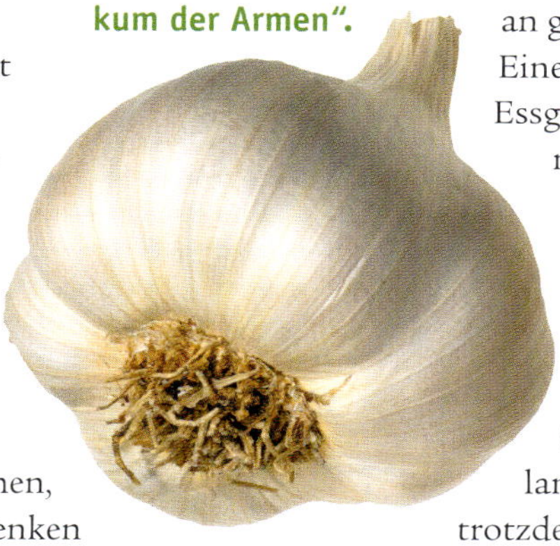

Gesund essen

Zur typisch westlichen Ernährung gehören wenige Lebensmittel, die reich an gesunden Bioaktivstoffen sind: Eine Umfrage in den USA zu den Essgewohnheiten zeigte, dass 25 % jener, die angaben, täglich Gemüse zu essen, darunter tiefgekühlte Pommes frites verstanden!

Wenn Ihnen die Umstellung des Speiseplans zugunsten von mehr Gemüse, Obst und Getreide als zu schwierig oder zu langweilig erscheint, lesen Sie trotzdem weiter, denn es ist einfacher, als Sie denken! Könnten z. B. Heidelbeerpfannkuchen Ihre Fantasie beflügeln? Oder Pizza mit Tomatensauce? Beide enthalten nämlich viel gesunde Nährstoffe, über die Sie in diesem Kapitel noch mehr erfahren, ebenso viele Antworten auf Fragen wie:

- **Welche** Lebensmittel stärken die Immunkraft?
- **Warum** tragen Vitamine und Mineralstoffe zur Vorbeugung von Krankheiten bei?

Abwehrkraft durch Lebensmittel

Eine der wichtigsten Erkenntnisse über unser Immunsystem besteht darin, dass die Abwehrkräfte, die vor Ansteckung und Krankheit schützen, ihre Aufgabe nur bei gesunder Ernährung auch richtig erfüllen können.

Nährstoffmangel kann den Körper schwächen und Keimen und Krankheiten Vorschub leisten, sodass eine gesunde Ernährung der erste und wichtigste Schritt zur Erhaltung von Gesundheit und Wohlbefinden ist. Das sagt uns zwar eigentlich schon der gesunde Menschenverstand, aber es gibt auch wissenschaftliche Beweise. Inzwischen ist nämlich belegt, dass die B- und T-Zellen, Phagozyten und natürlichen Killerzellen (NK) bei der Zerstörung von Krebszellen, Viren und Bakterien nicht optimal funktionieren, wenn sie keinen Rückhalt durch die in gesunden Lebensmitteln enthaltenen Vitamine, Mineralien, Ballaststoffe und sekundären Pflanzenstoffe bekommen. Den jüngsten Beweis lieferte eine Studie der Pennsylvania State University, bei der man herausfand, dass das Immunsystem bei älteren Frauen zwischen 60 und 80 Jahren, die sich gesund ernährten, ebenso intakt war wie bei jüngeren Frauen zwischen 20 und 40 Jahren. Damit bestätigten sich auch die Ergebnisse zahlreicher früherer Untersuchungen, die besagten, dass zwar auch Erbanlagen und Umweltfaktoren dazu beitragen, die Abwehrkraft allmählich abzubauen, dass sich jedoch der Verfall, der mit fortschreitendem Alter oft zu beobachten ist, durch gute Ernährung vermutlich größtenteils vermeiden lässt.

Das zeigt sich auch an vielen chronischen Krankheiten, die meist als geringfügige Gesundheitsstörung beginnen, um sich dann in einer Art Schneeballeffekt zu einer ernsthaften Erkrankung auszuweiten, und zwar hauptsächlich aufgrund ungesunder Essgewohnheiten. Ein Nährstoffmangel schwächt also nicht nur die Abwehrkraft und öffnet damit möglichen Krankheiten Tür und Tor, sondern eine Erkrankung verstärkt zusätzlich den Bedarf an immunstärkenden Lebensmitteln. Dabei kann die große Palette an gesundheitsfördernden Substanzen in der Nahrung die Immunkraft messbar steigern, z. B. durch die Erhöhung der Anzahl weißer Blutkörperchen, wenn der Körper besonders anfällig für Infektionen ist.

Sollten all diese Tatsachen jetzt nach „langweiligem“ Essen klingen, schieben Sie Ihre Bedenken ruhig beiseite, denn statt um Ge- und Verbote geht es in diesem Kapitel in erster Linie um die große Auswahl an Lebensmitteln, die Ihre Immunkraft stärken, und darum, wie einfach es ist, sich gleichzeitig gesund und genussvoll zu ernähren.

Ergänzungspräparate?

Aber warum sich mit „gesunden“ Lebensmitteln beschäftigen, wenn man doch einfach eine Tablette schlucken kann? Zwar haben auch Vitamin- und Mineralstoffpräparate durchaus ihre Berechtigung, aber die bei weitem einfachste, wirksamste und nicht zuletzt preisgünstigste Methode, die Abwehrkräfte des Körpers zum Schutz vor Krankheiten

Und die Gewinner sind...

Die Obst- und Gemüsesorten, die anhand der neuen Antioxidanzien-Analyse ORAC (Sauerstoffradikal-Absorptionskapazität) die höchste Punktzahl bekommen, schützen auch am besten vor Krankheiten:

FRUCHT/PUNKTE (roh, 100 g)	
Pflaumen	5770
Heidelbeeren	2400
Erdbeeren	1540
Himbeeren	1220
Orangen	750
Blaue Trauben	739

GEMÜSE/PUNKTE (roh, 225 g)	
Kohl	1770
Spinat	1260
Rosenkohl	980
Brokkoliröschen	890
Rote Paprika	710
Zwiebeln	450

Quelle: USDA

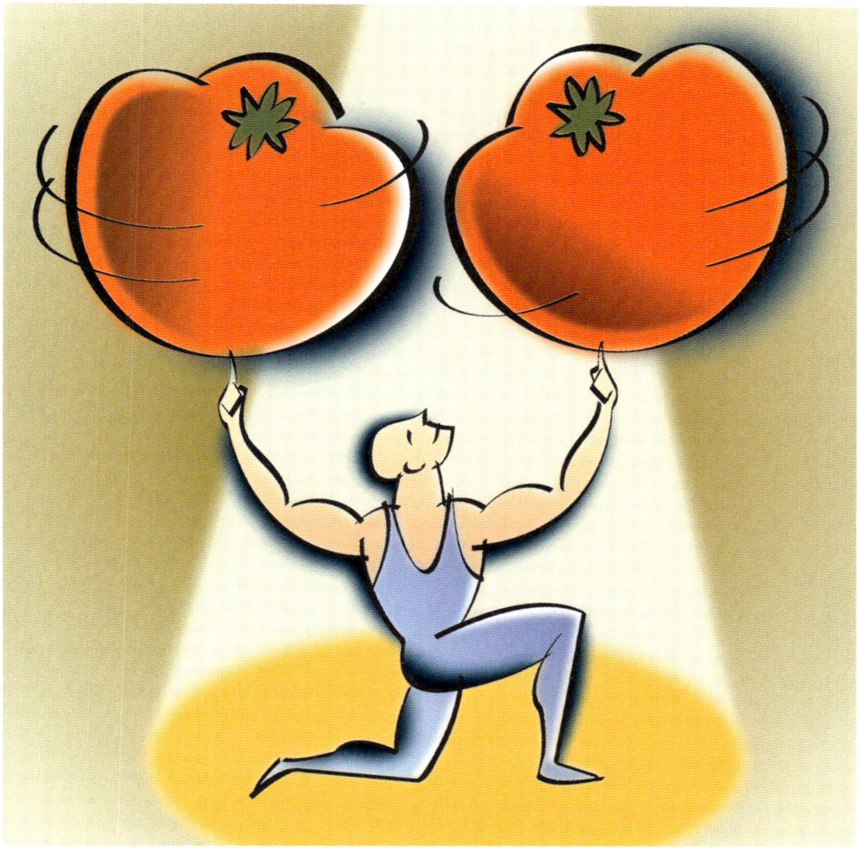

TOMATEN haben viele Vitamine, Ballaststoffe und Kalium, aber wenig Kalorien und Fett.

zu stärken, sind Lebensmittel mit vielen immunanregenden Nährstoffen.

Eine wichtige Entdeckung der Wissenschaftler war, dass die Nährstoffe aus den Lebensmitteln besser vom Körper aufgenommen (resorbiert) werden können als aus Pillen und dass Lebensmittel synergetisch wirken, d. h., dass ihr Nutzen für die Gesundheit größer ist, wenn sie gemeinsam aufgenommen werden. So haben z. B. die Bestandteile einer Tomatensauce - Tomaten, Chili und Knoblauch - einen besseren Effekt auf die Gesundheit, wenn sie zusammen und nicht für sich allein gegessen werden. Außerdem haben Studienergebnisse gezeigt, dass manche Substanzen wie Vitamin E bei Ergänzungspräparaten oft in zu großer Menge aufgenommen werden, was zu einer Schwächung des Immunsystems führen kann.

Zudem reduziert eine Ernährung mit vorwiegend pflanzlichen Lebensmitteln, dafür aber wenig Fleisch, Molkereiprodukten und anderen fettreichen Lebensmitteln, verbunden mit ausreichend Bewegung, das Risiko schwerer Erkrankungen.

Die Superstars

Eine abwechslungsreiche Ernährung mit viel Obst und Gemüse ist das erste Ziel, aber Sie können noch mehr für sich tun, indem Sie Ihren Teller mit den Superstars unter den Lebensmitteln füllen. Denn diese „Energiekraftwerke“ sind ausgezeichnete Quellen für sekundäre Pflanzenstoffe und sollten deshalb ganz oben auf Ihrer Einkaufsliste stehen!

Tomaten

Brauchen Sie einen Beweis für die Heilkraft mancher Lebensmittel? Da müssen Sie gar nicht lange suchen, da genügt schon ein Blick auf die wohl vertraute Tomate: Bei Untersuchungen zur Identifizierung antikanzerogener, d. h. Krebs bekämpfender Lebensmittel verbuchte sie mehr Punkte für sich als jedes andere Nahrungsmittel. Denn sie enthält neben ihrem hohen Gehalt an Vitamin C das Pigment Lycopin, ein starkes Antioxidans, das ihr die leuchtend rote Farbe verleiht, und ist nach Möhren die beste Quelle für Betacarotin, ein Mitglied der Karotinoid-Familie und wertvoller sekundärer Pflanzenstoff (siehe Seite 48). Darüber hinaus erwies sich die Tomate als eine hervorragende Quelle für die Flavonoide Quercetin und Kaemperol, die das Wachstum von Krebszellen hemmen.

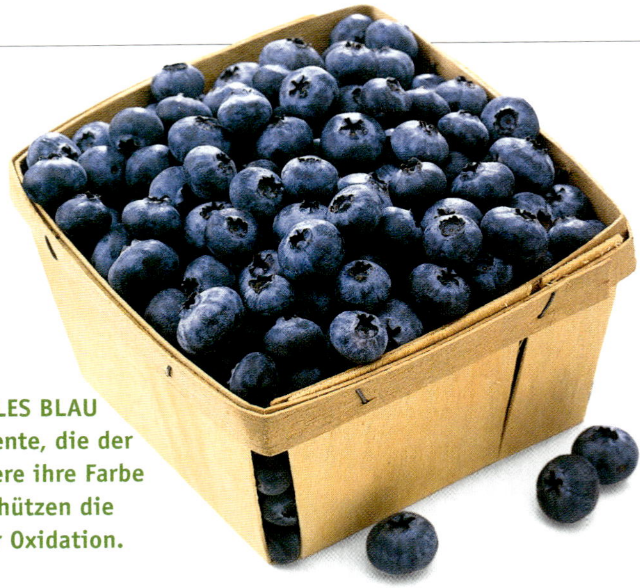

WERTVOLLES BLAU
Die Pigmente, die der Heidelbeere ihre Farbe geben, schützen die Zellen vor Oxidation.

◆ **Der Beweis** In einem Artikel der Harvard Medical School kam Dr. E. Giovannucci anhand von 72 Studien zu dem Ergebnis, dass der konsequente Verzehr von Tomaten und Tomatenprodukten zu höheren Lycopinkonzentrationen im Blut und damit zu einem geringeren Risiko für unterschiedliche Krebsarten führte. In einer früheren Untersuchung fand er zudem heraus, dass bei Männern, die mindestens zweimal wöchentlich Gerichte wie Nudeln mit Tomatensauce aßen, das Risiko von Prostatakrebs um etwa 33 % sank.

Auch Frauen profitieren von Lycopin, denn bei der Untersuchung der Lycopinkonzentration in den Brustgewebeproben von 109 Frauen stellten die Forscher fest, dass diejenigen Frauen, die höhere Konzentrationen dieser Substanz aufwiesen, später weniger häufig Brustkrebs bekamen. Dieser antikanzerogene Effekt ließ sich noch deutlicher zeigen, als Forscher der Mailänder Universität gesunde junge Frauen zuerst für 3 Wochen auf eine tomatenfreie Diät setzten und in den folgenden 3 Wochen auf eine tomatenreiche Ernährung umstellten. Das Ergebnis: Nach der zweiten Etappe stieg der Lycopinspiegel im Blut an, während die durch freie Radikale verursachten DNS-Schäden in den Lymphzellen um 33 % abnahmen.

◆ **Lassen Sie Tomaten für sich arbeiten!** Da Lycopin fettlöslich ist, lässt es sich vom Körper besser in Verbindung mit Fett verwerten. Mit anderen Worten: Nudeln und Pizza mit Tomatensauce sind besser als pure Tomate: Anlässlich einer Studie aßen die Teilnehmer entweder Brot mit Tomatenpüree und Öl oder frische Tomatenstücke ohne Öl. Einige Stunden später wurde der Lycopinspiegel im Blut gemessen: Bei den Brotessern war er 2,5-mal höher als bei den anderen Teilnehmern. Zu einem ähnlichen Ergebnis kam auch eine an der University of California in Los Angeles durchgeführte Studie, bei der Prostatakrebs-Patienten täglich eine ballaststoffreiche Diät mit wenig Fett und 170 ml Tomatensaft erhielten: In ihrem Blut ließ sich ein deutlicher Anstieg an Lycopin und anderen sekundären Pflanzenstoffen nachweisen.

Heidelbeeren

Auch die Anthocyanin-Pigmente, die der Heidelbeere ihre Farbe verleihen, stärken die Immunkraft des Organismus und schützen als Antioxidanzien die Kapillaren (kleine Blutgefäße) vor Oxidation. Außerdem fördern sie die Durchblutung und sorgen für eine reibungslose Zirkulation der Lymphe, d. h. der Flüssigkeit, mit deren Hilfe die Immunzellen zu den verschiedenen Körperteilen transportiert werden.

Darüber hinaus enthalten Heidelbeeren reichlich konzentrierte Tannine – adstringierende Substanzen, wie sie auch im Tee enthalten sind. Studien zufolge verhindern diese Tannine, dass sich *Escherichia-coli*-Bakterien in der Schleimhaut von Blase und Harnleiter niederlassen können iund dort Infektionen verursachen, ndem sie deren Hafteigenschaft blockieren . Tannine enthalten

„Keine Krankheit, die durch Ernährung behandelt werden kann, sollte auf anderem Weg behandelt werden."

MOSES MAIMONIDES, ARZT UND PHILOSOPH (1135–1204)

zudem Catechine, d. h. Substanzen, von denen man aufgrund von Studienergebnissen annimmt, dass sie vor verschiedenen Krebsarten schützen.

◆ **Der Beweis** Als man die Antioxidanzien von 40 Obst- und Gemüsesorten untersuchte, bekamen Heidelbeeren einen Spitzenplatz, denn 100 g frische Beeren liefern knapp 200 % der im Durchschnitt täglich aufgenommenen Antioxidanzien.

◆ **Lassen Sie Heidelbeeren für sich arbeiten!** Forschungsergebnissen zufolge hilft eine tägliche Hand voll Heidelbeeren (oder Preiselbeeren) bei der Vorbeugung von Harnwegsinfektionen und der Stärkung der Abwehrkraft. Frisch schmecken die Beeren im Geflügel- oder Shrimpssalat, man kann sie aber auch frisch, tiefgefroren oder getrocknet unter den Pfannkuchen- oder Muffinteig mischen.

Wenn Sie Heidelbeeren nicht mögen, können Sie auch andere Beeren wie Himbeeren, Brombeeren und Erdbeeren nehmen, die ebenfalls viele Antioxidanzien enthalten. Wie Heidelbeeren sind sie durch ihre vielen kleinen Kerne reich an Ballaststoffen und Ellagsäure, bei der sich in früheren Studien eine Krebs hemmende Wirkung nachweisen ließ. Dies mag zumindest teilweise erklären, warum in einer groß angelegten Harvard-Studie die Erdbeerfans weniger krebsanfällig waren als diejenigen, die diese Früchte nur selten aßen.

Brokkoli

Das amerikanische Krebsforschungsinstitut sieht Brokkoli als *das* Antikrebsmittel schlechthin, und zwar aus gutem Grund: Zum einen wegen der in Brokkoli enthaltenen Sulforaphane, Substanzen, die auch in anderen Gemüsearten aus der Familie der Kreuzblütler wie beispielsweise Grünkohl, Weißkohl, Blumenkohl, Paksoi, Rosenkohl, Senf- und Steckrübenblättern vorkommen. Sie stimulieren die körpereigene Produktion der so genannten Phase-II-Entgiftungsenzyme, die Krebs erregende Substanzen und freie Radikale zerstören, bevor diese die gesunden Zellen angreifen können. Zweitens sind Gemüse aus der Kreuzblütlerfamilie reich an Indol-3-Carbinol (I3C), einem sekundären Pflanzenstoff, der das Wachstum von Krebszellen in der Brust hemmt, die auf Östrogen ansprechen. Zurzeit wird die Tauglichkeit von I3C in einem Medikament gegen Brustkrebs getestet.

◆ **Der Beweis** In einer Studie wurden Ratten mehrere Tage lang mit reichlich Brokkoli gefüttert und anschließend einer stark Brustkrebs erregenden Substanz ausgesetzt. Im Vergleich zu den normal ernährten Ratten bekamen nur etwa 50 % der Tiere einen Tumor, und die Ratten, bei denen sich doch Krebs entwickelte, lebten mit weniger und kleineren Tumoren weiter.

◆ **Lassen Sie Brokkoli für sich arbeiten!** Unabhängig von der Zubereitung ist Gemüse aus der Kreuzblütler-Familie grundsätzlich vorteilhaft für

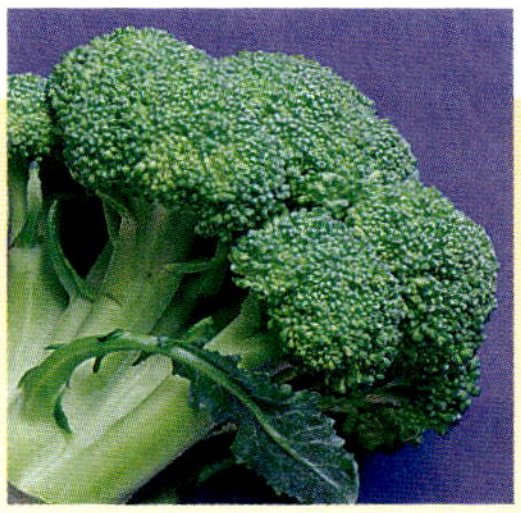

HÄTTEN SIE'S GEWUSST?

Nur für reife Gaumen

Auch wenn Sie als Kind für Brokkoli nichts übrig hatten, sollten Sie ihn trotzdem immer mal wieder probieren, denn wahrscheinlich mögen Sie sein Aroma jetzt doch. Untersuchungen zur Geschmackswahrnehmung haben nämlich belegt, dass die Geschmacksknospen mit zunehmendem Alter immer weniger empfindlich auf Bitterstoffe reagieren, sodass Rosenkohl, Spinat, Kohl und Grapefruit, die man als Kind vielleicht nicht mochte, den meisten Menschen im Erwachsenenalter zunehmend besser schmecken. In einer amerikanischen Studie mit Frauen im Alter von 21 bis 85 Jahren zeigte sich, dass die Mitglieder der ältesten Gruppe (54 bis 85 Jahre) den bitteren Geschmack einer Substanz, die das Testgemüse bitter und das Obst sauer machte, am wenigsten als unangenehm empfanden und mehr von den Vorteilen eines breiten Obst- und Gemüseangebots profitieren.

die Gesundheit. Wenn Sie jedoch Ihre Abwehrkraft besonders rasch stärken möchten, verwenden Sie am besten zarte Brokkolisprossen. Forscher der Johns-Hopkins-Universität fanden heraus, dass die zarten Triebe bis zu 20-mal mehr Sulforaphan enthalten als reifer Brokkoli. In Zahlen ausgedrückt: 50 Gramm Sprossen liefern genauso viel Schutz wie 1 kg gegarter Brokkoli! Lagern Sie die Sprossen, die Sie in manchen Naturkostläden und im Reformhaus bekommen, im Kühlschrank und verwenden Sie sie möglichst bald – etwa als leckeren Brotbelag oder als Zutat im Salat.

Knoblauch

Knoblauchfanatiker lieben das scharfe Aroma der würzigen Zwiebel, und genauso sollten es Gesundheitsfans halten, denn einige der Substanzen, die zum intensiven Geruch des Knoblauchs beitragen, scheinen auch bei der Krebsvorbeugung wirksam zu sein, indem sie die Bildung von die DNS schädigenden Krebs erzeugenden Substanzen verhindern. Zudem fördert Knoblauch die Produktion der körpereigenen Immunsubstanzen Interleukin-2, Tumornekrosefaktor und Interferon Gamma, die in Medikamentenform auch bei der Krebstherapie angewendet werden.

◆ **Der Beweis** Frischer Knoblauchsaft tötet verschiedene Mikroorganismen ab, und einige Studien lassen den Schluss zu, dass der Genuss von reichlich frischem Knoblauch das Dickdarm- und Magenkrebsrisiko um 35–50 % senkt. Der Rückgang von Magenkrebs bei reichlich Knoblauchgenuss lässt außerdem vermuten, dass die Knolle Substanzen enthält, die das Wachstum von *Helicobacter pylori* stoppen, ein Bakterium, das für die Entstehung von Magengeschwüren verant-

Kurztipp

Lassen Sie klein geschnittenen Knoblauch vor dem Garen etwa 15 Minuten stehen, da sich laut Aussage des Knoblauchforschers Dr. John Milner (Pennsylvania State University) in dieser Zeit verschiedene gesunde Substanzen bilden, während Hitze diesen wichtigen Prozess vorzeitig beendet.

QUIZ: BEKOMMT IHR KÖRPER GENUG BIOAKTIVSTOFFE?

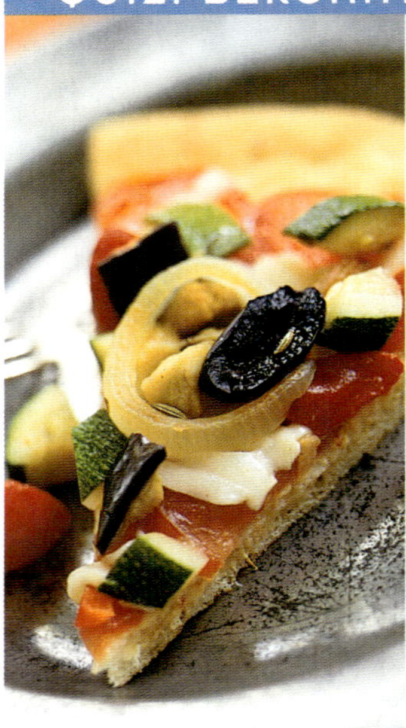

1	Ich würze häufig mit Knoblauch oder Zwiebeln.	❍ JA	❍ NEIN
2	Ich verwende häufig Oliven- und Leinsamenöl.	❍ JA	❍ NEIN
3	Ich trinke oft Tomatensaft oder esse Pizza/Suppen auf Tomatenbasis oder Nudeln mit Tomatensauce.	❍ JA	❍ NEIN
4	Ich mag ganze Früchte lieber als Fruchtsäfte.	❍ JA	❍ NEIN
5	Ich esse täglich vier oder mehr Mahlzeiten mit Gemüse wie Brokkoli, Spinat oder Möhren.	❍ JA	❍ NEIN
6	Ich trinke täglich 1 bis 2 Tassen Tee ohne Milch.	❍ JA	❍ NEIN

VIERMAL „JA" ODER MEHR Glückwunsch! Mit Ihrer Ernährung beugen Sie Krankheiten vor und fühlen sich vermutlich pudelwohl. Weiter so!

DREIMAL „JA" ODER WENIGER Versuchen Sie Ihre Ernährung nach und nach umzustellen. – Trinken Sie z. B. zunächst erst einmal jeden Tag ein Glas Tomatensaft. Sobald Ihnen dies zur Gewohnheit geworden ist, geben Sie sich einen kleinen Ruck und nehmen die nächste Ernährungsumstellung in Angriff.

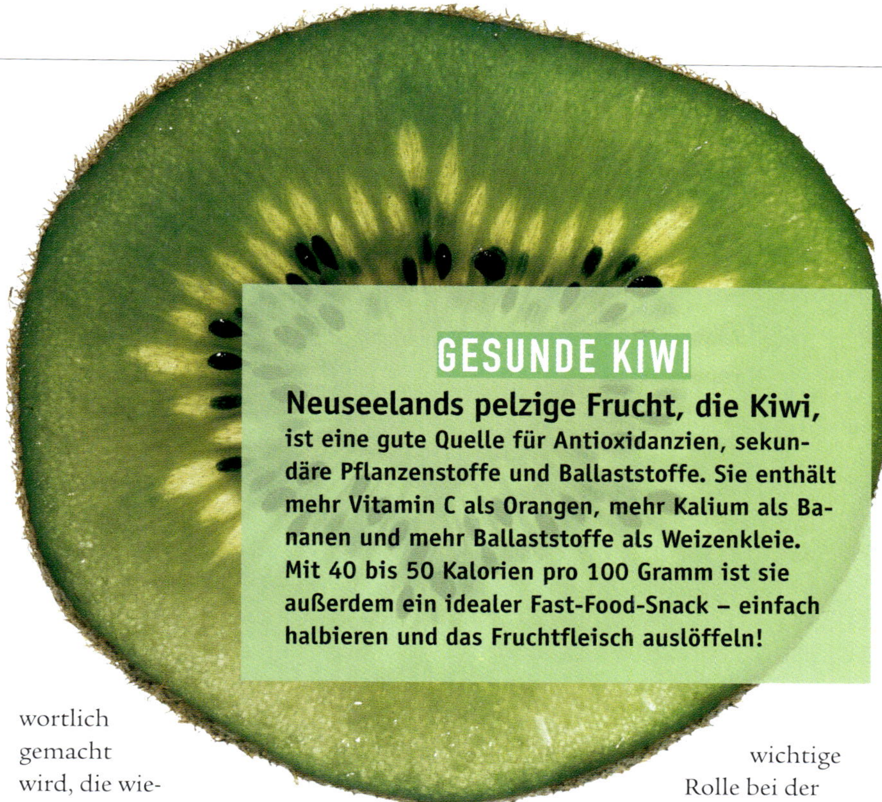

GESUNDE KIWI

Neuseelands pelzige Frucht, die Kiwi, ist eine gute Quelle für Antioxidanzien, sekundäre Pflanzenstoffe und Ballaststoffe. Sie enthält mehr Vitamin C als Orangen, mehr Kalium als Bananen und mehr Ballaststoffe als Weizenkleie. Mit 40 bis 50 Kalorien pro 100 Gramm ist sie außerdem ein idealer Fast-Food-Snack – einfach halbieren und das Fruchtfleisch auslöffeln!

Erstaunlich!

Pampelmusen- oder Grapefruitsaft kann die Wirkung mancher Medikamente, u. a. gegen Bluthochdruck und zur Senkung des Cholesteringehalts, abschwächen oder verstärken. Wenn Sie gerne Grapefruit- oder Pampelmusensaft trinken, sollten Sie Ihren Apotheker oder Arzt fragen, ob der Saft die Wirkung der Medikamente, die Sie einnehmen, beeinträchtigen kann.

wortlich gemacht wird, die wiederum als hoher Risikofaktor für Magenkrebs gelten.

◆ **Lassen Sie Knoblauch für sich arbeiten!** Damit sich die Heilkraft des Knoblauchs entfalten kann, sollte man wöchentlich zwei bis sechs Knoblauchzehen (5–18 g) zu sich nehmen – möglichst roh oder nur leicht gegart, denn starkes Kochen kann die nützlichen Enzyme zerstören. Knoblauch schmeckt – wie auch seine nahen Verwandten (Frühlings-)Zwiebeln, Schnittlauch und Lauch – in Gemüsepfannen, Saucen, Eintöpfen und Suppen. Ungünstig sind dagegen Knoblauchpillen, da viele Präparate laut Aussage der Wissenschaftler nur wenig aktive Inhaltsstoffe enthalten.

Zitrusfrüchte

Grapefruits, Orangen, Mandarinen, Zitronen und Limonen sind ausgezeichnete natürliche Quellen für Vitamin C (Ascorbinsäure), das als Superstar viele Funktionen erfüllt. So sorgt es u. a. für eine erhöhte Phagozytenaktivität, stimuliert die NK-Zellen sowie den Aufbau und Erhalt der Schleimhäute und des Kollagens, ein Gewebe, das eine wichtige Rolle bei der Wundheilung spielt.

Vitamin C wird auch zur Herstellung von Hormonen benötigt, die dem Körper bei der Stressbewältigung helfen, und unterstützt die Umwandlung von Toxinen in wasserlösliche Substanzen, die vom Körper ausgeschieden werden. Neben Vitamin C sind mehr als 100 sekundäre Pflanzenstoffe in Zitrusfrüchten enthalten; Orangen und Grapefruits sind außerdem reich an Naringenin, das bei der Vorbeugung von HIV-Infektionen und Tumoren hilft. Außerdem enthält das ätherische Öl in den Schalen der Zitrusfrüchte Limonen (p-Menthadien), von dem die Wissenschaftler annehmen, dass es Enzyme zur Deaktivierung Krebs auslösender Substanzen unterstützt und durch Verlangsamung der Zellteilung Tumoren zum Schrumpfen bringen kann.

◆ **Der Beweis** Im Gegensatz zur gängigen Meinung kann Vitamin C weder Erkältungen beseitigen noch das Leben von Krebspatienten verlängern. Trotzdem ist seine Bedeutung für die Gesundheit unbestritten, denn viele Studien belegen, dass es einen eindeutigen Zusammenhang zwischen einer niedrigen Vitamin-C-Konzentration im Blut und einem erhöhten Krebsrisiko gibt, insbesondere bei Speiseröhren-, Mund-, Bauchspeicheldrüsen- und Magenkrebs. Laut einer Studie der

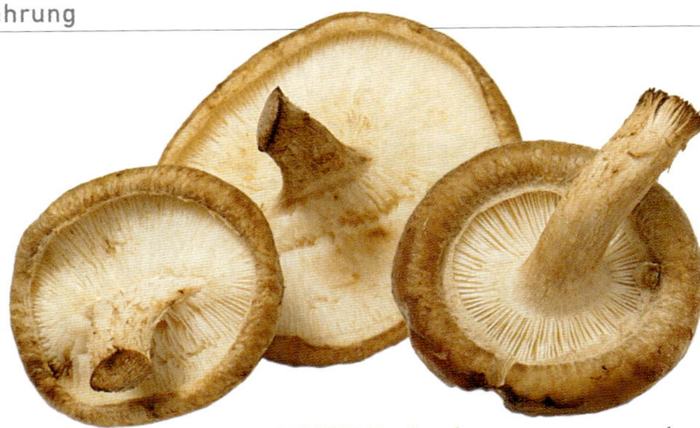

Universität von Arizona kann durch die Aufnahme schon geringer Mengen Zitronenschale auch das Hautkrebsrisiko um rund 34 % gesenkt werden.

◆ **Lassen Sie Zitrusfrüchte für sich arbeiten!** Da der Körper Vitamin C nicht speichern kann – Überschüsse werden über den Urin ausgeschieden –, sollten Sie jeden Tag eine Extradosis davon zu sich nehmen, indem Sie z. B. unbehandelte Zitrusschale in Getränke geben.

LENTINAN, das in Shiitake-Pilzen enthalten ist, gibt es auch als Extrakt.

Möhren

Möhren und andere tief orangefarbene Gemüsearten bzw. Früchte wie Mango, Cantaloupe-Melone und Süßkartoffeln enthalten reichlich Karotinoide, von denen der Körper einige in Vitamin A umwandelt. Viele Untersuchungen haben gezeigt, dass Vitamin A die Entstehung und die Schwere von Infektionskrankheiten mindert, indem es die Schleimhäute gesund erhält. Zudem fördert Vitamin A die Bildung von Antikörpern und weißen Blutkörperchen.

Menschen mit hohem Betacarotin-Spiegel bekommen weniger oft Krebs und Herzkrankheiten, wie Studien zeigen. Dabei kam es allerdings zu einem Missverständnis, als es hieß, die Einnahme von Betacarotin verstärke das Lungenkrebsrisiko bei Rauchern. Nachdem sich jedoch herausgestellt hatte, dass die Teilnehmer gleichzeitig Raucher *und* starke Trinker waren, wurden diese Ergebnisse wieder korrigiert.

◆ **Der Beweis** Wie Studien belegen, lässt sich mit der täglichen Zufuhr von 15–60 mg Karotinoiden die Immunkraft vor allem von älteren Menschen stärken. In einer anderen Untersuchung zeigte sich, dass nach einjähriger täglicher Aufnahme von 16 mg Karotinoiden das Auftreten und die Schwere von Infektionskrankheiten bei älteren Menschen um 50 % vermindert wurde. Untersuchungen ergaben außerdem, dass sich bei Männern, die 25 Jahre lang täglich 6 mg Betacarotin aßen (das entspricht einer halben Möhre), das Sterberisiko generell um 28 % sank, bzw. dass Männer, die 12 Jahre lang täglich 50 mg Betacarotin zu sich nahmen, eine deutlich erhöhte NK-Zellaktivität aufwiesen.

◆ **Lassen Sie Möhren für sich arbeiten!** Um genügend Betacarotin aufzunehmen, sollten Sie täglich 200 g gegarte Möhren mit etwas Fett essen.

NÄHRSTOFF-GLOSSAR

Antioxidanzien
Substanzen zum Schutz vor freien Radikalen (Moleküle, die unsere Zellen angreifen und deren DNS schädigen)

Essenzielle Fettsäuren
Dienen dem Aufbau und der Reparatur von Zellmembranen und zur Herstellung von Prostaglandinen. Essenzielle Fettsäuren müssen über die Nahrung aufgenommen werden.

Isoflavone
Fördern die Wirkung der körpereigenen Östrogene (hauptsächlich in Soja enthalten).

Sekundäre Pflanzenstoffe
Pflanzliche Moleküle, die Krankheiten vorbeugen oder deren Heilung fördern (Bioaktivstoffe)

Essenzielle Nährstoffe
Substanzen, die zur Lebenserhaltung unerlässlich sind, z. B. Ascorbinsäure und Betacarotin, das pflanzliche Vitamin C bzw. A

Shiitake-Pilze

Nach der Traditionellen Chinesischen Medizin (TCM) gehören Shiitake-Pilze seit Jahrtausenden zu den wichtigsten „Zutaten“ in Küche und Medizin, da sie das Immunsystem durch die Aktivierung

BIOAKTIVSTOFFE GEGEN KRANKHEITEN

„Iss dein Gemüse!" – diesen Spruch kennt wohl jeder aus seiner Kindheit, und er hat durchaus seine Berechtigung, denn die Hinweise mehren sich, dass die Bioaktivstoffe in Obst und Gemüse zur Vorbeugung von Krankheiten beitragen. Inzwischen hat die Wissenschaft damit begonnen, diese Substanzen genauer zu untersuchen, und dabei zeigen sich immer wieder erstaunliche Resultate.

BIOAKTIVSTOFF	WIRKUNG	GUTE QUELLE
ELLAGSÄURE	Bekannt als Hemmstoff von Tumoren in Lunge, Leber, Haut und Speiseröhre; hat eventuell weitere Krebs hemmende Eigenschaften.	Beeren, u. a. Heidel- und Erdbeeren
EPIGALLOCATECHIN-3-GALLAT (EGCG)	Bewirkt die Abtötung tierischer und menschlicher Krebszellen.	Grüner Tee
FRUCTOOLIGO-SACCHARIDE	Schützen den Dickdarm, indem sie das Wachstum nützlicher Bakterien fördern bzw. schädlicher Bakterien hemmen; können eine Antibiotika- und Chemotherapie unterstützen.	Topinambur
GENISTEIN	Scheint das Risiko von Dickdarm-, Brust- und Eierstockkrebs zu senken, indem es die Östrogen-Wirkung reduziert.	Hülsenfrüchte, Sojamilch, Tofu
INDOL-3-METHANOL	Blockiert einige Brustkrebsarten, indem es die Reaktion der Zellen auf den Östrogen-Einfluss verändert.	Brokkoli, Blumenkohl, Grünkohl
ISOTHIOCYANATE	Regt die Produktion von Enzymen an, die möglicherweise die Entstehung von Krebs blockieren.	Brunnenkresse
LENTINAN	Stimuliert die Immunkräfte; wird in Japan bei der Behandlung von Krebs- und HIV-Patienten eingesetzt.	Shiitake-Pilze
LIMONEN	Hemmt ein wichtiges Protein, das das Wachstum von Krebszellen fördert; hat sich als wertvoll bei der Vorbeugung von Brust-, Leber- und Lungenkrebs erwiesen.	Zitrusschale, Minze, Kumquats, Kümmel- und Selleriesamen
LYCOPIN	Bekämpft freie Radikale im Körper und hemmt erwiesenermaßen die DNS-Oxidation, die verschiedene Krebserkrankungen auslösen kann.	Tomaten (vor allem Saft), Wassermelone, rosa Grapefruit
QUERCETIN	Hemmt das Wachstum der Bakterien, die die Hauptursache für Magengeschwüre sind; schützt außerdem vor Grauem Star.	Erbsen, Tomaten, Äpfel, Beeren, blaue Trauben
SAPONINE	Fördern die Abtötung krankheitserregender Protozoen im Verdauungstrakt; scheinen den Cholesterinspiegel zu senken.	Sojabohnen
STEVIOSID	Kalorienfreier Süßstoff, der durch Minderung des Verlangens nach Süßigkeiten die Gewichtsabnahme unterstützt; wird aus einem Zuckermolekül der Stevia-Blätter hergestellt, einer lateinamerikanischen Chrysanthemenart.	Ergänzungspräparat
SULFORAPHAN	Fördert die Entgiftungsenzyme des Phase-II-Systems, das gesunde Zellen vor Krankheiten schützt.	Brokkoli, Blumen- u. Grünkohl
ZINGERON	Deaktiviert freie Radikale, die Schäden am Gewebe und Entzündungen verursachen können.	Ingwer

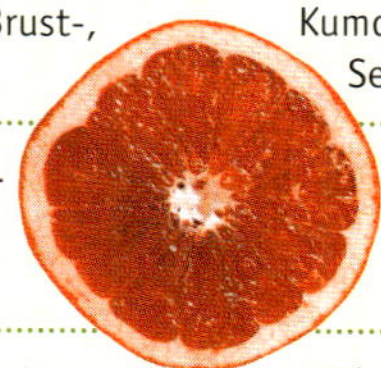

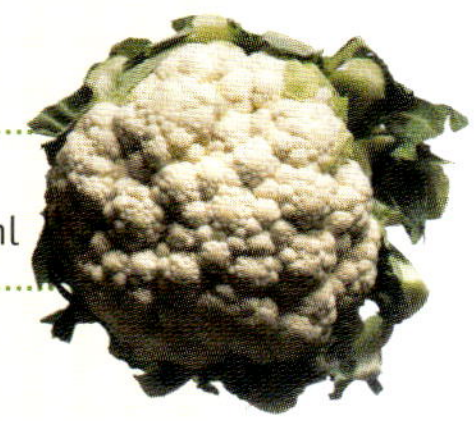

Quelle: Dr. Paul A. Lachance, Direktor des Ernährungswissenschaftlichen Instituts am Cook College, Rutgers University/USA

„Wenn das meiste Fett in der Ernährung gesunden Ursprungs ist, gibt es keinen Grund für eine Umstellung auf fettarme Ernährung."

DR. WALTER WILLET, ERNÄHRUNGSWISSENSCHAFTLER AN DER HARVARD SCHOOL OF PUBLIC HEALTH

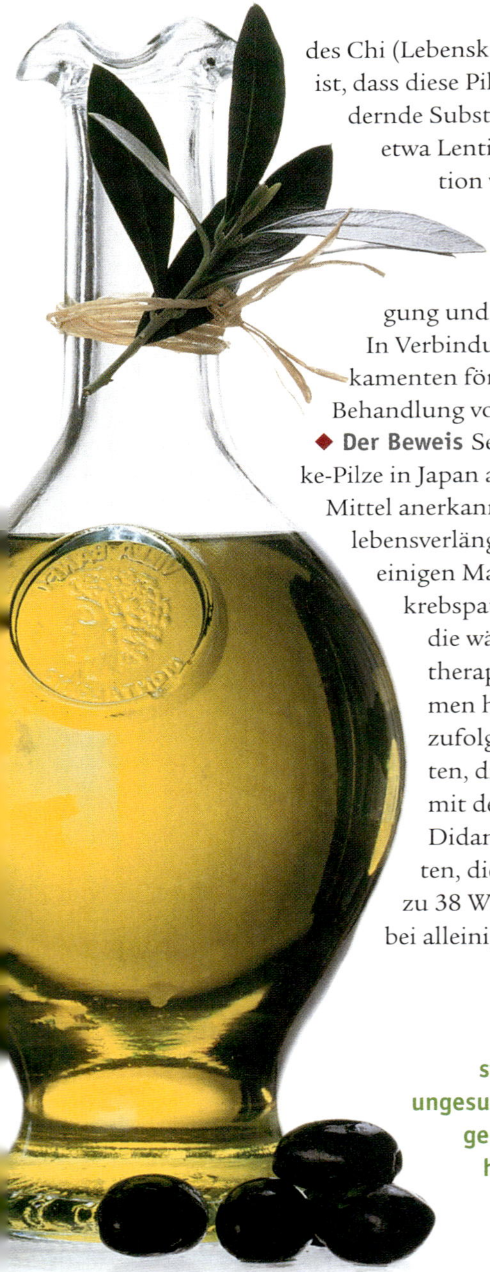

des Chi (Lebenskraft) schützen. Belegt ist, dass diese Pilze gesundheitsfördernde Substanzen enthalten wie etwa Lentinan, das die Produktion von T-Zellen, NK-Zellen und Makrophagen stimuliert und damit bei der Krebsvorbeugung und -behandlung hilft. In Verbindung mit anderen Medikamenten fördert Lentinan auch die Behandlung von Bypass-Infektionen.

◆ **Der Beweis** Seit 1985 werden Shiitake-Pilze in Japan als Krebs bekämpfende Mittel anerkannt, nachdem sich die lebensverlängernde Wirkung bei einigen Magen- und Dickdarmkrebspatienten belegen ließ, die während ihrer Chemotherapie Lentinan bekommen hatten. Anderen Studien zufolge hielt bei HIV-Patienten, die Lentinan zusammen mit dem HIV-Medikament Didanosin genommen hatten, die T-Zellaktivität bis zu 38 Wochen an, während es bei alleiniger Verabreichung von Didanosin nur 14 Wochen waren. Andere Untersuchungen deuten darauf hin, dass die Shiitake-Pilze den Cholesterinspiegel senken und die Bildung von Blutgerinnseln verhindern.

◆ **Lassen Sie die Pilze für sich arbeiten!** Empfohlen wird eine tägliche Mindestdosis von 90 g frischen bzw. 10 g getrockneten Shiitake-Pilzen.

ÖL UND ANDERE FETTE sind nicht grundsätzlich ungesund: Neue Untersuchungen belegten die gesundheitsfördernde Wirkung des Olivenöls.

Die Wahrheit über Fette

Die jahrelangen Warnungen vor den Gefahren fettreicher Ernährung haben zu dem weit verbreiteten, aber falschen Glauben geführt, dass Fett schädlich sei und möglichst gemieden werden sollte. Tatsächlich aber wäre es ungesund, jegliches Fett aus der Ernährung zu streichen, denn es enthält essenzielle Säuren, die als Energielieferanten und Resorptionshilfen für fettlösliche Nährstoffe wie Vitamin A benötigt werden. Fett liefert auch die Bausteine für Prostaglandine – hormonähnliche Substanzen, die für die Regulierung des Blutdrucks, die Funktion des Nervensystems und die Fruchtbarkeit sowie bei Entzündungsprozessen wichtig sind.

Dabei muss man allerdings zwischen gesundheitsfördernden und -schädlichen Fetten unterscheiden. Gesättigte Fette tierischen Ursprungs, die z. B. in Schweineschmalz, Butter, Schinken, Vollmilch und fettreichem Fleisch enthalten sind, aber auch Transfette, künstlich erzeugte Fette wie sie in den meisten Margarinesorten und industriell hergestellten Nahrungsmitteln enthalten sind (auf dem Etikett meist als hydrierte oder teilhydrierte Öle bezeichnet), lassen das Risiko für viele Krebsarten und Herzkrankheiten ansteigen. Und selbst mehrfach ungesättigte Öle wie Sonnenblumenöl sind in großen Mengen ungesund, da zu viel Fett die Entstehung von freien Radikalen fördert.

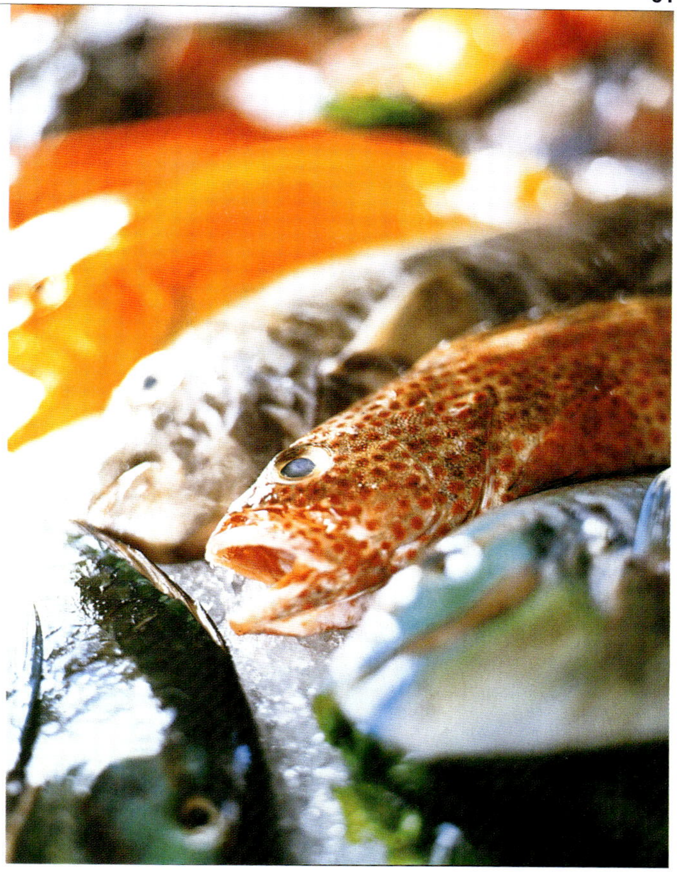

Olivenöl

PROTEINE sind essenziell für das Immunsystem – und dafür gibt es keine bessere Quelle als Fisch.

Welches Fett soll man aber dann verwenden? Solange Sie nicht zu viel davon nehmen, ist Olivenöl die beste Wahl. Wie Untersuchungen zeigen, treten nämlich in Italien und Griechenland bestimmte Krebsarten, die in den USA häufig vorkommen, deutlich seltener auf, was zumindest teilweise auf den Olivenölverbrauch zurückgeführt wird.

Was aber ist das Geheimnis dieses Öls? Es enthält Polyphenole, die das Phase-II-Enzymsystem aktivieren, das seinerseits gefährliche Substanzen in wasserlösliche Stoffe umwandelt, die mit dem Urin oder über die Galle ausgeschieden werden. In Fachkreisen geht man davon aus, dass ein Zusammenhang besteht zwischen unvollständiger Entgiftung und bestimmten Krankheiten wie Krebs, Parkinson und chronisches Müdigkeitssyndrom.

Was bedeutet „extra nativ"?

„Extra nativ" bezieht sich auf Olivenöl aus erster Pressung, bei der weder Chemikalien beteiligt sind noch starke Hitze angewendet wird. Es hat den geringsten Säuregrad (weniger als 1 %) und das beste Aroma aller Olivenöle. Olivenöl „nativ", ebenfalls aus erster Pressung, hat einen etwas höheren Säuregehalt (etwa 2 %) und einen milden Geschmack. Das „klassische" Olivenöl ist nicht selten eine Mischung aus beiden.

1. Olivenöl ist nur begrenzt haltbar, kaufen Sie deshalb nur die Menge, die Sie innerhalb von drei Monaten verbrauchen, und achten Sie auf das Haltbarkeitsdatum. Das Öl nicht im Kühlschrank, aber auch nicht in der Sonne oder an einem zu warmen Platz aufbewahren.
2. Nach dem Sonnenbaden aufgetragen, kann Olivenöl laut Ergebnis einer japanischen Untersuchung die Haut vor Zellschädigungen durch zu starke UV-Strahlen schützen.

Olivenöl enthält zudem hauptsächlich einfach ungesättigte Fette, die stabiler sind als andere Fette und weniger Krebs erregende Verbindungen eingehen.

◆ **Der Beweis** In Tierversuchen zeigte sich, dass Squalen, eine im Olivenöl enthaltene Substanz, die Immunkraft stärkt und Zellveränderungen oder Enzyme hemmt, die die Entstehung von Krebs fördern. Außerdem scheint es, dass Olivenöl der Entstehung von Dickdarmkrebs vorbeugen kann.

◆ **Lassen Sie Olivenöl für sich arbeiten!** Verwenden Sie möglichst Olivenöl „extra nativ", das den höchsten Polyphenolgehalt aufweist.

Warum Proteine wichtig sind

So gesundheitsfördernd auch pflanzliche Nährstoffe sein mögen, der Körper benötigt auch Lebensmittel wie Fisch oder andere Lebensmittel, die hochwertige Proteine enthalten. Diese stellen einen weiteren wichtigen Baustein für die Stärkung der Abwehrkraft dar und sind unverzichtbar für das Wachstum und die Reparatur der Zellen.

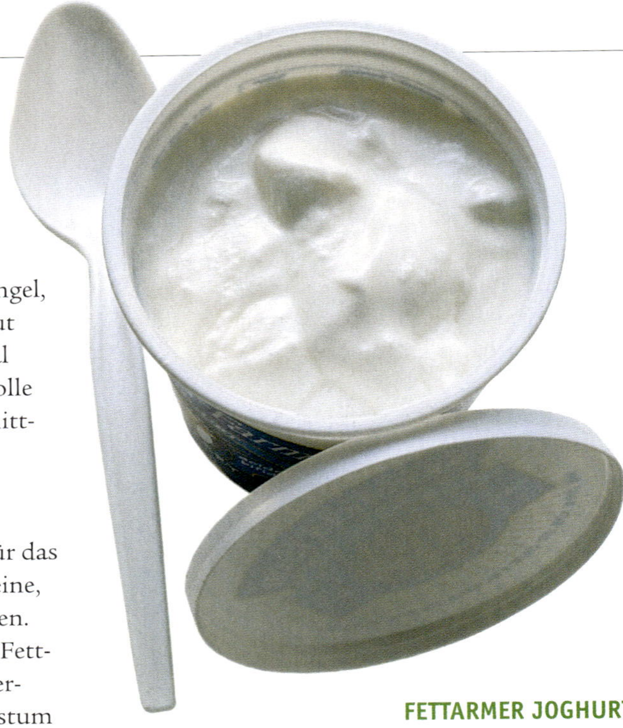

Das zeigt sich auch daran, dass ein Eiweißmangel, wie er bei älteren Menschen oft vorkommt, laut eines kürzlich im American Journal of Clinical Nutrition erschienenen Artikels eine große Rolle bei den in dieser Altersgruppe überdurchschnittlich häufigen Immunerkrankungen spielt.

Seefisch

Seefisch ist in mehrfacher Hinsicht wichtig für das Immunsystem, denn er liefert nicht nur Proteine, sondern auch so genannte Omega-3-Fettsäuren. Aus Studien lässt sich entnehmen, dass diese Fettsäuren einen hervorragenden Schutz gegen verschiedene Krebsarten bieten, indem sie Wachstum und Stoffwechsel der Krebszellen unterdrücken. Außerdem lassen die Forschungsergebnisse vermuten, dass Fischöle die Funktion des Immunsystems regulieren, indem sie die Produktion entzündlicher Substanzen hemmen und die Bildung entzündungshemmender Substanzen fördern.

◆ **Der Beweis** Klinische Studien haben ergeben, dass Omega-3-Fettsäuren akute Entzündungen hemmen und das Immunsystem vor Überreaktionen bewahrt. Aus diesem Grund werden sie auch zur Reduzierung von Abstoßungsreaktionen nach Organtransplantationen und zur Behandlung einiger Autoimmunerkrankungen eingesetzt.

◆ **Lassen Sie Seefisch für sich arbeiten!** Mit täglich 120 g Seefisch, der sich auf vielfältige Weise zubereiten lässt, können Sie bereits die Hälfte Ihres Proteinbedarfs decken, egal ob es sich um Sardinen, Hering, Makrelen oder Blaubarsch handelt; alle sind ausgezeichnete Protein- und Omega-3-Lieferanten.

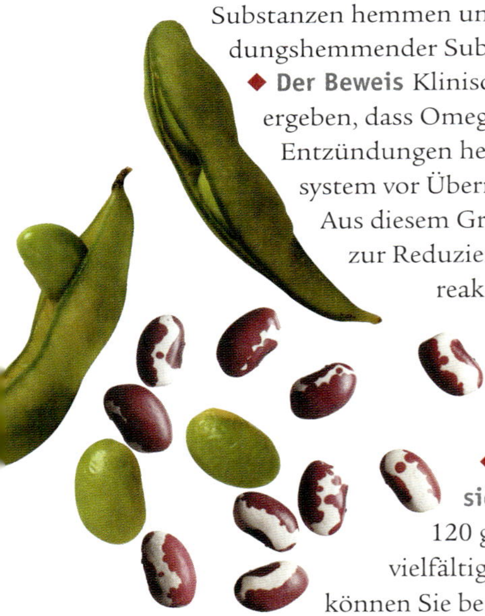

HÜLSENFRÜCHTE wie Sojabohnen (grün) und Anasazibohnen (rot-weiß) sind essbare Samen, die sich in Hülsen entwickeln.

FETTARMER JOGHURT eignet sich zur Versorgung mit „guten“ Bakterien, die durch Einnahme von Antibiotika häufig zerstört werden.

Hülsenfrüchte

Linsen und andere Hülsenfrüchte sind nicht nur preisgünstige Eiweißlieferanten, sondern auch reich an Proteaseinhibitoren – Substanzen, die die Ausbreitung von Krebszellen hemmen. Sojabohnen sind außerdem reich an Isoflavonen, die nachweislich das Risiko für Prostatakrebs und vermutlich auch das Brustkrebsrisiko senken, da sie tumorfördernde Östrogene hemmen.

◆ **Der Beweis** Auch die antikanzerogenen Eigenschaften von Hülsenfrüchten wurden in Studien belegt. Danach hemmt z. B. Genistein, das in gelben Erbsen, Limabohnen und Sojabohnen vorkommt, zwei Enzyme, die bei der Umwandlung gesunder Zellen in Krebszellen eine Rolle spielen.

◆ **Lassen Sie Hülsenfrüchte für sich arbeiten!** Empfohlen wird die tägliche Zufuhr von 100 g Hülsenfrüchten, die mit Ausnahme von Erbsen und Linsen vor dem Kochen eingeweicht werden.

Joghurt

Joghurt enthält nicht nur reichlich Eiweiß, sondern auch gesunde Lebendbakterien, die das Immunsystem dadurch stärken, dass sie sich an den Darmschleimhäuten ansiedeln und so potenziellen Krankheitserregern den Platz streitig machen. Einige der Bakterien im Joghurt erzeugen zudem Säuren, die andere Bakterien wie Clostridien abtöten, welche u. a. Tetanus und Botulismus verursachen.

◆ **Der Beweis** US-Forschungsberichten zufolge trägt *Lactobacillus bulgaricus* durch die Stärkung der Immunzellen zum Schutz des gesamten Magen-Darm- und Genitaltrakts bei. Anhand einer Studie der University of California zeigte sich ferner, dass sich der Gamma-Interferon-Spiegel, der von den weißen Blutkörperchen gebildet wird, durch den täglichen Genuss von etwa 400 g Joghurt um das Vierfache erhöhen ließ und auf diese Weise die Abwehrkräfte gegen Erkältungen gestärkt wurde. Eine weitere Studie belegte, dass sich bei Frauen mit immer wiederkehrenden Pilzinfektionen durch den täglichen Verzehr von 250 g Joghurt die Infektionshäufigkeit während der 6-monatigen Versuchszeit auf etwa ein Drittel reduzieren ließ.

◆ **Lassen Sie Joghurt für sich arbeiten!** Achten Sie beim Einkauf darauf, dass der Joghurt aktive bzw. lebende Kulturen enthält. Überprüfen Sie außerdem das Haltbarkeitsdatum, da bei älterem

KRÄUTER UND GEWÜRZE VERWENDEN

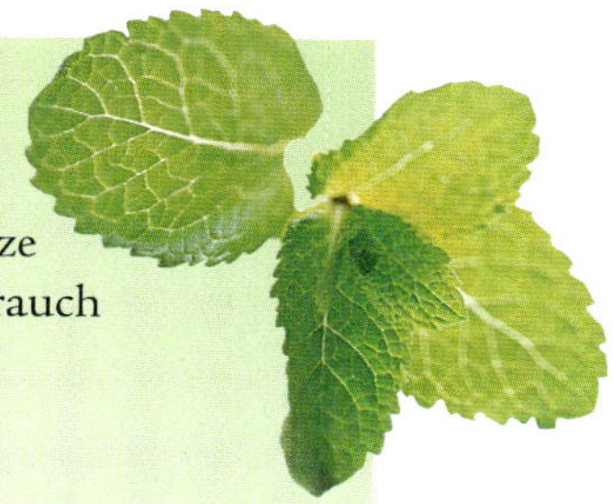

Nutzen Sie die antioxidativen Kräfte vieler frischer Kräuter und aromatischer Gewürze für Ihre Gesundheit und die Stärkung der Abwehrkraft, indem Sie großzügigen Gebrauch davon beim Kochen und Backen wie auch in der kalten Küche machen.

GEWÜRZ	MÖGLICHE WIRKUNG
BASILIKUM	Regt das Immunsystem zur Bildung von Antikörpern an. Unterdrückt das Tumorwachstum und fördert die Abtötung von Darmparasiten; eignet sich für Tomatensaucen, Geflügel- und Fischgerichte.
CAYENNE-PFEFFER	Enthält das scharfe Capsaicin, das die Blutzirkulation fördert und durch seine abschwellende Wirkung bei Erkältungen die Atemwege befreit und Lungenentzündungen vorbeugt; eignet sich für Pizzen und Saucen.
KORIANDER	Koriander ist reich an Coriandrol, das in Tierversuchen Leberkrebs bekämpft, indem es die gesunden Zellen vor Aflatoxinen schützt – starke „natürliche" Karzinogene, die in verschimmeltem Brot, Erdnüssen und anderen verdorbenen Lebensmitteln vorkommen; eignet sich für Salsa, Guacamole und Currygerichte.
MINZE	Seit langem bewährt bei Magenverstimmungen, wird sie dank ihres hohen Gehalts an antioxidativem Limonen inzwischen auch als Antikrebsmittel überprüft; eignet sich für Tees und als aromatischer Zusatz in Joghurt, Obstsalat, Möhren und Erbsen.
OREGANO	Dieses traditionelle mediterrane Gewürz mit seinem kräftigen Aroma enthält mehr als ein Dutzend Antioxidanzien, u. a. Carvacrol und Thymol, die nach wissenschaftlicher Erkenntnis Bakterien wie E. coli, Salomonellen und Staphylokokken wirksam bekämpfen; eignet sich für Saucen und Gemüsegerichte.
ROSMARIN	Die Rosmarinsäure und etwa ein Dutzend weiterer Substanzen zur Bekämpfung freier Radikale aktivieren verschiedene Entgiftungsenzyme des Phase-II-Systems, das dem Körper hilft, potenziell schädliche Substanzen auszuscheiden; eignet sich für Geflügel- und Gemüsegerichte und als Gewürz im Brotteig.
KURKUMA	Kurkuma (Gelbwurz) enthält reichlich Curcumin, das sich in Tierversuchen als starkes Antioxidans zur Vorbeugung von Magen- und Dickdarmkrebs erwies. Vorläufige Forschungsergebnisse an 18 HIV-positiven Patienten lassen außerdem vermuten, dass hohe Dosen (2000 mg täglich) ein Protein blockieren könnten, das von HIV-infizierten Zellen ausgeschieden wird und den Ausbruch von Aids beschleunigt.

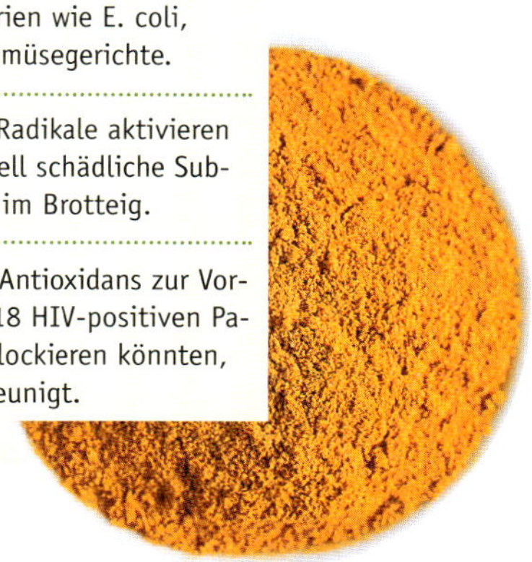

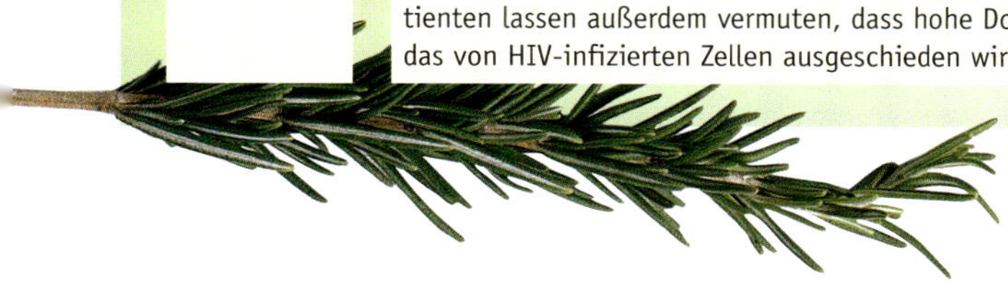

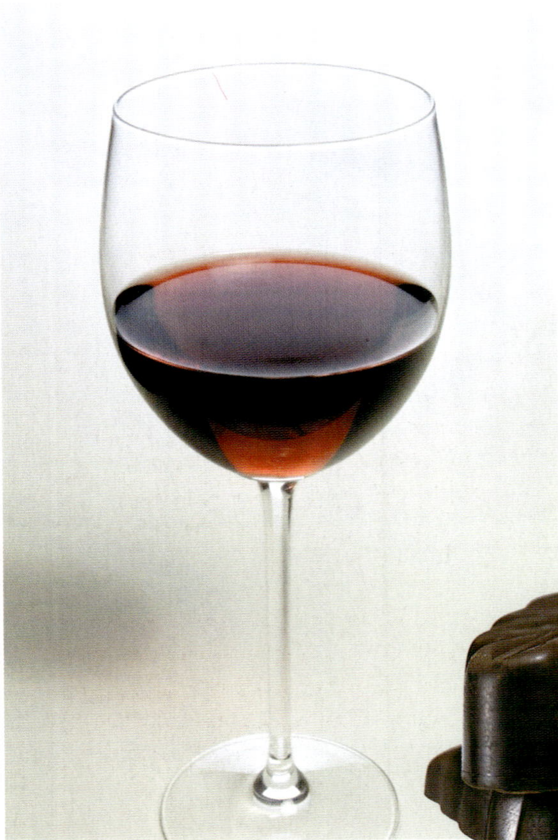

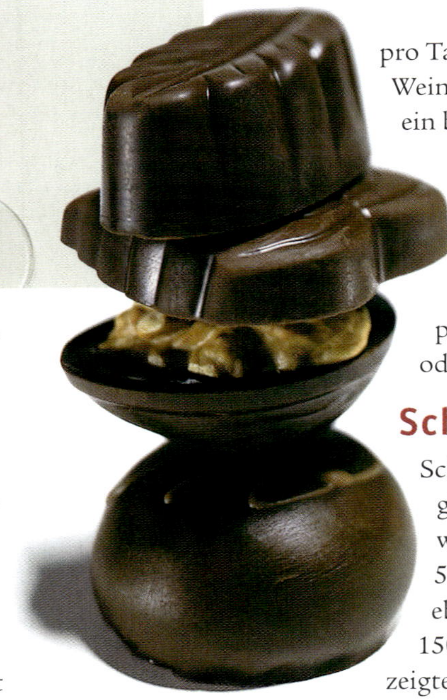

Joghurt Millionen der nützlichen Bakterien aufgrund der sauren Umgebung absterben.

Gesunder Genuss

Gesunde Ernährung macht mehr Spaß, wenn purer Genuss dabei ist – und hier gibt es gute Neuigkeiten: Einige Genussmittel, die Sie vermutlich nie auf der Liste „gesunder“ Lebensmittel erwartet hätten, können zu Ihrem Wohlbefinden beitragen! Ehe Sie also auf ein Glas Wein zum Essen oder ein Stück Schokolade zum Nachtisch verzichten, informieren Sie sich, was Ihnen gut tut.

Rotwein

Berichte, denen zufolge ein Glas Rotwein zum Essen Herzkrankheiten vorbeugt, sind nicht neu. Inzwischen ist sogar erwiesen, dass geringer bis mäßiger Weingenuss sogar gesundheitsfördernd ist. Eine dänische Langzeitstudie, die die Trinkgewohnheiten von mehr als 13 000 Männern und 11 500 Frauen untersuchte, fand heraus, dass Weintrinker niedrigere Sterberaten aufwiesen als diejenigen, die Bier oder hochprozentigen Alkohol bzw. gar keinen Alkohol tranken. Ein weiteres Ergebnis war aber auch, dass Weintrinker, die regelmäßig große Mengen konsumierten, eine höhere Sterblichkeitsrate aufwiesen als diejenigen, die maximal drei Gläser Rotwein pro Tag tranken. Bei der Frage, welcher Wein am besten ist, zeigte sich, dass ein bestimmtes Antioxidans im Wein, Resveratrol, besonders guten Schutz bietet, wobei manche Weine mehr von dieser Substanz enthalten, andere weniger. So hat z. B. Pinot Noir doppelt so viel Resveratrol wie Merlot oder Cabernet Sauvignon.

SCHOKOLADE UND GUTER ROTWEIN tragen nachweislich zu unserer Gesundheit bei – ein guter Grund, sie in Maßen zu genießen.

Schokolade

Schokolade enthält zum Teil die gleichen Antioxidanzien wie Rotwein, Obst oder Gemüse, und in 50 g Schokolade stecken etwa ebenso viel Antioxidanzien wie in 150 ml Rotwein. Untersuchungen zeigten, dass die in Schokolade enthaltenen Antioxidanzien zellschädigende Substanzen unterdrückten und die Immunkraft stärkten bzw. dass die Lebenserwartung bei Menschen mit regelmäßigem Schokoladegenuss bis zu einem Jahr höher war im Vergleich zu denen, die keine Schokolade aßen. Außerdem wiesen diejenigen, die monatlich 1–3 Tafeln Schokolade konsumierten, eine 36 % geringere Sterblichkeitsrate als die „Abstinenzler“ auf.

Genau betrachtet ...

Die folgenden Lebensmittel sehen zwar harmlos aus, bieten aber vom ernährungswissenschaftlichen Standpunkt aus gesehen nur einen geringen bis gar keinen gesundheitlichen Nutzen. In größeren Mengen genossen können sie sogar das Immunsystem schädigen.

FERTIGSAUCEN

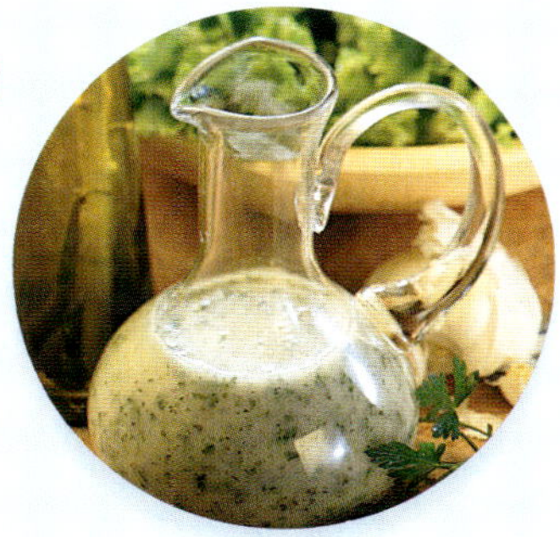

Etwas Fertigsauce schadet zwar nicht, aber in Mengen über den Salat verteilt liefert sie so viele Kalorien und so wenig Nährstoffe, dass sie die Wirkung der Vitamine und Ballaststoffe im Salat zunichte macht. Geben Sie deshalb stets nur einen Esslöffel Fertigsauce über den Salat oder – noch besser – rühren Sie eine Marinade aus Olivenöl, Zitronensaft oder Essig, Kräutern, Knoblauch und etwas Salz und Pfeffer an. Dann ist der Salat viel aromatischer und auch nährstoffreicher.

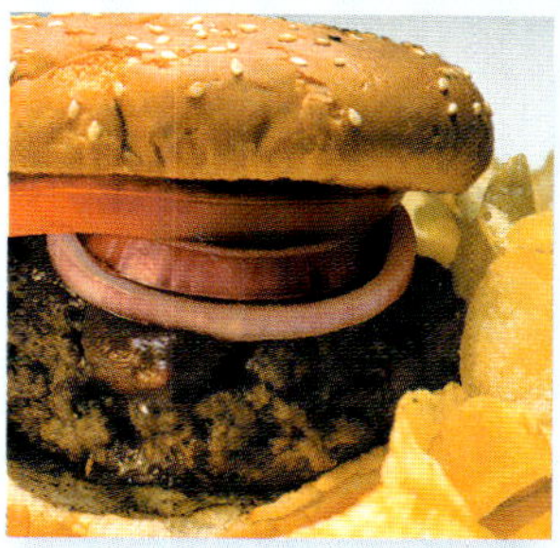

RINDFLEISCH

Obwohl Rindfleisch so gesunde Mineralstoffe wie Eisen oder Zink und Vitamine der B-Gruppe enthält, sind vor allem in den fettreichen Stücken viele gesättigte Fette versteckt, d. h. Fette, die als Risikofaktoren für die Entstehung von Dickdarmkrebs und anderen Krebsarten gelten. Verwenden Sie deshalb möglichst mageres Rindfleisch aus der Lende oder Keule und entfernen Sie vor der Zubereitung alles sichtbare Fett.

KAFFEE

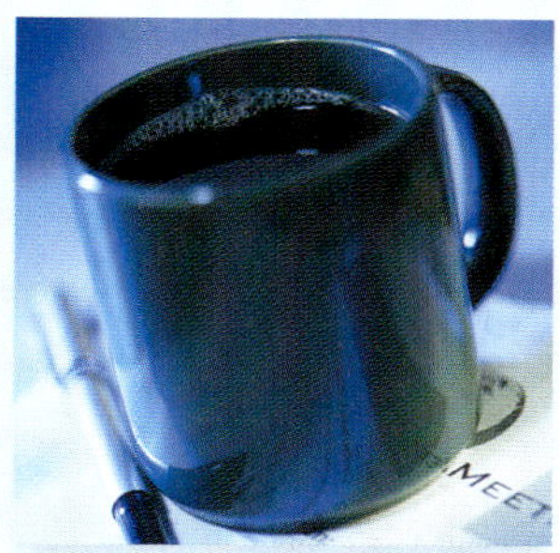

Kaffee hat zwar durchaus seinen Nutzen – er trägt sogar dazu bei, einige der durch freie Radikale verursachte Zellschädigungen zu blockieren –, wirkt aber auch als natürliches Diuretikum (harntreibendes Mittel), sodass durch das häufige Wasserlassen wertvolle Nährstoffe verloren gehen. Zu viel Kaffeegenuss führt außerdem dazu, dass Sie sich durstig und müde fühlen und dann rasch zur nächsten Tasse Kaffee greifen. Besser ist es daher, den Kaffeekonsum auf maximal zwei Tassen täglich zu beschränken.

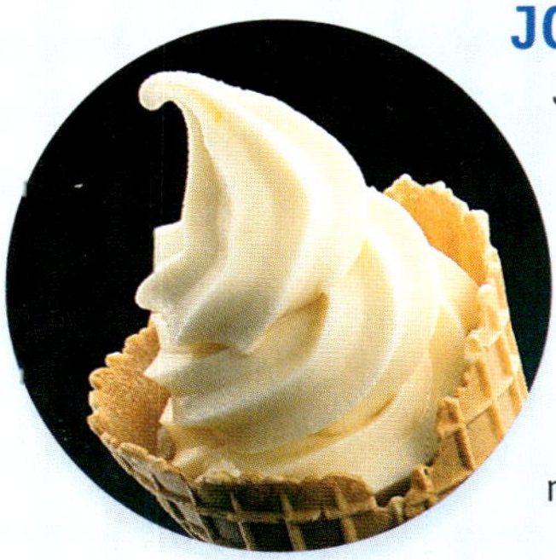

JOGHURTEIS

Joghurteis wird zwar manchmal als gesunde Alternative zu Eis angepriesen, aber Vorsicht, denn häufig hat es nur wenig mit seinem frischen Ebenbild gemein. Zum einen enthält Joghurteis mehr Zucker und manchmal auch mehr Fett als normaler Joghurt, zum anderen sind im Joghurteis wesentlich weniger oder auch gar keine lebenden Bakterien mehr enthalten, vor allem, wenn es aus tiefgekühlter Milch hergestellt wird. Joghurteis, das laut Kennzeichnung Lebendkulturen besitzt, hält also in der Regel nicht das, was das Etikett verspricht.

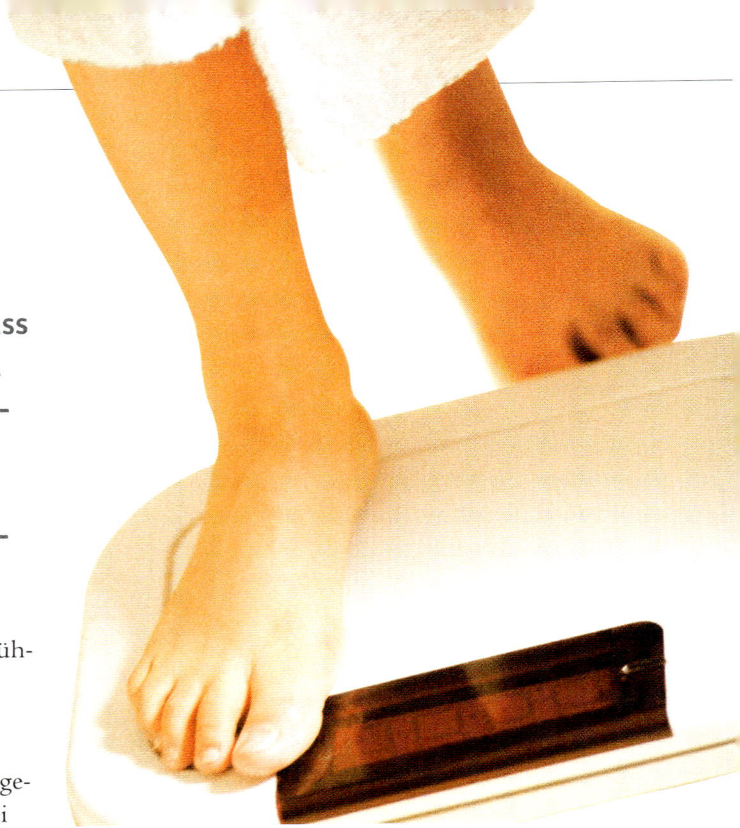

Das Gewicht

Sicherlich wissen Sie bereits, dass Übergewicht mit einer Vielzahl von Gesundheitsproblemen verbunden ist wie Diabetes und Herz- oder Krebserkrankungen. Aber wussten Sie auch, dass es Ihr Immunsystem beeinträchtigen kann?

Übergewicht kann zu Infektionskrankheiten führen oder ihren Verlauf ungünstig beeinflussen – ein Hinweis darauf, dass das Immunsystem nicht so arbeitet, wie es sollte. So haben etwa Übergewichtige, d. h. Menschen, deren Körpergewicht um 20 % über dem Idealgewicht liegt, bei Verbrennungen ein höheres Infektionsrisiko als schlanke Menschen, was den Schluss zulässt, dass die Abwehrkräfte bei ihnen gestört sind. Fettsucht ist außerdem ein Risikofaktor bei der Wundheilung, insbesondere nach chirurgischen Eingriffen, und Menschen mit Übergewicht sprechen häufig auch nur schlecht auf eine Hepatitis-B-Impfung an. Woran kann das liegen?

Zum einen bedeutet jedes zusätzliche Pfund Körpergewicht auch 500 g zusätzliches Gewebe, das die Immunzellen kontinuierlich überwachen und verteidigen müssen. Ein Pfund mehr oder weniger hat zwar noch keine großen Auswirkungen, aber wenn es immer mehr werden, kann dies die Konzentration bestimmter Stresshormone verändern und dadurch die Lebenskraft und das Wohlbefinden schwächen.

Darüber hinaus kann Übergewicht zu einem Nährstoffmangel führen, obwohl doch eigentlich genug gegessen wird. Warum Übergewicht das Immunsystem beeinträchtigt, ist zwar noch wenig erforscht, aber Untersuchungen lassen auf einen engen Zusammenhang mit der verminderten Aktivität der NK-Zellen schließen, die u. a. für die Kontrolle von Krebszellen und die Bekämpfung akuter Infektionen wichtig sind. Daher ist die Aktivität der NK-Zellen ein ausgezeichnetes Barometer für den Allgemeinzustand des Immunsystems.

Erstaunlich!

Kinder ebenso wie Erwachsene, die täglich 4 Stunden und länger fernsehen, haben einen höheren BMI als diejenigen, deren tägliche Fernsehzeit weniger als 2 Stunden beträgt.

WIEGEN allein genügt nicht, da das Gewicht natürlichen Schwankungen unterliegt – zur besseren Kontrolle sollten Sie auch den Körperumfang ab und zu messen.

Wie viel sollten Sie wiegen?

Müssen Sie abnehmen – und wenn ja, wie viel? Zur Beantwortung dieser Frage müssen Sie zunächst den so genannten Body-Mass-Index (BMI) berechnen. Dafür nehmen Sie Ihre Körpergröße (in m) hoch zwei und teilen Ihr Gewicht (in kg) durch dieses Ergebnis. Ein 74 kg schwerer und 1,73 m großer Mann beispielsweise würde seinen BMI folgendermaßen berechnen:

Schritt 1: 1,73 x 1,73 = 2,99

Schritt 2: 74 kg : 2,99 = 24,75 = 25

Den neuesten Richtlinien entsprechend liegt ein gesunder BMI zwischen 20,0 und 24,9. Diese

Spanne rührt daher, dass es individuelle Unterschiede in der Knochen- und Muskelmasse jeder einzelnen Person gibt; da Frauen meist weniger Muskel- und Knochenmasse haben als Männer, ist ihr BMI im unteren Bereich anzusiedeln. Personen mit einem BMI von 25–29,9 gelten als leicht übergewichtig, jene mit einem BMI von 30 und mehr als stark übergewichtig, und ein BMI von mehr als 40 gilt als behandlungsbedürftige Fettsucht.

Strategien für den Einstieg

Anstatt auf alles zu verzichten, ist es besser, die Portionen zu verkleinern, z. B. nur 15 Chips anstelle einer Tüte Chips zu essen. Aber es gibt noch mehr Wege zu einem dauerhaften Erfolg:

1. Essen Sie etwas Fett. Die tägliche Zufuhr von etwa 30 g Fett verhindert den so genannten „Rückfalleffekt". Eine Untersuchung ergab nämlich, dass die Probanden 5 Stunden nach einer fettarmen Mahlzeit 81 % mehr Kalorien konsumierten als nach fettreichem Essen.
2. Achten Sie auf die Portionen. Übergewicht ist das Ergebnis von zu vielen Kalorien, egal woher sie kommen. Verkleinern Sie deshalb alle Portionen, mit Ausnahme von Obst und Gemüse, um mindestens 25 %. Gehen Sie seltener ins Restaurant, wo die Portionen meist größer sind, und nehmen Sie nicht nach.
3. Bewegen Sie sich mehr. Machen Sie jeden Tag einen längeren Spaziergang in flottem Tempo. Selbst mit Bewegungen wie Kaugummikauen oder Fingertrommeln kann man pro Stunde etwa 11 Kalorien verbrennen.

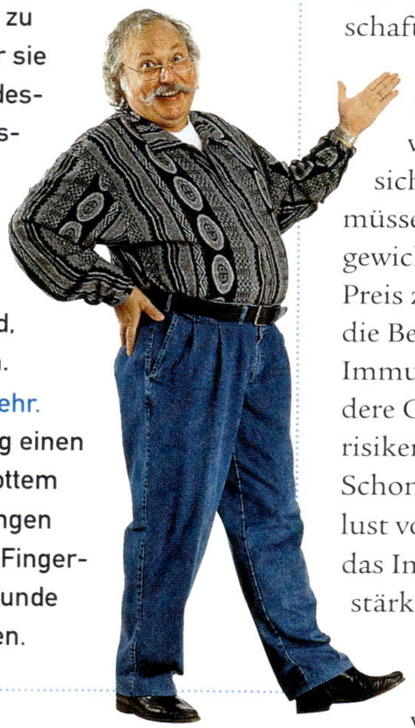

Untergewicht

Dem heutigen Schönheitsideal zum Trotz kann man auch zu dünn sein: Bei Superschlanken kann das Immunsystem oft in zweierlei Hinsicht beeinträchtigt sein. Zum einen bekommen sie nicht genügend für das Immunsystem wichtige Nährstoffe, vor allem Eiweiß, Zink und Antioxidanzien. Zum anderen sind nicht ausreichend Nährstoffe zur Herstellung bestimmter Immunwirkstoffe vorhanden, so genannter Komplementproteine, die sich an körperfremde oder krankheitstragende Zellen binden, bis diese zerstört sind, während sie bei körpereigenen Zellen an der Bindung gehindert werden. Gerät dieses fein abgestimmte System wegen eine Mangelernährung aus dem Gleichgewicht, kann es in der Folge zu Erkrankungen kommen.

Darüber hinaus kann sich Untergewicht nachteilig auf die Zeugungsfähigkeit auswirken: Bei Frauen mit einem BMI unter 18 kann es zu Problemen mit dem Östrogen- und Progesteronspiegel kommen – Hormone, die den Geschlechtstrieb, die Menstruation, die Empfängnisfähigkeit und den Schwangerschaftsverlauf steuern.

Auch sollte noch erwähnt werden, dass Sie sich nicht bemühen müssen, das „Normgewicht" um jeden Preis zu erreichen, um die Belastung für Ihr Immunsystem und andere Gesundheitsrisiken zu verringern. Schon ein Gewichtsverlust von 5–10 % kann das Immunsystem stärken und den Cholesterinspiegel, die Blutzuckerwerte und den Bluthochdruck unter Kontrolle bringen. Noch größer wird der Erfolg, wenn Sie sich darüber hinaus viel bewegen.

Um schneller schlank zu werden – und es zu bleiben –, sollten Sie nicht zu oft auswärts essen, denn es ist nicht nur schwer, der Vielfalt im Restaurant zu widerstehen, vielmehr sind auch die Mahlzeiten meist kalorienreicher und die Portionen größer. Ein weiterer Tipp, der helfen könnte, Pfunde los zu werden, ohne zu hungern: Nehmen Sie mehrere kleine Mahlzeiten in regelmäßigen Abständen über den Tag verteilt zu sich, um den Blutzuckerspiegel konstant zu halten, und nicht zu viel auf einmal.

Der beste Weg, Pfunde zu verlieren

Keine Frage: Wenn Sie nur kleine Portionen Thunfisch, Hüttenkäse und Kopfsalat essen, werden Sie sehr schnell abnehmen. Aber Sie haben vermutlich schon gehört, dass die meisten Menschen, die diese Form der Selbstkasteiung wählen, das, was sie verloren haben, rasch wieder zurückgewinnen – und meist sogar noch zunehmen. Der strenge Umgang mit sich selbst führt nämlich oft zu Depressionen, die sich früher oder später mit „verbotenem" Essen rächen.

Zu diesem Ergebnis gelangte eine amerikanische Studie, nach der die Einschränkung der Nahrungsmittel und strenges Kalorienzählen zu übermäßigem Essen führte, vor allem wenn sich die Studienteilnehmer unbeobachtet fühlten. Eine andere Studie ergab, dass übergewichtige Frauen, die täglich 1800 Kalorien zu sich nahmen und sich selbst in Maßen Genüsse zugestanden, zwar langsamer abnahmen, aber nach einem Jahr nahezu doppelt so viele Kilos verloren hatten wie die Gruppe, die eine strenge fettarme Diät mit täglich 1200 Kalorien einhielt. Abnehmen ist also durchaus keine Hexerei und sollte auch nicht eine kurzfristige Angelegenheit sein: Bewusstes Essen, verbunden mit kleinen Umstellungen in der Ernährung und der Lebensführung, hilft, ein gesundes Gewicht zu erreichen und auch zu halten.

◆ **Das richtige Augenmaß** Denken Sie beim Abnehmen nicht nur an die äußerlichen Veränderungen, sondern auch an den Gewinn für Ihr Wohlbefinden und welche Befriedigung es mit sich bringt, hart auf ein Ziel hinzuarbeiten, das sich lohnt – Ihre Gesundheit! Und vergessen Sie nicht, dass es ein langfristiges Ziel ist, das sehr wohl zu erreichen ist, auch wenn Sie einmal nicht auf Ihr Eis verzichten können – Kalorien werden nicht so schnell zu Pfunden, wie Sie vielleicht glauben. Um 500 g zuzunehmen, müssen Sie mehr als 3500 zusätzliche Kalorien aufnehmen, und das dauert ein paar Tage – sich einmal Pommes frites oder eine Scheibe Torte zu gönnen, das führt also nicht zwangsläufig schon am nächsten Tag zu einem vergrößerten Taillenumfang.

◆ **Die richtige Zubereitung** Es gibt keine festen Regeln für die Zubereitung fettarmer Gerichte, aber manche Garmethoden eignen sich besser als andere, um die in den Lebensmitteln enthaltenen Nährstoffe optimal zu nutzen.

Für Kochanfänger empfiehlt sich die Mikrowelle, da hier die Garzeiten nur kurz sind, während langes Kochen auf herkömmliche Art viele Nährstoffe zerstört. Eine Untersuchung ergab, dass Brokkoli, Rosenkohl, Blumenkohl, Weißkohl und Spargel nach der Zubereitung in der Mikrowelle 75 % mehr Vitamin C enthielten als bei konventioneller Zubereitung.

Günstig ist auch das Dünsten ohne Wasser, da auf diese Weise die Nährstoffe optimal verwertet werden, ohne dass sie mit dem Kochwasser verloren gehen; außerdem kommt man beim Dünsten – wie auch in der Mikrowelle – ohne zusätzliches Fett aus. Andererseits sollten Sie bei der Zubereitung von Lebensmitteln mit fettlöslichen Substanzen wie Lycopin oder Vitamin A beim Garen immer etwas Fett zugeben, da der Körper das Lycopin aus Tomaten und das Karotin aus Möhren nur in Verbindung mit etwas Fett verwerten kann.

GESUNDHEITSTIPP

Gerüche, die satt machen

Laut neuesten Forschungsergebnissen trägt das Aroma von Bananen, grünen Äpfeln und Minze dazu bei, dass Sie sich weniger hungrig fühlen. Appetitanregend sind dagegen u. a. der Geruch von Zimt und ofenfrischem Brot.

„Der Körper ist nicht aus Stein; er ist beweglich und formbar, lässt sich reparieren und erziehen – Sie können immer etwas tun."

DR. MIRKA KNASTER, MASSAGETHERAPEUTIN

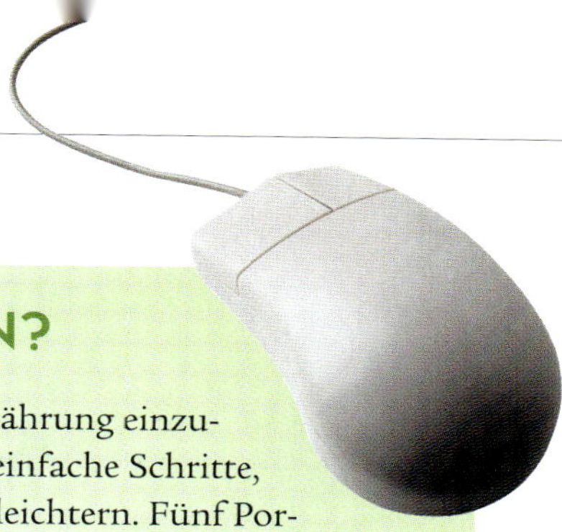

WIE VIEL IST EINE PORTION?

Diese Tabelle zeigt, wie einfach es ist, gesunde Nahrungsmittel in die Ernährung einzubauen und den Überblick darüber zu behalten, wie viel man isst – lauter einfache Schritte, die zusammengenommen die Gesundheit fördern und das Abnehmen erleichtern. Fünf Portionen Gemüse bedeuten allerdings nicht fünf große Salate, sondern ein Achtel Kopfsalat sowie je 100 g Brokkoli, Tomaten oder Möhren und 150 ml Gemüsesaft.

GRUPPE	LEBENSMITTEL	PORTION	ENTSPRECHUNG
KOHLENHYDRATE	Vollkornreis, Grieß, Kasha (Buchweizengrütze), Vollkorngetreide, Vollkornmehl	110 g	Hefekloß
OBST	Äpfel, Melonen, Grapefruit, Nektarinen, Orangen, Papayas, Pfirsiche, Wassermelonen	1 Stück, mittlere Größe	Tennisball
GEMÜSE	Spargel, Brokkoli, Weißkohl, Möhren, Blumenkohl, Lauch, Pilze, Zwiebeln, Zucchini, Tomaten, Salat	110 g	große Suppenkelle
MOLKEREIPRODUKTE	Milchprodukte mit Lebendkulturen wie Joghurt und Kefir; Magermilch	220 g	chinesische Teetasse
PROTEINE (EIWEISS)	Fisch, Fleisch, Geflügel, mager, gegart; Tofu	60–90 g	Computermaus
	Gegarte Hülsenfrüchte	220–330 g	Ihre Faust
FETTE	Cashew-, Pecannüsse, Walnüsse, Mandeln	30 g	Golfball
	Olivenöl	1 Teelöffel (5 g)	20-Cent-Münze
	Salatsaucen	2 Esslöffel (30 g)	2 Teebeutel

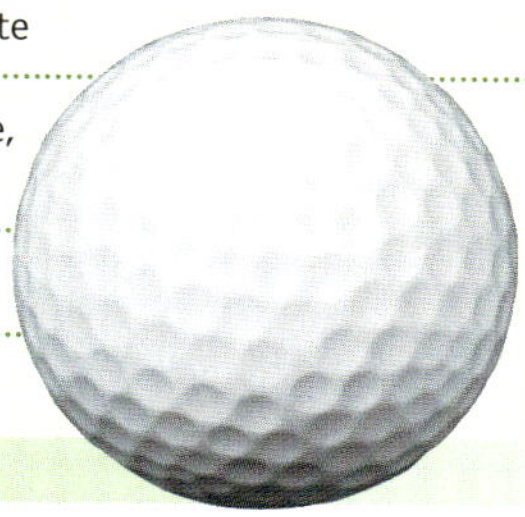

30 Möglichkeiten, um Kalorien einzusparen

Sie möchten abnehmen? Machen Sie es doch rechnerisch! Viele Übergewichtige – in Deutschland liegt der Anteil der übergewichtigen Männer bei 65 %, der Anteil der Frauen bei 50 % – müssten nur rund 10 kg abnehmen, um wieder in den Normbereich zu kommen (die Formel zur Berechnung Ihres BMI finden Sie auf S. 56). Bei 7709 Kalorien pro Kilo entsprechen 10 kg Übergewicht der enormen Menge von 77 090 Kalorien – verteilt über ein Jahr sind das aber nur 211 Kalorien täglich.

Mit anderen Worten: Wenn Sie täglich 211 Kalorien bei der Ernährung einsparen und/oder diese Kalorien durch körperliche Aktivität verbrennen, werden Sie innerhalb von 365 Tagen rund 10 kg leichter sein. Sie müssen auch kein langweiliges Kalorienzählen befolgen, sondern einfach nur ein bis zwei der folgenden Vorschläge auswählen, die Ihnen am besten gefallen oder die Sie als Anregung für eigene Veränderungen nutzen:

1. Essen Sie 100 g Putenbrust (135 Kalorien) statt 100 g Schinkenspeck (697 Kalorien).

2. Kochen Sie 2 Eier (184 Kalorien) anstatt sie in 1 Esslöffel Butter zu braten (258 Kalorien).

3. Geben Sie statt 4 Esslöffel Sahne (172 Kalorien) 4 Esslöffel Milch (38 Kalorien) in den Kaffee.

4. Essen Sie statt 1 Obsttörtchen aus Mürbeteig (297 Kalorien) 1 Buttermilchwaffel mit je 1 Teelöffel Ahornsirup und 1 Esslöffel Schlagsahne (zusammen185 Kalorien).

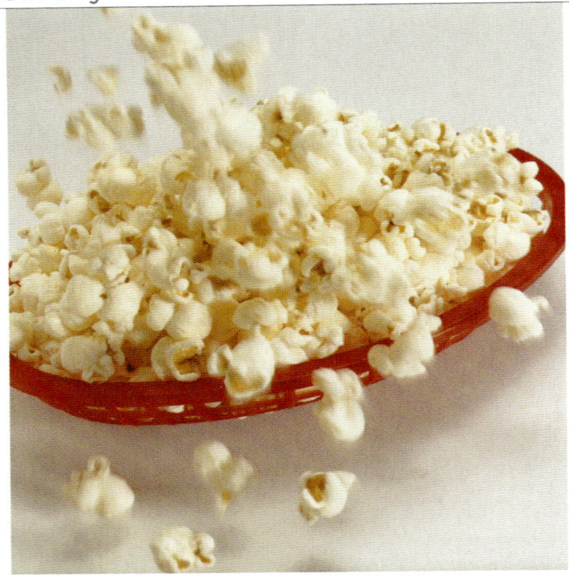

5. Essen Sie 100 g mageren Schinken (133 Kalorien) statt 1 Hamburger (239 Kalorien).

6. Trinken Sie fortan statt 1 Dose Cola (0,33 l = 201 Kalorien) 1 großes Glas Wasser (0 Kalorien).

7. Vermischen Sie 150 g Waldorfsalat (360 Kalorien) mit 150 g Möhrenraspeln (40 Kalorien) und essen Sie davon die Hälfte (200 Kalorien).

8. Esse Sie anstelle von 200 g Orangensorbet (270 Kalorien) 2 große Orangen (103 Kalorien).

9. Essen Sie 1 Stück Heidelbeerkuchen (300 Kalorien) anstatt 1 Stück Nusstorte (400 Kalorien).

10. Garen Sie Pfannengemüse in einer beschichteten Pfanne in 1 Esslöffel Öl (120 Kalorien) statt in 2 Esslöffel Öl (240 Kalorien).

11. Entfernen Sie das sichtbare Fett von 120 g Rindersteak (100 Kalorien).

12. Grillen Sie 200 g Rinderfilet (242 Kalorien) statt 200 g Thunfisch (352 Kalorien).

13. Essen Sie anstelle von 100 g Pommes frites (210 Kalorien) lieber 1 große, im Ofen gebackene Kartoffel (100 Kalorien).

14. Ersetzen Sie 250 g Reisfleisch (400 Kalorien) durch 250 g Reis mit 500 g Gemüse (weniger als 200 Kalorien).

15. Geben Sie 1 hart gekochtes Ei (92 Kalorien) statt 60 g Edamerwürfel (243 Kalorien) in den Salat.

16. Essen Sie 100 g Rindfleischeintopf (110 Kalorien) statt die gleiche Menge Eintopf mit Wurst (209 Kalorien).

17. Geben Sie auf 1 Portion Spaghetti (120 g) 1 Kelle (150 g) Tomatensauce (118 Kalorien) statt Fleischsauce (242 Kalorien).

KALORIEN SPAREN: Essen Sie 60 g Popcorn (221 Kalorien) anstelle von 60 g Erdnüssen (336 Kalorien). Oder betätigen Sie zweimal wöchentlich für 30 Minuten den Staubsauger (200 Kalorien) anstatt nur einmal zu saugen!

18. Genießen Sie 1 Esslöffel Sahne (43 Kalorien) auf 160 g Erdbeeren (50 Kalorien) anstelle eines Erdbeereisbechers (180 g = 194 Kalorien).

19. Probieren Sie beispielsweise 200 ml Rotwein (132 Kalorien) anstelle von 200 ml trockenem Sherry (234 Kalorien).

20. Essen Sie 1 mittelgroße Banane (150 g; 96 Kalorien) statt 150 g Studentenfutter (724 Kalorien).

21. Verzichten Sie auf 4 Karamellbonbons (129 Kalorien) und greifen Sie stattdessen lieber zu einem Lutscher (22 Kalorien).

22. Auch beim Eis gibt es Alternativen: Essen Sie 2 Kugeln (150 g) Fruchteis (150 Kalorien) statt 2 Kugeln Sahneeis (300 Kalorien).

◆ Körperliche Bewegung, die Spaß macht

Den folgenden Berechnungen liegen die Werte eines etwa 64 kg schweren Erwachsenen zugrunde.

23. Gehen Sie auf eine 20-minütige Einkaufstour (112 Kalorien).

24. Schlagen Sie 156 Golfbälle ins Ziel (100 Kalorien bei sechs Schlägen pro Minute).

25. Tanzen Sie langsam zu sieben Liedern über einen Zeitraum von 26 Minuten (100 Kalorien).

26. Steigen Sie 5 Minuten lang Treppen hinauf (100 Kalorien).

27. Machen Sie 5 Minuten lang leichte Aerobic-Übungen (104 Kalorien).

28. Treiben Sie sich selbst zu einem 10-minütigen Dauerlauf an (109 Kalorien).

29. Spielen Sie mit Ihren Kindern 15 Minuten Fangen, wobei Sie der Fänger sind (116 Kalorien).

30. Machen Sie einen 15-minütigen Spaziergang in flottem Tempo (100 Kalorien).

Ausblick ... neue Wege zum Abnehmen

Bislang sind gute Ernährung und körperliche Bewegung der Schlüssel zur dauerhaften Gewichtsabnahme – künftig könnte es aber noch mehr Möglichkeiten geben. Im Folgenden finden Sie einige aktuelle Forschungsergebnisse, die neue Ansätze zur Behandlung von Übergewicht eröffnen.

IMPFSTOFF GEGEN FETTLEIBIGKEIT

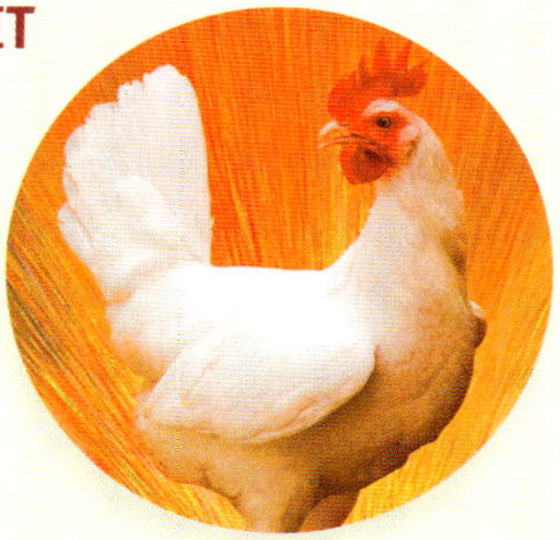

Forschungsergebnisse bei Versuchen an Hühnern scheinen zu belegen, dass in manchen Fällen ein Virus die Fettleibigkeit verursacht. Demnach hat das Virus Einfluss auf die Mechanismen, die für die Aufnahme und Speicherung der Energie aus Lebensmitteln verantwortlich sind, und sichert den zusätzlichen Bedarf an Körperfett. Aus diesem Ergebnis lässt sich schlussfolgern, dass es eines Tages einen Impfstoff dagegen geben könnte, der viele Menschen vom Kalorienzählen erlösen würde.

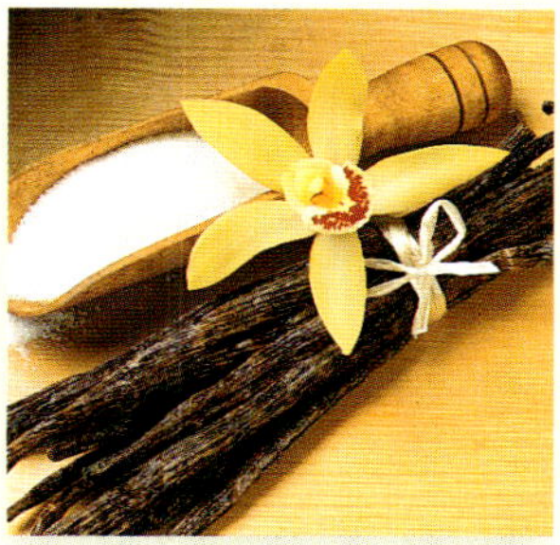

DUFT-HAUTPFLASTER

Eine englische Studie ergab, dass nach Vanille duftende Hautpflaster das Abnehmen förderten, indem sie das Verlangen nach Süßigkeiten dämpften. 200 Übergewichtige erhielten wahllos entweder das Vanille-Pflaster, ein nach Zitrone riechendes Pflaster oder gar nichts. Nach vier Wochen hatten diejenigen, die das Vanille-Pflaster trugen, sowohl ihren Appetit auf Süßigkeiten als auch etwa 2,5 kg verloren, während die übrigen Teilnehmer praktisch überhaupt nicht abgenommen hatten.

HORMONTHERAPIE

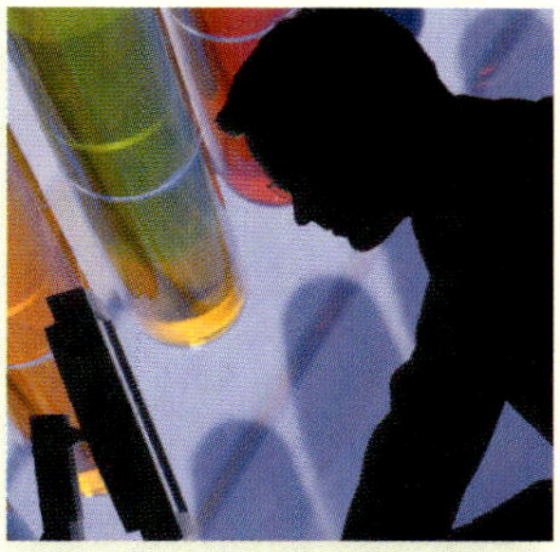

Eine britische Studie weist darauf hin, dass Fettleibigkeit auch durch einen Mangel an Leptin verursacht wird – ein Hormon, das dem Gehirn signalisiert, dass die Fettspeicher des Körpers gefüllt sind. Bei Menschen, die nicht ausreichend Leptin bilden, lässt das Hungergefühl nie nach, was sich am Fall eines Mädchens zeigen ließ, dessen Körper dieses Hormon nicht herstellen konnte. Nachdem ihr Leptin injiziert worden war, begann sie kontinuierlich abzunehmen und konnte ihr neues Gewicht auch halten.

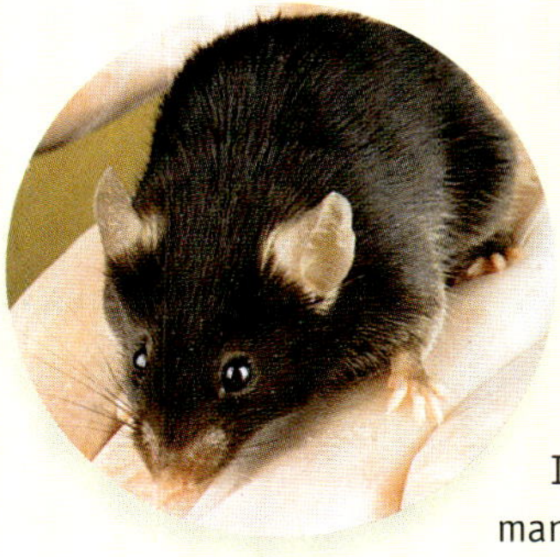

NEUE APPETITZÜGLER

Als vor kurzem die vermutlich bald zur Krebsbehandlung eingesetzte Substanz C75 untersucht wurde, fand man zufällig heraus, dass sie ein Enzym blockiert, das Nahrung in Körperfett umwandelt. Darüber hinaus scheint sie die Produktion des Neuropeptids Y zum Stillstand zu bringen, eine Gehirnsubstanz, die den Appetit anregt. Bei Experimenten mit Mäusen verloren diese nach einer C75-Dosis innerhalb von 20 Minuten jedes Interesse an Nahrung und nahmen mehr ab als unbehandelte Mäuse, die man zuvor hatte hungern lassen. Jetzt entwickelt man bereits ein Medikament.

Das 7-Tage-Fitness-Menü

Der folgende Menüplan zeigt Ihnen, wie einfach es ist, Obst, Kräuter, Gemüse, Joghurt und andere Kraftpakete zu sich zu nehmen. Deren Nährstoffe stellen dem Immunsystem all das Rohmaterial zur Verfügung, das es benötigt, um gesund und stark zu bleiben oder es wieder zu werden.

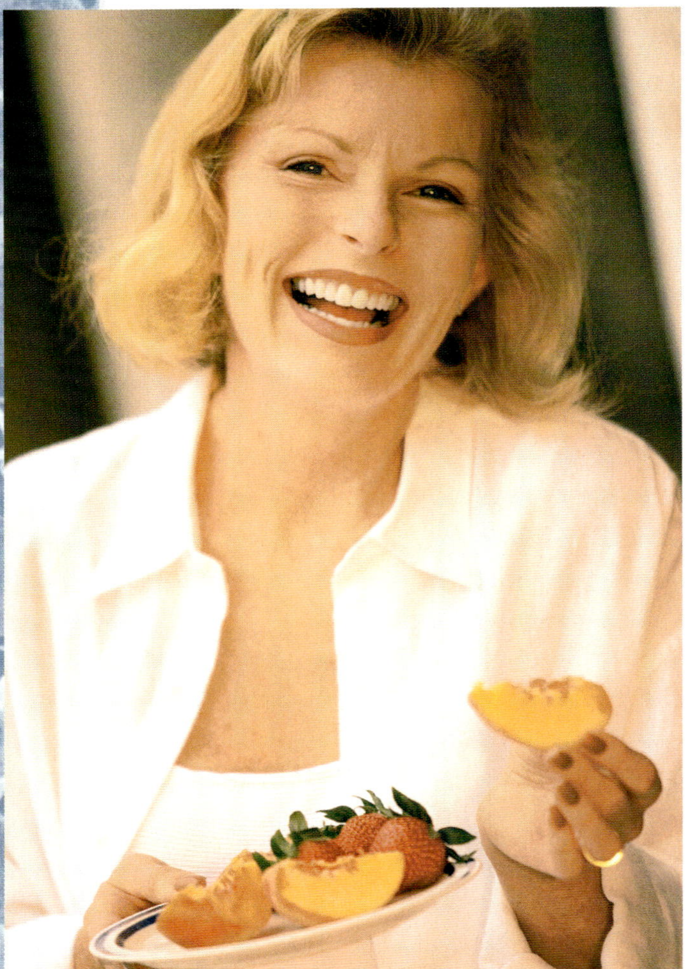

◆ **Jeder Bissen ein Genuss** Gönnen Sie sich ohne schlechtes Gewissen beispielsweise knackiges Gemüse oder saftiges Schweinefilet, Möhrensaft und Rotwein, frische Früchte und süßes Dessert. Schwein? Rotwein? Süßigkeiten? Sie haben richtig gelesen, denn auf den folgenden Seiten finden Sie keine Diät, sondern einen von geprüften Ernährungsberatern zusammengestellten Menüplan, mit dem Sie nicht nur viele gesunde Gerichte auf den Teller zaubern, sondern auch Ihren Gaumen erfreuen.

Sie müssen die Menüvorschläge auch nicht in der vorgegebenen Reihenfolge zubereiten, sondern können die einzelnen Menübausteine (Obst, Gemüse, Fleisch usw.) Ihren Vorlieben entsprechend mischen und austauschen. Ernährungswissenschaftler empfehlen täglich mindestens eine karotinreiche Obst- oder Gemüseportion, z. B. Aprikosen, Melonen, Möhren, Grünkohl, Mangos, Romanasalat, Kürbis oder Spinat; außerdem mindestens eine Portion Vitamin-C-reiche Kost wie Brokkoli, Rosenkohl, Tomaten, Weißkohl, Kiwis, Kirschen oder Orangen; mindestens eine ballaststoffreiche Obst- oder Gemüseportion wie Äpfel, Heidelbeeren, Möhren, Hülsenfrüchte oder Erdbeeren; und jede Woche mehrere Portionen mit Gemüse aus der Familie der Kreuzblütler wie Brokkoli, Rosenkohl, Weißkohl oder Blumenkohl. Gemieden werden sollte dagegen die übermäßige Verwendung von Fett, Zucker und Salz.

◆ **Die richtige Zubereitung** Obwohl dieser Menüplan keine Diät darstellt – jede Mahlzeit beinhaltet etwa 1700 Kalorien und 46 g Fett –, enthält er sättigende Lebensmittel wie Fisch, Orangen und Hülsenfrüchte, die das Verlangen nach mehr bremsen. Lassen Sie sich überraschen und genießen Sie!

JEDEN TAG Knoblauch oder Zwiebeln, Brokkoli oder Weißkohl, dunkelgrünes oder gelbes Gemüse, Beeren oder Zitrusfrüchte, Hülsenfrüchte oder Nüsse!

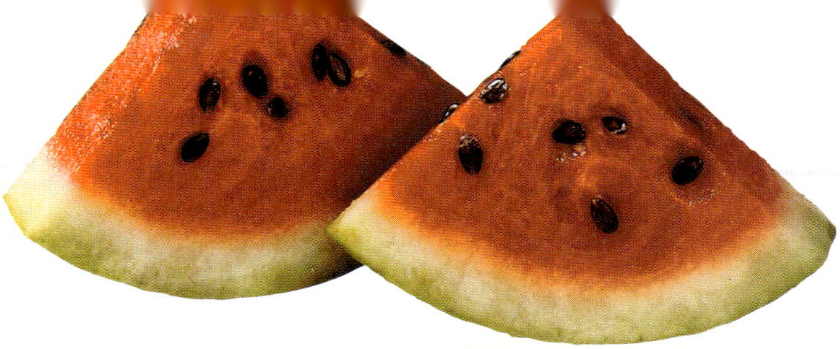

1. Tag

Frühstück

- **Beeren-Tofu-Cocktail:** 300 g (TK-) Heidelbeeren, 225 g Tofu, 225 ml Sojamilch, 1 EL Honig, 1 EL gemahlene Leinsamen und 1 Messerspitze geriebene unbehandelte Zitronenschale im Mixer pürieren.

TIPP: LEINSAMEN

Leinsamen enthalten Alpha-Linolensäure, eine Omega-3-Fettsäure, die bei Autoimmunkrankheiten hilft. Quetschen Sie die Samen, um die Schale aufzubrechen und die Inhaltsstoffe zu befreien.

Mittagessen

- **Kartoffel mit Brokkoli:** In einer Pfanne 1 TL Olivenöl erhitzen und darin 1 Messerspitze getrocknete Chili 1 Minute andünsten. 200 g Brokkoli und 100 ml Hühnerbrühe zugeben und zugedeckt bissfest garen. 1 Kartoffel in der Schale im Ofen garen, längs halbieren, die Kartoffelmasse herauskratzen, zerdrücken und mit Brokkoli, 60 g fettarmem Joghurt und 2 TL Parmesan mischen. Die Kartoffel füllen und bei 180 °C im Ofen 30 Minuten backen.
- **Salatmix:** 150 g Blumenkohlröschen, 60 g Tomatenwürfel, 2 EL rote Paprikawürfel, 1 EL fein gehackten Koriander und 1 fein gehackte Schalotte mischen. 1 EL Zitronensaft mit 2 TL Olivenöl und etwas Salz verrühren und darüber gießen.
- Dazu 200 ml Gemüsesaft

Snacks

- 1 Orange
- 30 g Schokolade

Abendessen

- **Fisch in Weinsauce:** Auf ein großes Stück Alufolie 140 g Makrelen- oder Thunfischfilet legen und je 1 gewürfelte Tomate und roten Paprika, 1 EL Weißwein und 2 TL gehackten Estragon darauf schichten. Mit Salz und Pfeffer würzen und 1 Zitronenscheibe auflegen. Die Folie zusammenfalten und alles etwa 10 Minuten bei 240 °C im Ofen garen.

Dessert

- **Erdbeertörtchen:** 1 Biskuittortelett mit 100 g fettarmem Vanillejoghurt bestreichen und 100 g frische Erdbeerhälften darauf legen.
- 200 ml fettarme Milch oder Sojamilch

2. Tag

Frühstück

- **Französischer Toast:** In einem Mixer oder mit dem Pürierstab 60 g Tofu pürieren und 60 ml Vanille-Sojamilch, je 1 Messerspitze Zimtpulver und Ingwer unterrühren. Eine beschichtete Pfanne erhitzen. 2 Scheiben Vollkornbrot in die Tofumilch legen, gut abtropfen lassen und in der Pfanne in etwa 5 Minuten von beiden Seiten goldbraun backen. Den Toast mit etwas Honig beträufeln.
- 200 ml Orangensaft

EIN LOB DEM HONIG

Studien haben gezeigt, dass täglich 1 EL Honig Heuschnupfen lindern kann. Er enthält Pollen, die zur Desensibilisierung des Immunsystems beitragen, indem sie die Stoffe abschwächen, die das Niesen und die laufende Nase verursachen.

Mittagessen

- **Thunfisch-Tofu-Salat:** Für die Salatsauce 60 g Tofu, 1 TL Olivenöl, 2 TL Rotweinessig, je 1 Messerspitze Worcestersauce, Dijonsenf und Sardellenpaste und 1 EL Wasser mischen. 150 g Romana-Salatblätter zerpflücken. 1 Tomate würfeln, 120 g Thunfisch (aus der Dose) abtropfen lassen, 1 rote Zwiebel fein hacken, 60 g Gurke in Scheiben schneiden. Alles mischen, mit der Salatsauce übergießen und mit 3 EL Croûtons bestreuen.

Snacks

- 500 g Wassermelone
- 30 g Cashewkerne

Abendessen

- **Shiitake-Huhn:** In einer beschichteten Pfanne ohne Fett 120 g Hühnerbrust von beiden Seiten goldgelb braten, in 3 cm dicke Streifen schneiden und mit Salz und Pfeffer würzen. 100 g frische Shiitake-Pilze in Scheiben, 1 Messerspitze getrockneten Thymian, 2 TL Olivenöl und 1 Prise Salz zufügen, alles gut umrühren und etwa 5 Minuten bräunen. 2 EL Rotwein zugeben und in weiteren 2–3 Minuten fertig dünsten.
- 300 g gedünsteten Kürbis mit 1 Messerspitze gemahlenem Zimt bestäuben.

Dessert

- 200 g fettarmen Fruchtjoghurt mit 30 g Rosinen verrühren.

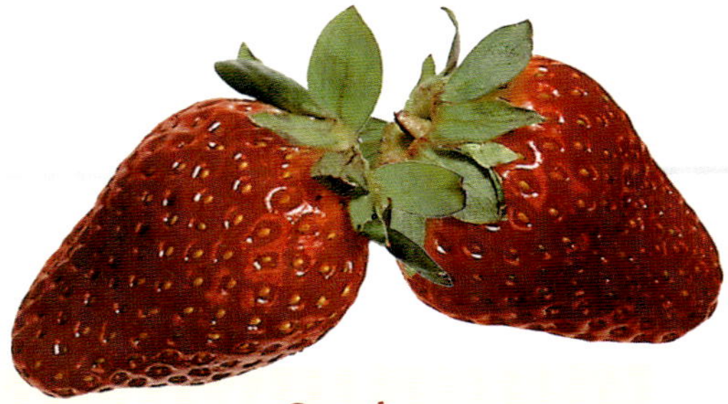

Das 7-Tage-Fitness-Menü

3. Tag

Frühstück

- 200 ml Tomatensaft
- 1 Weizenbrötchen toasten, mit 1 Messerspitze Olivenöl beträufeln und mit Tomatenscheiben belegen.
- 100 g Magerjoghurt mit 1 EL Walnüssen und 60 g Papayawürfeln mischen.

NIE OHNE FRÜHSTÜCK!
Wer nie frühstückt, neigt zu Gewichtsproblemen und hat zudem weniger Widerstandskraft. Trinken Sie statt Kaffee besser grünen Tee, der reich an Bioaktivstoffen ist.

Mittagessen

- **Gazpacho:** 1 Schalotte, 1/2 rote Paprikaschote, 1/4 Gurke und je 1 TL Basilikum und Dill im Mixer pürieren. Mit 450 ml Gemüsesaft, 1 TL Olivenöl und 1 EL Rotweinessig mischen.
- 1 Scheibe Vollkornbrot mit 20 g Ziegenkäse belegen.

Snacks

- **Kirschmilch:** 150 g Kirschen, 200 g Vanille-Sojamilch, 1 EL Honig und 1 Messerspitze Zimt pürieren.
- 1 rosa Grapefruit
- 200 ml grüner Tee

Abendessen

- **Lachs in Zitronen-Knoblauch-Sauce:** Für die Marinade 1 EL Sojasauce, 1 EL Olivenöl, 2 TL gehackten Ingwer, 1 TL gehackten Knoblauch und 1 Messerspitze geriebene unbehandelte Zitronenschale vermischen. 150 g Lachsfilet etwa 30 Minuten in die Marinade legen, herausnehmen, abtropfen lassen und im Backofen grillen, bis der Fisch leicht auseinander fällt.

Dessert

- **Schoko-Süßkartoffel:** 1 Süßkartoffel mit der Schale im Ofen backen, der Länge nach halbieren und die Hälften mit 2 EL Walnüssen belegen und 1 EL Zartbitter-Schokoladenraspel darüber streuen. Die Kartoffel auf der mittleren Schiene im Ofen so lange überbacken, bis die Schokoraspel geschmolzen sind.

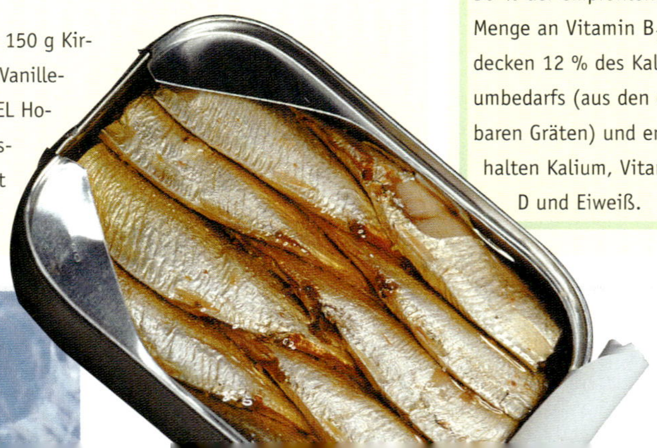

4. Tag

Frühstück

- 220 g fettarmen Joghurt mit 100 g halbierten Erdbeeren, 60 g gewürfelter Kiwi und 2 EL Weizenkleie vermischen.
- 200 ml grüner Tee

Mittagessen

- **Sardinen-Sandwich:** 2 EL Sauerrahm, 1 EL Dijonsenf, 1 TL frische Dillspitzen und 1 Messerspitze abgeriebene unbehandelte Zitronenschale verrühren, auf 2 Scheiben Vollkornbrot verteilen und mit jeweils 2 Tomaten- und Zwiebelscheiben sowie 4 Gurkenscheiben belegen. Je 3 Sardinen darüber legen.
- **Brunnenkresse-Salat:** 2 TL Olivenöl, 2 TL Orangensaft, 1 TL Senf, 1 Messerspitze Honig verrühren und die Sauce mit 100 g Brunnenkresse mischen.

SARDINEN
Sardinen sind reich an Omega-3-Fettsäuren und 50 g dieser Fische liefern 50 % der empfohlenen Menge an Vitamin B_{12}, decken 12 % des Kalziumbedarfs (aus den essbaren Gräten) und enthalten Kalium, Vitamin D und Eiweiß.

Snacks

- 30 g Schokolade
- 200 ml grüner Tee

Abendessen

- **Thunfisch mit Maissauce:** Je 100 g Mais und abgetropfte schwarze Bohnen (Dose) mit 1 EL klein geschnittenen und gerösteten Peperoni mischen. 1 TL Orangensaft, 1 TL Olivenöl und 1 TL gehackten Koriander unterrühren. 150 g Thunfischfilet salzen und pfeffern, im Backofen auf der mittleren Schiene 6 bis 8 Minuten grillen und mit der Maissauce übergießen.
- **Spinat-Salat:** Für die Sauce 2 TL gehackte Zwiebeln, 1 EL Olivenöl, 2 TL Balsamico-Essig und 1/8 TL Mohnsamen vermischen. 100 g Spinatblätter zerpflücken und mit der Sauce übergießen.

Dessert

- **Bratapfel:** 1 entkernten Granny Smith in die Backform stellen. 2 EL Rosinen, 1 Messerspitze Zimt und1 EL gehackte Walnüsse mischen und in die Apfelöffnung füllen. 1 EL Orangensaft dazugießen und den Apfel bei 180 °C zugedeckt im Ofen backen, bis er weich ist. Mit fettarmem Vanillejoghurt übergießen.

5. Tag

Frühstück

- 150 g Weizenflocken und 40 g Rosinen mit 220 ml Magermilch oder Sojamilch vermischen.
- 200 g Honigmelonenwürfel

Guter Sonnenschutz
Der regelmäßige Verzehr von Melonen, Orangen, Kürbis und anderem gelb-orangefarbenem Obst und Gemüse schützt die Haut vor zu viel Sonne.

Mittagessen

- **Shrimps-Pita:** 150 g gegarte Shrimps schneiden, mit 1 EL Salatmayonnaise, 2 EL Sellerieschеiben, ½ TL gehacktem Dill, 1 Messerspitze geriebener unbehandelter Zitronenschale und ¼ gehackter Knoblauchzehe mischen. 1 Pitabrot mit 50 g Brunnenkresse und Salat füllen.

Snacks

- 350 g rote Trauben
- 200 ml grüner Tee

Abendessen

- **Schweinelende mit Zwiebeln:** Eine beschichtete Pfanne mit Olivenöl bestreichen. 120 g Schweinelende (2,5 cm dick) mit Salz und Pfeffer würzen, von beiden Seiten braun anbraten und wieder herausnehmen. 2 mittelgroße Zwiebeln in dünne Scheiben schneiden und in der gleichen Pfanne in 2 TL Olivenöl zusammen mit ½ TL Thymian in etwa 20 Minuten bei geringer Hitze goldbraun dünsten. Das Fleisch, 2 EL Balsamico-Essig und 2 EL Hühnerbrühe zufügen und alles bei mittlerer Hitze 8–10 Minuten zugedeckt garen.
- **Kürbis-Ingwer-Püree:** In einem Topf 100 g pürierten Kürbis mit 1 EL Hühnerbrühe, 2 TL Zucker und je ⅛ TL Zimt und Ingwer vermischen. 8 bis 10 Minuten unter Rühren bei mittlerer Hitze garen.
- **Blumenkohl-Käse-Salat:** 200 g Blumenkohlröschen bissfest garen. Mit 1 EL Parmesan, 1 TL Olivenöl, 1 Messerspitze geriebener Zitronenschale und je 1 Prise Salz und Cayennepfeffer würzen.

Dessert

- **Honig-Erdnuss-Joghurt:** 2 EL Erdnussbutter mit 220 g fettarmem Joghurt verrühren. 1 EL Sonnenblumenkerne darüber streuen und alles mit etwas Honig süßen.

GESUNDER GENUSS

Eine Portion dieser Gemüsepfanne deckt mehr als die Hälfte Ihres täglichen Gemüsebedarfs und ersetzt jedes Abendessen des 7-Tage-Menüplans.

220 ml Hühnerbrühe
2 EL natriumarme Sojasauce
1 EL Kartoffelstärke
1 EL Mirin (japanischer Kochwein)
1 TL Zucker
220 g große Shrimps, geschält
1 TL Olivenöl plus 1 EL Olivenöl
240 g Tofu, in 1 cm große Würfel geschnitten
3 Knoblauchzehen, fein gehackt
2 Möhren, in Scheiben geschnitten
1 Zwiebel, fein gewürfelt
1 EL frischer Ingwer, gehackt
450 g Brokkoli, in Röschen geteilt
1 rote Paprikaschote, gewürfelt
110 g Shiitake-Pilze, klein geschnitten
150 g Zuckerschoten, geputzt
3 Schalotten, klein geschnitten
1 EL frischer Koriander, gehackt
Gegarter Reis (nach Belieben)

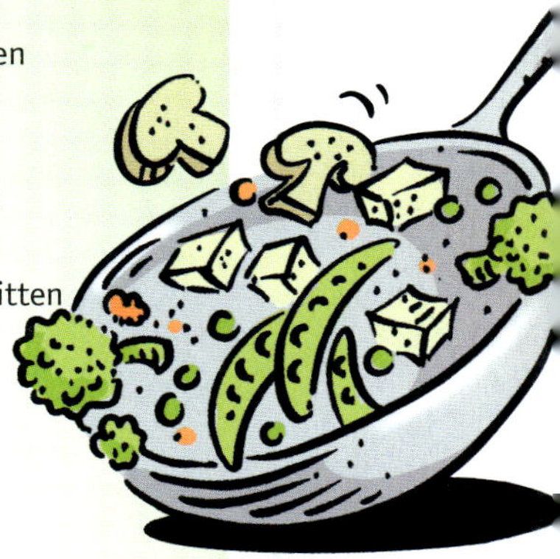

Brühe, Sojasauce, Stärke, Mirin und Zucker mischen. Einen Wok mit Olivenöl bestreichen und erhitzen. Die Shrimps darin etwa 2 Minuten anbraten, bis sie sich dunkel färben, und herausnehmen. Im gleichen Wok 1 TL Olivenöl erhitzen und den Tofu darin in 4 Minuten von allen Seiten goldgelb braten und herausnehmen. 1 EL Olivenöl erhitzen und Knoblauch, Möhren, Zwiebeln und Ingwer darin unter Rühren 2–3 Minuten schmoren. Brokkoli und Paprika zufügen und 4–5 Minuten garen. Pilze, Zuckerschoten und Schalotten zugeben und 5–8 Minuten dünsten. Shrimps und Tofu untermischen und die Brühe zugießen. Bei geringer Hitze 1 Minute erhitzen und mit Koriander bestreut zu Reis servieren (entspricht 4 Portionen).

1 PORTION ENTHÄLT 259 Kalorien, 9 g Fett, 26 g Kohlenhydrate, 22 g Eiweiß, 6 g Ballaststoffe, 86 mg Cholesterin, 561 mg Natrium

Das 7-Tage-Fitness-Menü

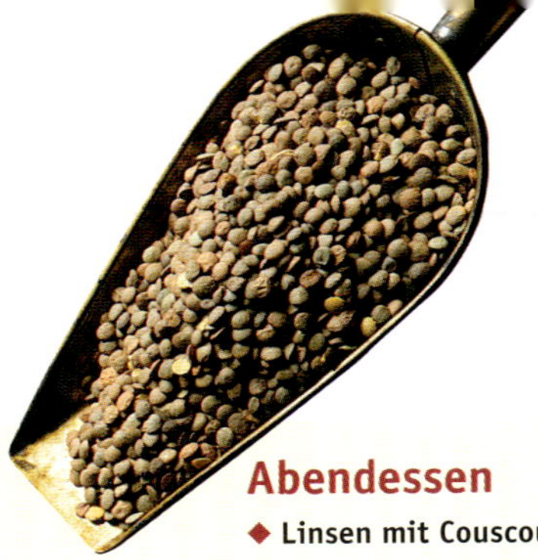

6. Tag

Frühstück

- **Rosinen-Hafergrütze:** In einem Topf 150 g Haferschrot 5 Min. in 450 ml Magermilch oder Vanille-Sojamilch einige Minuten unter Rühren garen. 1 Messerspitze Zimt und 2 EL Rosinen einrühren.
- 200 ml grüner Tee

Mittagessen

- **Lachs-Gemüse-Salat:** 120 g Räucherlachs zerpflücken. 100 g Kopfsalatherzen mit 80 g gegarten Kichererbsen (Dose) und dem Lachs vermischen. 1/2 Tomate in Scheiben schneiden, 1/4 rote Zwiebel in Ringe schneiden und beides mit 1/2 TL gehackter Minze auf dem Salat verteilen. Je 1 TL Olivenöl und Apfelessig verrühren und über den Salat gießen.

Snacks

- 200 g zarte Möhren und 50 g fettarmer Blauschimmelkäse-Dipp
- 1 Apfel

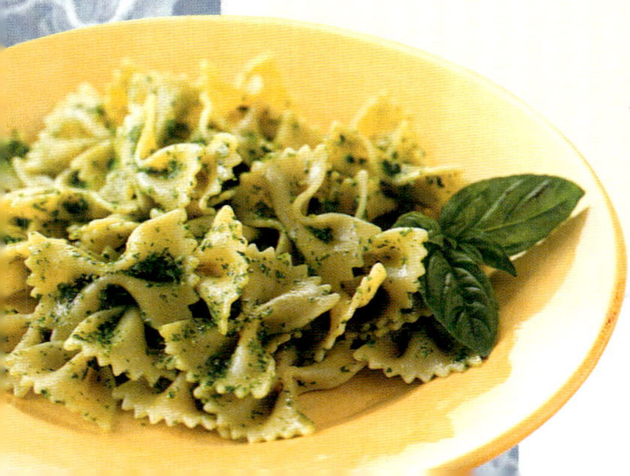

Abendessen

- **Nudeln mit Pesto:** 1 TL Pinienkerne mit 1 Prise Salz fein zermahlen. Je 30 g fein gehackte Basilikum- und Petersilieblätter, 1 EL Olivenöl und 1 zerdrückte Knoblauchzehe zugeben und alles glatt rühren. 2 TL Parmesan unterrühren und das Pesto über 300 g gegarten Farfalle verteilen.
- **Paprika-Tomaten-Salat:** 150 g rote oder gelbe Paprikawürfel, 1/2 entkernte und gewürfelte Tomate, je 1/2 EL gehackte Peperoni und Koriander, 1 TL Zwiebelwürfel, je 1/2 EL Zitronensaft und Balsamico mischen und ziehen lassen.
- 1 Glas Rotwein oder Traubensaft

DIE MENGE MACHT´S

Nudelgerichte in normalen Mengen machen nicht dick und liefern viel Eisen und B-Vitamine.

Dessert

- **Tropischer Fruchtbecher:** 200 g Mangostücke in ein Schälchen geben und 2 EL fettarmen Vanillejoghurt darauf verteilen. 2 TL gehackte Walnüsse und 2 TL Schokoraspeln darüber streuen.

7. Tag

Frühstück

- 1 Vollkornwaffel mit je 40 g Heidelbeeren und Erdbeerscheiben belegen und mit Zimt bestreuen.
- 200 ml ungesüßter Grapefruitsaft

Mittagessen

- **Paprika-Knoblauch-Pizza:** 1 Vollkornpizzaboden mit 1/2 TL Olivenöl bestreichen. 100 g fertige Tomatensauce darauf verteilen. 80 g rote oder gelbe Paprikawürfel, 2 EL fein gehackte Zwiebeln, 1 Messerspitze fein gehackten Knoblauch, 1 Messerspitze getrocknetes Basilikum, 1 Messerspitze getrockneten Oregano und 60 g Mozzarellascheiben darauf verteilen. Die Pizza bei 180 °C im Ofen backen, bis der Käse Blasen wirft.
- 200 ml Orangensaft

Snacks

- **Bananen-Schoko-Knäcke:** 1 reife Banane in Scheiben schneiden. 2 Scheiben Knäckebrot dünn mit Frischkäse bestreichen. Die Bananen darauf verteilen und je 1 TL Schokoraspeln darüber streuen.
- 200 ml Magermilch oder Sojamilch

Abendessen

- **Linsen mit Couscous:** 1/2 TL Olivenöl in einem Topf erhitzen und darin je 1 EL gehackte Zwiebel und Selleriewürfel anbraten. 1/2 TL gehackten Knoblauch zufügen und 220 g vorgegarte rote Linsen, 1 Messerspitze Kurkuma, 1 Messerspitze abgeriebene unbehandelte Zitronenschale zugeben. Alles bei mittlerer Hitze 5 Minuten garen und die Linsen auf 250 g gekochtem Couscous anrichten.
- 150 g Brokkoliröschen mit 1 TL abgeriebener unbehandelter Zitronenschale und 1 fein gehackten Knoblauchzehe in wenig Wasser bissfest dünsten.

Dessert

- **Joghurt-Obst-Becher:** In eine Dessertschale abwechselnd 100 g fettarmen Joghurt, 50 g Kiwischeiben und 50 g Birnenstücke schichten. 1 EL fettarmen Joghurt und 1 EL Mandelsplitter darüber verteilen.

FÜR UNTERWEGS

Bananen eignen sich gut zum Mitnehmen und sind als sättigender Ersatz für Süßigkeiten reich an Kalium und Magnesium.

WARUM SOJA?

Sie können statt Milch auch Sojamilch trinken, denn Untersuchungen zufolge senken die sekundären Pflanzenstoffe der Sojabohne den Cholesterinspiegel, hemmen das Wachstum von Krebszellen und mindern das Risiko für Osteoporose. Wegen der noch unbekannten hormonellen Wirkung einiger Substanzen sollten Sie jedoch maximal 60–120 ml pro Tag zu sich nehmen.

PRODUKT	HERSTELLUNG/ANWENDUNG	ANGEBOT
FESTER TOFU	Auch Sojaquark genannt (unten links); wird aus Sojamilch und einem Gerinnungsmittel (Kalzium- und Magnesiumsalze) hergestellt; auch mit Kräutern oder geräuchert erhältlich.	Vakuumverpackt in Plastikfolie oder lose in Wasser eingelegt
WEICHER TOFU	Cremig-weicher Tofu; eignet sich für Suppen, Saucen, Powerdrinks und Salatsaucen.	Vakuumverpackt
MARINIERTER TOFU	Fester Tofu mit kräftigem Aroma, der in Sojasauce und Gewürze eingelegt wird; eignet sich für Salate, Gemüsegerichte, Saucen oder zum Grillen.	Vakuumverpackt in Plastikfolie oder lose
TEMPEH	Sojabohnen, die nach Fermentierung mit einem Schimmelpilz halbfeste Stücke mit pilz- oder nussartigem Aroma bilden; eignet sich mariniert für Suppen, Eintopfgerichte oder Füllungen.	Vakuumverpackt in Plastikfolie oder lose in Asia-Läden, Reformhäusern, Bioläden
EDAMAME	Grün geerntete Sojabohnen (unten Mitte); eignen sich roh als Zwischenmahlzeit oder gegart (15 Minuten) als Gemüsegericht.	Tiefgefroren oder lose in Asia-Läden, Reformhäusern, Bioläden
SOJA-MILCH	Flüssiger Rückstand, der nach dem Kochen von gewässerten und zerkleinerten Sojabohnen zurückbleibt (unten rechts); eignet sich als vielseitiger Milchersatz.	Als reguläre, fettarme oder fettfreie Milch pur oder mit Vanille-, Schoko- oder Karob-Geschmack in Glas-, Papp- oder Plastikbehältern
SOJA-PULVER	Sojakonzentrat aus getrockneten und entfetteten Sojabohnen; enthält mehr Eiweiß als jedes andere Sojaprodukt; eignet sich als Zusatz in Getränken, Suppen, Saucen und Teigwaren.	Abgepackt in Bioläden, Asia-Läden und Reformhäusern

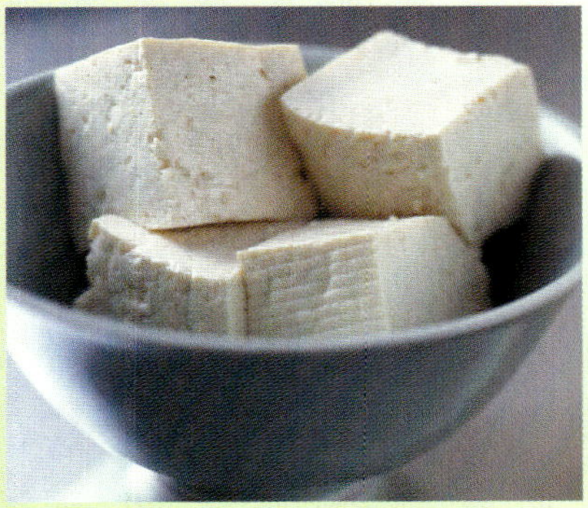

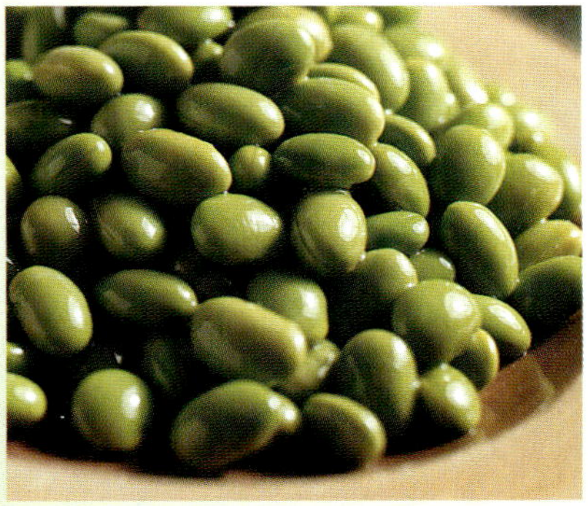

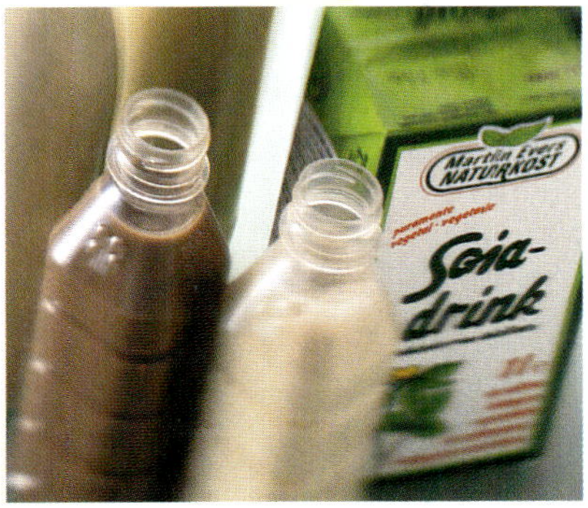

Powerdrinks für die Abwehr

Wenn Ihnen das 7-Tage-Fitness-Menü nicht zusagt oder es Ihnen schwer fällt, täglich ausreichend frisches Obst und Gemüse in Ihren Speiseplan einzubauen, gibt es eine ganz einfache Lösung: Trinken Sie Ihre Früchte doch einfach!

Tipps zur Herstellung

1. **Sehr reife Früchte** sind meist aromatischer und nährstoffreicher als gerade eben reifes Obst. Sind sie zu süß, geben Sie Zitronen- oder Limonensaft dazu; bei zu viel Säure hilft Honig, Ahorn- oder Apfelsirup.
2. **Tiefkühl-Obst** macht die Getränke dickflüssiger: Die Fruchtstücke oder Beeren auf Backpapier verteilen, 2–4 Stunden einfrieren und luftdicht verpacken. Tiefgekühlte Heidelbeeren, Erdbeeren und Himbeeren gibt es in vielen Supermärkten.
3. **Kleine Eiswürfel**, die im Sommer Kühle liefern, können besser im Mixer verarbeitet werden als große. Füllen Sie die Eisschale daher nur zur Hälfte mit Wasser.
4. **Abwechslung.** Probieren Sie andere ungesüßte Säfte wie Mango-, Guaven- oder Maracujasaft. Verwenden Sie Kefir statt Joghurt oder Buttermilch statt Magermilch und aromatisieren Sie mit Vanille, Ingwer, Orangenblütenwasser und frischer Minze.

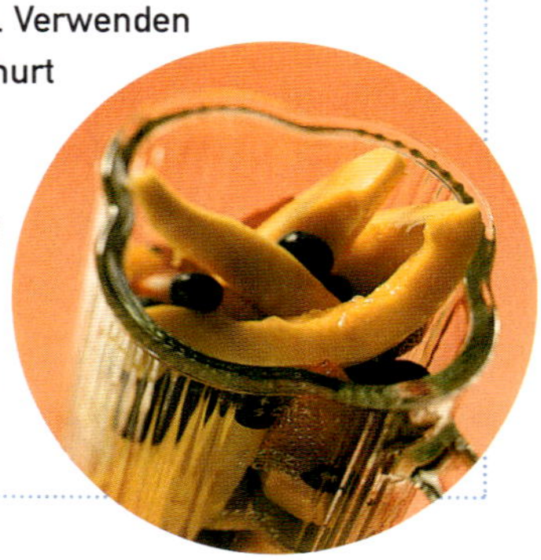

Nachdem die Teilnehmer einer Studie einen Drink aus pürierten Erdbeeren bzw. Spinat zu sich genommen hatten, stieg ihr Antioxidanzienspiegel im Blut innerhalb von zweieinhalb Stunden um 15 Prozent an – vergleichbar dem Effekt einer einmaligen Vitamin-C-Dosis von 1250 mg. Die bei dieser Studie verwendeten Powerdrinks können Sie zwar nirgendwo kaufen, aber Sie können sie ganz einfach selbst herstellen, indem Sie 500 g Erdbeeren oder 300 g Spinat im Mixer pürieren.

Kurztipp

Mixgetränke werden häufig mit gesüßtem Fruchtsirup und einigen anderen kalorienreichen Zusätzen wie Sahne- oder Eiweißpulver hergestellt. Damit Ihr Powerdrink nicht mehr als 300 Kalorien hat, bereiten Sie ihn am besten selbst zu und verwenden dafür fettarmen Joghurt, Soja- oder Magermilch anstelle von Sahne.

Saftiger Genuss

Anders als reine Fruchtsäfte, die nur die Flüssigkeit enthalten, wobei das Fruchtfleisch zurückbleibt, liefern Obst-Gemüse-Drinks wertvolle Ballaststoffe. Fast jede weiche Frucht kann klein geschnitten in den Mixer gegeben werden: Äpfel, Birnen, Bananen, Beeren, Papayas oder Avocados, die ebenfalls zu den Früchten zählen. Mit diesen Drinks lässt sich auch mehr Soja in die tägliche Ernährung einbauen: 30 g entfettetes Sojapulver liefern rund 20 g Eiweiß zusätzlich, bei weniger als 1 g Fett und etwa 100 Kalorien.

Powerdrinks sind auch nützlich, weil sie die Lust auf kalorienreiche Naschereien wie Sahneeis und Torte mindern, die Sie sonst vielleicht zur Befriedigung Ihres Hungers nach Süßem essen würden.

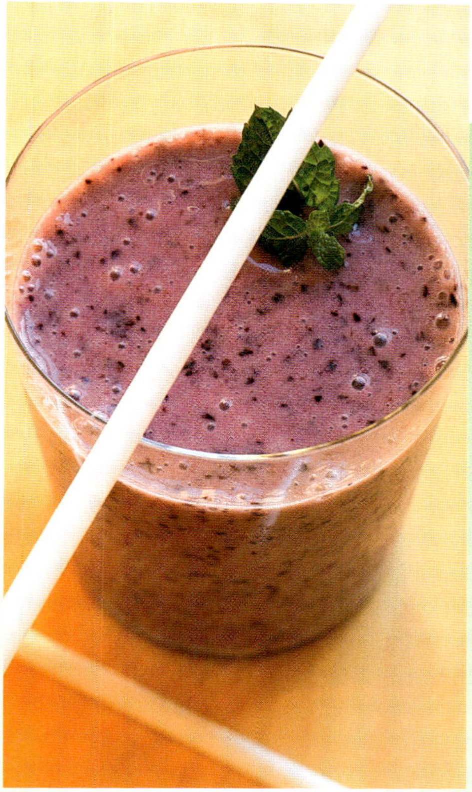

BASIS-POWERDRINK

Wenn Sie einen Mixer und 5 Minuten Zeit haben, können Sie einen perfekten Powerdrink zaubern. Beginnen Sie am besten mit diesem Grundrezept (für 2–3 Portionen):

220 g magerer Naturjoghurt
170 ml Möhren-, Orangen- oder rosa Grapefruitsaft
30 g Sojapulver
1 Apfel, geschält, entkernt und geviertelt
220 g (tiefgefrorene) Beeren
60 g klein gehackte Eiswürfel

Joghurt, Saft und Sojamehl im Mixer mischen. Obst und Eis zugeben und alles glatt mixen. Nach Belieben mit einem Minzezweig garnieren.

1 PORTION ENTHÄLT 206 Kalorien, 1 g Fett, 42 g Kohlenhydrate, 10 g Eiweiß, 5 g Ballaststoffe, 2 mg Cholesterin, 153 mg Natrium

Aromatische Verführer. Nachfolgend finden Sie vier köstliche Powerdrink-Rezepte (jeweils für 2–3 Portionen), die nicht nur Ihre Abwehrkraft stärken, sondern auch reich an Nährstoffen sind und dadurch den „kleinen Hunger" stillen. Noch größer wird der Genuss, wenn Sie Ihre Powerdrinks in eisgekühlten Gläsern servieren: Das Glas kurz in kaltes Wasser tauchen, etwa 5 Minuten in den Gefrierschrank stellen und sofort verwenden.

Kiwi-Banane: 60 ml fettarme Vanille-Sojamilch mit 220 g Kiwi, $^1/_2$ Banane, 110 g hellen Trauben, 1 TL Limonensaft, 2 TL Honig (nach Belieben), 6 klein gehackten Eiswürfeln und 1 TL frischer Minze im Mixer glatt pürieren.

1 PORTION ENTHÄLT 235 Kalorien, 3 g Fett, 48 g Kohlenhydrate, 6 g Eiweiß, 4 g Ballaststoffe, 0 mg Cholesterin, 73 mg Natrium

Melone-Mango: 220 g Honigmelone, 110 g Aprikosensaft, 110 g Orangen- oder Möhrensaft, 110 g gekühlte Mangostücke und 50 g entkernte und klein geschnittene rote Paprikaschote im Mixer glatt pürieren.

1 PORTION ENTHÄLT 122 Kalorien, 1 g Fett, 30 g Kohlenhydrate, 2 g Eiweiß, 2 g Ballaststoffe, 0 mg Cholesterin, 11 mg Natrium

Beerenfrüchte: 220 g fettarmen Himbeerjoghurt mit 60 ml Preiselbeersaft, 220 g Erdbeeren und 170 g Heidelbeeren im Mixer glatt pürieren.

1 PORTION ENTHÄLT 199 Kalorien, 2 g Fett, 42 g Kohlenhydrate, 6 g Eiweiß, 3 g Ballaststoffe, 5 mg Cholesterin, 74 mg Natrium

Soja-Ananas: 220 ml fettarme Sojamilch mit 220 g Ananas, 110 g Pfirsich, 60 g Tofu und 2 TL Honig im Mixer glatt pürieren.

1 PORTION ENTHÄLT 133 Kalorien, 1 g Fett, 29 g Kohlenhydrate, 40 g Eiweiß, 2 g Ballaststoffe, 0 mg Cholesterin, 54 mg Natrium

Wasser – das geheime Elixier

Auch wenn das gute, alte Wasser neben Kaffee, Cola, Fanta & Co. nicht immer einen leichten Stand hat – eines ist gewiss: Es gehört zu den wichtigsten und gesündesten Lebensmitteln, die uns zur Verfügung stehen.

Leider sind diejenigen, die diese Erkenntnis beherzigen, in der Minderheit, denn im Durchschnitt trinken die meisten Menschen täglich kaum 1 l Wasser und schätzungsweise noch einmal die gleiche Menge an dehydrierenden (Wasser entziehenden) Getränken wie Kaffee und Cola. Das ist deshalb bedenklich, weil der Körper genug Flüssigkeit für Aufgaben wie die Temperaturregulierung und den Nährstofftransport braucht.

Da der Körper jeden Tag viel Wasser durch Schweiß, Sekrete und Urin verliert, benötigt er ständig Nachschub, und selbst eine geringe Dehydrierung, die bereits dann eintritt, wenn Sie Durst verspüren, kann zu Erschöpfung führen und andere negative Folgen haben: Eine Studie ergab, dass die Männer, die täglich mindestens 1,4 l Wasser tranken, nur halb so oft Blasenkrebs bekamen wie Männer, die nur 200 ml Wasser tranken.

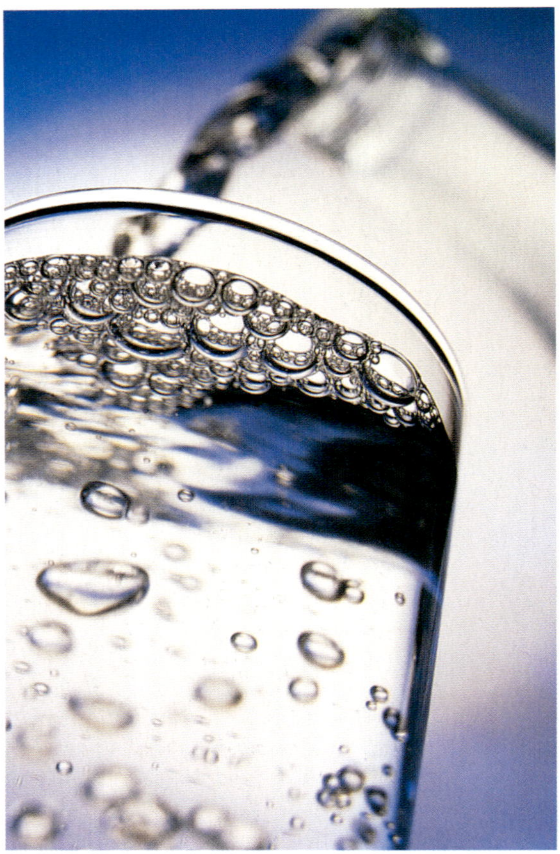

Die richtige Menge

Wie viel Flüssigkeit der Körper täglich benötigt, ist individuell sehr unterschiedlich. Man muss auch nicht an der 2-l-pro-Tag-Regel festhalten, von der niemand genau weiß, wie sie zustande kam. Die für Sie sicherste Methode ist, die Farbe des Urins zu kontrollieren: Blassgelber Urin ist ein Zeichen dafür, dass Sie genug Flüssigkeit zu sich nehmen (aber prüfen Sie die Farbe nicht gleich nach der Einnahme von Vitaminergänzungspräparaten, da nicht resorbierte Vitamine wie etwa Riboflavin den Urin hellgelb färben). Auch häufiges Wasserlassen ist ein gutes Zeichen für ausreichende Flüssigkeitsversorgung; sie kann aber auch durch ein Medikament bedingt sein, das Sie einnehmen, oder durch eine Erkrankung.

Nehmen Sie Flüssigkeit gleichmäßig über den Tag verteilt auf, um den Wasserhaushalt im Gleichgewicht zu halten, und trinken Sie, sobald Sie Durst haben. Das Durstgefühl lässt rasch nach, wenn Sie etwas getrunken haben, und zwar noch ehe die fehlende Flüssigkeit ersetzt ist. Gute Durstlöscher sind Wasser, Milch, Säfte oder Kräutertees. Sie liefern Elektrolyte, die den Wasserhaushalt bei starker körperlicher Belastung stabilisieren.

IN FLASCHEN, gefiltert oder direkt aus dem Hahn – trinken Sie jedes Wasser, das Sie mögen. Wichtig ist nur, dass Sie genug trinken!

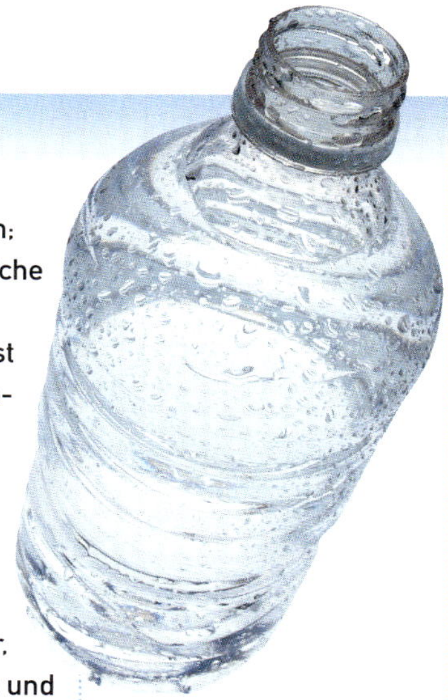

Was ist in der Flasche?

In Flaschen abgefülltes Wasser unterliegt je nach Klassifizierung genau festgelegten Bestimmungen und Qualitätskontrollen, wobei Herkunft, Abfüllung, Etikettierung und Lagerung eine wichtige Rolle dabei spielen, welchen Namen es tragen darf:

1 Natürliches Mineralwasser muss von unterirdischen Quellen stammen, von ursprünglicher Reinheit sein und direkt an der Quelle abgefüllt werden; benötigt eine amtliche Anerkennung.

2 Natürliches Heilwasser erfüllt die gleichen Voraussetzungen wie natürliches Mineralwasser; die Heilwirkung der enthaltenen Mineralien und Spurenelemente muss wissenschaftlich nachgewiesen sein.

3 Quellwasser stammt aus unterirdischen Wasserquellen und muss in seiner Zusammensetzung Trinkwasserqualität entsprechen; benötigt keine amtliche Anerkennung.

4 Tafelwasser ist kein Naturprodukt, sondern besteht meist aus Trinkwasser als Grundsubstanz sowie weiteren Zutaten wie Meerwasser, Sole, Mineralstoffen und Kohlensäure; darf an jedem Ort hergestellt und in Kanistern und Schläuchen gelagert werden; darf sich nicht „natürlich" nennen.

5 Aufgesprudeltes Leitungswasser besteht aus Leitungswasser, das mit verschiedenen Chemikalien aufbereitet wurde.

Gesundes Wasser?

Manche Berichte aus Zeitung und Fernsehen lassen daran zweifeln, ob die Trinkwasserqualität immer optimal ist: unterirdische Treibstofftanks oder undicht gewordene Abfallbehälter in Fabriken, die das Grundwasser verseuchen, oder Pflanzenschutzmittel, die in den Boden gelangen und es vergiften. Glücklicherweise treten diese Probleme jedoch nur selten auf, da es wirksame Schutzmaßnahmen gibt, mit denen die öffentliche Wasserversorgung sichergestellt wird.

Dennoch sind sich die Experten in ihrer Sorge um die Gefahren der im Wasser lebenden mikroskopisch kleinen Parasiten und Viren einig, denn niemand kennt das Ausmaß dieser Bedrohung, da die Symptome einer Infektion (Übelkeit, Magenkrämpfe, Erschöpfung) die gleichen sind wie die von Magenviren oder von jenen, die eine Lebensmittelvergiftung auslösen. Bekannt ist, dass die orale Aufnahme nur eines einzigen dieser Mikroorganismen – *Cryptosporidium* oder *Escherichia coli* – genügt, um schwere Krankheiten hervorzurufen, insbesondere bei Kindern, älteren Menschen und Personen mit geschwächtem Immunsystem.

GESUNDHEITSTIPP

Wasser essen!

Laut Forschungsberichten können Sie knapp 1 l Flüssigkeit Ihres täglichen Wasserbedarfs durch Obst und Gemüse zu sich nehmen. Besonders gut geeignet sind Wassermelonen (98 % Wassergehalt), Gurken (96 %) und Kopfsalat (94 %), aber auch Suppen, Nudeln, Reis oder Saucen enthalten viel Flüssigkeit.

Fragen ist kostenlos

Rufen Sie Ihr zuständiges Wasserwerk oder Ihren örtlichen Verbraucherschutzverband an und fragen Sie, woher Ihr Wasser kommt, welche Qualität es hat, ob Verunreinigungen bekannt sind und wenn ja, in welcher Konzentration und welche Grenzwerte gelten. Wenn Sie Ihr Wasser von einer privaten Quelle beziehen, sind die Landesämter für Wasserwirtschaft für die Überprüfung des Wassers auf koliforme Bakterien zuständig. Aber machen Sie sich keine Sorgen, falls Ihr Wasser noch nicht getestet wurde; die Chancen einer Quellwasserkontamination gelten als äußerst gering.

Vorräte richtig anlegen

Vielfalt ist die Würze des Lebens – und der Schlüssel zu einer gesunden, abwechslungsreichen Ernährung. Wenn Sie Ihre Vorratskammer mit guten Lebensmitteln auffüllen und die Einkaufs-, Lagerungs- und Zubereitungstipps beherzigen, dann machen Sie aus jedem Bissen das Beste.

Das A und O der guten Küche: Fantasie

Viele scheuen vor gesunden Zutaten zurück, weil wir sie nicht selten für langweilig halten. Aber egal welchen Küchenchef Sie fragen: Obst, Gemüse, Hülsenfrüchte, Getreide und andere Lebensmittel, die reich an Bioaktivstoffen sind, gehören zu den aromatischsten Lebensmitteln überhaupt.

- **Ersetzen Sie Fett durch Aroma.** Nutzen Sie Aromen, um damit fehlendes Fett auszugleichen: Übergießen Sie einen Salat mit einer Sauce aus fettarmem Joghurt, gewürzt mit Tabasco, Weinessig, Honig, Knoblauch und Zwiebeln, und Ihnen wird die fette Mayonnaise nicht fehlen.
- **Entzünden Sie ein Feuer.** Beim Grillen entfalten sich die Aromen im Gemüse besonders gut. Statt beim nächsten Grillfest einen Hamburger, Würstchen oder ein Steak zu grillen, sollten Sie Fisch und eine bunte Gemüsemischung wie Kürbis, Tomate, Zucchini, Aubergine und Zwiebel nehmen.
- **Verleihen Sie schlichten Salaten Pepp.** Frische Möhren, Schalotten, Sellerie und rote oder gelbe Paprikaschoten klein schneiden, mit Magerjoghurt mischen und mit Zitrone, Limone, Kreuzkümmel (Kumin) oder Knoblauch würzen – so schmeckt auch ein „langweiliger“ grüner Salat vorzüglich.
- **Gegensätze ziehen sich an.** Probieren Sie auch unübliche Kombinationen wie pikant gewürzte Früchte und Beeren in grünem Salat, Kammmuscheln mit Rosmarin oder Pfirsiche mit Pfeffer, die dem Gaumen schmeicheln.
- **Seien Sie „cool“.** Würzen Sie mit frischer Minze oder Koriander.
- **Das Auge isst mit.** Wählen Sie die Lebensmittel nach ihrer Farbe und garnieren Sie die Teller so, dass das Gericht „Fülle“ und nicht Mangel signalisiert.

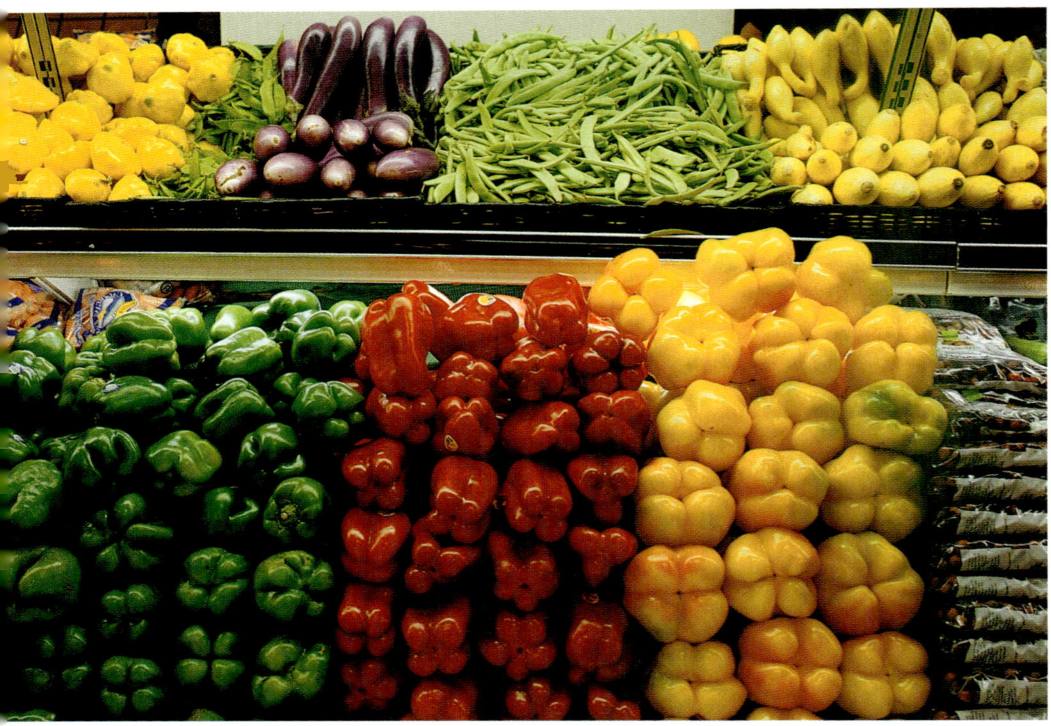

DIE NÄHRSTOFFE in Obst und Gemüse schwinden rasch. Kaufen Sie daher nur frische Ware aus der näheren Umgebung.

Einkaufsliste

Wenn es beim Kochen einmal schnell gehen muss oder keine Zeit zum Einkaufen bleibt, ist es sinnvoll, immer einige Lebensmittel vorrätig zu haben:

- Kichererbsen aus der Dose Mit Knoblauch und Kurkuma (Gelbwurz) garen und zu Vollkornreis mit Sauce servieren; ergibt eine schnelle, ballaststoff- und nährstoffreiche Mahlzeit.
- Tofuburger Gebraten und mit Röstzwiebeln und etwas Knoblauch belegt ist er ein gesunder Snack.
- Tiefkühlgemüse Geeignet als Beilage oder als rascher Farb-, Geschmacks- und Nährstoffzusatz für Suppen, Risotto, Gemüse- und Nudelgerichte.
- Tiefkühlbeeren Eine Hand voll ungesüßte Beeren für einen gesunden Snack, in Powerdrinks, im Joghurt oder im Müsli verwenden.
- Hülsenfrüchte Ballaststoffreiche Linsen, weiße Bohnen, Kidneybohnen und schwarze Bohnen eignen sich als schnelle Suppe, die laut Studienergebnissen die Kalorienaufnahme um ein Drittel senkt, wenn sie vor der Hauptmahlzeit gegessen wird.
- Gemüseburger Fettarme Gemüseburger mit Tomatensauce bestrichen liefern nicht nur Flavonoide und Lycopin, sondern auch Geschmack.
- Meeresfrüchte aus der Dose Thunfisch, Lachs, Muscheln, Sardinen und Austern als Omega-3-Säuren- und Mineralstofflieferanten eignen sich für Salate, Suppen, Schmorgerichte und Omeletts.
- Vollkorn-Pita Tiefgefroren aufbewahrt, aufgetaut, getoastet und dann gefüllt oder in Stücke geschnitten sind sie ein gesünderer Snack als fette Chips.
- Quinoa Man findet es zwar bei Getreide, doch die leckeren, nach Nuss schmeckenden Körner sind die getrockneten eiweißreichen Samen einer Grünpflanze und werden anstelle von Reis verwendet.
- Gemüse-/Geflügelbrühe Aus dem Päckchen oder Glas ideal zur Anreicherung von Suppen geeignet.
- Gewürze Kapern und Oliven, aber auch eingelegter Knoblauch, marinierte Tomaten und Röstzwiebeln geben vielen Gerichten den letzten Pfiff und sind zudem reich an wertvollen Nährstoffen.

Obst und Gemüse einkaufen und lagern

Am besten kaufen Sie nur Obst und Gemüse aus der näheren Umgebung, da sie mehr Bioaktivstoffe enthalten als die von weit her gebrachten Produkte. Kaufen Sie möglichst Früchte und Gemüse aus biologischem Anbau; diese wachsen in besseren Böden, werden nicht mit Pestiziden behandelt und haben meist einen höheren Vitamin- und Mineralstoffgehalt als „normale" Produkte. Waschen Sie Obst und Gemüse außerdem möglichst erst unmittelbar vor der Zubereitung, weil so die schützenden natürlichen Wachse, die einem Frischeverlust vorbeugen, länger erhalten bleiben. Wichtig ist die richtige Lagerung von Obst und Gemüse, denn viele Nährstoffe befinden sich direkt unter oder in unmittelbarer Nähe der Schale und werden durch Licht und Wärme rasch zerstört. Im Folgenden finden Sie – nach den verschiedenen Küchenbereichen sortiert – einige Tipps, was am besten wo gelagert wird und worauf Sie schon beim Einkauf achten sollten.

Kühlschrank

◆ **Gemüsefach** Dieser Bereich ist der ideale Platz für Obst und Gemüse:

Äpfel Kaufen Sie Früchte mit fester Schale und bewahren Sie die Äpfel in einer offenen Plastik- oder Papiertüte auf, damit sie nicht weiterreifen und weich werden. Auf diese Weise bleiben Äpfel bis zu 3 Wochen lang frisch.

Spargel Wählen Sie dünne, frische Stangen etwa gleicher Größe und bewahren Sie sie – in ein feuchtes Tuch gewickelt – nicht länger als 3 Tage auf (bei Raumtemperatur verliert Spargel nach 2 Tagen etwa die Hälfte seines Vitamin-C-Gehalts).

Möhren In einer offenen Plastik- oder Papiertüte können sie bis zu einer Woche gelagert werden.

Grüne Bohnen Wählen Sie nur makellose, glatte Bohnen und bewahren Sie sie in einer offenen Plastik- oder Papiertüte auf (bis zu 4 Tage).

Kopfsalat Lagern Sie Kopfsalat nicht in der Nähe von Früchten. Äpfel z. B. geben Ethylen ab, das zu braunen Flecken auf den Salatblättern führt.

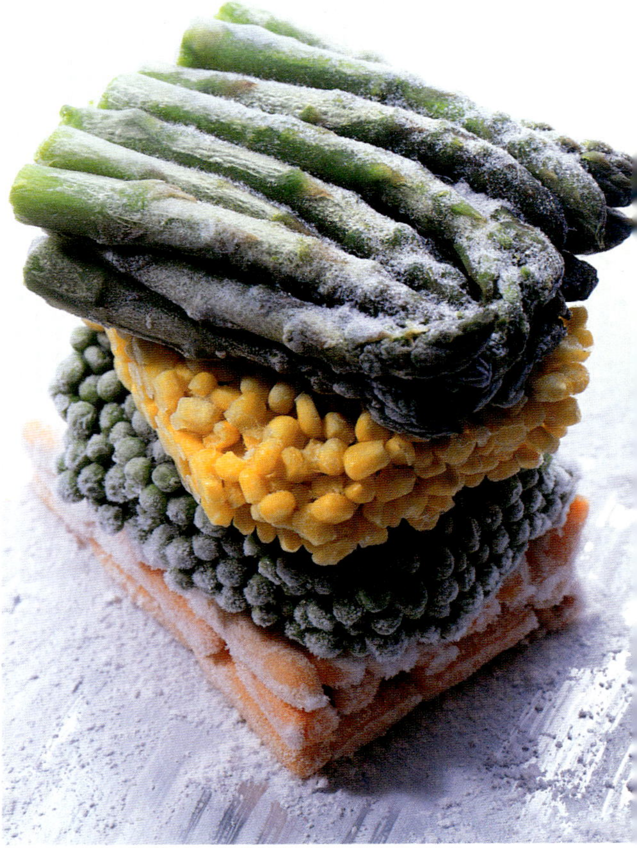

TIEFKÜHLGEMÜSE ist reich an Ballaststoffen, Nährstoffen und Antioxidanzien.

◆ **Offener Bereich** Die offenen Regalfächer im Kühlschrank eignen sich für alle Obst- und Gemüsearten, die zirkulierende Luft zur Erhaltung der Nährstoffe brauchen:
Beeren Locker mit Frischhaltefolie bedecken oder lose in eine Papiertüte füllen und danach rasch verwenden.
Mais Ungeschält in ein feuchtes Tuch wickeln und innerhalb von 1–2 Tagen verwenden.
Gurken Ins oberste Fach legen, da dies der wärmste Platz im Kühlschrank ist und sich keine Eiskristalle um das Fruchtfleisch bilden können.
Paprikaschoten Die Schoten locker in einer Plastik- oder Papiertüte aufbewahren und innerhalb von 4 Tagen verbrauchen.
Kräuter In ein feuchtes Papiertuch wickeln und lose in eine offene Plastiktüte verpacken; innerhalb von 5 Tagen verbrauchen.
Pilze Von Pilzen in einer Pappschachtel die Plastikfolie entfernen und die Schachtel mit Papiertüchern umwickeln; lose gekaufte Pilze in einer Papiertüte aufbewahren. Die Pilze erst kurz vor der Zubereitung nur mit einem feuchten Tuch abreiben oder ganz kurz unter Wasser abspülen.

Speisekammer

Avocados, Zitronen, Limonen, Mangos, Orangen, Grapefruits, Melonen, Nektarinen, Papayas, Pfirsiche, Pflaumen Diese Früchte sollten im kältesten Bereich der Küche aufbewahrt und nur sehr reif im Kühlschrank gelagert werden.
Tomaten Sie sollten nie im Kühlschrank lagern, da die Kälte das Aroma und die Textur des Fruchtfleischs zerstört, sondern mit dem Stiel nach unten an einem dunklen Platz aufbewahrt werden.
Knoblauch Er kann an einem trockenen, luftigen Platz bis zu 10 Wochen aufbewahrt werden. Sobald Knoblauch keimt, verliert er zwar viel von seiner Schärfe, bleibt aber trotzdem noch genießbar.
Zwiebeln, Kartoffeln, Wurzelgemüse Bei guter Luftzirkulation bleiben sie lange frisch und sollten deshalb lose in offenen Körben an einem kühlen, dunklen Platz gelagert werden.

Frische aus der Tiefkühltruhe

Die meisten Menschen glauben zwar, dass frisch im Supermarkt gekauftes Obst und Gemüse mehr Vitamine und Mineralstoffe enthält als tiefgefrorene Ware, doch zahlreiche „frische“ Produkte haben durch lange Transportwege und mehrtägige Lagerzeit deutlich niedrigere Konzentrationen an Vitamin A, C und E als Tiefkühlware. Denn Nährstoffverluste lassen sich dadurch stoppen, indem die Früchte bzw. Gemüse gleich nach der Ernte eingefroren werden, sodass ihr Nährwert bei richtiger Lagerung bis zu einem Jahr erhalten bleibt.

Eine gesunde Alternative ist auch getrocknetes Obst, bei dem zwar manche Nährstoffe wie Vitamin C verloren gehen, aber Mineral- und Ballaststoffe erhalten bleiben. Es verdirbt außerdem nicht so rasch und ist ein guter Ersatz für Süßigkeiten.

Fisch einkaufen und lagern

Frischer Fisch und Meeresfrüchte gehören zu den gesündesten Lebensmitteln überhaupt, vorausgesetzt, sie sind qualitativ einwandfrei und wirklich fangfrisch. Kaufen Sie deshalb möglichst nur bei einem Händler Ihres Vertrauens oder achten Sie darauf – wenn Sie Fisch und Meeresfrüchte auf dem Wochenmarkt oder im Supermarkt kaufen –, dass die Ware sachgerecht in einer Kühltheke und/oder auf reichlich Eis liegt.

Wenn Sie Fisch im Ganzen kaufen, lässt sich am besten beurteilen, ob er wirklich frisch ist: Die Haut sollte leicht schimmern, aber keinesfalls schleimig sein oder Verfärbungen aufweisen. Wirkt die Haut ledrig bzw. runzlig oder ist der Schwanz ausgetrocknet, ist der Fisch ebenfalls nicht mehr frisch. Achten Sie auch auf klare, hervorstehende Augen und leuchtend rosafarbene oder rote Kiemen. Außerdem sollten die Kiemen nach frischer Ozeanbrise und nicht „fischig" riechen.

Bei Fischstücken sollte das Fleisch feucht sein, und die Schuppen dürfen keine Lücken aufweisen. Außerdem sollte die dicke Mittelgräte rot (nicht braun) sein. Auf der sicheren Seite sind Sie, wenn Sie den Fisch in Ihrer Gegenwart filetieren lassen.

◆ **Aufbewahrung** Kaufen Sie Fisch erst am Ende Ihres Einkaufs, damit er nicht zu warm wird. Tupfen Sie ihn zu Hause trocken, bedecken Sie ihn locker mit Folie und bewahren Sie ihn ganz hinten auf dem untersten Regal im Kühlschrank auf, wo es am kältesten ist. Luftdicht verschlossen können Sie Fisch bis zu 3 Monate einfrieren, sollten ihn aber unmittelbar nach dem Auftauen zubereiten.

Tiefkühlvorräte

Das Einfrieren frischer Lebensmittel ist eine ausgezeichnete Möglichkeit, immer gesunde Vorräte im Haus zu haben, wenn die Zeit zum Einkaufen fehlt oder plötzlich Besuch kommt.

1 **Die richtige Temperatur** ist wichtig, damit das Tiefkühlgut frisch bleibt und nicht vorzeitig verdirbt.

2 **Gemüse und Obst** jeder Art kann gekocht (und püriert) eingefroren und später (aufgetaut) für Gemüsegerichte, Suppen und Eintöpfe bzw. für Fruchtdesserts verwendet werden. Rohes Gemüse sollte vor dem Einfrieren blanchiert werden, damit die Nährstoffe erhalten bleiben. Dafür das geputzte, gewaschene und zerteilte Gemüse zuerst eine Minute in kochendes, danach sofort in eiskaltes Wasser tauchen. Frische Früchte müssen nicht blanchiert werden.

3 **Fertige Gerichte** können größtenteils eingefroren werden. Ungeeignet sind Blattsalate, gebundene Saucen, stärkehaltige Lebensmittel wie Kartoffeln sowie Frischkäse, Milchprodukte, Joghurt oder Sahne.

4 **Gefriergut luftdicht verpacken,** damit kein Gefrierbrand entsteht. Geeignet sind verschließbare Dosen und Gefrierbeutel, auf denen (wasserfest!) Inhalt, Menge und Datum vermerkt werden.

5 **Frische Kräuter tiefgefrieren** ist ideal, wenn man auch im Winter immer genügend Vorräte haben will: Die Kräuter waschen, gut abtrocknen, klein schneiden, lose in Gefrierbeutel oder Dosen legen, verschließen und später am besten gefroren verwenden.

6 **Warme Gerichte** sollten vor dem Einfrieren auf Raumtemperatur abkühlen, damit sich im Gefriergerät keine Eiskristalle bilden und es nicht zu sehr erwärmt wird.

7 **Tiefgefrorenes** sollte je nach Größe zum Auftauen für 8–12 Stunden in der Verpackung in den Kühlschrank gestellt werden, damit das Kondenswasser außen auf der Verpackung abfließt, und anschließend sofort zubereitet werden.

Ergänzungspräparate

Wäre es nicht herrlich, jeden Tag einfach ein paar Pillen zu schlucken, die den Körper mit all dem versorgen, was er braucht? Unmöglich, sagen Sie? Nicht unbedingt.

In den vergangenen 10 Jahren haben mehr als 10 000 wissenschaftliche Arbeiten aus aller Welt die positive Auswirkung der Vitamine, Mineralstoffe und Spurenelemente auf unsere Gesundheit belegt. Und alle Studien weisen nach– egal ob an Mensch und Tier oder durch Versuche im Reagenzglas –, dass Vitamine und Mineralien nahezu immer an der reibungslosen Arbeit der Zellen beteiligt sind, während ein Mangel zu Störungen führt. Der Grund liegt auf der Hand: Vitamine und Mineralstoffe sind unerlässlich für alle biochemischen Prozesse im Körper, und man vermutet, dass einige Vitamine sogar die Gene beeinflussen.

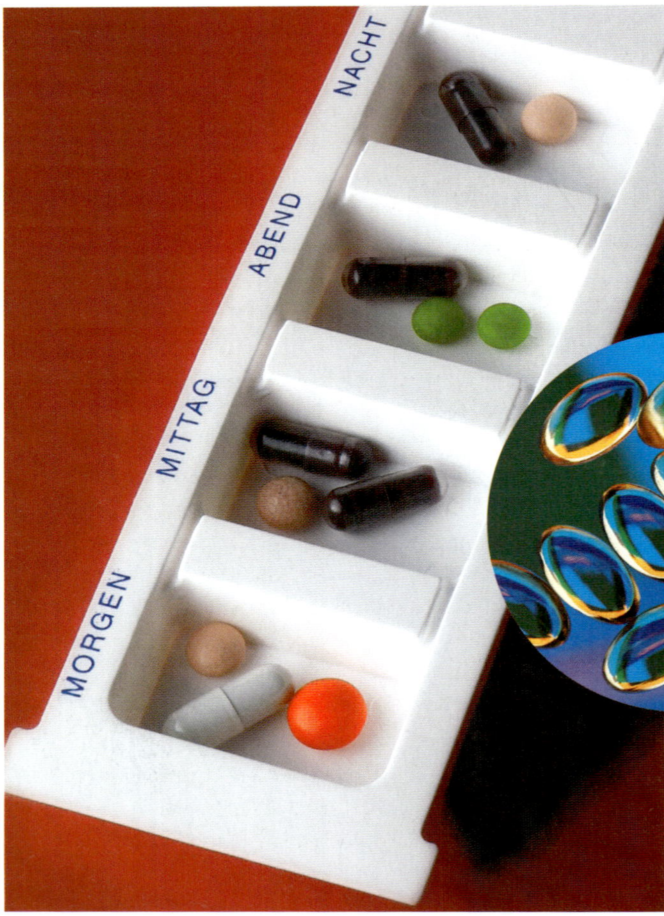

◆ **Warum ist gute Ernährung so wichtig?** Wissenschaftlich belegt ist auch, dass Ernährung die wichtigste Quelle für diese leistungsfähigen Substanzen ist, und wenn Sie in einen Apfel beißen oder an einer Möhre kauen, nehmen Sie bereits ein ganzes „Kombipaket" an Bioaktivstoffen, Vitaminen, Mineralien, Spurenelementen und anderen gesunden Stoffen zu sich.

Welche Wirkung Lebensmittel auf das Immunsystem haben, ist erst seit rund 60 Jahren bekannt, als man beobachtete, dass bei den Naturvölkern Afrikas, Lateinamerikas und Australiens westliche Zivilisationskrankheiten wie Tuberkulose, Krebs, Arthritis und Karies weitgehend unbekannt waren. Diese Menschen ernährten sich ausnahmslos überwiegend von selbst angebauten oder gesammelten pflanzlichen Produkten und waren alle körperlich aktiv. Sobald sie jedoch in die „zivilisierte" Welt kamen, starben viele an degenerativen und Infektionskrankheiten, und von denen, die wieder in ihre ursprüngliche Umgebung zurückkehrten, wurden die meisten wieder gesund. Aufgrund dieser Beobachtungen kam man zu dem logischen Schluss, dass das Immunsystem dann am besten arbeitet, wenn die tägliche Ernährung überwiegend aus Lebensmitteln pflanzlichen Ursprungs besteht, ergänzt durch gelegentliche Mahlzeiten mit tierischem Eiweiß und verschiedenen Milchprodukten.

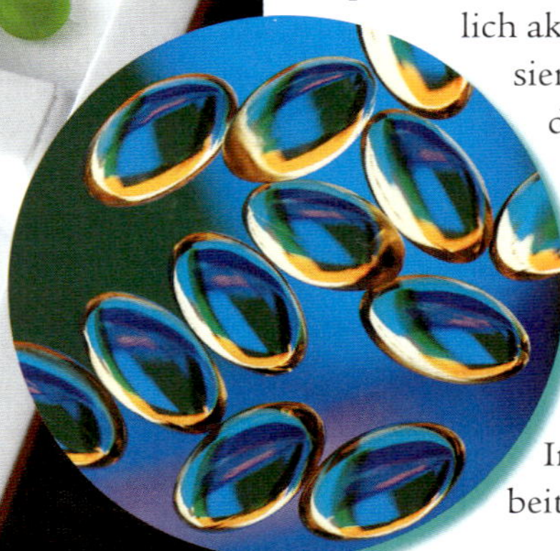

NICHT ALLE Ergänzungsmittel haben die gleiche Wirkung. Fragen Sie Ihren Apotheker nach bewährten Präparaten.

◆ Nährstoffmangel vorbeugen Viele wissenschaftliche Studien haben gezeigt, dass ein Nährstoffmangel die Vitalität der T-Zellen einschränkt, die für die Abwehrkraft wichtig sind. Wird der Mangel jedoch behoben, funktioniert auch das Immunsystem wieder reibungslos.

Wichtig ist also, sich einen Überblick über die eigene Ernährung zu verschaffen und regelmäßig zu überprüfen, ob man alle erforderlichen Nährstoffe in ausreichender Menge zu sich nimmt. Doch selbst dann gibt es noch keine Garantie, dass die Nährstoffe auch wirklich vom Körper verwertet werden – sowohl die Ernährungsgewohnheiten, beispielsweise eine sehr fettarme Ernährung, als auch vererbte oder körperliche Störungen, aber auch seelischer Stress, Krankheiten und starke körperliche Belastungen können die Nährstoffaufnahme behindern.

Wissenschaftliche Schätzungen gehen mittlerweile davon aus, dass zwischen 35 und 40 % aller älteren Menschen nur unzureichend mit dem einen oder anderen Nährstoff versorgt sind. Allerdings wären Tests, die Auskunft darüber geben könnten, ob und welcher Nährstoff genau fehlt, sehr aufwändig und teuer. Dafür müssten nämlich mehr als 52 unterschiedliche Nährstoffe sowohl in den Lebensmitteln als auch im Blut gemessen werden, und für die damit anfallenden Kosten würde im Normalfall keine Krankenkasse aufkommen. Daher ist es für die meisten Menschen am sichersten, wenn sie täglich einfach ein Ergänzungspräparat einnehmen. Besonders empfehlenswert sind Kombinationspräparate, da sich die Wirkung einiger Nährstoffe erst im Rahmen bestimmter Kombinationen optimal entfaltet. Damit Ihre Abwehrkraft wirksam gestärkt wird, sollten Sie ein Präparat wählen, das alle der im Folgenden vorgestellten Vitamine und Mineralstoffe enthält.

Kurztipp

Geöffnete Vitaminpräparate sind etwa ein Jahr bzw. bis zum angegebenen Haltbarkeitsdatum verwendbar. Da Wärme, Licht und Luft ihre Wirkung vermindert, sollten sie an einem kühlen, dunklen Ort, etwa im Schrank, aufbewahrt werden.

Vitamin C

Vitamin C, das auch unter der Bezeichnung Ascorbinsäure bekannt ist, stärkt nicht nur das Immunsystem, sondern unterstützt die Produktion von Kollagen, dem wichtigsten Eiweißbaustein des Bindegewebes, das die Ausbreitung von Infektionen im Körper verhindert.

◆ Der Beweis Schon ein geringer Abfall des Vitamin-C-Spiegels genügt, um die Abwehrkraft zu schwächen. Eine dreimonatige Untersuchung mit gesunden Männern zwischen 25 und 43 Jahren ergab, dass eine tägliche Vitamin-C-Aufnahme von 20 mg oder weniger zu einer verzögerten Immunreaktion führte.

◆ Die richtige Dosis Laut Empfehlung der Deutschen Gesellschaft für Ernährung (DGE) liegt die Dosis bei 75 bis 125 mg pro Tag. In den USA wird anhand einer neuen Studie des National Institutes of Health auch eine Tagesdosis von 225 mg Vitamin C zur optimalen Krankheitsvorbeugung angesehen.

Allerdings ist die Annahme, dass größere Mengen nachhaltiger helfen, ein Trugschluss, denn mehr als 2000 mg Vitamin C pro Tag können Kopfschmerzen verursachen und zu vermehrtem Wasserlassen, schweren Verdauungsstörungen oder starken Rötungen im Gesicht führen. Außerdem können hohe Dosen Vitamin C die Ergebnisse einiger medizinischer Untersuchungen beeinflussen.

GESUNDHEITSTIPP

Geduld!

Die tägliche Vitaminpille lässt sich mit der Wartung des Autos vergleichen – lieber vorbeugen als reparieren! Bei Einnahme eines Ergänzungspräparats zur Behandlung einer Krankheit kann es allerdings einige Wochen dauern, bis man erkennt, ob es hilft. Ein Nutzen kann auch darin bestehen, dass es weiteren Begleiterscheinungen der Krankheit vorbeugt, ohne dass sie geheilt wird.

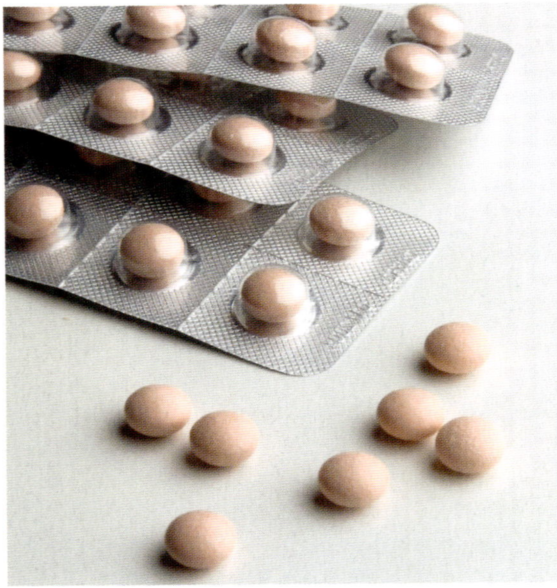

DIE VITAMINE des B-Komplexes sind zwar vielleicht nicht ganz so bekannt wie Vitamin C oder E, aber genauso wichtig!

Vitamin E

Wie wichtig Vitamin E für die Abwehrkraft ist, zeigt sich daran, dass die Vitamin-E-Konzentration in den Immunzellen wesentlich höher ist als in allen anderen Körperzellen. Es verhindert zudem die oxidative Schädigung der Zellen und sorgt für die richtige „Verdünnung" des Blutes, sodass die Immunzellen optimal in alle Teile des Körpers gelangen können.

Personen, die zur Vorbeugung von Blutgerinnseln Medikamente einnehmen müssen, wie z. B. Coumadin® (Wirkstoff Warfarin), ASS oder Knoblauchkapseln, sollten vor der Einnahme von Vitamin E zuerst den Arzt befragen, da es durch die Kombination mit Vitamin E zu übermäßigen Blutungen kommen könnte.

◆ **Der Beweis** In einer Studie wurden den Teil-nehmern im Alter von 65 oder mehr Jahren knapp 8 Monate lang täglich entweder 60 mg, 200 mg oder 800 mg Vitamin E bzw. ein Placebo gegeben. Die Immunwerte der aktiv Behandelten stiegen danach signifikant an, wobei die Probanden mit der 200-mg-Dosis am besten auf die Vitamin-E-Einnahme ansprachen. Diese Gruppe zeigte auch eine wesentlich stärkere Antikörperreaktion sowohl auf Hepatitis-B- als auch auf Tetanus-Impfstoffe, während sich bei der 800-mg-Gruppe keine besseren Ergebnisse zeigten als bei der 200-mg-Gruppe.

◆ **Die richtige Dosis** Laut Empfehlung der Deutschen Gesellschaft für Ernährung (DGE) liegt die individuelle Dosis bei 12 mg + 2–3 mg pro kg Körpergewicht. Als Beispiel: Bei einem Körpergewicht von 70 kg liegt die empfohlene Tagesdosis zwischen 152 und 222 mg Vitamin E pro Tag. Eine Überdosierung, d. h. von 1500 mg oder mehr, hat die gegenteilige Wirkung, denn sie schwächt das Immunsystem.

GUTE FRAGE!
Ist natürliches Vitamin E besser als synthetisches?

Ob natürliche oder synthetische Vitamine eingenommen werden, macht meist keinen Unterschied, mit Ausnahme von Vitamin E: Studien zeigen, dass natürliches Vitamin E (D-Alpha-Tocopherol) vom Körper besser verwertet wird als die synthetische Form (DL-Alpha-Tocopherol), die zwar wesentlich billiger ist als natürliches Vitamin E, aber nur eine von mehreren Komponenten ihres natürlichen Ebenbilds enthält.

Vitamin-B-Komplex

Wissenschaftliche Untersuchungen zeigen, dass vor allem Vitamin B_6 und Vitamin B_{12} für ältere Menschen wichtig sind, doch gerade diese Altersgruppe scheint die Vitamine nicht ausreichend aufnehmen und verwerten zu können. Dadurch kommt es häufig zu einem Mangel, der allerdings nur selten erkannt wird.

◆ **Der Beweis** Im Rahmen einer amerikanischen Studie zeigte sich, dass die Abwehrkraft von ansonsten gesunden älteren Menschen, bei denen das Vitamin B_6 fast vollständig aus der Ernährung gestrichen wurde, in der Folge nachließ. Außerdem lag die Menge an B_6, die sie benötigten, um die Immunkraft wieder herzustellen, über dem geschätz-

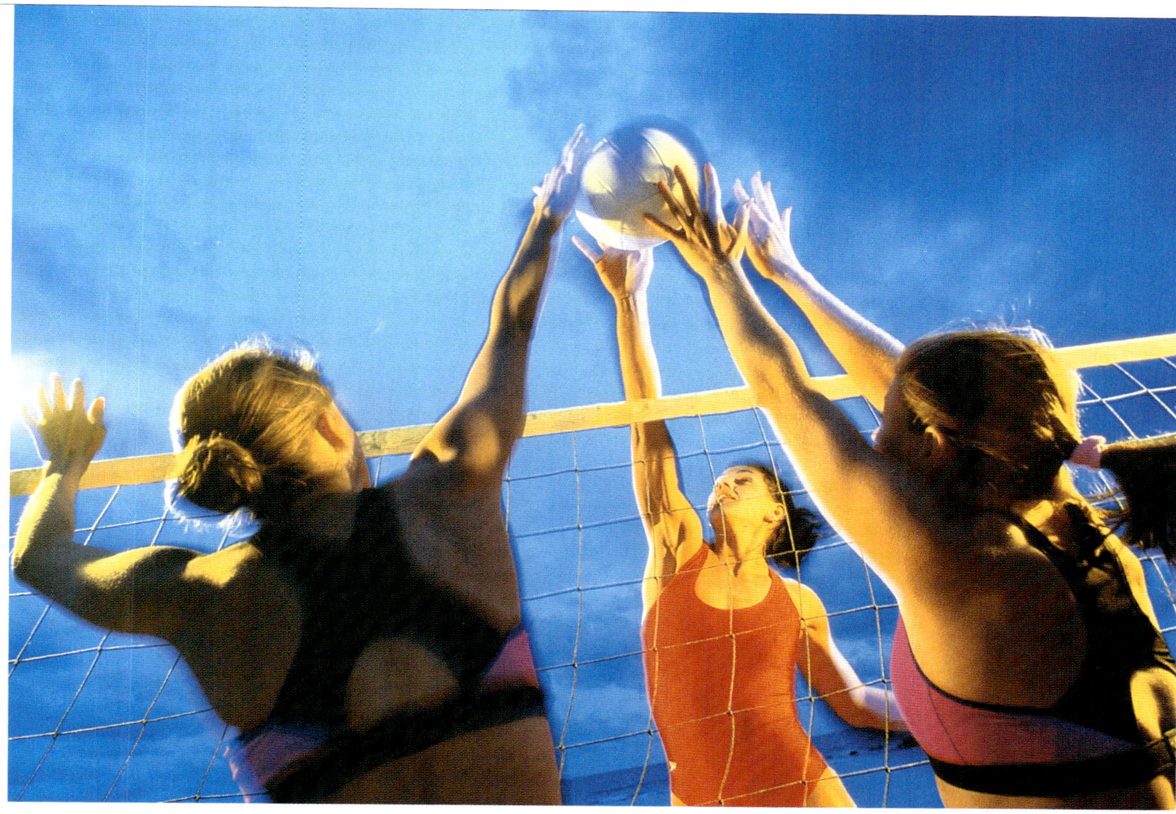

ten Durchschnittswert von 2 mg. Interessant war, dass bei einer Tagesdosis von 50 mg Vitamin B_6 die Immunwerte über den Ausgangswert anstiegen. Ähnliche Ergebnisse zeigte auch eine andere Studie, nach der ein niedriger Vitamin-B_{12}-Spiegel mit einer Schwächung des Immunsystems einherging: Nach einer Impfung gegen Lungenentzündung zeigte die Hälfte der Probanden – Personen über 65 Jahre mit einem leichten B_{12}-Mangel – eine geschwächte Immunreaktion.

◆ **Die richtige Dosis** Laut Empfehlung der Deutschen Gesellschaft für Ernährung (DGE) liegt die Tagesdosis für Vitamin B_1 bei 1,3 mg; für Niacin bei 17 mg; für Pantothensäure bei 6 mg; für Vitamin B_6 bei 1,8 mg; für Vitamin B_{12} bei 5 mcg (Mikrogramm); für Folsäure bei 300 mcg und für Biotin bei 100 mcg.

Eisen

Die Hauptfunktion des Eisens besteht darin, die roten Blutkörperchen bei ihrem Sauerstofftransport durch den Körper zu unterstützen, indem es sich an ein Protein in den roten Blutkörperchen, das Hämoglobin, anheftet. Vor allem Frauen bis zur Menopause benötigen Eisen, um einer Eisenmangelanämie vorzubeugen, die zu einer Sauerstoffunterversorgung und einer damit verbundenen höheren Infektionsanfälligkeit führt. Dabei gilt, dass eine von fünf Frauen vor der Menopause an einer Anämie aufgrund starker Blutungen während der Periode leidet, aber natürlich kann auch jeder andere größere Blutverlust zu Eisenmangel führen.

FRAUEN, die viel Eisen über das Essen – Geflügel, Fleisch und Blattgrün – aufnehmen, leiden weniger oft an Eisenmangel.

◆ **Der Beweis** In einer Studie wurde festgestellt, dass die Frauen, die ein Eisenergänzungspräparat einnahmen, deutlich mehr von den Vorteilen körperlicher Bewegung profitierten als die Vergleichsgruppe. Und eine Untersuchung mit HIV-positiven Männern zeigte, dass eine hohe Eisendosis das Risiko einer Aids-Erkrankung senkte.

◆ **Die richtige Dosis** Laut Empfehlung der Deutschen Gesellschaft für Ernährung (DGE) liegt die Tagesdosis bei 15 mg. Eisenpräparate sollten nicht ohne Grund eingenommen werden, da eine Überdosierung ebenso ungesund ist wie eine Anämie.

Magnesium

Magnesium ist vor allem an der Entstehung der weißen Blutkörperchen beteiligt, die wichtig bei der Bekämpfung von Krankheiten sind. Bei einem Magnesiummangel, der u. a. auch durch Stress ausgelöst werden kann, kommt es zu einem Mangel an Immunglobulinen bzw. Antikörpern und fördert die Entstehung von freien Radikale.

◆ **Der Beweis** Studien zeigen, dass einige Krebsformen wie Lymphkrebs und Leukämie in Gegenden mit niedrigen Magnesiumkonzentrationen im Boden und den entsprechend niedrigen Lebensmittelwerten häufiger vorkommen als an anderen Orten.

◆ **Die richtige Dosis** Laut Empfehlung der Deutschen Gesellschaft für Ernährung (DGE) liegt die Tagesdosis bei 350 mg. Zu den Nahrungsmitteln, die reich an Magnesium sind, zählen Tofu, Mandeln, Cashewkerne, Paranüsse und Melasse.

Selen

Selen ist ein ausgezeichnetes Antioxidans, das die Zellen vor Schädigungen durch freie Radikale schützt. Außerdem ist es eine Vorstufe der Glutathionperoxidase, eines weiteren wichtigen Antioxidans, das nur mithilfe von Selen vom Körper verwertet werden kann.

◆ **Der Beweis** In einer Studie wurde Selen als mögliches Vorbeugungsmittel von Hautkrebs an rund 1300 Patienten getestet. Diese erhielten über viereinhalb Jahre hinweg täglich entweder ein Placebo oder 200 mcg Selen und wurden weitere 6 Jahre überwacht. Die Ergebnisse zeigten zwar keine Senkung des Hautkrebsrisikos, doch bei der mit Selen behandelten Gruppe zeigte sich ein um 37 % geringeres Risiko, an Krebs zu erkranken, und die durch Krebs bedingten Todesfälle gingen um 50 % zurück. Bei einigen Krebsarten zeigte sich dieser positive Effekt noch deutlicher: Das Risiko für Prostatakrebs sank um 63 %, für Darmkrebs um 58 % und für Lungenkrebs um 53 %.

Weitere Studien lassen vermuten, dass in Gegenden mit hoher Selenkonzentration im Boden das Risiko für Krebs sinkt bzw. dass Krebs bei niedrigem Selen- bzw. Glutathionspiegel häufiger auftritt.

◆ **Die richtige Dosis** Laut Empfehlung der Deutschen Gesellschaft für Ernährung (DGE) liegt die Tagesdosis bei 100 mcg Selen, allerdings wird diese Menge von vielen Menschen nicht erreicht. Essen Sie deshalb zur Abdeckung des

So helfen Ergänzungspräparate

Ergänzungspräparate – ob Vitamine, Mineralien, Kräuter oder Mikronährstoffe – können dazu beitragen, fehlende Nährstoffe auszugleichen und leichte körperliche Störungen zu beheben, die vom jeweiligen Alter, möglichen Erbfaktoren und natürlich der Lebensführung abhängig sind. Aber beachten Sie dabei bitte:

1. **Es gibt keine Zauberpillen.** So gut sie auch sein mögen – Ergänzungspräparate sind nur eine Ergänzung. Wenn es darum geht, Ihr Immunsystem zu stärken, können sie eine gute Ernährung, viel Bewegung, Stressabbau und Schlaf nicht ersetzen.
2. **Fragen Sie Ihren Arzt.** Wenn Sie unsicher sind, lassen Sie sich von Ihrem Arzt beraten, welche Ergänzungspräparate in Ihrem speziellen Fall geeignet sind und welche Dosierungen Sie beachten sollten.
3. **Nutzlose Pillen?** Wenn Sie Ergänzungspräparate aus einem bestimmten Grund einnehmen, aber nach 1–2 Monaten keine Besserung eingetreten ist oder sich die Symptome sogar verschlimmern, sollten Sie den Arzt aufsuchen.

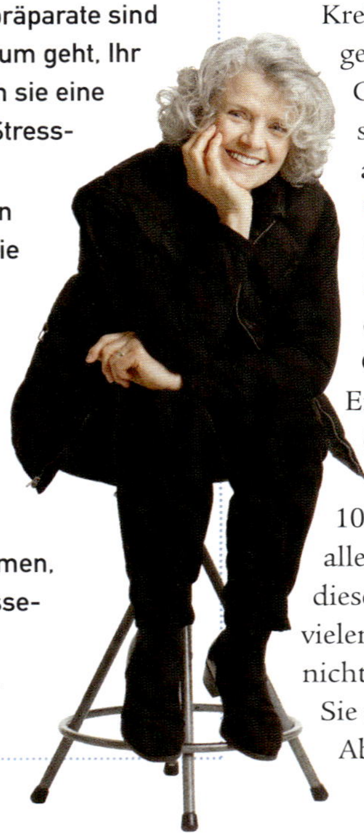

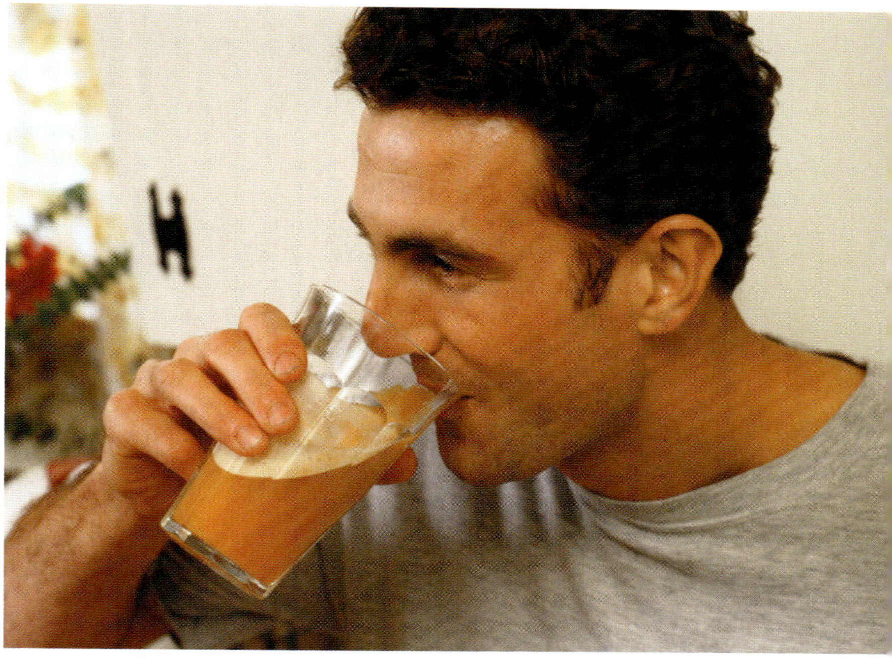

DIE VITALITÄT lässt sich durch Vitamine und Mineralien, aber auch durch weniger bekannte Stoffe fördern.

täglichen Bedarfs möglichst regelmäßig Paranüsse (eine Nuss enthält rund 120 mcg Selen). Weitere gute Selenquellen sind Brokkoli, Meeresfrüchte, Geflügel und Knoblauch. Viele Experten raten sogar zu einer Nahrungsmittelergänzung von täglich bis zu 400 mcg Selen, was der (unbedenklichen) Obergrenze entspricht. Dies gilt aber nicht, wenn Sie regelmäßig selenreiche Lebensmittel essen. In höheren Konzentrationen kann Selen toxische Reaktionen (Selenosen) in Form von Haarausfall und Schäden an Finger- und Fußnägeln auslösen.

Zink

Zink ist für die Erhaltung und die Funktion des Gewebes wichtig. Außerdem nimmt man an, dass es die Bildung der T-Zellen fördert und die Entstehung der Viren hemmt, die für das Auftreten grippaler Infekte zuständig sind. Zink wird zudem für die DNA-Synthese benötigt, die wesentlich am Wachstums- und Heilungsprozess beteiligt ist.

◆ **Der Beweis** In einer Studie wurde Patienten mit Erkältungssymptomen tagsüber alle 2 Stunden 13,3 mg Zink bzw. ein Placebo gegeben. Die Zink-Gruppe hatte daraufhin deutlich weniger Erkältungsbeschwerden wie Husten oder eine verstopfte Nase als die Kontrollgruppe.

◆ **Die richtige Dosis** Laut Empfehlung der Deutschen Gesellschaft für Ernährung (DGE) liegt die Tagesdosis bei 13 mg, wobei ein Zinkmangel vor allem strenge Vegetarier betrifft, die weder zinkreiches Fleisch noch Meeresfrüchte essen. Zur Bekämpfung einer Erkältung ist allerdings eine Dosis von 25 mg alle 2 Stunden nötig – am besten in Form von Lutschpastillen, da das Zink auf diese Weise genau dort freigesetzt wird, wo die Erkältungsviren bekämpft werden müssen, nämlich an den Schleimhäuten von Mund und Hals.

Weitere Helfer für das Immunsystem

Neben den lebenswichtigen Vitaminen A, B, C, D, E und K, die oft daher auch als essenzielle Vitamine bezeichnet werden, benötigt der menschliche Körper eine Reihe weiterer Substanzen – Enzyme, Antioxidanzien und Eiweißbausteine –, die für das Immunsystem wichtig sind. Nicht über alle diese Stoffe gibt es bereits gesicherte Erkenntnisse, doch so vorläufig sie auch sein mögen, sie zeigen, dass unser Wissen hinsichtlich des Zusammenhangs zwischen Nährstoffen und Gesundheit bzw. Krankheit immer noch am Anfang steht. Im Folgenden finden Sie einige der weniger bekannten Substanzen, deren Vorhandensein im Körper eindeutig zur Stärkung des Immunsystems beiträgt.

Alpha-Liponsäure

Alpha-Liponsäure erhöht den Spiegel an Adenosintriphosphat (ATP), eine Substanz, die von nahezu allen Zellen benötigt wird. Darüber hinaus gilt sie als einzigartiges Breitspektrum-Antioxidans, da sie freie Radikale sowohl in Wasser als auch in Fett bindet und zerstört, indem sie die Zellwände wie auch

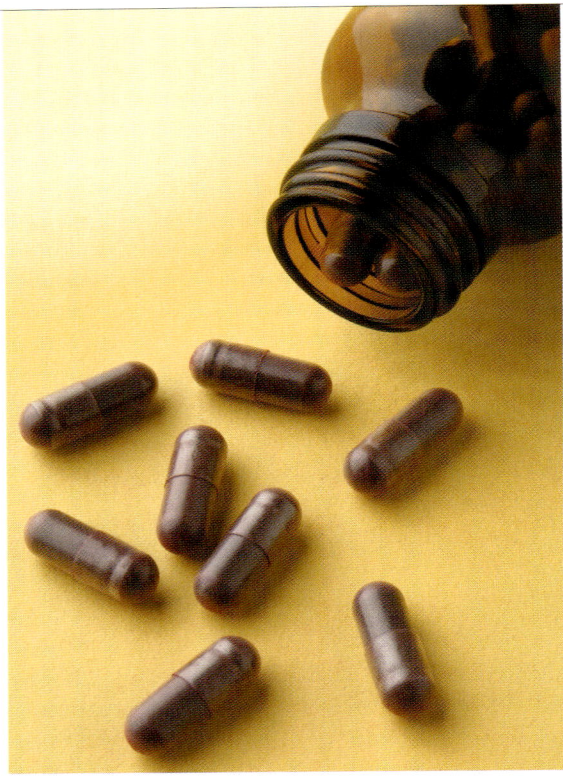

TRAUBENKERN-EXTRAKT stärkt die Blutgefäße und erleichtert dadurch den Immunzellen, sich im Körper besser fortzubewegen.

den Zellkern beeinflussen kann. Außerdem bewirkt Alpha-Liponsäure, dass verschiedene Antioxidanzien, die sonst nach erfolgreicher Zerstörung freier Radikale absterben würden, mehrfach vom Organismus genutzt werden können, weshalb sie auch als „Universal-Antioxidans" bekannt ist.

◆ **Der Beweis** In einer Tierstudie, bei der Mäuse eine Vitamin-E-Mangeldiät bekamen, nahmen fast alle Tiere ab und wurden sehr krank. Nur die Mäuse, die daneben Alpha-Liponsäure bekommen hatten, blieben völlig gesund. Weitere Untersuchungen lassen vermuten, dass Alpha-Liponsäure, die manchmal auch Thioctsäure genannt wird, bei der Behandlung von Diabetes, Schwermetallvergiftungen und Strahlenschäden hilfreich sein könnte. Darüber hinaus zeigen vorläufige Forschungsergebnisse, dass sie die HIV-Zellvermehrung unterdrücken und die Immunkraft bei Aids-Patienten stärken könnte. In Deutschland ist Alpha-Liponsäure verschreibungspflichtig und wird bei Diabetes zur Behandlung von Nervenschäden eingesetzt.

◆ **Die richtige Dosis** Der Körper bildet selbst genügend Alpha-Liponsäure, die für einen reibungslosen Stoffwechsel nötig ist; zu einem Antioxidans wird Alpha-Liponsäure allerdings erst dann, wenn sie im Körper als Überschuss vorhanden ist, wobei nur wenige Nahrungsmittel (Hefe und Leber) etwas mehr Alpha-Liponsäure enthalten.

◆ **Nebenwirkungen.** Obwohl Alpha-Liponsäure (mit Ausnahme einiger Berichte über allergische Reaktionen) unbedenklich zu sein scheint, sind Langzeitwirkungen bei Einnahme hoher Dosen nicht bekannt.

Coenzym Q10

Dieses bemerkenswerte Coenzym – eine Substanz, die andere Enzyme bei ihrer Arbeit unterstützt – ist in jeder Körperzelle vorhanden und für die Energiegewinnung erforderlich. Seit seiner Entdeckung im Jahr 1957 hat sich Coenzym Q10 als so wichtig für den Organismus erwiesen, dass es manchmal auch als „Vitamin Q" bezeichnet wird. Die in Tierversuchen gewonnenen Erkenntnisse lassen vermuten, dass es als starkes Immunstimulans die Zahl der Granulozyten erhöht, die vor allem zur Bekämpfung parasitärer Infektionen wichtig sind. Darüber hinaus hemmt Coenzym Q10 Entzündungen und beugt durch die Zerstörung freier Radikale Krebs vor. Außerdem reduziert es die Anfälligkeit für Diabetes, das chronische Müdigkeitssyndrom, Herzerkrankungen und viele andere Krankheiten.

◆ **Der Beweis** Obwohl es noch zu früh ist, Coenzym Q10 als ausgewiesenes Krebsmittel zu bezeichnen, ergab eine dänische Studie mit Brustkrebs-Patientinnen, dass diejenigen, die mehrere Monate lang täglich 390 mg Coenzym Q10 eingenommen hatten, eine verstärkte Immunreaktion zeigten. Bei einigen Patientinnen trat eine Besserung ein, und eine Frau wurde sogar krebsfrei. Bei Patienten, die am offenen Herzen operiert wurden, zeigte sich, dass sich diejenigen, die 14 Tagen vor dem Eingriff und bis 30 Tage nach dem Eingriff täglich 100 mg Coenzym Q10 bekamen, rascher erholten als eine Placebogruppe. Die Ergebnisse einer Studie mit Aids-Patienten lassen zudem vermuten, dass ein dauerhaft hoher Coenzym-Q10-Spiegel den Krankheitsverlauf verlangsamt.

◆ **Die richtige Dosis** Coenzym Q10 ist in geringen Mengen in zahlreichen Lebensmitteln enthalten, in hohen Konzentrationen jedoch vor allem in Innereien (Herz, Leber, Nieren) sowie in Rindfleisch, Sojaöl, Sardinen, Makrelen und Erdnüssen. Da Coenzym Q10 fettlöslich ist, muss es immer mit etwas Fett aufgenommen werden, was aber in der Regel kein Problem darstellt, da Lebensmittel, die Coenzym Q10 enthalten, bereits fetthaltig sind (bei Ergänzungspräparaten sollten Sie ein Präparat auf Ölbasis wählen). Die empfohlene Dosierung liegt bei täglich zweimal 30–60 mg Coenzym Q10, das mit der Mahlzeit eingenommen werden sollte.

◆ **Nebenwirkungen** Vereinzelt sind beschleunigter Puls und Magenverstimmungen belegt. Da Coenzym Q10 die Wirkung von Medikamenten zur Anregung der Herzfunktion verstärken kann, sollten Sie, sofern Sie verschreibungspflichtige Herzmedikamente einnehmen, vor der Einnahme von Coenzym Q10 mit Ihrem Arzt darüber sprechen.

Traubenkernextrakt

Der Extrakt aus den Kernen roter Trauben enthält reichlich Procyanidolin-Oligomere (PCO) – Substanzen, die noch weitaus größere antioxidative Eigenschaften aufweisen als Vitamin C und E. Sie erhöhen den Blutfluss bis in die kleinsten Blutgefäße der Extremitäten und helfen so den Immunzellen, schnell zu ihrem Bestimmungsort zu gelangen, sollen an der Reparatur von Krebs erregenden DNS-Schäden beteiligt sein und dank ihrer entzündungshemmenden Wirkung auch bei Allergien helfen.

◆ **Der Beweis** Eine Studie zeigte, dass Traubenkernextrakt in hohen Konzentrationen die Aktivität von Brust- und Lungenkrebszellen um 47 % senkte.

◆ **Die richtige Dosis** Die empfohlene Tagesdosis liegt bei 100 mg; am besten geeignet sind Ergänzungspräparate mit 92 bis 98 % standardisierten PCO. Kiefernrindenextrakt, das aus der Rinde der Mittelmeerkiefer gewonnen wird, enthält die gleichen aktiven Inhaltsstoffe, ist aber erheblich teurer.

◆ **Nebenwirkungen** Nicht bekannt.

L-Carnithin

Dieses Aminosäurederivat spielt eine wichtige Rolle bei der Verwertung der körpereigenen Fettspeicher und sorgt dafür, dass die Zellen im gesamten Herz-Kreislauf-System bei akuter Belastung durch chronische Erkrankungen wie Diabetes oder Herzkrankheiten gesund bleiben. L-Carnithin scheint auch die Sauerstoffaufnahme – besonders bei Sportlern – zu fördern und eine antioxidative Wirkung zu haben.

◆ **Der Beweis** HIV-Patienten haben häufig niedrigere L-Carnithin-Konzentrationen im Blut als Gesunde. In einer Studie wurde jedoch bei HIV-Patienten die Aktivität der weißen Blutkörperchen nach einer täglichen Dosis von 6 g L-Carnithin innerhalb von 6 Monaten deutlich gesteigert.

◆ **Die richtige Dosis** L-Carnithin wird vom Körper selbst hergestellt; vor allem bei Krankheiten und während einer Schwangerschaft kann es jedoch zu einer verringerten Produktion kommen. Gute Lieferanten sind Molkereiprodukte und Fleisch, wobei rotes Fleisch am meisten L-Carnithin enthält. Da Getreide, Obst und Gemüse wenig bis gar kein L-Carnithin aufweisen, sollten strenge Vegetarier eventuell täglich bis zu 100 mg zusätzlich aufnehmen, entweder als Einzel- oder als Kombipräparat zusammen mit anderen Aminosäuren.

◆ **Nebenwirkungen** Gelegentlich kann es bei sehr hohen Dosen zu Übelkeit, Durchfall und Magenverstimmungen kommen.

> „Der Körper ist der eigentliche Held – und weder die Wissenschaft noch Antibiotika, Maschinen oder neue Geräte."
>
> DR. RONALD J. GLASSER, KINDERNEPHROLOGE

Gesundes Essvergnügen

Wie viel Disziplin! Dieses Kompliment hört jeder gerne, der sich um eine gesunde Ernährung bemüht. Aber strenge Selbstkasteiung beim Essen führt nicht weit, denn wenn es nicht mit Genuss verbunden ist, werden Sie in kurzer Zeit vermutlich wieder in alte Essgewohnheiten zurückfallen.

Strenge Diäten funktionieren meist nicht, denn sie bringen Stress, Zeitaufwand und oft auch Misserfolge mit sich, da man früher oder später doch aufgibt. Und das trägt dazu bei, dass man sich als Versager fühlt.

Keine heroische Willenskraft ist dagegen nötig, wenn man einfach gesündere Lebensmittel in die tägliche Ernährung einbaut – jeweils nur kleinere Kurskorrekturen in den Essgewohnheiten, die aber zusammengenommen zu einem dauerhaften Erfolg führen. Mit etwas Planung und dem Gewahrsein des Rechts, sein Essen Tag für Tag genießen zu dürfen, ist es noch leichter, sich gesünder zu ernähren. Und je sättigender eine Mahlzeit ist, desto seltener wird man auch zu Ungesundem greifen.

Neue Perspektiven

Werfen Sie ab jetzt Ihre Vorstellungen von einer 100-%-Diät über Bord, denn sie ist unrealistisch! Beginnen Sie stattdessen damit, bewusst und mit Genuss zu essen. Dann haben Sie die Gewissheit, nicht nur etwas Gutes für sich zu tun, sondern das, was Sie essen, wird auch länger vorhalten, weil es besser schmeckt und Sie keinen „Ersatz" brauchen.

◆ **Mehr Vielfalt – mehr Freude** Jeder Mensch neigt verständlicherweise zu einer abwechslungsreichen Ernährung, um die ausreichende Zufuhr unterschiedlicher Nährstoffe zu gewährleisten. Allzu oft wird dieser Trieb jedoch falsch befriedigt – etwa durch ein breites Spektrum an Süßigkeiten anstelle von Gemüse unterschiedlicher Art. Optimal ist es, den täglichen Bedarf an Kohlenhydraten und Eiweiß über den Tag verteilt aus mehreren Quellen zu decken – vorzugsweise aus Vollkornprodukten, (stärkehaltigem) Gemüse, Obst, Nüssen und Tofu. Essen Sie auch häufig Zwischenmahlzeiten – sie haben mehr Abwechslung und übermäßige Hungergefühle entstehen erst gar nicht. Und bestellen Sie im Restaurant lieber zwei Vorspeisen statt eines Hauptgerichts, um mehrere Geschmacksrichtungen zu genießen, ohne dabei mehr zu essen.

◆ **Mehr Gewürze – mehr Genuss** Würzen Sie nach Herzenslust: Streichen Sie Senf auf das Gemüsesandwich, geben Sie Sojasauce über den Brokkoli, und aromatisieren Sie kalorienarme Salatsaucen mit Ingwer oder Kumin.

◆ **Gelüste sind keine „Sünde"** Gönnen Sie sich ab und zu etwas „Verbotenes". So enthalten Sie sich nichts vor und auf Dauer wird Ihnen das „gesunde" Essen leichter fallen. Wenn Sie z. B. Lust auf Eis haben, können Sie die Kalorien bei anderen Milchprodukten oder beim Fettverbrauch wieder einsparen.

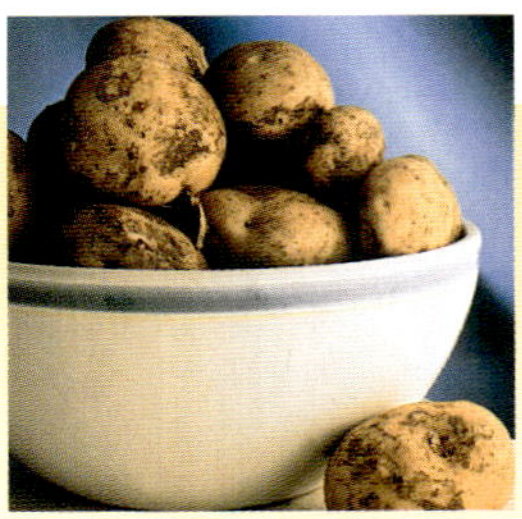

HÄTTEN SIE'S GEWUSST?

Gemüse von morgen

Keine Frage: Mit guter Ernährung lässt sich das Risiko gefährlicher Krankheiten senken. Jetzt aber sind neue Gemüse in Erprobung, die garantieren, dass bestimmte Krankheiten gar nicht erst auftreten: In Tierstudien wurde gezeigt, dass genetisch veränderte Kirschtomaten die Produktion von Antikörpern gegen das RS-Virus (**r**espiratory **s**yncytial **v**irus) fördern, das eine vor allem für Kleinkinder und ältere Menschen gefährliche Infektion auslöst. Und Wissenschaftler der Cornell University erzielten erste Erfolge mit Kartoffeln, die einen essbaren Impfstoff gegen das Norwalk-Virus enthalten, einen Verursacher von Lebensmittelvergiftungen.

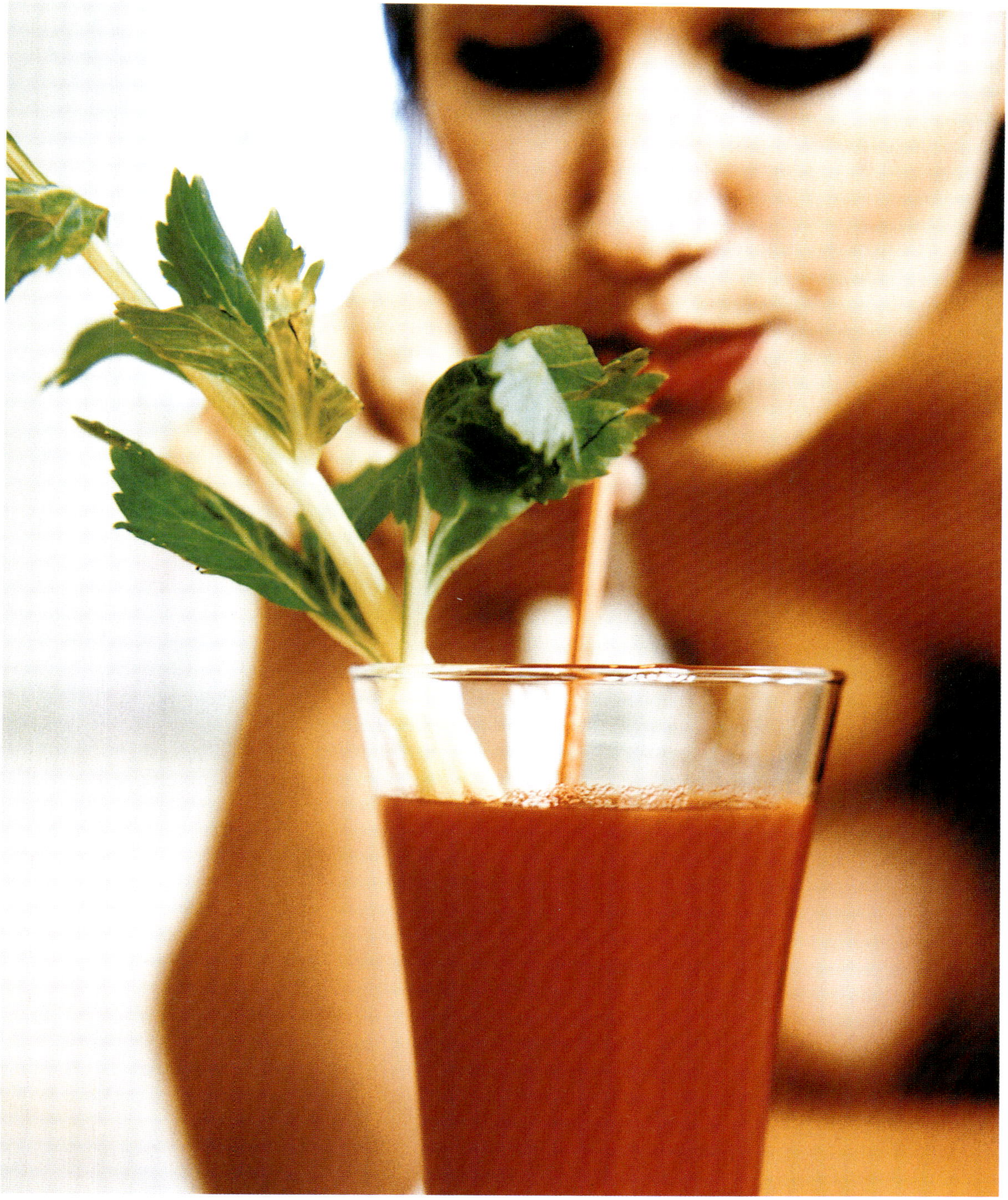

„Psychologisch ist Essen mit Freude und Befriedigung verbunden. Das sollte auch dann so bleiben, wenn man sich gesund ernährt.“

DR. JANET WALBERG RANKIN, PROFESSORIN FÜR ERNÄHRUNG, VIRGINIA TECH UNIVERSITY

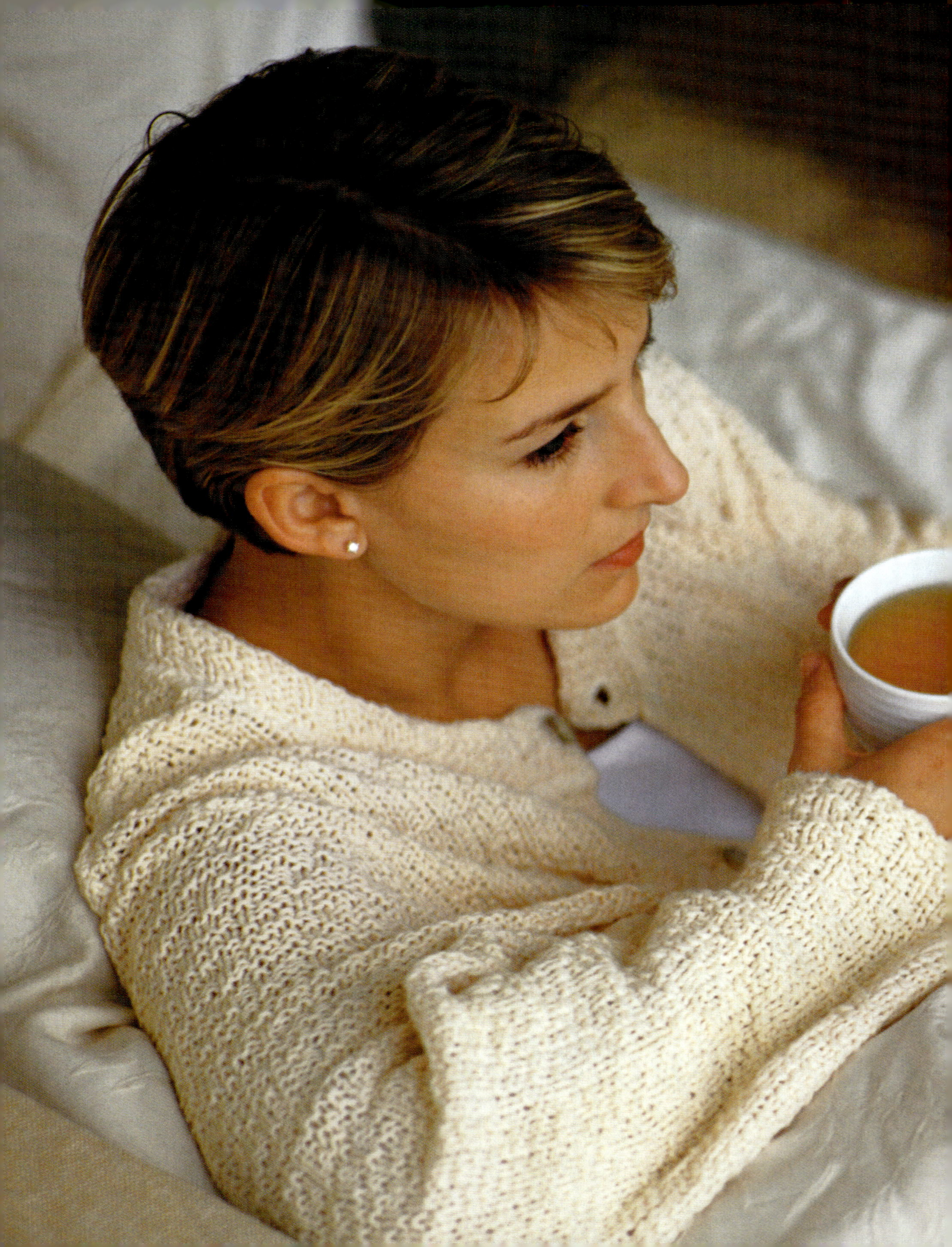

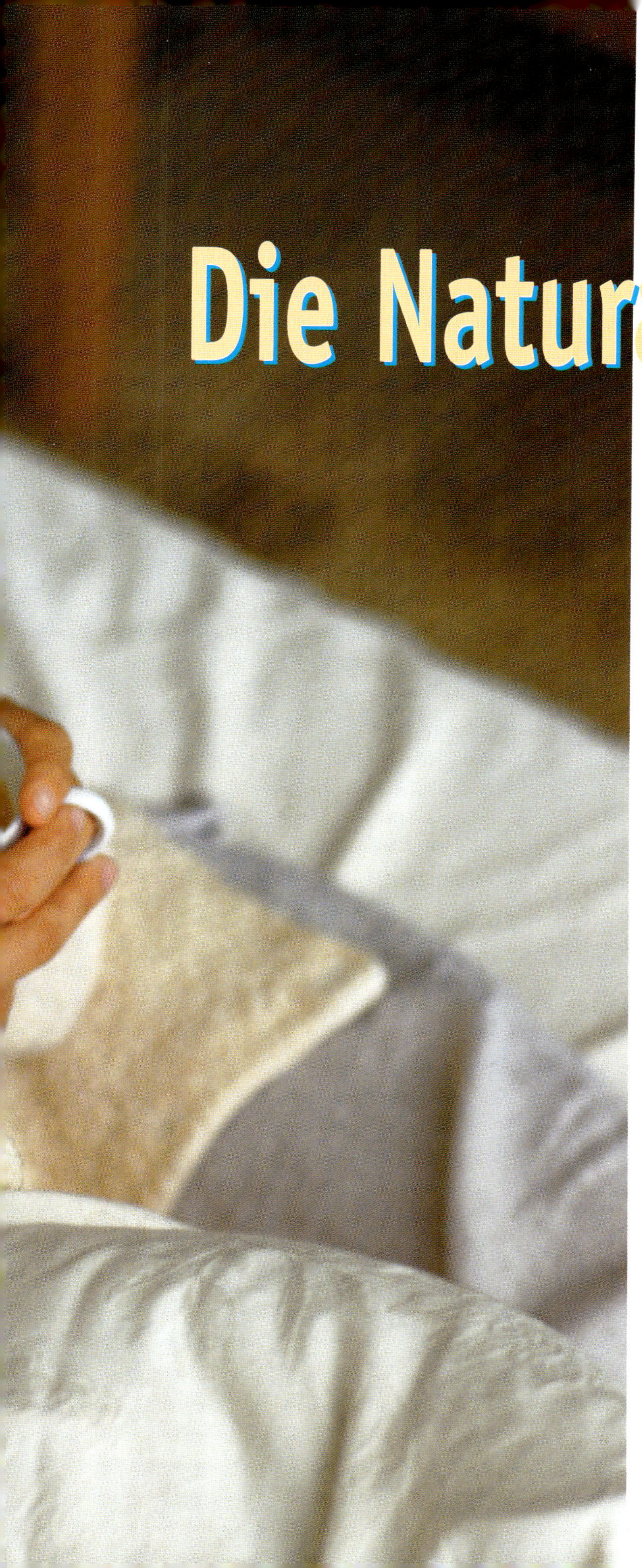

Die Naturapotheke

Schon vor Tausenden von Jahren – lange bevor man etwas über Bakterien und Viren wusste – verwendeten Heilkundige pflanzliche Heilmittel, um die körperlichen Abwehrkräfte gegen Krankheiten zu stärken. Heute bestätigt die moderne Wissenschaft, dass viele der alten Arzneien tatsächlich das Immunsystem auf Touren bringen.

Immunstimulierende Pflanzen

Heilpflanzen sind ein kostbares Geschenke der Natur. Sie enthalten zahlreiche Wirkstoffe, die die Kraft haben, zu heilen, und werden in der Volksmedizin schon seit ältesten Zeiten angewandt. Doch in falscher Dosierung können manche auch giftig sein.

Die gleichen Inhaltsstoffe, die eine erwünschte Heilwirkung auf den Körper haben, können unter bestimmten Bedingungen ebenso unerwartete und in vielen Fällen auch ernste Probleme mit sich bringen. Aus den Schlagzeilen über die Wunderkräfte eines viel gepriesenen Mittels geht meist nicht deutlich hervor, ob die zitierten Ergebnisse lediglich auf Labor- und Tierversuchen beruhen oder ob auch Untersuchungen am Menschen durchgeführt wurden, mit denen sich potenzieller Nutzen und Schaden einer Heilpflanze eindeutig abwägen lassen.

Um Ihnen bei der Orientierung zu helfen, werden in diesem Kapitel einige bekannte Heilpflanzen vorgestellt, die nachgewiesermaßen die Heilung fördern und denen eine immunstärkende Wirkung nachgesagt wird. Es hat sich gezeigt, dass diese Heilmittel im Allgemeinen unbedenklich sind – vorausgesetzt, man folgt genauestens den Anweisungen auf den Beipackzetteln und beachtet die nachstehenden Regeln .

◆ **Fragen Sie zuerst Ihren Arzt.** Verwenden Sie niemals Heilkräuter zur Behandlung von Symptomen und gesundheitlichen Beschwerden, deren Ursache Sie nicht genau kennen. Lassen Sie sich zuerst von Ihrem Arzt untersuchen, insbesondere wenn Sie eine chronische Krankheit haben, schwanger sind oder stillen. Fragen Sie einen Kinderarzt oder einen anderen Facharzt, bevor Sie sich entschließen, Ihren Kindern, vor allem Kindern unter 5 Jahren, pflanzliche Produkte verabreichen.

◆ **Seien Sie vorsichtig.** Wenn Sie sich entschließen, einen Heilpraktiker aufzusuchen, fragen Sie ihn zunächst nach seiner Ausbildung und seiner Erfahrung. Meiden Sie auf jeden Fall jeden Heilpraktiker, der darauf drängt, dass Sie Ihre Behandlung mit den Methoden der konventionellen Medizin abbrechen, oder der nicht bereit ist, sich mit Ihrem Arzt abzusprechen.

◆ **Lesen Sie den Beipackzettel.** Naturheilmittel können sich in ihrer Wirksamkeit von Hersteller zu Hersteller unterscheiden. das liegt an der unterschiedlichen Dosierung der wirksamen Inhaltsstoffe. Halten Sie sich deshalb genauestens an die Dosierungsangaben, die auf dem Beipackzettel angegeben sind, auch wenn diese sich von den Richt-

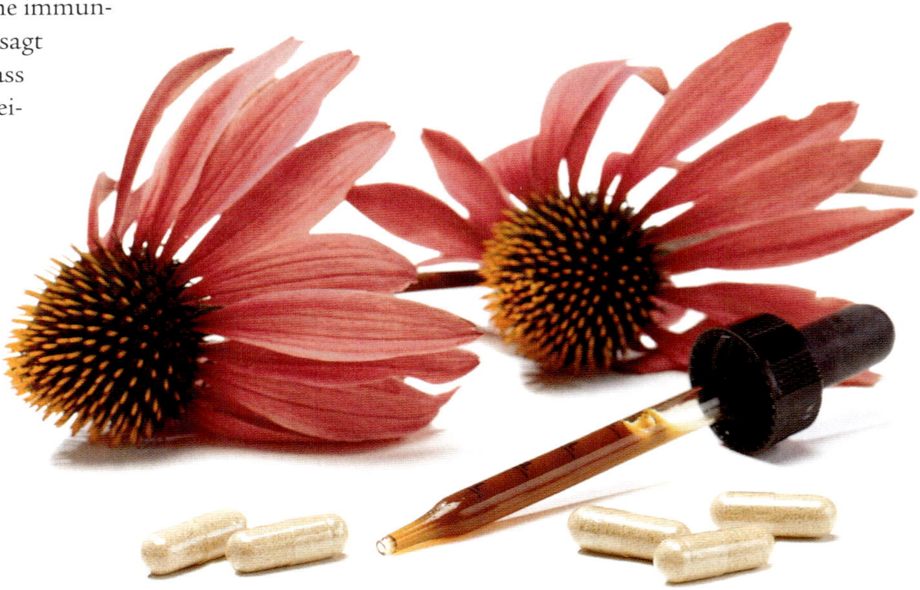

Umschläge mit ECHINACEA, dem Roten Sonnenhut, fördern die Heilung von Wunden.

werten, die Sie vielleicht anderswo gelesen haben, unterscheiden.

◆ **Doppelt ist nicht besser.** Nehmen Sie niemals gleichzeitig zwei Medikamente ein, die die gleiche Wirkung haben, wie z. B. Johanniskraut und ein chemisch-synthetisches stimmungsaufhellendes Mittel.

◆ **Fragen Sie Ihren Apotheker.** Manche Heilpflanzen führen zu unerwünschten Wechselwirkungen mit bestimmten Medikamenten wie Blutverdünnungsmitteln, Beruhigungsmitteln und Antidepressiva (siehe S. 99). Ihr Apotheker kann Sie diesbezüglich informieren und beraten.

◆ **Hören Sie auf Ihren Körper.** Selbst wenn Sie bisher keine Allergie hatten, kann es durchaus vorkommen, dass Sie auf ein pflanzliches Mittel allergisch reagieren. Falls Sie ungewöhnliche Symptome feststellen, brechen Sie die Einnahme ab und gehen Sie zum Arzt. Wenn nach der Einnahme Atembeschwerden auftreten sollten, wählen Sie den Notruf 112.

◆ **Die besten Immun-Fitmacher** Anhänger der Naturheilkunde, aber auch vetreter der Schulmedizin sind insbesondere von der außergewöhnlichen immunstimulierenden Wirkung zweier Pflanzen beeindruckt – von der Tragantwurzel sowie dem Roten Sonnenhuts.

Tragant (Astragalus)

Astragalus membranaceus

In der jahrtausendealten traditionellen chinesischen Medizin ist es das Mittel der Wahl zur Behandlung infektanfälliger Personen. Es steigert die Wirkung von Interferon, dem körpereigenen Abwehrstoff gegen Viren, und erhöht vermutlich die T-Zellen-Aktivität.

◆ **Befunde** Ein interessantes Ergebnis stammt vom Medical Center der Universität von Texas in Houston. Dort durchgeführte Laborversuche zeigten, dass die Polysaccharide (eine Art Kohlenhydrate), die im Tragant enthalten sind, bei Krebspatienten die Funktion zerstörter Immunzellen wieder herstellen konnten.

ZAHLEN UND FAKTEN: HEILPFLANZEN

250 000–500 000

Pflanzenarten gibt es ungefähr auf der Erde, ein ungeheures Potenzial, das noch auf seine Entdeckung wartet.

5000

Pflanzenarten wurden bislang auf ihre medizinische Anwendbarkeit untersucht.

70

Prozent der niedergelassenen Allgemeinärzte verschreiben einer Umfrage zufolge auch pflanzliche Arzneimittel.

20–30

Prozent der in Deutschland verordneten Medikamente enthalten pflanzliche Inhaltsstoffe.

◆ **Anwendung** Lassen Sie 3 Esslöffel getrocknete, zerkleinerte Wurzel in 3 Tassen Wasser oder Brühe für 30 Minuten auf kleiner Flamme kochen; trinken Sie 3-mal täglich 1 Tasse. Achten Sie auf die Anweisungen in der Packungsbeilage.

◆ **Gegenanzeigen** Tragant ist für Personen, die an Autoimmunerkrankungen wie multipler Sklerose leiden, nicht zu empfehlen. Auch sollte es nicht zusammen mit Immunsuppressiva eingenommen werden.

Echinacea (Roter Sonnenhut)

Echinacea angustifolia, E. pallida, E. purpurea

Diese Pflanzen aus Nordamerika bildeten die wichtigsten Heilmittel der Prärieindianer. Heute werden sie überall auf der Welt gegen Erkältungen und Grippe eingesetzt, da sie die Immunabwehr – z. B. Interferon, T-Zellen und natürliche Killerzellen (NK-Zellen) – stimulieren. Die in Echinacea enthaltenen Polysaccharide (Kohlenhydratmoleküle) unterstützen die Regeneration der Haut, weswegen die Pflanze auch zur Wundheilung eingesetzt wird.

◆ **Befunde** Deutsche Wissenschaftler haben bei diesen bemerkenswerten Pflanzen eine Reihe infektionshemmender Eigenschaften entdeckt. In einer Studie erhielten 108 zu Infektionen der oberen Luftwege neigende Personen über den Zeitraum von 8 Wochen 2-mal täglich entweder ein Placebo oder 4 ml frisch gepressten Saft aus den Blättern von *Echinacea purpurea*. Die Studienteilnehmer, die Echinacea bekommen hatten, waren im Vergleich zu den anderen an doppelt so vielen Tagen infektionsfrei; bei einer Erkrankung waren ihre Symptome weniger stark ausgeprägt und von kürzerer Dauer. Am besten bewährt hat sich Echinacea bei der Behandlung von Erkältungen und Grippe. In einer weiteren Studie wurden 199 Probanden nach dem Zufallsprinzip in zwei Gruppen aufgeteilt, von denen die eine bei ersten Erkältungsanzeichen eine Tagesdosis von 240 mg eines *E.-purpurea*-Extrakts, die andere ein Placebo erhielten. Die Verabreichung erfolgte über 8 Tage in Form von zwei Tabletten täglich. Es wurde in 68 % der Fälle eine Wirksamkeit von Echinacea, in nur 40 % eine Wirksamkeit des Placebos festgestellt.

Der Rote Sonnenhut könnte noch weitere positive Eigenschaften haben: Laut einer Veröffentlichung der Fachzeitschrift *Immunopharmacology* zeigten Untersuchungen mit *E.-purpurea*-Extrakt, dass er die Immunantwort bei Patienten mit chronischem Ermüdungssyndrom und Aids verstärken kann, gemessen anhand der NK-Zellen-Aktivität. Es gibt jedoch Kontroversen über die Unbedenklichkeit von Echinacea bei Aidspatienten.

◆ **Anwendung** Nehmen Sie beim ersten Anzeichen einer Erkältung 3-mal täglich 1–2 Teelöffel eines standardisierten *E.-purpurea*-Extrakts ein und behalten Sie dies für 8–10 Tage bei. Da es sich um ein allgemein immunstimulierendes Mittel handelt, raten Heilpraktiker dazu, Echinacea in Zyklen einzunehmen: 10 Tage lang 300 mg täglich, eine Woche lang nichts, dann Einnahme wiederholen. Grund für diese Maßnahme ist, dass das Heilmittel bei Dauereinnahme seine Wirksamkeit verlieren könnte.

◆ **Gegenanzeigen** Echinacea sollte nicht angewendet werden, wenn Sie eine systemische Erkrankung wie Tuberkulose oder eine Autoimmunkrankheit haben oder Immunsuppressiva einnehmen. Echinacea ist bei Allergikern, deren Immunsystem bereits die meiste Zeit auf maximaler Leistungsstufe arbeitet, nur wenig wirksam.

Weitere Heilpflanzen für Ihre Hausapotheke

Die folgenden Heilpflanzen werden von Heilpraktikern – und auch manchen Ärzten – zur direkten oder indirekten Stärkung des Immunsystems eingesetzt (z. B. zur Förderung eines besseren Schlafes).

Heilkräuter im Garten

Viele Heilpflanzen können im Garten wachsen, aber nicht alle Teile der Pflanze sind medizinisch wirksam.

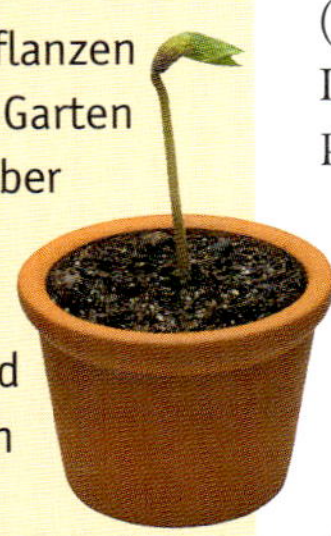

PFLANZENNAME/ WIRKSAMER TEIL
Borretsch: Blüten, Blätter
Calendula: Blüte
Echinacea: Blüten, Blätter, Samen, Stängel, Wurzeln
Holunder: Blüten, Beeren
Melisse: Blätter
Johanniskraut: Blüten, Blätter
Schafgarbe: Blüten, Stängel

Berberitze

Berberis vulgaris (Sauerdorn), *B. aquifolium* bzw. *Mahonia aquifolium* (Mahonie, Fieder-Berberitze)

In der Volksmedizin wurden diese Pflanzen zur Behandlung von Hautproblemen und zur Blutreinigung eingesetzt. Beide enthalten die Substanz Berberin, deren Wirksamkeit gegen einige Bakterien, Hefen, Pilze und Protozoen, besonders den Choleraerreger, nachgewiesen ist.

◆ **Befunde** Laborversuche lassen vermuten, dass Berberin abnormes Zellwachstum verlangsamen und Entzündungsreaktionen abschwächen kann, was seinen Einsatz zur Behandlung von Psoriasis sinnvoll macht. Als 443 Psoriasis-Patienten über 12 Wochen mit einer Berberis-Salbe behandelt wurden, besserte sich bei 74 % der Patienten der Zustand nachweislich.

◆ **Anwendung** Bei Infektionen im Hals, den Atemwegen, der Blase oder des Magen-Darm-Trakts 2–4 g getrocknete Wurzelrinde mit heißem Wasser übergießen und für 10 Minuten ziehen lassen. Diesen Sud über 5–7 Tage täglich trinken. Bei Hautproblemen kann eine Creme oder Salbe mit 10 % Berberitzenextrakt helfen; sie sollte 3-mal täglich auf die betroffenen Stellen aufgetragen werden.

◆ **Gegenanzeigen** Nicht während der Schwangerschaft anwenden; Berberin kann Kontraktionen der Gebärmutter auslösen.

Borretsch

Borago officinalis

Borretschsamen enthalten viel Gamma-Linolensäure. Diese Fettsäure braucht der Körper u. a. zur Herstellung von Prostaglandin E1, das Entzündungsreaktionen abschwächt. Unter Umständen hemmt Gamma-Linolensäure auch das Wachstum von Blutgefäßen und damit die Ausbreitung von Tumoren.

◆ **Befunde** Eine kleine britische Studie bei Brustkrebspatientinnen zeigte, dass ein Cocktail aus Gamma-Linolensäure (die auch in Nachtkerzenöl vorkommt) und dem Antikrebsmedikament Tamoxifen die Ansprechbarkeit der Frauen auf die Medikation deutlich erhöhte. Hohe Dosen von Gamma-Linolensäure können in Kombination mit konventionellen Methoden auch die Behandlung von chronischer Polyarthritis unterstützen.

Naturheilmittel einkaufen

1. **Achten Sie auf standardisierte Extrakte.** Wählen Sie möglichst solche Heilmittel aus, deren Inhaltsstoffe als standardisierte Extrakte auf dem Etikett deutlich ausgewiesen sind. Dies stellt sicher, dass jede Packung den gleichen Anteil des Wirkstoffs enthält.
2. **Überprüfen Sie das Verfallsdatum.** Kaufen Sie kein Produkt mit abgelaufenem Datum.
3. **Lesen Sie den Beipackzettel.** Beachten Sie alle Warnungen, Gegenanzeigen und möglichen Wechselwirkungen, um sicher zu sein, dass dieses Präparat für Sie geeignet ist.
4. **Unterscheiden Sie zwischen Arzneien und Nahrungsergänzungsmitteln.** Dies ist wichtig, weil sich etliche Präparate oft in der Grauzone zwischen Medikament und Lebensmittel bzw. Nahrungsergänzungsmittel bewegen. Nach deutschem Gesetz dürfen Letztere auf der Verpackung keine Versprechen auf mögliche Heilungen machen. Arzneitees z. B. dürfen nur in Apotheken verkauft werden und müssen bestimmten Qualitätskriterien entsprechen. So etwa darf ein Kamillen-Arzneitee nur Kamillenblüten enthalten und muss einen Mindestgehalt von 0,4 % blauem, ätherischem Öl aufweisen. Kamillentee, der hingegen in Filterbeuteln als Lebensmittel verkauft wird, darf auch andere Pflanzenteile enthalten.

◆ **Anwendung** Öl aus Borretschsamen wird in Kapseln verkauft; befolgen Sie die Vorschriften.

◆ **Gegenanzeigen** Nur die Samen sind essbar; die Blätter enthalten Alkaloide, die die Leber schädigen können. Auf keinen Fall sollte Borretsch innerlich angewendet werden.

Schwarzer Holunder

Sambucus nigra

Antioxidanzien sind wahrscheinlich für die antiviralen Eigenschaften des Schwarzen Holunders verantwortlich. Er fördert Fieber – ein Zeichen, dass das Immunsystem aktiviert ist – und wird deshalb bei Grippe, Halsschmerzen und Erkältungen eingesetzt.

◆ **Befunde** In Laborversuchen hemmte ein standardisierter Holunderbeerextrakt eine Vielzahl von Grippeviren. 27 Grippepatienten bekamen entweder ein Placebo oder ei nen Holunderbeerextrakt: Bei 93 % derjenigen, die den Extrakt eingenommen hatten,

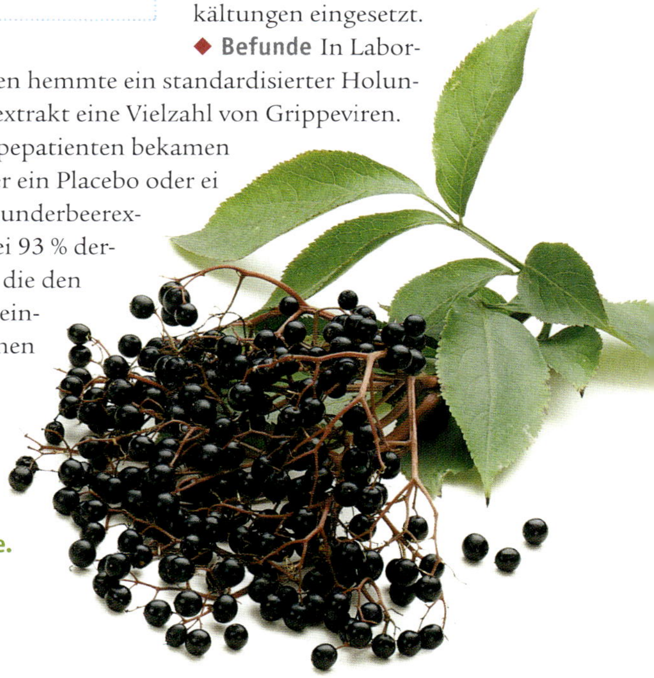

HOLUNDERBEEREN sind essbar und schmecken gut als Wein oder Marmelade.

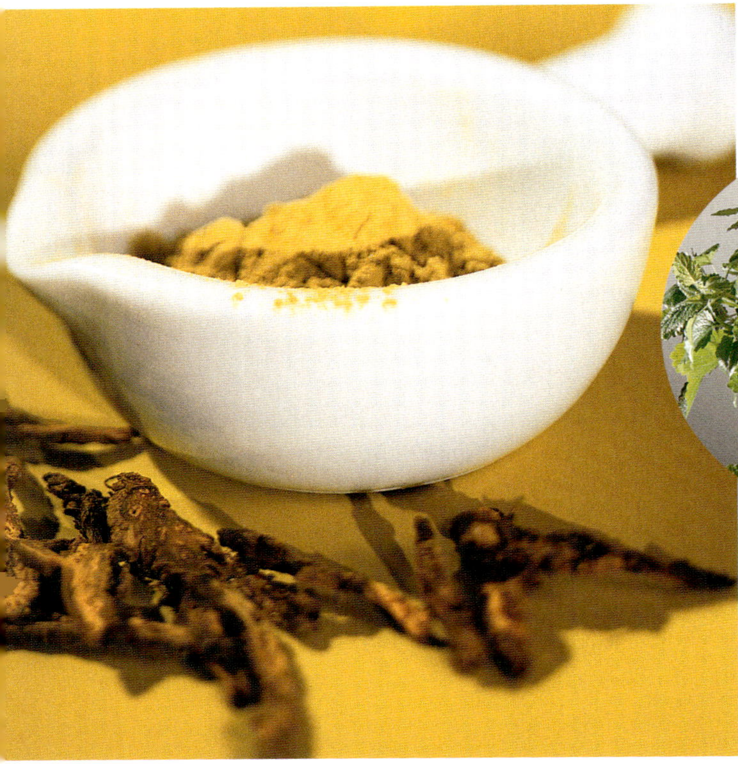

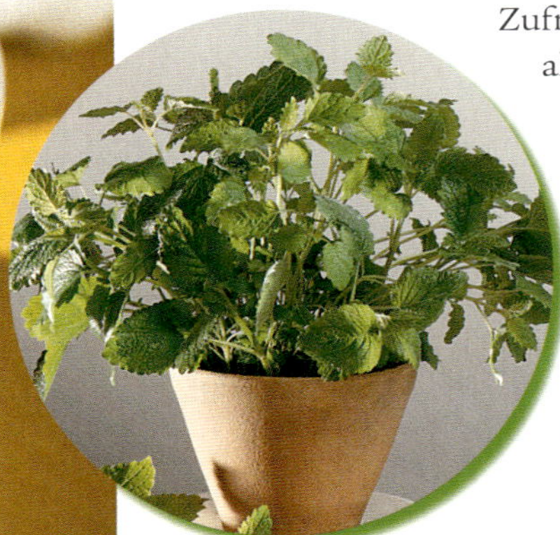

KANADISCHE GELBWURZEL (links) und MELISSE (oben) sind wie die meisten Heilpflanzen nicht als Arzneimittel anerkannt.

besserte sich die Grippe nach 2 Tagen, dagegen nur bei 25 % der Placebogruppe.

◆ **Anwendung** Holundersirup wie angegeben mit Wasser verdünnt trinken. Oder 2 Teelöffel getrocknete Blüten in 1 Tasse heißem Wasser 10 Minuten ziehen lassen; den Tee mehrmals täglich trinken.

◆ **Gegenanzeigen** Produkte aus Holunderblättern oder -rinde darf man nur äußerlich anwenden.

Ginseng

Panax ginseng

Seine Hauptwirkstoffe, die Ginsenoside, sollen die Fähigkeit haben, den Körper je nach Bedarf entweder zu stimulieren oder zu beruhigen. Ginseng wird nachgesagt, dass er die Genesung von Krankheiten fördert, die körperliche und geistige Vitalität steigert und Müdigkeit abwehrt.

◆ **Befunde** Eine 1996 durchgeführte Doppelblindstudie mit 501 Probanden ergab bei den Personen, die täglich 40 mg Ginsengextrakt einnahmen, im Vergleich zur Kontrollgruppe eine deutliche Verbesserung der Lebensqualität (wie persönliche Zufriedenheit, Energie, Sexualleben und Schlaf). Tierversuche ergaben, dass Ginseng die weißen Blutkörperchen stimuliert, sodass sie bakterielle Infektionen wirkungsvoller bekämpfen. Weitere Ergebnisse lassen vermuten, dass Ginseng auch das Krebsrisiko senken kann.

◆ **Anwendung** Zur allgemeinen Vorbeugung 1 Teelöffel pulverisierte Ginsengwurzel in heißem Wasser 10–15 Minuten ziehen lassen. Es gibt auch Kapseln mit 100–200 mg standardisiertem Extrakt, entsprechend 4–7 % Ginsenoside. Nehmen Sie von den Kapseln täglich zwei Stück über 3 Monate ein und pausieren Sie dann 2 Wochen.

◆ **Gegenanzeigen** Die deutsche Kommission E weist keine Nebenwirkungen aus.

Kanadische Gelbwurzel

Hydrastis canadensis

Die Gelbwurzel gehört in den USA zu den meistverkauften pflanzlichen Heilmitteln. Sie wird zur Behandlung von Erkältungen, Zahnfleischentzündungen, Blaseninfekten und Wunden eingesetzt.

◆ **Befunde** Die Gelbwurzel ist für ihre Wirkung gegen Mikroorganismen bekannt, es ist jedoch unklar, wie wirksam sie bei innerer Anwendung ist. Äußerlich hilft sie bei Hämorrhoiden und Warzen.

◆ **Anwendung** Bei ersten Anzeichen einer Erkältung oder Grippe 250–500 mg 3-mal täglich einnehmen oder 10–15 Tropfen der Tinktur 3- bis 4-mal täglich, über 5 Tage. Zur Bekämpfung von Warzen die Tinktur direkt auf die Warze auftupfen.

◆ **Gegenanzeigen** Nicht einnehmen bei Herzkrankheiten oder zu hohem Blutdruck.

„Heilpflanzen sind medizinische Juwele, die Wälder und Felder zieren – nur von wenigen gesehen und von wenigen verstanden."

CARL VON LINNÉ, SCHWEDISCHER NATURFORSCHER (1707–78)

Melisse

Melissa officinalis

Schon die alten Römer kannten die Melisse als Heilmittel gegen Schlaflosigkeit, Erkältungen und Kreislaufprobleme. Die Inhaltsstoffe dieser Pflanze bekämpfen Viren und lindern Entzündungen sowie Magen-Darm-Beschwerden.

◆ **Befunde** Forschungen beweisen, dass die Inhaltsstoffe der Melisse Herpesviren hemmen können, und zwar sowohl Herpes simplex Typ 1, den Lippenherpes, als auch Typ 2, den Genitalherpes. Melissenextrakt beschleunigt den Heilungsprozess der Herpesbläschen und verlängert den Zeitraum bis zum Wiederauftreten der Erkrankung.

◆ **Anwendung** Für einen Schlaf- und Beruhigungstee 3 Teelöffel Melissenblätter mit 1 Tasse heißem Wasser aufgießen, 10 Minuten ziehen lassen und abseihen; davon 3-mal täglich 1 Tasse trinken, um Schlaflosigkeit zu lindern. Gegen Herpes eine Creme aus Melissenextrakt (70:1 konzentriert) 4-mal täglich auftragen, bis die Herpesbläschen verschwinden.

◆ **Gegenanzeigen** Bei gleichzeitiger Einnahme von Beruhigungsmitteln kann es zu starker Müdigkeit kommen. Nicht einnehmen bei Schilddrüsenstörungen.

GESUNDHEITSTIPP

Bitte meiden

In der Volksmedizin verwendete man Beinwell *(Symphytum officinale)* zur Heilung von Wunden und zur inneren Anwendung etwa bei Magengeschwüren. Beinwell enthält jedoch Alkaloide, die die Leber schädigen und Krebs fördern können, wenn sie innerlich eingenommen werden oder in offene Wunden gelangen.

Süßholzwurzel

Glycyrrhiza glabra

Der Wirkstoff Glycyrrhizin erhöht den Interferonspiegel, hemmt Viren, lindert Entzündungsreaktionen und hilft gegen Hustenreiz.

◆ **Befunde** Glycyrrhizin blockiert die Bildung der so genannten Riesenzellen, die bei HIV-positiven Patienten ein Signal dafür sind, dass sich die Infektion in Richtung Aids weiterentwickelt. Weiterhin überlebten Mäuse, denen eine tödliche Dosis an Grippeviren injiziert wurde, bei Behandlung mit Glycyrrhizin.

◆ **Anwendung** 3 Teelöffel pulverisierte Süßholzwurzel mit 1 Tasse Wasser aufkochen und abseihen; 3-mal täglich 1 Tasse trinken. Verwenden Sie echte Süßholzwurzel, nicht die im Handel erhältliche Lakritze.

◆ **Gegenanzeigen** Nicht einnehmen bei Nieren- oder Leberproblemen, während der Schwangerschaft oder bei Bluthochdruck.

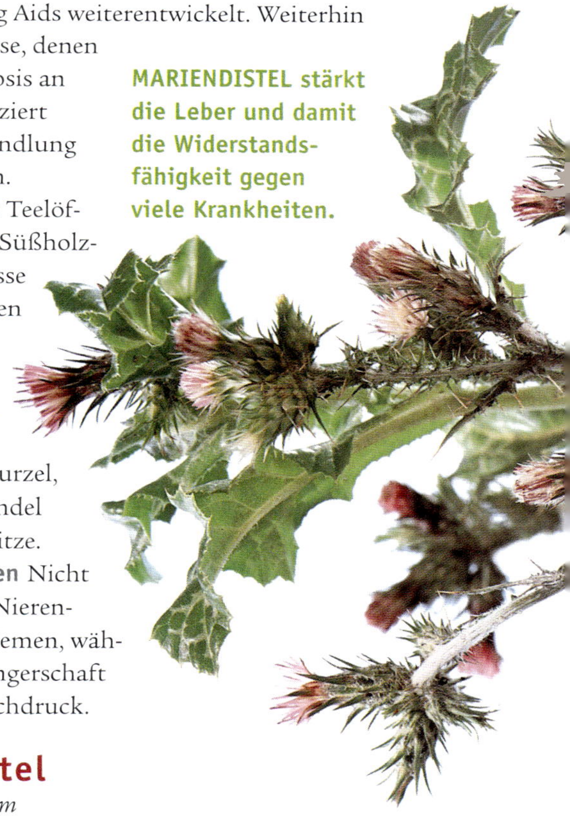

MARIENDISTEL stärkt die Leber und damit die Widerstandsfähigkeit gegen viele Krankheiten.

Mariendistel

Silybum marianum

Die Samen der Mariendistel werden schon seit Hunderten von Jahren zum Schutz der Leber eingesetzt. Ihr Hauptwirkstoff, Silymarin, wirkt den

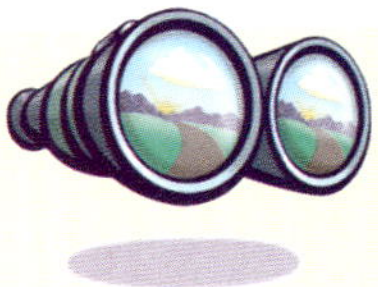

Ausblick ... auf medizinisch wirksame Pilze

In der traditionellen asiatischen Medizin werden sie seit Jahrhunderten als Stimulanzien für das Immunsystem genutzt. Heute werden zahlreiche Pilze wissenschaftlich untersucht, um ihre medizinische Wirksamkeit zu überprüfen.

CORDYCEPS *(Cordyceps sinensis)*

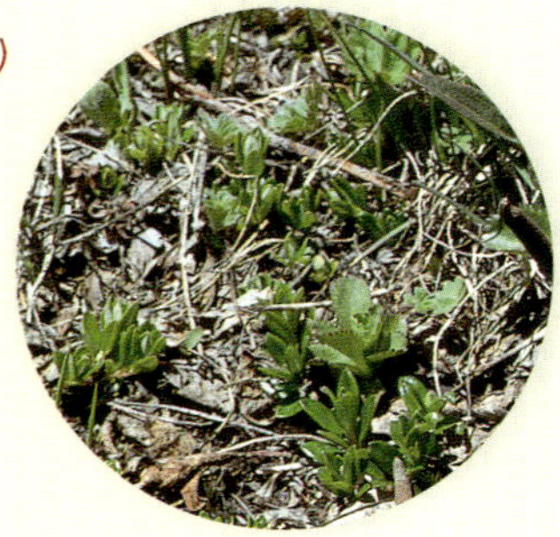

Extrakte aus dem chinesischen Raupenpilz konnten in Laborversuchen menschliche Leukämiezellen abtöten. In einer anderen Untersuchung unterstützten sie die Immunzellaktivität von Dialysepatienten. Es gibt eine Theorie, warum Pilze antimikrobielle Eigenschaften haben: Um an feuchten, dunklen Plätzen zu überleben, mussten sie chemische Waffen entwickeln, um sich gegen angreifende Viren und Bakterien zu schützen.

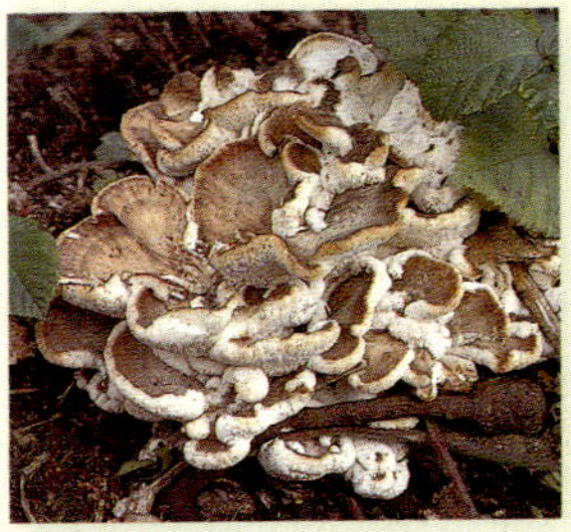

MAITAKE *(Grifola frondosa)*

Japanische Ärzte setzen Maitake-Pilze schon seit langem zur Stärkung des Immunsystems und zur Behandlung einiger Krebsarten ein. In den USA wird gerade in einer Studie der tumorbekämpfende Bestandteil des Pilzes untersucht, die D-Fraktion (auch Grifolan, ein Beta-Glucan-Polysaccharid). Einige Wissenschaftler glauben, dass Maitake den Glukosespiegel im Blut stabilisiert und somit ein Mittel gegen Diabetes sein könnte.

REISHI *(Ganoderma lucidum)*

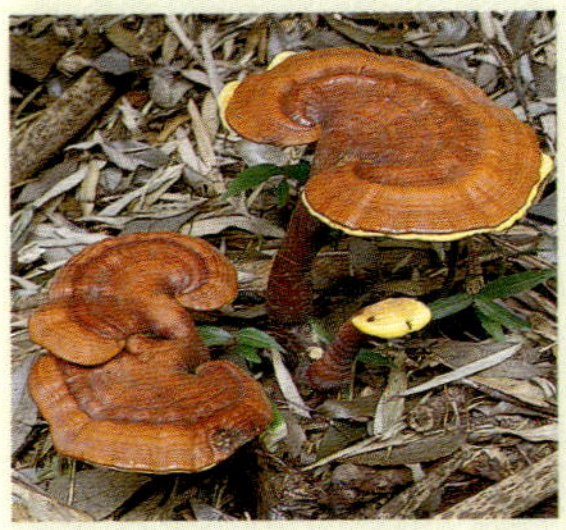

Reishi-Pilze sind laut Untersuchungen reich an Phytochemikalien, die antiallergische, entzündungshemmende, antivirale, antibakterielle und antioxidative Eigenschaften haben. Krebspatienten berichten von Schmerzlinderung und Appetitanregung nach der Einnahme. Weiterhin scheint ein aus Reishi-Pilzen isoliertes Protein – Lin Zhi 8 – das Risiko einer Transplantatabstoßung zu vermindern, was bedeuten könnte, dass der Pilz unmittelbar auf das Immunsystem einwirkt. Reishi soll auch die Stimmung heben.

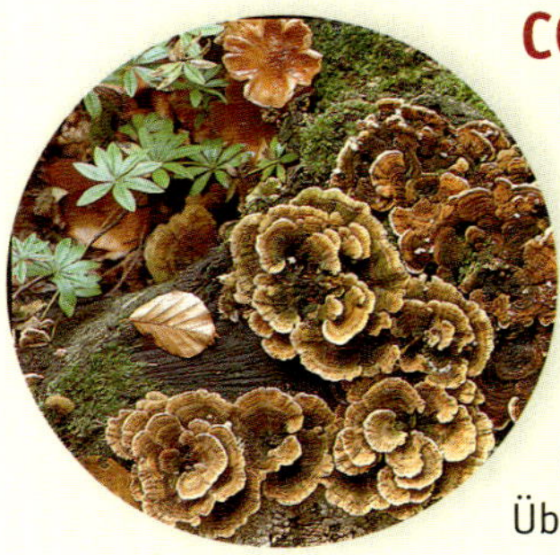

CORIOLUS *(Coriolus versicolor)*

Es gibt Hinweise, dass PSK, ein Extrakt dieses Pilzes, Krebs bekämpfende Substanzen enthält. In japanischen Untersuchungen beschleunigte es die Wiederherstellung des Immunsystems bei kranken Mäusen. In einer klinischen Studie mit Patienten, die alle wegen eines Lungen-, Dickdarm- oder Brustkrebses radioaktiv bestrahlt wurden, erhielt die eine Hälfte der Teilnehmer PSK, die andere Hälfte ein Placebo. Bei denjenigen, die PSK in einer Tagesdosis von 3 g des getrockneten Extrakts erhalten hatten, lag die Überlebensrate um etwa 20 % höher als bei den anderen.

Auswirkungen von Alkohol, Schwermetallen, Drogen, Lösungsmitteln, Pestiziden und anderen Giftstoffen auf die Leber entgegen. Ein aus der Pflanze entwickeltes Medikament wird in Notfällen bei Knollenblätterpilzvergiftungen eingesetzt.

◆ **Befunde** Klinische Studien zeigen eine Aktivierung der Immunantwort durch Silymarin. Es schützt die Leber vor schädlichen Nebenprodukten des Entgiftungsprozesses und unterstützt die Leberzellen bei ihrer Regeneration.

◆ **Anwendung** Zur Vorbeugung reicht eine Dosierung von 200 mg standardisiertem Extrakt, der 70–80 % Silymarin enthält.

◆ **Gegenanzeigen** Gelegentlich kann Mariendistel eine leicht abführende Wirkung haben.

Johanniskraut

Hypericum perforatum

Das Johanniskraut wird schon seit Tausenden von Jahren als Heilmittel eingesetzt. Während man ihm früher magische Kräfte zuschrieb, wird es heute als Antidepressivum in Deutschland etwa 20-mal häufiger verschrieben als andere Mittel. Seine antimikrobiellen Eigenschaften verdankt es den Wirkstoffen Hypericin und Pseudo-Hypericin, daher wird es auch zur äußerlichen Anwendung bei kleinen Wunden und Prellungen empfohlen. Johanniskraut wird auch bei viralen Infekten gegeben.

◆ **Befunde** Seine antidepressiven Qualitäten sind gut dokumentiert und werden sogar in den neuen Richtlinien für die Verschreibung von Antidepressiva aufgeführt. Es gibt Berichte, dass Verbrennungen ersten, zweiten und dritten Grades, die mit Johanniskrautöl behandelt wurden, dreimal schneller – und mit weniger Narbenbildung – heilten als nach Behandlung mit konventionellen Methoden.

◆ **Anwendung** Als Antidepressivum 3-mal täglich 300 mg eines standardisierten Extrakts einnehmen, der 0,3 % Hypericin oder 5 % Hyperforin enthält.

◆ **Gegenanzeigen** Johanniskraut kann mit anderen Medikamenten in Wechselwirkung treten (siehe S. 99). Während der Einnahme können hellhäutige Personen sonnenempfindlich reagieren, gehen Sie daher lieber in den Schatten.

QUIZ: WAS WISSEN SIE ÜBER HEILPFLANZEN?

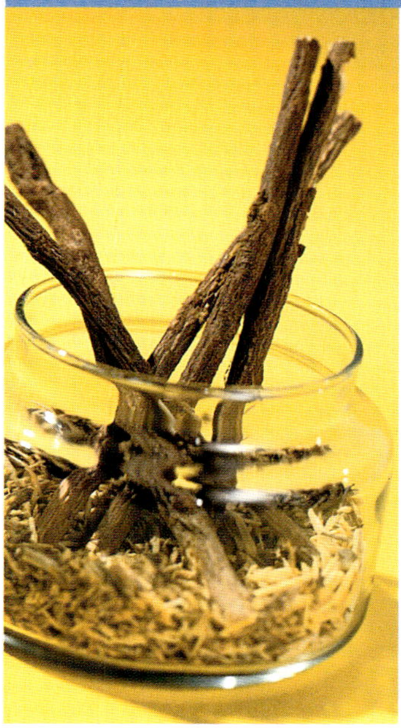

1	Johanniskraut unterstützt die Wundheilung.	❍ JA	❍ NEIN
2	Süßholzwurzel (li.) stimuliert das Immunsystem.	❍ JA	❍ NEIN
3	Man sollte sich immer nach der Dosierung auf dem Beipackzettel oder dem Etikett richten.	❍ JA	❍ NEIN
4	Manche pflanzlichen Heilmittel können ebenso wirksam sein wie andere Arzneimittel.	❍ JA	❍ NEIN
5	In der falschen Dosierung können Naturheilmittel unerwünschte Nebenwirkungen haben.	❍ JA	❍ NEIN
6	Ohne standardisierte Extrakte keine exakte Dosis.	❍ JA	❍ NEIN

Alle Antworten lauten „Ja". Zählen Sie Ihre richtigen Antworten.

VIER ODER MEHR Sehr gut! Sie haben ein Grundwissen über den Nutzen und die sichere Anwendung von Heilpflanzen, sind aber trotzdem vorsichtig.

DREI ODER WENIGER Ihre Kenntnisse über Heilpflanzen könnten besser sein. Lesen Sie im „Ratgeber Heilpflanzen" des Bundesverbandes für Gesundheitsfragen nach oder schauen Sie ins Internet unter www.bvgf.de

Schafgarbe

Achillea millefolium

Traditionell wird Schafgarbe zur Blutstillung und Förderung der Wundheilung eingesetzt. Sie soll auch Erkältungen und Halsweh lindern.

◆ **Befunde** Zu den in der Schafgarbe nachgewiesenen Inhaltsstoffen gehören zwei leistungsstarke Entzündungshemmer. Eine weitere Substanz, das Achilletin, hat blutstillende Eigenschaften. Japanische Wissenschaftler isolierten vor kurzem drei Anti-Tumor-Substanzen aus der Schafgarbe. Tierversuche lassen hoffen, dass sie zu neuen Arzneimitteln gegen Leukämie führen könnten.

◆ **Anwendung** Für einen Tee 1–2 Teelöffel getrocknete Schafgarbe mit 1 Tasse kochendem Wasser aufgießen und 10 Minuten ziehen lassen; davon täglich 1–3 Tassen trinken. Umschläge mit diesem Aufguss helfen auch bei oberflächlichenWunden, Hautausschlägen, Prellungen und rissiger Haut.

◆ **Gegenanzeigen** Nicht zur Behandlung tiefer oder infizierter Wunden! Bei längerem Gebrauch kann die Haut sonnenempfindlich werden. Vorsicht bei bestehenden Allergien gegen Korbblütler.

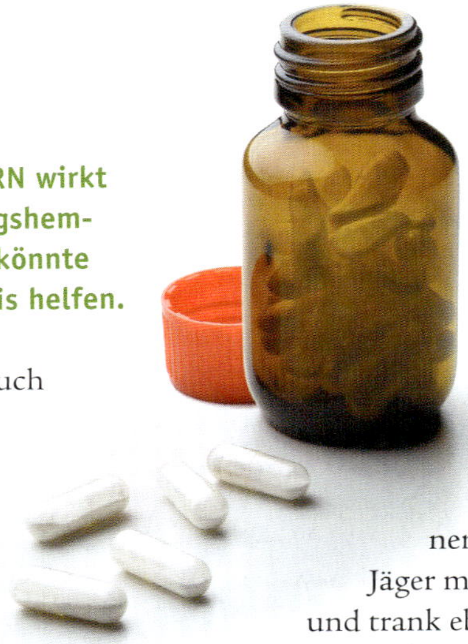

KATZENDORN wirkt entzündungshemmend und könnte bei Arthritis helfen.

Katzendorn

Uncaria tomentosa, U. guianensis

Eine Sage der peruanischen Indianer berichtete von einem müden, glücklosen Jäger, der einen Jaguar dabei beobachtete, wie er den Saft einer Kletterpflanze trank. Der Jäger machte es dem Jaguar nach und trank ebenfalls von dem Pflanzensaft. Am nächsten Tag erwachte er mit neuen Kräften und konnte seine Jagd erfolgreich fortsetzen. Die Indianer vertrauen seither auf die Wirksamkeit dieser Pflanze zur Steigerung der Vitalität und Widerstandskraft, zur Behandlung von Entzündungen und Infektionen und zur Unterstützung der Genesung nach einer Krankheit. In den 1960er Jahren stießen der Europäer Arturo Brell und der Amerikaner Eugene Whitworth auf diese Geschichte, untersuchten Proben des Katzendorns und fanden viele wirksame Substanzen. Heute gilt Katzendorn als neues Wundermittel zur Ankurbelung des Immunsystems.

◆ **Befunde** In Tierversuchen des Albany Medical College in New York zeigte sich, dass *Uncaria* Magenreizungen, die durch andere Arzneimittel hervorgerufen werden, verhindern konnte. In Laborversuchen blieben menschliche Zellen, die mit dem zellabtötenden Oxidationsmittel Peroxynitrit in Kontakt gebracht wurden, unverletzt, wenn sie vorher mit *Uncaria* behandelt worden waren.

◆ **Anwendung** Kochen Sie 2 Esslöffel Uncaria-Rinde in 0,5 l Wasser für 10 Minuten auf, dann 5 Minuten ziehen lassen und abseihen; trinken Sie den ganzen Tag über von dem Aufguss. Oder nehmen Sie einmal täglich 1 Kapsel mit 20–60 mg standardisiertem Extrakt (mit 4 % Alkaloiden) ein.

◆ **Gegenanzeigen** sind nicht bekannt.

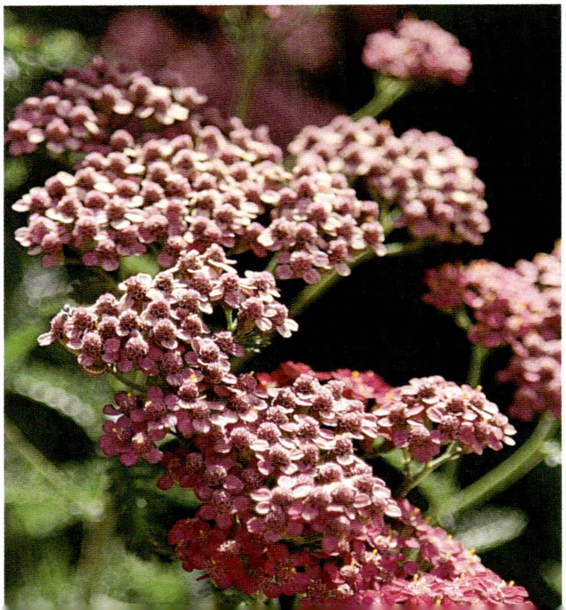

Blüten und Blätter der SCHAFGARBE enthalten mehr als 100 bioaktive Substanzen.

Genau betrachtet. . . Kräuterzubereitungen

Die frischen Blätter und Wurzeln von Heilkräutern kommen manchmal als Salat oder Gemüse auf den Tisch. Zu Heilungszwecken aber werden die Kräuter verarbeitet und in anderer Form eingesetzt. Neben Tabletten und Kapseln sind folgende Zubereitungen üblich:

AUFGÜSSE UND AUSZÜGE

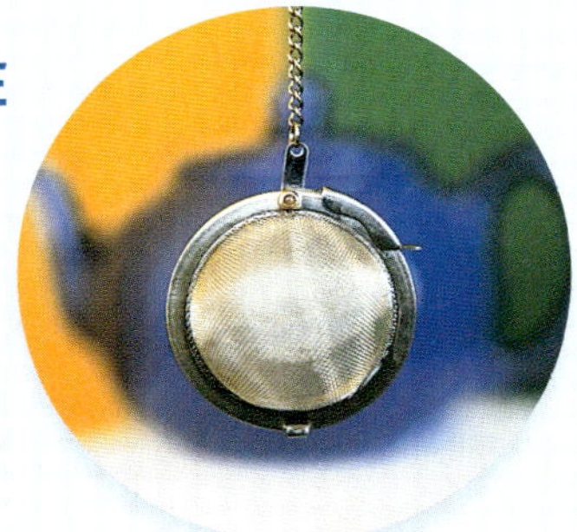

Für einen Tee oder Aufguss übergießt man getrocknete Blätter, Blüten oder Stängel mit kochendem Wasser und lässt sie zugedeckt 10 Minuten ziehen. Meist werden 1–2 Teelöffel getrocknete Pflanzenteile auf 1 Tasse Wasser angesetzt. Für einen Auszug werden die Pflanzenteile in kaltes Wasser gegeben; diese Mischung kocht man auf und lässt sie für 10 bis 20 Minuten bei kleiner Hitze sieden, um einen kräftigen Sud zu erhalten.

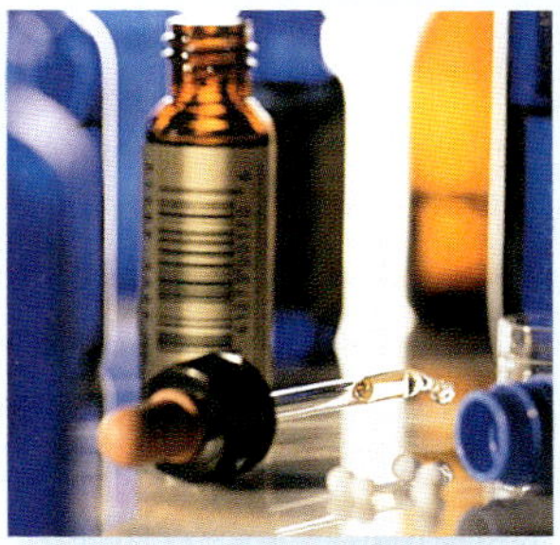

TINKTUREN

Zur Herstellung einer Tinktur werden getrocknete oder frische Heilkräuter über mehrere Wochen eingelegt, um die Inhaltsstoffe zu extrahieren. In der Regel werden Heilkräuter mit Alkohol „ausgezogen", da er neben seiner extrahierenden auch eine konservierende Wirkung hat. Man kann aber auch nichtalkoholische Tinkturen mit Essig oder Glycerin herstellen. Da Tinkturen sehr konzentriert sind, werden sie nur tropfenweise dosiert.

SIRUP

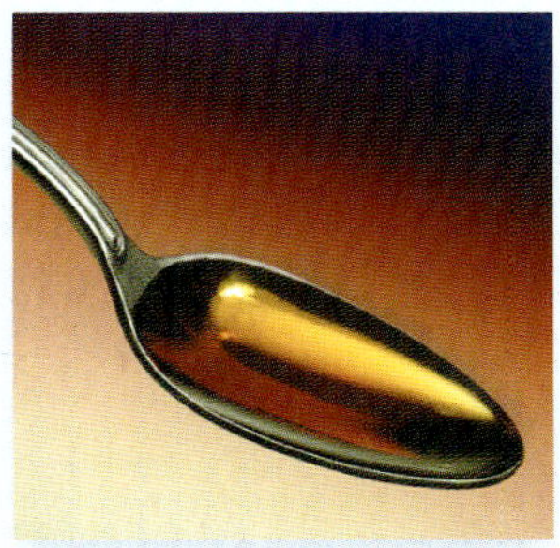

Häufig sind Heilpflanzen nicht besonders schmackhaft, besonders für Kinder. Um ihr Aroma zu tarnen und sie wohlschmeckender zu machen, können Tinkturen mit Fruchtsirup, Zuckersirup oder Honig gemischt werden. (Vorsicht: Kindern unter 2 Jahren keinen Honig geben, da er Botulismus verursachen könnte.) Mittel gegen Husten und Halsentzündungen werden häufig als Sirup hergestellt, da er das gereizte Gewebe mit einer schützenden Schicht überzieht.

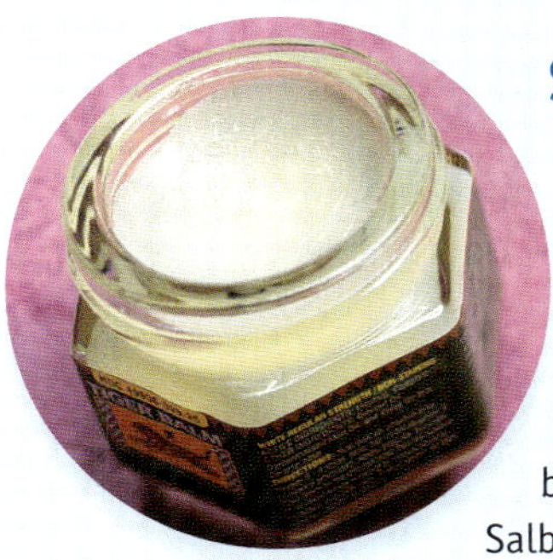

SALBEN

Eine Salbe zieht nicht direkt in die Haut ein, sondern schützt sie und gibt ihre heilenden pflanzlichen Wirkstoffe an das entzündete oder geschwollene Gewebe ab. Salben können in einem Dampftopf durch Schmelzen von etwa 50 g Bienenwachs, Vaseline oder pflanzlichem Lanolin hergestellt werden. In diesen Grundstoff werden je nach Rezept fein geschnittene Kräuter, ätherische Öle oder Tinkturen gegeben. Die Mischung lässt man bis zu 20 Minuten auf kleiner Flamme sieden, seiht die Kräuter ab, gießt die Salbe zum Aushärten in ein Glasgefäß und verschließt sie mit einem Deckel.

Wie Heilpflanzen wirken

Sie sahen eine Fernsehsendung oder ein Freund erzählte Ihnen davon, und jetzt sind Sie ... enttäuscht oder begeistert? Oft liegt es nur daran, ob Sie an die Wirkung geglaubt haben oder nicht.

Wenn Sie in einer Runde das Gespräch auf alternative Heilmittel bringen, wird mindestens einer dabei sein, der spöttisch jeglichen gesundheitlichen Nutzen als „Placeboeffekt" abtun wird. Nach dem Motto: Wenn wir nur ernsthaft daran glauben, dass uns etwas helfen wird, wird dies auch eintreten. Das mag häufig zutreffen, aber es ist kein Grund, den Heilpflanzen einen Platz innerhalb der modernen Behandlungsmethoden zu verweigern. Wenn dem so wäre, müsste man etwa 80 % der konventionellen Medikamente ebenfalls streichen. Laut einer amerikanischen Studie wurde nur bei 20 % der häufigsten Arzneimittel wissenschaftlich eine Wirksamkeit nachgewiesen. Das heißt nicht, dass diese Medikamente keinen Nutzen bieten. Aber der könnte hauptsächlich in dem Placeboeffekt liegen, der darin besteht, dass allein die Tatsache der Behandlung die Genesung des Patienten fördert.

GESUNDHEITSTIPP

Fachlicher Rat

Ist Ihnen ein pflanzliches oder „natürliches" Heilmittel unbekannt, informieren Sie sich erst einmal. Fragen Sie qualifizierte Fachleute, z.B. in der Apotheke. Verlassen Sie sich nicht auf die Ratschläge eines Angestellten im Supermarkt, der keine entsprechende Ausbildung hat.

Die Macht des Placebos

Wissenschaftler stellten fest, dass der Placeboeffekt sich noch verstärkt, wenn Patienten sich die Zeit nehmen, selbst ein Medikament auszuwählen, das ihre Gesundheit verbessern könnte. Die zugrunde liegenden psychologischen und physiologischen Mechanismen sind zwar komplex und noch nicht völlig geklärt, aber es scheint, dass allein der Vorgang, selbst ein Heilmittel (und sei es ein rezeptfreier Hustensirup) auszusuchen, uns ein Gefühl der Kontrolle über unseren Körper vermittelt, das sich positiv auswirkt. Das bestätigen Ärzte, die feststellten, dass es ihren Patienten in der Regel besser erging, wenn sie ihnen zwar verschiedene Behandlungsmöglichkeiten vorschlugen, sie die Patienten aber letztlich selbst entscheiden ließen.

Ist es nicht erstaunlich, dass unsere Überzeugungen und unsere körperliche Gesundheit so eng verflochten sind? Nicht für Wissenschaftler und Ärzte, die wissen, dass alles, was im Gehirn geschieht – einschließlich der Gedanken – über spezielle Nervenbahnen und chemische Botenstoffe zu Änderungen in der Immunabwehr führen kann (siehe dazu auch das Kapitel „Immunität und Psyche"). Heißt das nun, dass die Inhaltsstoffe der Heilpflanzen „echte" Auswirkungen auf den Körper haben oder nicht?

ÄRZTE weisen in der Regel nicht auf pflanzliche Heilmittel hin; bringen Sie selbst das Gespräch darauf.

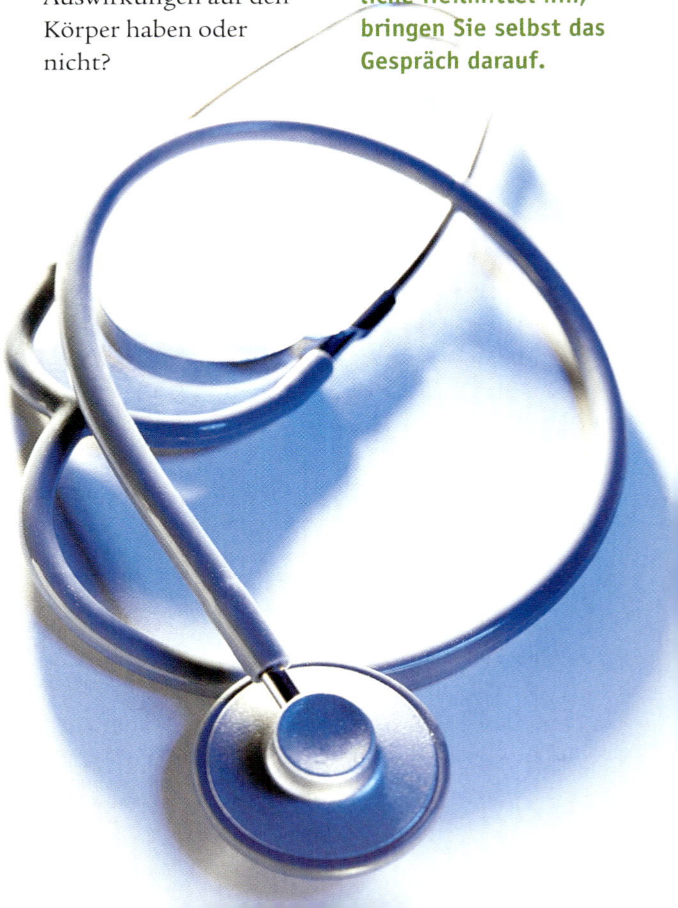

NICHT GLEICHZEITIG ANWENDEN

Viele Heilpflanzen enthalten medizinisch wirksame Substanzen. Aus diesem Grund sollten Sie immer Ihren Arzt informieren, welche Mittel Sie einnehmen, insbesondere wenn er Ihnen Medikamente verschreibt. Die folgenden Heilpflanzen und Arzneimittel nicht miteinander kombinieren!

HEILPFLANZE	ARZNEIMITTEL	MÖGLICHE WECHSELWIRKUNGEN
ASTRAGALUS + ECHINACEA	Immunsuppressive Medikamente	Diese Heilpflanzen stimulieren das Immunsystem; ihre Einnahme könnte der Wirkung des zur Schwächung der Immunantwort verschriebenen Medikaments (u. a. zur Behandlung von Allergien und Autoimmunerkrankungen) entgegenwirken.
KNOBLAUCH	Lipidsenkende Mittel; blutzuckersenkende Mittel einschl. Insulin; blutverdünnende Mittel einschl. ASS; blutdrucksenkende Mittel	Knoblauch kann die Wirkung dieser Medikamente zu sehr verstärken. So kann sich z. B. die Blutgerinnungszeit bei Patienten, die ein blutverdünnendes Mittel und Knoblauch einnehmen, verdoppeln und damit das Risiko von Blutungen nach Operationen erhöhen.
MELISSE	Schilddrüsenmedikamente, Beruhigungsmittel	Melisse kann die Wirkung dieser Medikamente verändern oder steigern.
SÜSSHOLZWURZEL	Blutdrucksenkende Mittel; Hormone; Kortikosteroide; einige Herzmedikamente	Kann die Wirksamkeit einiger dieser Medikamente abschwächen und die Wirksamkeit der anderen steigern.
JOHANNISKRAUT	Antibiotika; abschwellende Mittel; die „Pille"; Antidepressiva; Proteaseinhibitoren; blutverdünnende Mittel	Kann die Wirksamkeit dieser und anderer Medikamente um bis zu 50 % verändern. Gemeinsam mit MAO-Hemmern (bestimmte Antidepressiva) eingenommen, kann es den Blutdruck gefährlich erhöhen, zusammen mit anderen Antidepressiva Schläfrigkeit, Ruhelosigkeit, Schwitzen und andere Symptome auslösen.

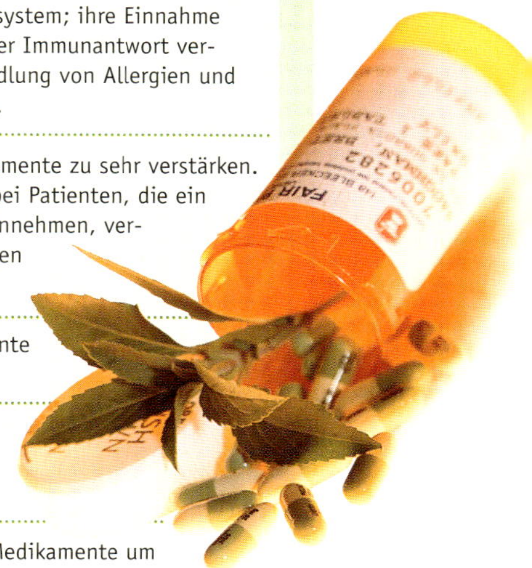

Die in diesem Kapitel schon beschriebenen Forschungsergebnisse zeigen, dass pure Ablehnung unsinnig wäre. Die Pflanzenheilkunde ist ein komplizierter Bereich: Während manche Pflanzen nur einen Plazeboeffekt haben, enthalten andere definitiv pharmakologisch wirksame Substanzen. Sie sollten es einfach ausprobieren – aber mit Vorsicht.

Seit einiger Zeit gibt es in europäischen Ländern Kontrollinstanzen, die für die Bewertung der Unbedenklichkeit und Wirksamkeit pflanzlicher Heilmittel verantwortlich sind, z. B. die deutsche Kommission E. Bis vor kurzem gab es nur wenige wissenschaftlich zuverlässige Untersuchungen zur Pflanzenheilkunde. Die Berichte waren eher anekdotisch oder stammten von Arzneimittelherstellern; sie wurden in unbekannten Zeitschriften veröffentlicht und nie von neutralen Stellen geprüft. Inzwischen gründete aber das US-amerikanische Gesundheitsministerium NIH (National Institute of Health) eine Abteilung für alternative Medizin, um die wissenschaftliche Untersuchung unorthodoxer Behandlungsmethoden, einschließlich pflanzlicher Heilmittel, finanziell zu unterstützen. Seither erscheinen regelmäßig Berichte in renommierten medizinischen Fachzeitschriften.

Wenn Sie sich selbst behandeln, wenden Sie Naturheilmittel nur bei leichten Beschwerden an, die auch von allein wieder verschwinden würden, wie Erkältungen. Ansonsten sollten Sie Heilpflanzen nur mit Wissen Ihres Arztes anwenden, insbesondere wenn Sie ein chronisches Leiden haben. Eine in San Francisco durchgeführte Studie ergab, dass Asthmatiker, die sich selbst alternativ behandelten, wesentlich häufiger ins Krankenhaus eingeliefert werden mussten als diejenigen, die sich konventionell behandeln ließen. Die Anwendung falscher pflanzlicher Mittel verzögerte oft eine wirksame medizinische Behandlung durch die Lungenfachärzte.

Tee – ein Schluck Gesundheit

Eine chinesische Sage erzählt, dass Kaiser Shen Nung, bekannt als der „göttliche Heiler", das Trinken von gekochtem Wasser für sehr gesund hielt. Als er eines Tages im Jahr 2737 v. Chr. Wasser kochte, blies ein Windstoß die Blätter eines in der Nähe stehenden *Camellia-sinensis*-Strauches in den Topf. Der Kaiser nippte an dem Tee und erklärte, dass er „Körperkraft, Zufriedenheit des Geistes und Entschlusskraft" verleihe.

Von dieser einen Pflanzenart stammen ungefähr 3000 verschiedene Teesorten – allein in China sind es mindestens 300. In der westlichen Welt stehen die Briten im Teekonsum auf Platz eins, gefolgt von den Amerikanern.

Kaiser Shen Nung hatte tatsächlich Recht: Es gibt inzwischen unzählige Beweise, dass Tee eine Vielzahl an gesundheitlichen Vorzügen besitzt – von der Unterstützung des Immunsystems über die Verminderung des Krebsrisikos bis hin zur Vermeidung von Zahnkaries. Was macht ihn zu diesem Wellness-Getränk? Die wichtigsten Inhaltsstoffe heißen Katechine. Sie sind mit den Antioxidanzien im Wein verwandt und verhindern wie alle Antioxidanzien Zellschäden durch freie Radikale. Wissenschaftler der Universität Kansas haben nachgewiesen, dass die Antioxidanzien im Tee noch leistungsfähiger sind als die im Gemüse.

Die verschiedenen Inhaltsstoffe im Tee zu extrahieren und zu identifizieren ist langwierig und schwierig. Je mehr die Wissenschaftler aber über die Inhaltsstoffe des Tees wissen, desto mehr scheinen sie von seinen positiven Eigenschaften überzeugt zu sein. Die Tatsache, dass Tee keine Kalorien enthält, steigert noch sein Ansehen als gesundes Getränk.

GESUNDHEITSTIPP

Guter grüner Tee

Frisches, kaltes Wasser zum Kochen bringen und 2 Minuten abkühlen lassen. 1 Teebeutel oder 1 Teelöffel Teeblätter pro Tasse dazugeben und 4 Minuten ziehen lassen. Servieren Sie den Tee in einer chinesischen Teetasse, er schmeckt dann besonders gut. Nicht zu heiß trinken, das schadet der Speiseröhre. Nicht mit Milch servieren; das darin enthaltene Kalzium bindet die Inhaltsstoffe und mindert die gesundheitsfördernde Wirkung.

GUTE FRAGE!

Beeinträchtigt Teetrinken die Eisenaufnahme?

Tee hemmt nur die Eisenaufnahme aus Gemüse; die aus tierischen Lebensmitteln, wie Fleisch, wird nicht gestört. Tee enthält Tannine, die die Resorption von Eisen, das nicht an Häm gebunden ist – die Form, in der das Eisen in Gemüse vorliegt – behindern. Sie können diesem Effekt entgegenwirken, indem Sie Ihrer Mahlzeit eine Vitamin-C-Quelle zufügen: Es reicht schon, eine Zitrone in den Tee zu drücken. Trinken Sie ansonsten Tee, wann immer Sie mögen.

Grün, schwarz oder Oolong

Im Gegensatz zu Kräutertee stammt „echter" Tee von den Blättern des immergrünen Strauches *Camellia sinensis*. Das Verfahren zur Verarbeitung der Blätter entscheidet über die Teesorte. Grüner Tee wird durch Dämpfen der Blätter unmittelbar nach dem Pflücken hergestellt. Schwarzer Tee ist fermentiert, d. h., er wird einem Trocknungsverfahren unterzogen, in dessen Verlauf die Enzyme in den Blättern oxidieren, was zur Schwärzung und dem Abbau einiger nützlicher Inhaltsstoffe führt. Oolong-Tee ist ein halb fermentierter Tee, sein Fermentierungsgrad liegt zwischen grün und schwarz.

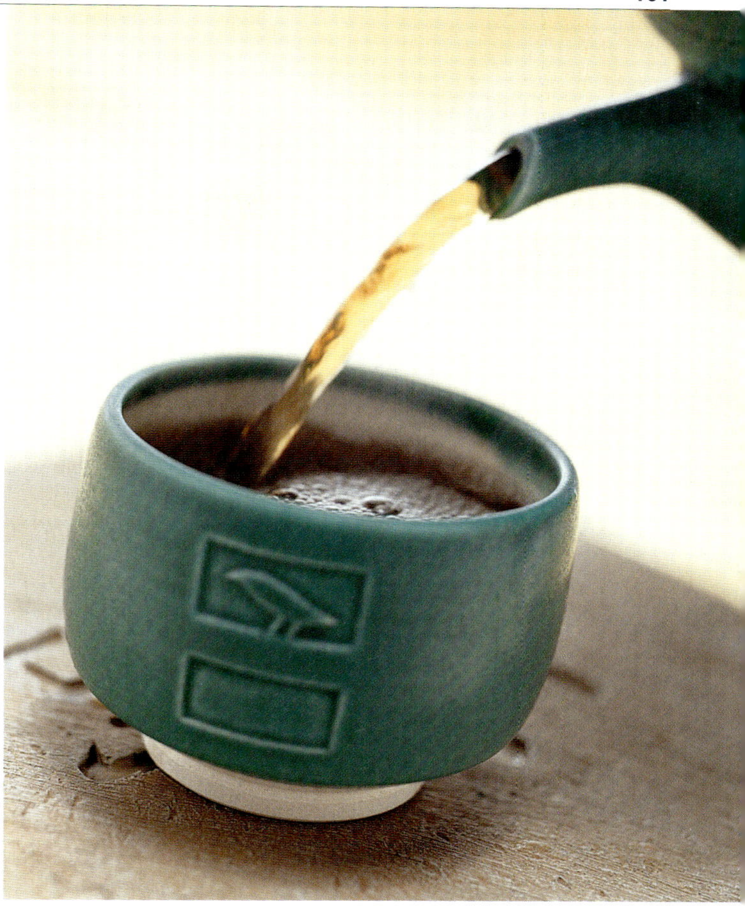

GRÜNER TEE hat mehr gesunde Inhaltsstoffe als schwarzer Tee oder Oolong.

Über die Heilkräfte von Teeblättern

Da die Fermentierung die Katechine im Tee zerstört, hat grüner Tee die stärkste Heilkraft. Er enthält bis zu 40 % Katechine, Oolong-Tee nur 8–20 % und schwarzer Tee etwa 4 %. Wissenschaftler haben weiterhin entdeckt, dass grüner Tee eine stark antioxidativ wirkende Substanz, das EGCG (**E**pi**g**allo**c**atechin**g**allat) enthält, das ein Enzym zu hemmen scheint, das die Tumorausbreitung unterstützt.

In zahlreichen Veröffentlichungen wurde gezeigt, dass EGCG menschliche Krebszellen abtöten kann. Wissenschaftler der Mayo-Klinik untersuchen zurzeit, ob EGCG die Krebsrate in einem speziellen Mäusestamm, der gezüchtet wurde, um Prostatatumore zu erforschen, reduzieren kann. Falls die Ergebnisse aussichtsreich sind, könnten klinische Studien am Menschen folgen.

Schwarzer Tee enthält kein EGCG; die Substanz wird wahrscheinlich beim Fermentierungsprozess zerstört. Aber da er Katechine enthält, ist er immer noch sehr gesund. In einer Studie in Iowa wurden die Teetrink-Gewohnheiten von 35 369 Frauen nach der Menopause untersucht. Diejenigen Frauen, die zwei oder mehr Tassen Tee pro Tag tranken, erkrankten deutlich seltener an Krebs als Frauen, die andere Getränke bevorzugten.

Kurztipp

Bewahren Sie Tees in luftdichten Behältern an einem dunklen, trockenen Ort auf (nicht im Kühlschrank), um den frischen Geschmack zu erhalten. Viele Tees werden in Metalldosen geliefert, die optimal sind. Glasdosen sind akzeptabel, wenn sie in einem dunklen Schrank stehen.

◆ **Weitere krebsbekämpfende Wirkungen**
Durch Untersuchungen der Oregon State University wissen wir, dass die Antioxidanzien im Tee nicht allein der Grund für sein bemerkenswertes Krebsvorbeugungspotenzial sind. Wahrscheinlich stoppt er auch die Weiterentwicklung einiger Krebsarten, sobald sie entstanden sind. In einem Versuch wurden Tieren heterozyklische Amine – die gleiche krebsauslösende Substanz, die beim Verkohlen von Fleisch etwa auf dem Grill entsteht – in hohen Dosen verabreicht. Ein Teil von ihnen erhielt dazu normal starken schwarzen Tee. Die Tiere, die Tee bekommen hatten, wiesen deutlich weniger Veränderungen im Zellgewebe auf, die den Beginn des Krebswachstums bedeuten.

Eine Reihe von Untersuchungen an der Case Western Reserve University ergaben, dass in die Haut eingeriebene Polyphenole – Inhaltsstoffe im grünen wie im schwarzen Tee – bei Mäusen Hautkrebs verhindern können. Ähnliche Ergebnisse erzielten Labors der Rutgers University, wo Mäuse nach einer UV-B-Bestrahlung, dem Hauptrisikofaktor für Hautkrebs beim Menschen, deutlich

GRÜNE TEESORTEN

Genmaicha

Grüner Tee, vermischt mit geröstetem Reis. Aufgrund seines Geschmacks wird er häufig auch als „Popcorn-Tee" bezeichnet.

Gunpowder

Die Blätter dieses chinesischen Tees sind zu kleinen Kugeln gerollt, die sich im heißen Wasser wie Blüten öffnen. Er hat ein erdiges Aroma.

Gyokuro

Ein sehr wertvoller Tee aus Japan. Er hat ein volles Aroma, das nach Kräutern schmeckt.

Matcha

Für die berühmte japanische Teezeremonie wird dieser Tee kurz vor dem Aufguss zu Pulver gemahlen.

seltener Hautkrebsläsionen entwickelten, wenn sie grünen oder schwarzen Tee erhalten hatten. Gemeinsame Studien des amerikanischen National Cancer Institute und des chinesischen Shanghai Cancer Institute weisen darauf hin, dass das Trinken von täglich mindestens einer Tasse grünem Tee über 6 Monate oder länger das Risiko für Speiseröhrenkrebs bei Frauen um 50 %, bei Männern und Frauen, die nicht rauchen, um 60 % senkt.

Die Teeforschung macht sogar Menschen, die bereits an Krebs erkrankt sind, einige Hoffnung. Eine Umfrage unter 472 japanischen Frauen, die an Brustkrebs erkrankt waren, ergab, dass bei denjenigen, die vor der Erkrankung den meisten grünen Tee getrunken hatten, seltener die Lymphknoten befallen waren und dass sie nach der Krebsoperation auch seltener einen Rückfall erlitten.

◆ **Kariesvorbeugung** Grüner Tee scheint sich auch positiv auf die Zahnhygiene auszuwirken, weil er reich an Polyphenolen ist, die die Fähigkeit haben, die Karies verursachenden Bakterien abzutöten. Außerdem stärkt das im Tee enthaltene Fluorid den Zahnschmelz. In einer von japanischen Wissenschaftlern durchgeführten Studie hatten Testpersonen, die nach jeder Mahlzeit und vor dem Zubettgehen eine spezielle Mundspülung mit Tee-Polyphenolen durchführten, deutlich seltener Zahnbeläge (Plaques) entwickelt, obwohl sich keiner von ihnen die Zähne putzte oder Zahnseide verwendete.

◆ **Gewichtsverringerung** Es gibt Hinweise darauf, dass Inhaltsstoffe des grünen Tees für die Gewichtsabnahme förderlich sind. An der Genfer Universität fand man heraus, dass gesunde junge Männer, die täglich Extrakte aus grünem Tee bekamen, die 50 mg Koffein und 90 mg EGCG enthielten, täglich etwa 80 Kalorien mehr verbrannten als jene, die nur 50 mg Koffein und ein Placebo schluckten. Die Männer hatten alle die gleiche Ernährung und das gleiche Körpertraining erhalten. Die Wissenschaftler vermuten, dass EGCG die Fettoxidation und die Thermogenese, d. h. die Fettverbrennung zur Wärmeproduktion, anregt.

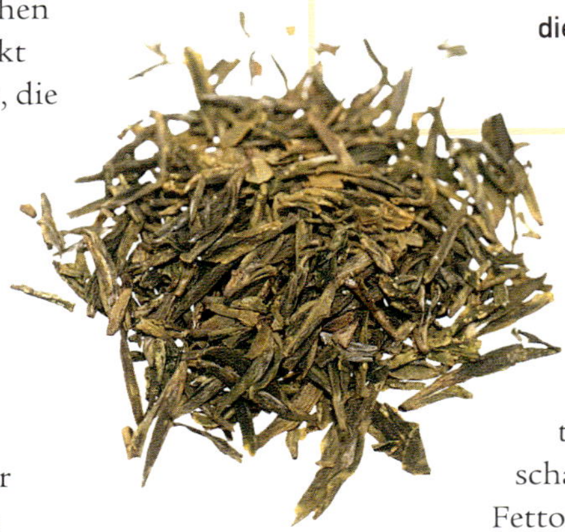

VIER TASSEN grüner Tee täglich enthalten jede Menge Substanzen, die Krankheiten vorbeugen.

◆ **Weitere Vorteile** Eine Studie an 3454 Personen, die nicht herzkrank waren, ergab, dass täglich 2 Tassen schwarzer Tee das Atherosklerose-Risiko (Verengung der Arterien) um 46 % senkten. Beim Trinken von 4 Tassen täglich sank das Risiko weiter bis auf 69 %. Andere Untersuchungen ergaben, dass grüner Tee den Gesamt-Cholesterinspiegel senkt und den HDL-Spiegel („gutes" Cholesterin) erhöht. Er verhinderte auch die Oxidation des „schlechten" LDL, das sich gerne an die Arterienwände anheftet. Britische Studien mit Frauen nach der Menopause zeigen, dass Tee trinkende Frauen eine deutlich höhere Knochendichte aufweisen als andere. Außerdem könnte es sein, dass grüner Tee die Symptome einer Polyarthritis lindert.

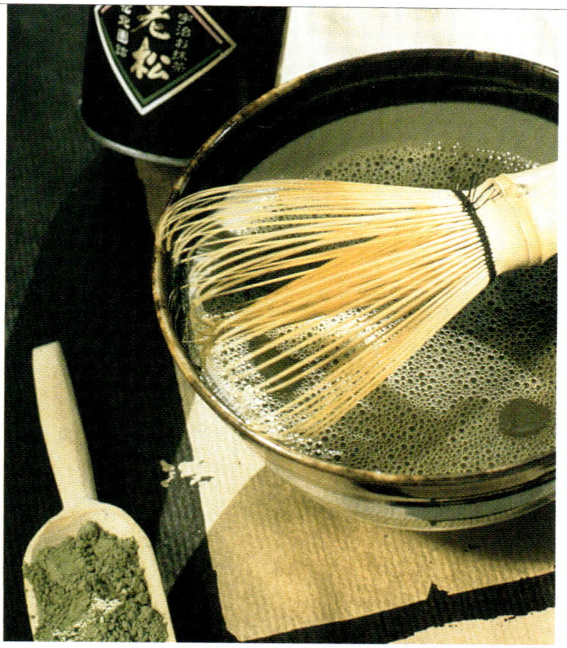

OB MIT TEEBEUTEL oder auf traditionelle japanische Art mit Pulver aufgebrüht – grüner Tee ist ein sehr gesundes Getränk.

Trinken Sie sich gesund

Wie viel Tee sollten Sie trinken? Darauf gibt es keine endgültige Antwort. Wissenschaftler schätzen jedoch, dass 4 oder mehr Tassen grüner Tee täglich einen deutlichen Schutz bieten. Dies entspricht in etwa dem Pro-Kopf-Verbrauch in Japan, wo einige Krebsarten wesentlich seltener vorkommen als in den westlichen Ländern. Trinker von schwarzem Tee müssen einige Tassen mehr trinken, um den gleichen Nutzen zu erzielen. Verwechseln Sie aber echten Tee nicht mit Kräutertees, die nicht die gleichen Inhaltsstoffe und daher auch nicht die gleiche Wirkung haben.

Machen Sie sich Gedanken über den Koffeingehalt des Tees? Grüner Tee enthält nur etwa 25 mg pro Tasse, schwarzer Tee etwa 35 mg, gebrühter Kaffee dagegen 105 mg. Ob entkoffeinierter Tee die gleichen günstigen Eigenschaften hat wie koffeinhaltiger Tee ist nicht bekannt, da sich die Untersuchungen bislang auf den kompletten Tee konzentrieren. Sicher ist dagegen, dass die Menge an Wirkstoffen, die noch enthalten sind, von dem Entkoffeinierungsverfahren abhängt. Bei einem Verfahren wird das Lösungsmittel Ethylessigsäure verwendet, beim anderen Kohlendioxid und Wasser eingesetzt. Das erstgenannte Verfahren liefert einen Tee, der nur noch 30 % seiner Katechine hat, bei der Verarbeitung nach dem zweiten Verfahren bleiben jedoch 95 % erhalten – dieser Tee ist daher häufig teurer.

Falls Sie keinen Tee mögen, gibt es Ersatzpräparate mit Extrakten aus grünem Tee. Eine Dosis von 300 mg ist standardisiert auf einen Gehalt von 80 % Polyphenolen und 55 % EGCG, was etwa 4 Tassen Tee entspricht.

GESUNDHEITSTIPP

Kein Sonnentee

Es mag gesund klingen, den Tee mehrere Stunden im warmen Sonnenlicht ziehen zu lassen, bevor man ihn trinkt. Aber in Wirklichkeit sorgt das nur für die Vermehrung von Bakterien.

Eistee

Etwa 80 % der 8 Mrd. Liter Tee, die die Amerikaner jährlich trinken, sind Eistee. Aber damit der erfrischende Tee die Körperabwehr stählt, müssen Sie ihn selbst aufbrühen. Das US-Department of Agriculture untersuchte handelsübliche Fertigtees und fand, dass keiner von ihnen Katechine enthielt; diese waren offensichtlich beim Herstellungsverfahren verloren gegangen. Ein weiterer negativer Befund: Die meisten Fertigtees hatten einen viel zu hohen Zuckergehalt.

◆ **Tipps für kühlen Tee** Nehmen Sie 1 Teelöffel qualitativ hochwertige Teeblätter pro 150-ml-Glas. Im heißen Wasser 3–5 Minuten ziehen lassen, beiseite stellen, bis er lauwarm ist und nicht mehr dampft, dann erst kühlen. Das Glas während der ganzen Zeit zudecken, um das Aroma und die Wirkstoffe zu erhalten. Den Tee auf Eis servieren, dekoriert mit einer Zitronenscheibe und einem Minzezweig, nach Geschmack süßen.

Zur Abwechslung können Sie eine Scheibe frisch geschälte Ingwerwurzel ins Wasser geben. Dafür den Ingwer für 2 Stunden ins Wasser legen und vor dem Kochen entfernen. Eine andere Möglichkeit: 3 Teile grünen Tee mit 1 Teil Pfefferminztee mischen, dann dieselbe Menge an kaltem Fruchtsaft einrühren und das Getränk auf Eis servieren.

Die heilende Kraft der Düfte

Ob Griechen, Römer, Ägypter oder Chinesen: Sie alle nutzen die aromatischen Essenzen aus Schalen, Rinden, Samen, Wurzeln, Blättern und Blüten zur Vorbeugung und Behandlung von Krankheiten.

Als Hautöl, Badezusatz oder zum Inhalieren waren ätherische Öle schon in alter Zeit beliebte Mittel zur Entspannung, Vitalisierung oder zur Wundheilung. Heute gewinnen diese Verfahren unter der Bezeichnung Aromatherapie an Verbreitung. Es gibt Hinweise, dass die Anwendung ätherischer Öle das Immunsystem unterstützt. Teebaumöl, ein Heilmittel der australischen Ureinwohner, ist ein wirksames Antiseptikum. Bei Schlaflosigkeit erwies sich Lavendelöl als deutlich wirksamer als ein Placebo.

◆ **Der Sicherheit zuliebe** Die Anwendung ätherischer Öle ist im Allgemeinen unbedenk lich, vorausgesetzt Sie wenden sie nicht innerlich an und tragen sie nicht unverdünnt auf die Haut auf. Die Ausnahme: Teebaumöl darf unverdünnt auf Pickel, Insektenstiche oder kleine Brandwunden aufgetragen werden.

GESUNDHEITSTIPP

Öle anwenden

Wenden Sie die nebenstehenden ätherischen Öle wie folgt an (sofern nicht anders angegeben): Für ein Massageöl 5–10 Tropfen des ätherischen Öls in 30 ml unparfümiertes Trägeröl (Mandel- oder Jojobaöl) mischen. Für eine Kompresse 2–8 Tropfen des ätherischen Öls in eine Schüssel mit warmem Wasser geben, ein Tuch darin einweichen, ausdrücken und auf die Haut legen. Für eine Inhalation 6 Tropfen Öl in eine Schüssel mit dampfendem Wasser geben, ein Handtuch über den Kopf legen, die Augen schließen und einatmen.

KURZER ÜBERBLICK

ÄTHERISCHES ÖL

BERGAMOTTE *Citrus aurantium var. bergamia*
Aus der Schale einer orangenähnlichen Frucht, Öl mit starkem Aroma

ZEDERNHOLZ *Cedrus atlantica*
Das meiste „Zedernholz" stammt vom Wacholder *Juniperus virginiana, J. mexicana.)*

RÖMISCHE KAMILLE *Anthemis nobilis* (GANZ RECHTS)
Gepresst aus Gänseblümchen-ähnlichen Blüten, typisches Aroma

MUSKATELLERSALBEI *Salvia sclarea*
Nicht identisch mit dem gewöhnl. Salbei, *Salvia officinalis*

ZYPRESSE *Cupressus sempervirens*
Aus den Zapfen des Zypressenbaums gewonnen.

EUKALYPTUS *Eucalyptus globulus*
(LINKS) Bestandteil vieler Erkältungssalben

INGWER *Zingiber officinale*
Gewürz der asiatischen Küche, in der indischen Medizin gegen Arthritis eingesetzt

LAVENDEL *Lavandula officinalis* (RECHTS)
Das Öl wird aus den frischen blauen Blüten gewonnen.

PFEFFERMINZ *Mentha piperita*
Ursprünglich beheimatet in Europa und Asien, mittlerweile auch in den USA.

TEEBAUM *Melaleuca alternifolia*
Die Produkte dieser Pflanze haben ein Menthol-Zitrus-Aroma.

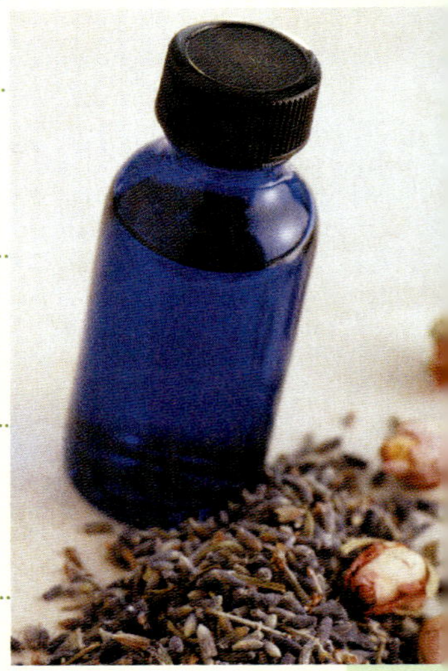

EMPFEHLUNG	ANWENDUNG
Gegen Hautinfektionen, soll den Juckreiz bei Gürtelrose und Windpocken lindern.	Gemischt mit einem Trägeröl in die Haut einmassieren oder 5 Tropfen ins Badewasser geben. Kann die Empfindlichkeit gegen Sonnenlicht erhöhen und unregelmäßige Hautpigmentierung auslösen. Bergaptenfreie Öle vermindern die Photosensitivität.
Es soll Husten, Erkältungs- und Grippesymptome lindern können. Ist auch ein wirksames Mittel gegen Insekten.	Zum Inhalieren oder als Kompresse. Führt mitunter zu Hautreizungen. Kann die Regelblutung verstärken. Bei Schwangerschaft meiden!
Bekannt für seine beruhigende Wirkung auf Haut und Schleimhäute. Lindert Entzündungen und Hautinfektionen.	Gemischt mit einem Trägeröl als Hautöl, als Kompresse oder 6–10 Tropfen ins Badewasser geben. Durch die geringe Toxizität ist die Anwendung sogar bei Kindern unbedenklich.
Lindernd bei Hautentzündungen und Akne. Auch zur Linderung von Spannungskopfschmerzen.	Bis zu 5 Tropfen in 10 ml Wasser mischen und in einen Verdampfer für ätherische Öle geben. Nicht bei Schwangerschaft anwenden.
Man sagt, dass sein Duft emotional und geistig klärend wirkt. Lindert die Symptome von Hals- und Atemwegserkrankungen.	Zur Konzentrationsförderung ein paar Tropfen mit Wasser in eine Duftlampe geben. Kann auf der Haut allergische Reaktionen verursachen. Nicht anwenden, wenn Sie unter Bluthochdruck leiden.
Ein leistungsstarker, antiseptischer und heilender Wirkstoff, ist ein berühmtes Mittel zur Behandlung von Atemwegsbeschwerden.	Gemischt mit einem Trägeröl auf der Brust einmassieren. Bei äußerlicher Anwendung nicht toxisch, bei innerlicher Anwendung sehr giftig (3,5 ml sind tödlich).
Bekannt für seine wärmenden und abschwellenden Eigenschaften; hilft bei der Bekämpfung von Erkältungen und Grippe, senkt durch Förderung des Schwitzens das Fieber.	Gemischt mit einem Trägeröl auf der Brust einmassieren, inhalieren oder 6 Tropfen in das Badewasser geben. Bei unverdünnter Anwendung kann es zu Hautreizungen kommen.
Lindert Stress und Depressionen, sorgt für Entspannung und Schlaf, fördert die Blutzirkulation.	Gemischt mit einem Trägeröl als Massageöl oder 10 Tropfen ins Badewasser geben. Betttücher, die in Wasser mit Lavendelöl gewaschen wurden, können den Schlaf fördern. Der Duft kann bei zu intensivem Gebrauch Übelkeit verursachen.
Lindert Schmerzen, auch bei Muskelkater. Anwendung zur Fieberbekämpfung, zur Linderung von Kopfschmerzen und Atemwegserkrankungen.	Gemischt mit einem Trägeröl als Massageöl oder als Badezusatz – nur geringe Mengen einsetzen! Augen beim Inhalieren geschlossen halten, nach Gebrauch die Hände waschen. Bei Kleinkindern vom Gesicht fern halten; kann einen Würgereflex verursachen.
Als leistungsstarkes Mittel gegen eine Reihe von Bakterien, Viren, Pilzen, Schimmelpilzen und Parasiten anerkannt.	Gegen Infektionen und Entzündungen auf die Haut geben oder 3–5 Tropfen ins Badewasser; inhalieren gegen Atemwegsbeschwerden (2 Tropfen in heißes Wasser, 5 Minuten inhalieren).

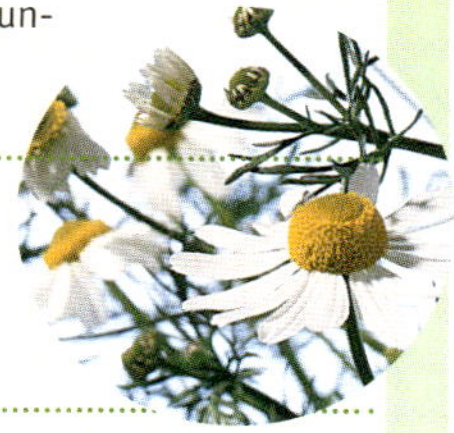

QUELLE: Dr. Alan Hirsch, Direktor der Stiftung für Geruchs- und Geschmacks-Behandlung und -Forschung, fachärztlicher Berater John Steele; Lifetree Aromatix.

Naturheilmittel gegen Trübsal

Wie wär's mit Heilpflanzen gegen Stimmungstiefs, mit denen wir alle gelegentlich zu tun haben? Das kann eine gute Idee sein, die auch noch das Immunsystem stärkt. Denn wenn man sich zu lange schlecht fühlt, leiden nicht nur die persönlichen Beziehungen und die Leistungsfähigkeit; die Stimmung hat auch Auswirkungen auf die Reaktionen Ihres Immunsystems.

Jedes Jahr verbraucht jeder Deutsche eine Packung Antidepressiva, um seine Stimmung wieder aufzubauen – das sind eine Milliarde Tagesdosen pro Jahr. Für viele bedeutet das eine Linderung ihrer Beschwerden, aber nicht jeder spricht auf diese Medikamente an; und einige haben unangenehme Nebenwirkungen wie Müdigkeit, Gewichtszunahme oder verminderte Libido. Und oft überwiegen die negativen Faktoren gegenüber den Vorteilen.

Heilpflanzen gefragt

Depressive Verstimmung gehört zu den Beschwerden, bei denen die Betroffenen sich am häufigsten alternativen Heilmethoden zuwenden – z. B. pflanzlichen Mitteln zur Unterstützung der konventionellen Therapie. Eine echte Depression darf aber nicht mit allgemeiner Niedergeschlagenheit verwechselt werden. Sie stellt ein schweres Leiden dar, das von qualifizierten Fachärzten behandelt werden muss. Einige Anzeichen einer Depression sind deutlich festzustellen – dauerhafte Traurigkeit, Gefühl der Hoffnungslosigkeit, Beschäftigung mit dem Tod und Selbstmordgedanken – und bedürfen einer sofortigen Behandlung. Es gibt aber auch Anzeichen, die für einen Laien nur schwer erkennbar sind. Dazu gehören:

- mangelnder Appetit oder übermäßige Esslust
- zu wenig oder zu viel Schlaf
- geringe Selbstachtung
- Konzentrations- und Entscheidungsprobleme
- Reizbarkeit, Unruhe, Pessimismus
- kein Interesse mehr an früheren Hobbys
- große Besorgnis, Angst, Weinkrämpfe
- unerklärliche Schmerzen.

STIMMUNGSAUFHELLER

HEILMITTEL

JOHANNISKRAUT
Zahlreiche Studien belegen, dass sich Johanniskraut, über mehrere Wochen eingenommen, bei der Linderung einer leichten bis mäßigen Depression als fast genauso wirksam erwiesen hat wie verschreibungspflichtige Antidepressiva.

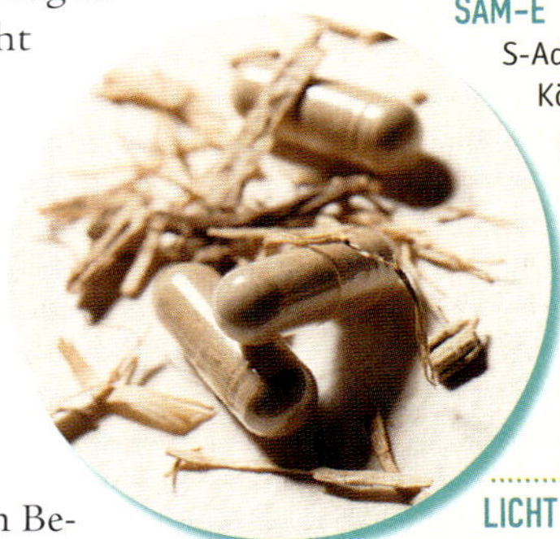

SAM-E
S-Adenosylmethionin ist ein Molekül, das im Körper natürlicherweise vorkommt. Als Mittel gegen Depressionen ist es vor allem in den USA in Gebrauch.

KAVA-KAVA (LINKS)
Die Wirkstoffe in der Wurzel von Kava-Kava (Rauschpfeffer) scheinen Symptome wie innere Unruhe und Stressgefühle zu lindern.

LICHT
Bei vielen Menschen führt das verkürzte Tageslicht im Winter zu Niedergeschlagenheit, die auch als „Winterrdepression" bezeichnet wird.

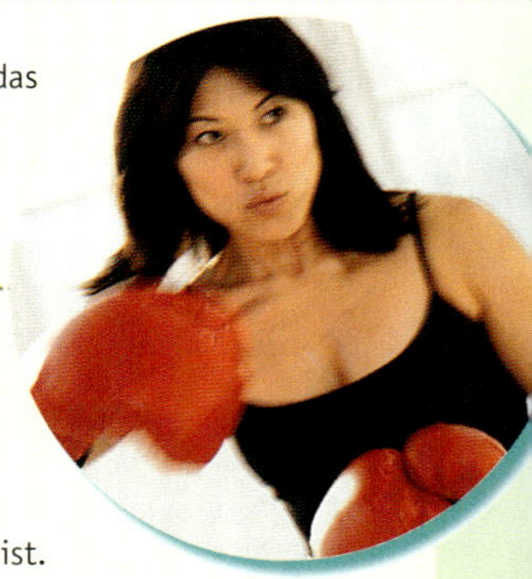

BEWEGUNG
Studien haben gezeigt, dass jede Art von Sport eine preiswerte, wirksame Therapie bei Ängsten, leichten Depressionen und geringem Selbstwertgefühl ist.

EHRENAMTLICHE ARBEIT
Anderen zu helfen verhindert Einsamkeit und gibt einem das Gefühl, etwas zu leisten und nützlich zu sein – Gefühle, an denen es vielen depressiven Menschen mangelt.

Suchen Sie einen Arzt auf, wenn Sie eines dieser Symptome in einem Maß haben, sodass Ihr Privat- oder Arbeitsleben darunter leiden. Je schlechter Sie sich fühlen, desto mehr sollten Sie für Ihr Wohlergehen tun. Eine Besserung wirkt sich auch positiv auf Ihr Immunsystem aus. Die Tabelle gibt einen Überblick über unbedenkliche und wohltuende Maßnahmen zur psychischen Stabilisierung.

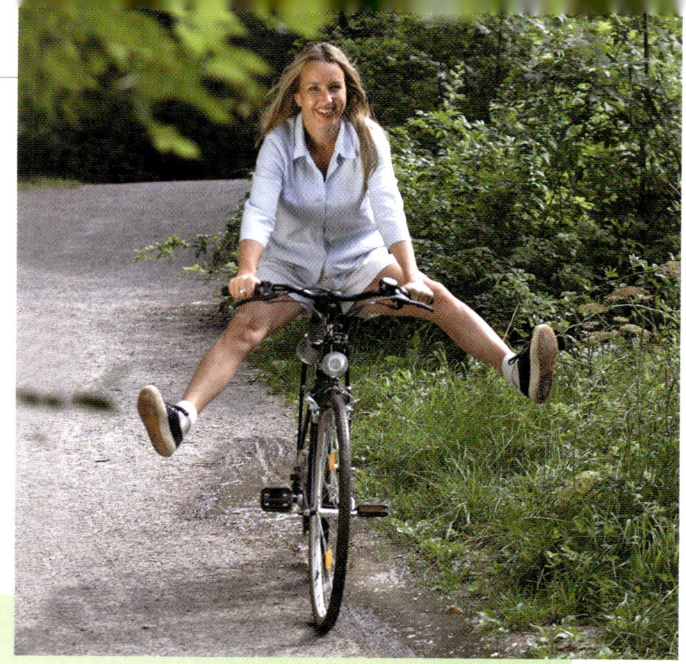

UNTERSUCHUNGEN	ANWENDUNG
Die Ergebnisse von 23 klinischen Studien zeigten, dass Johanniskraut eine leichte bis mäßige Depression effektiver lindert als ein Placebo. Der Untersuchungszeitraum über 8 Wochen war jedoch relativ kurz; länger angelegte Untersuchungen sind erforderlich.	Wählen Sie bei leichter Depression Präparate mit 0,3 % Hypericin oder 3–5 % Hyperforin. Nehmen Sie 3-mal täglich 1 Kapsel mit 300 mg zu den Mahlzeiten ein. Nicht mit anderen Antidepressiva kombinieren! Falls Sie andere Medikamente einnehmen, fragen Sie nach Wechselwirkungen.
Mehrere kleine Studien lassen vermuten, dass Adenosylmethionin-Präparate Depressionen lindern können, wahrscheinlich indem sie die Konzentrationen von Serotonin und Dopamin erhöhen, zwei Neurotransmittern, die mitverantwortlich für die Stimmungslage sind.	Die übliche Dosis ist 400 mg pro Tag für 2 Wochen, kann bei Bedarf aber auf 600 mg täglich erhöht werden. Tritt innerhalb von 2 Wochen keine Besserung ein, sollte man zum Arzt gehen. Nicht gemeinsam mit Antidepressiva und nicht bei diagnostizierter bipolarer Depression einnehmen.
Studien an mehreren hundert Personen mit generalisierten Angst- und Spannungszuständen ergaben, dass jene, die Kava-Kava eingenommen hatten, sich deutlich besser fühlten als andere, die ein Placebo erhalten hatten.	Da mittlerweile bei mit Kava-Kava behandelten Patienten schwere Leberschäden und sogar Todesfälle auftraten, zog das Bundesinstitut für Arzneimittel und Medizinprodukte im Juni 2002 die Zulassung für 86 Arzneimittel mit Kava-Kava zurück, die sofort vom Markt genommen wurden.
Untersuchungen haben ergeben, dass das abnehmende Tageslicht zu einem Abfall der Serotonin- und einer Zunahme der Melatoninwerte führt, was bei einigen Menschen jahreszeitlich bedingte depressive Symptome auslöst.	Gehen Sie öfter nach draußen oder setzen Sie sich mehrmals täglich an ein Südfenster. Eine Lichttherapie mit täglich 5000–10 000 Lux (Lichtintensität) für 20–30 Minuten mit einer Speziallampe sorgt dafür, dass Sie sich auch an den dunkelsten Wintertagen wohl fühlen.
Viele Fachleute sind der Meinung, dass durch Bewegung Endorphine, die körpereigenen „Glückshormone", freigesetzt werden. In Studien wurde nachgewiesen, dass sich bei depressiven Patienten, die wöchentlich 3-mal 30 Minuten joggten oder flott gingen, die Stimmung im gleichen Maße besserte wie bei denjenigen, die Antidepressiva einnahmen.	Versuchen Sie, sich mehr zu bewegen, am besten 3-mal wöchentlich 20–60 Minuten, möglichst an der frischen Luft, um die Vorteile des Sonnenlichts zu nutzen.
Die Auswertung von 37 Studien zu ehrenamtlicher Arbeit ergab, dass ältere Personen, die sich ihren Mitmenschen widmeten, sich grundsätzlich wohler fühlten und weniger traurig oder ängstlich waren als jene, die nur mit sich beschäftigt waren.	Sie müssen keinem Verein beitreten, um guter Stimmung zu werden. Ein freundliches Hilfsangebot an einen bedürftigen Freund, ein Familienmitglied oder einen Nachbarn ist genauso wirksam.

Was ist Homöopathie?

Homöopathie ist ein Therapiesystem, das versucht, die Selbstheilungskräfte des Körpers anzuregen. Sie basiert auf der so genannten Ähnlichkeitsregel: „Ähnliches mit Ähnlichem heilen." Anhand von Krankheitszeichen wie Fieber oder Entzündungen entscheidet der Homöopath, welche Behandlung die beste Unterstützung für den Körper ist.

Anstatt, wie in der traditionellen Medizin üblich, lediglich die Symptome zu unterdrücken, wählt ein Homöopath ein Mittel, das ähnliche Symptome auslöst. Angenommen Sie haben eine Erkältung, Ihre Augen tränen und die Nase läuft. Ein Homöopath wird Ihnen kein Mittel zur Austrocknung dieser Sekrete verschreiben, sondern vielmehr eines aus der Küchenzwiebel *(Allium cepa)*, die ähnliche Symptome hervorruft.

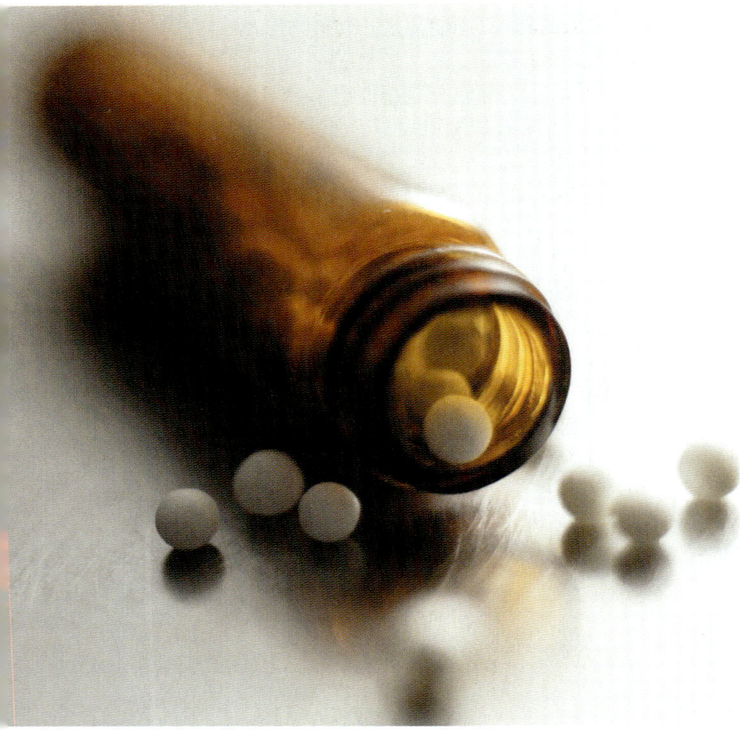

Weniger ist mehr

Die Heilmittel werden aus stark verdünnten mineralischen, pflanzlichen oder tierischen Substanzen hergestellt. Auf dem Etikett eines homöopathischen Präparats stehen nach dem Namen Buchstaben und Ziffern, z. B. D6 oder C 200. Das „D" steht für decem (lateinisch 10), das „C" für centum (lateinisch 100); sie zeigen die Verdünnungsstufen der Heilmittel an. In manchen Fällen sind sie so stark verdünnt, dass nicht einmal mehr Spuren des Ausgangsstoffs nachweisbar sind.

Nach jedem Verdünnungsschritt wird das Heilmittel kräftig geschüttelt, was als „Potenzierung" bezeichnet wird und dafür sorgen soll, dass die „Energie" der Originalsubstanz freigesetzt und auf das Lösungsmittel übertragen wird. Homöopathen glauben, je höher die Potenz, also die Anzahl der Verdünnungsschritte ist, desto wirksamer sei das Heilmittel. Vielleicht fragen Sie sich, wie das funktionieren kann, wenn die Ausgangssubstanzen so stark verdünnt werden? Homöopathen antworten, dass sich ihre heilende Kraft auf den Patienten überträgt – wie ein Starthilfekabel den Autostart veranlasst. Diese Erklärung lässt viele Vertreter der Schulmedizin daran zweifeln, dass die Homöopathie einen direkten Einfluss auf die Gesundheit hat. Es bleibt die Frage: Wie kann nichts etwas heilen?

Forschungen lassen vermuten, dass homöopathische Mittel die Symptome von Krankheiten wie Migräne und Allergien lindern können. Eine Analyse von 89 Studien kam in *The Lancet* zum Schluss, dass die Reaktionen auf eine homöopathische Behandlung nicht durch einen Placeboeffekt erklärt werden können, denn der Zustand der Patienten besserte sich doppelt so häufig wie nach Placebogaben.

HOMÖOPATHISCHE MITTEL sind oft als kleine Kügelchen erhältlich, die zur Auflösung unter die Zunge gelegt werden.

Freunde und nicht Feinde?

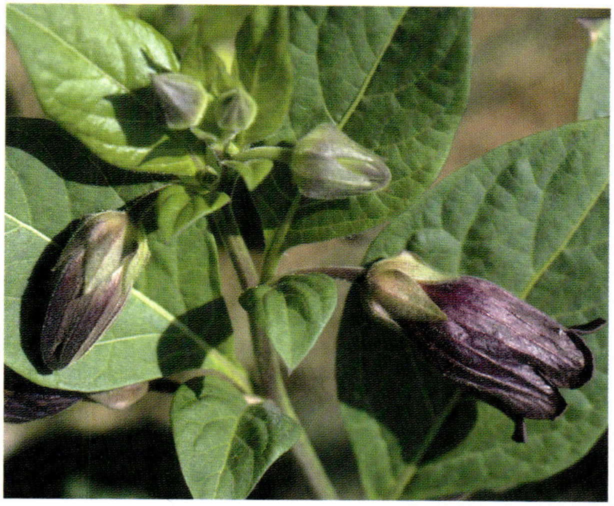

Die größte Gefahr bei homöopathischen Mitteln ist ihre Anwendung zur Behandlung ernsthafter Krankheiten – z. B. Infektionen oder Krebs –, die dringend einer medizinischen Behandlung durch einen Arzt bedürfen. Aber die starke Verdünnung dieser Heilmittel ermöglicht in den meisten Fällen ihre unbedenkliche Anwendung zur Unterstützung oder im Anschluss an eine herkömmliche Medikation, auch einer Antibiotikabehandlung.

Obwohl Sie vielleicht glauben, dass homöopathische Mittel aus Heilpflanzen gewonnen werden, stammen viele der Mittel in Wirklichkeit von einigen der giftigsten Erfindungen von Mutter Natur – auch diejenigen, die das Immunsystem stärken. Dazu gehören:

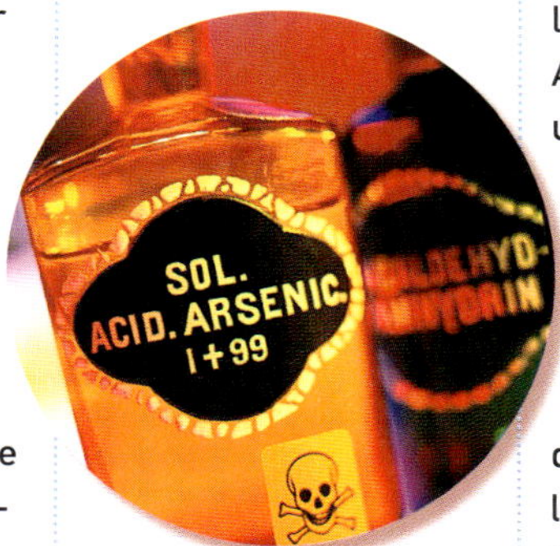

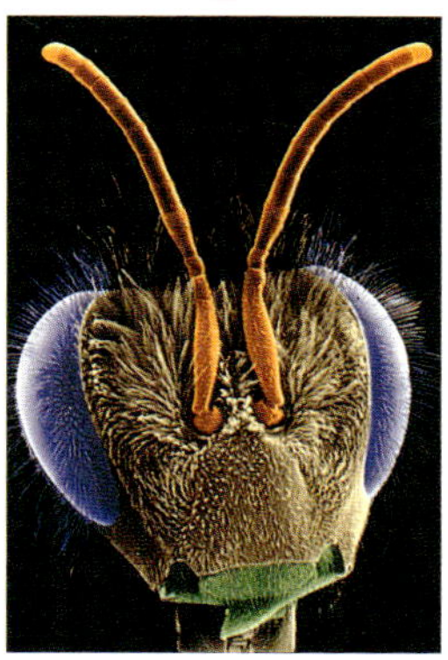

1 Belladonna. Der Extrakt aus dem tödlichen Nachtschattengewächs (LINKS) gilt als besonders guter Fiebersenker. Er wird auch gegen eine Reihe von entzündlichen Erkrankungen wie Halsweh, Sinusitis oder Grippe eingesetzt.

2 Arsenikum. Hergestellt aus Arsen (MITTE), einem berüchtigten Gift, sorgen die extremen Verdünnungen für eine völlig unbedenkliche homöopathische Anwendung bei Verdauungsstörungen, Durchfall und Übelkeit.

3 Honigbiene. Gewonnen aus zerriebenen Honigbienen (UNTEN LINKS) wird dieses Mittel bei Ruhelosigkeit und Reizbarkeit, Hautentzündungen und Insektenstichen sowie bei Bindehautentzündung mit stechendem Schmerz oder Schwellungen angewendet.

4 Merkurius. Dieses Heilmittel wird aus dem giftigen Metall Quecksilber (UNTEN) hergestellt. Eingesetzt wird es bei Erkältungen, Grippe, Nasennebenhöhlenentzündung (Sinusitis), Ohrenschmerzen und Zahnfleischentzündung, vor allem, wenn als Symptome geschwollene Lymphknoten, Nachtschweiß, Mundgeruch, starker Durst oder starker Speichelfluss im Schlaf auftreten.

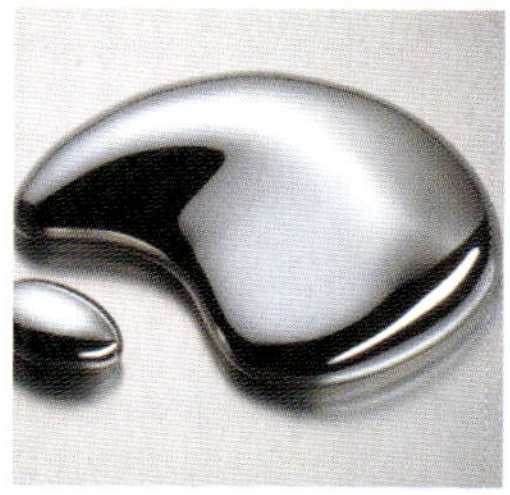

5 Lachesis. Das Gift aus den Giftzähnen der Buschmeisterschlange (UNTEN) empfehlen Homöopathen Patienten, die unter Symptomen wie Halsentzündungen, pochenden Kopfschmerzen, Menstruationsproblemen oder Hitzewallungen leiden.

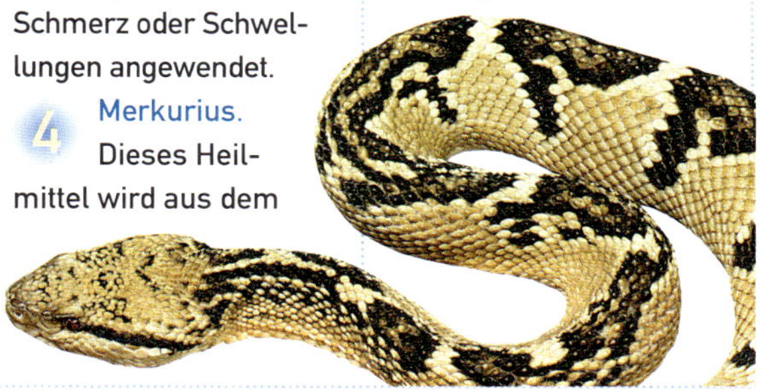

Neueste Ergebnisse

Die Ergebnisse einer weiteren im *British Medical Journal* veröffentlichten Studie ergaben ebenfalls, dass homöopathische Heilmittel bei bestimmten Krankheiten wirksamer sind als Placebos. Wissenschaftler im schottischen Glasgow teilten 51 Patienten mit chronischem Heuschnupfen nach dem Zufallsprinzip in zwei Gruppen auf: 24 Patienten erhielten über 4 Wochen täglich ein homöopathisches Mittel, die andern 27 ein Placebo. Zusätzlich führten alle Teilnehmer ein Tagebuch, in das sie ihre Peak-Flow-Messungen eintrugen sowie Symptome wie Niesen, laufende Nase, tränende Augen oder Atembeschwerden. Weder die Ärzte noch die Teilnehmer wussten, wer welcher Gruppe angehörte (Doppelblindstudie). Das Ergebnis: 28 % derjenigen, die das homöopathische Mittel bekommen hatten, zeigten eine Besserung, aber nur 3 % in der Placebogruppe.

◆ **Man fühlt sich zunächst etwas schlechter und danach erst besser.** Da homöopathische Mittel so stark verdünnt sind, ist ihre Einnahme relativ harmlos. Ein Kind kann eine ganze Flasche trinken, ohne Schaden zu nehmen. Dementsprechend ist es unbedenklich, mit einer „Homöopathischen Hausapotheke“, die in vielen Apotheken verkauft wird, kleinere Unpässlichkeiten selbst zu behandeln. Genau das richtige Mittel zu finden, kann aber schwierig sein, denn nicht jeder, der einen Husten hat, bekommt das gleiche Heilmittel. Es wird vielmehr aufgrund der besonderen Eigenschaften des Hustens und nach den allgemeinen Lebensumständen des Patienten ausgewählt.

Beim Besuch eines Homöopathen werden Sie nicht nur eingehend nach Ihren Symptomen befragt, sondern ebenso nach Ihren Stimmungen, Interessen, Ernährungsgewohnheiten, Ihrer Verdauung und Ihrer Energie, damit er sich einen Gesamteindruck verschaffen kann. Auch eine körperliche Untersuchung kann stattfinden, insbesondere wenn Sie zu einem Homöopathen gehen, der auch Arzt ist. Sobald Sie ein Mittel einnehmen, kann es sein, dass Sie sich erst schlechter fühlen, bevor es bergauf geht. Die zugrunde liegende Idee ist, Symptome zu fördern statt zu unterdrücken, um damit eine stärkere Reaktion des Immunsystems herauszufordern. Zweifler sagen, dass dies genau der Zeitraum ist, in dem der Körper sich schon selbst geholfen hat.

GESUNDHEITSTIPP

Ärzte und Heilpraktiker

In Deutschland können Ärzte im Rahmen einer naturheilkundlichen Ausbildung drei Zusatzbezeichnungen erlangen: Arzt für Naturheilverfahren, für Physikalische Therapie und für Homöopathie.

Heilpraktiker sind meist keine Ärzte; sie müssen zur Sicherstellung ihrer Ausbildung eine Prüfung vor dem Gesundheitsamt ablegen und dürfen alle Naturheilverfahren ausüben, die sie in Aus- und Weiterbildung erlernt haben.

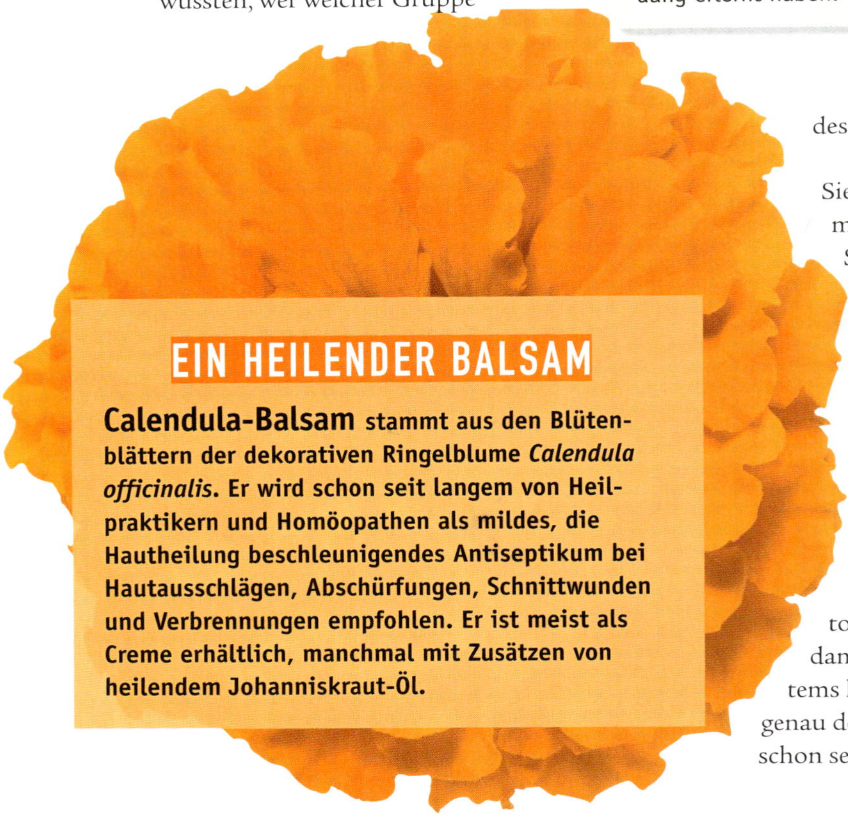

EIN HEILENDER BALSAM

Calendula-Balsam stammt aus den Blütenblättern der dekorativen Ringelblume *Calendula officinalis*. Er wird schon seit langem von Heilpraktikern und Homöopathen als mildes, die Hautheilung beschleunigendes Antiseptikum bei Hautausschlägen, Abschürfungen, Schnittwunden und Verbrennungen empfohlen. Er ist meist als Creme erhältlich, manchmal mit Zusätzen von heilendem Johanniskraut-Öl.

Gibt es irgendwelche Gefahren? Homöopathische Mittel sind grundsätzlich so stark verdünnt, dass die Ausgangsstoffe inaktiv und ungefährlich sind. Homöopathisches Belladonna (Tollkirsche) z. B. enthält wahrscheinlich gar kein Belladonna mehr. Es besteht jedoch die Gefahr, dass Patienten zu einer riskanten Selbstmedikation verleitet werden, indem sie bei sehr realen Symptomen wie etwa Schmerzen oder Erschöpfung homöopathische Mittel einnehmen, statt zum Arzt zu gehen. Homöopathische Therapien können teuer sein und werden selten von den Krankenkassen übernommen. Erkundigen Sie sich daher bei Ihrer Krankenkasse, ob diese für die Kosten aufkommt.

Optimierung des Heilungserfolgs

Homöopathische Heilmittel reagieren vielleicht empfindlich auf Umwelteinflüsse, die sie in ihrer Wirkung neutralisieren oder gar zerstören können:

- **Intensive Gerüche** Das Aroma von Kaffee, Kampfer, Parfüms und Gewürzen soll homöopathische Mittel beeinträchtigen.
- **Licht** Sonnenlicht, fluoreszierendes oder halogeniertes Licht kann die feine Energie des Heilmittels zerstören. Um dies zu verhindern, werden homöopathische Präparate meist in dunklen Glasfläschchen verkauft.
- **Wärme** Extreme Wärme, z. B. in einem Auto an einem heißen Sommertag, neutralisiert möglicherweise die Wirkung, während Kälte oder Einfrieren nichts ausmachen.
- **Energiefelder** Computer, Handys, Heizkissen sowie Radiowecker erzeugen magnetische Felder, die möglicherweise die Wirkung der homöopathischen Heilmittel neutralisieren.

Erstaunlich!

Ein häufig eingesetztes homöopathisches Mittel gegen Grippe ist Oscillococcinum. Eine kürzlich durchgeführte Analyse von 7 Studien ergab, dass es zwar die Dauer der Grippesymptome verkürzen, eine Infektion aber nicht verhindern kann. Der Hauptinhaltsstoff von Oscillococcium stammt aus dem Herzen und der Leber von Barbarie-Enten.

Gute Frage!
Wie kann man mehr über alternative Medizin erfahren?

Die Internetseite der Deutschen Gesellschaft für Alternative Medizin (http://www.dgam.de) bietet ausgezeichnete Informationen zu einem breiten Spektrum alternativer Therapien. Die Stiftung Warentest hat ein kritisches Buch „Die andere Medizin" herausgegeben. Außerdem gibt es eine Vielzahl von Buchtiteln zu diesem Thema; fragen Sie Ihren Buchhändler.

Die Macht der Blüten

Ähnlich der Homöopathie hat die Bach-Blütentherapie, die von dem englischen Arzt Edward Bach entwickelt wurde, die Behandlung der Person zum Ziel, nicht die einer Krankheit oder ihrer Symptome. Jedes der 38 von Bach entwickelten Heilmittel richtet sich gegen einen bestimmten Charakterzug oder emotionalen Zustand wie „Unschlüssigkeit" oder die „Unfähigkeit aus Fehlern zu lernen". Für die Heilmittel werden die Blüten einer Pflanze gesammelt, in eine Schüssel mit Quellwasser gelegt und mehrere Stunden in die Sonne gestellt, dann verdünnt und mit Weinbrand konserviert. Durch das Verfahren soll die Energie der Blüten erhalten bleiben, die dann die krank machenden inneren Einstellungen in positive, den Heilungsprozess fördernde Einstellungen umwandelt.

Auch wenn die Bach-Blütentherapie weniger gut untersucht ist als die Homöopathie und von Ärzten mit erheblicher Skepsis betrachtet wird, ist sie inzwischen sehr verbreitet. Die Fläschchen mit den berühmten „Notfalltropfen" werden weltweit jedes Jahr millionenfach verkauft.

Mehren Sie Ihr Gesundheitswissen

Die Begeisterung für Heilpflanzen, deren Wirksamkeit in der Volksmedizin schon seit Jahrtausenden bekannt ist, hat in den letzten Jahren stark zugenommen. Die Regale der Buchhandlungen quellen von Titeln zu diesem Thema über und man mag es kaum glauben, dass darüber noch nicht alles gesagt wurde.

Dennoch ist es so: Obwohl die Forschung die Wirksamkeit zahlreicher Heilpflanzen nachgewiesen hat, behauptet immer noch so mancher Arzt, dass ihre Anwendung wertlos sei. Die Wahrheit ist komplizierter: Viele moderne Arzneimittel wurden aus Pflanzen entwickelt. Tatsächlich enthalten etwa 25 % der verschreibungspflichtigen Medikamente pflanzliche Wirkstoffe. Aber viele Naturheilmittel sind nicht gut untersucht und ihre Wirkung ist nicht dokumentiert. Solange das so ist, werden viele Schulmediziner weiterhin sehr vorsichtig im Umgang mit diesen Mitteln sein oder werden sie völlig ablehnen.

Erwiesene Heilung

Oft wird vergessen, dass Aspirin®, das meistverkaufte Schmerzmittel überhaupt, ursprünglich ein pflanzliches Heilmittel war. Der griechische Arzt Hippokrates gewann im 5. Jahrhundert v. Chr. erstmals Salicylsäure aus Weidenrinde und verabreichte sie bei Wehenschmerzen. Das Antibiotikum Erythromycin wurde aus einem tropischen Pilz entwickelt, und Vincristin, ein Mittel zur Chemotherapie, stammt von einer Blume aus Madagaskar.

Aber erwarten Sie jetzt nicht, dass Heilpflanzen wie übernatürliche Zauberkräuter wirken, die Sie nur einnehmen müssen, um ewig gesund zu sein. Kein pflanzliches Heilmittel kann ein Ersatz für gesunde Ernährung und Lebensführung sein. Doch wenn Sie zusätzlich zu einem gesunden Lebensstil das eine oder andere Naturheilmittel einnehmen, erhöhen Sie Ihren Schutz vor Krankheiten.

Eine neue Sichtweise

Der große Zuspruch für Heilpflanzen und andere alternative Methoden erklärt sich dadurch, dass der Patient eine aktive Rolle im Umgang mit seiner Gesundheit übernimmt. Natürlich sollten Sie es nicht soweit treiben, dass Sie eine schulmedizinische Behandlung ablehnen. Kombinieren Sie stattdessen pflanzliche und schulmedizinische Therapien, was weitaus wirksamer sein wird als jede einzelne Behandlung für sich allein.

Dieses Kapitel ist nicht als Lehrgang in Pflanzenheilkunde gedacht, sondern als ein Wegweiser. Wenden Sie sich mit speziellen Fragen an einen Apotheker, einen Arzt für Naturheilkunde oder einen Heilpraktiker.

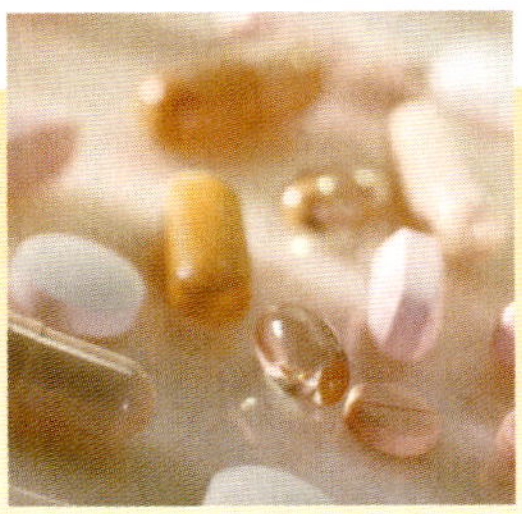

HÄTTEN SIE'S GEWUSST?

Lassen Sie sich nicht irreführen

Vom Bundesinstitut für Arneimittel und Medizinprodukte werden viele pflanzliche Mittel nicht auf Wirksamkeit und Unbedenklichkeit überprüft, da sie nicht als Medikamente, sondern als Nahrungsergänzungspräparate gelten. Das bedeutet, dass es keine Garantie dafür gibt, dass ein Präparat auch enthält, was auf dem Etikett angegeben ist. Was können Sie tun? Informieren Sie sich bei der Bundeszentrale für gesundheitlichen Verbraucherschutz, die manche Ergänzungspräparate in Tests auf ihren Reinheitsgehalt und die Übereinstimmung mit den Angaben auf dem Etikett überprüft hat. Die Mittel, die den Standards nach dem Deutschen Arzneimittelbuch entsprechen, tragen den Hinweis „nach DAB" auf dem Etikett. Leider sind auch viele ungenügende Produkte auf dem Markt, die die angeführten Wirkstoffe gar nicht oder nicht in der angegebenen Konzentration enthalten.

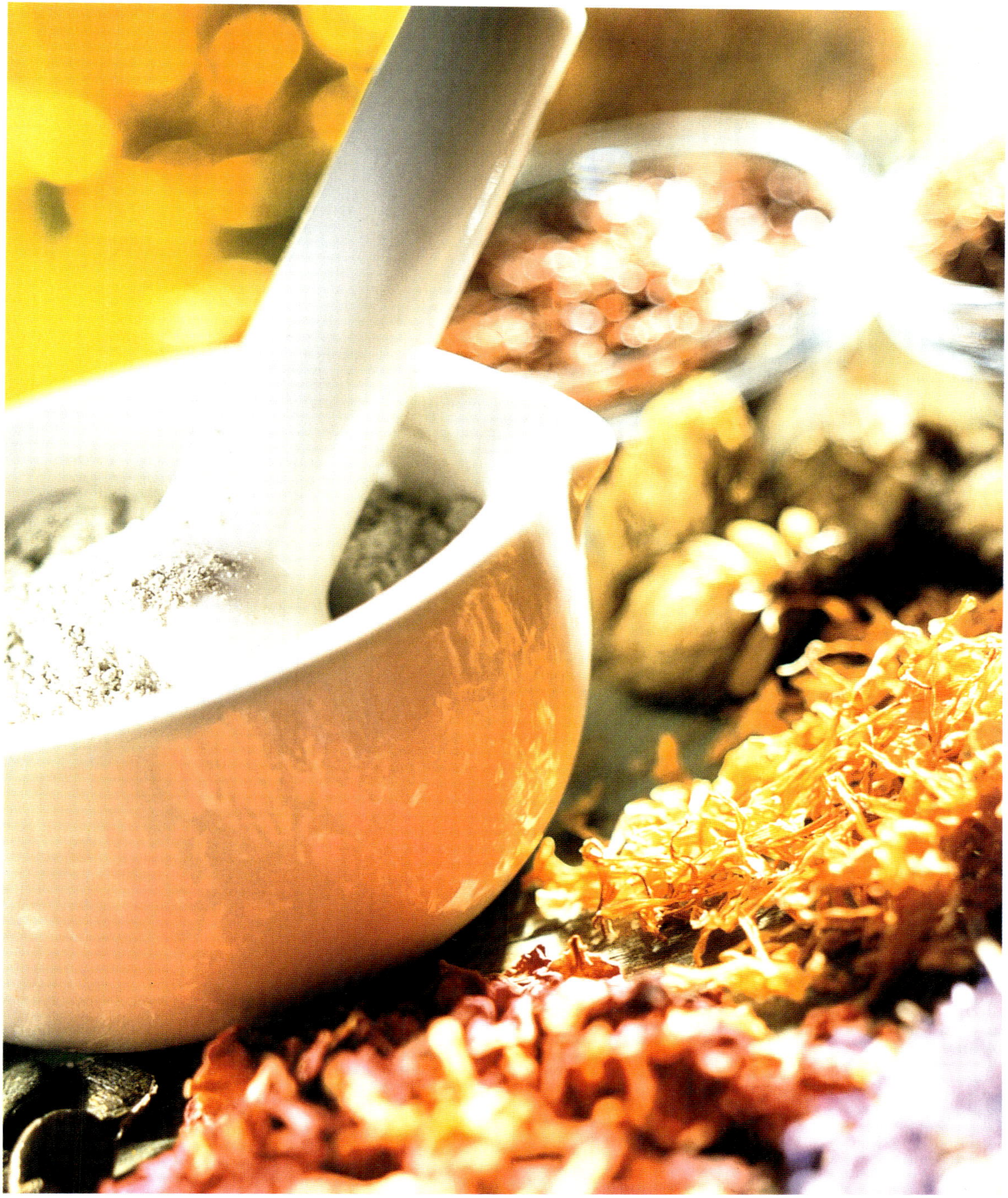

„Ihr Körper ist Ihr Labor: Mit kleinen Experimenten können Sie herausfinden, was Ihnen gut tut und was nicht."

DR. RUDOLPH BALLENTINE, PSYCHIATER, HOMÖOPATH UND PHYTOTHERAPEUT

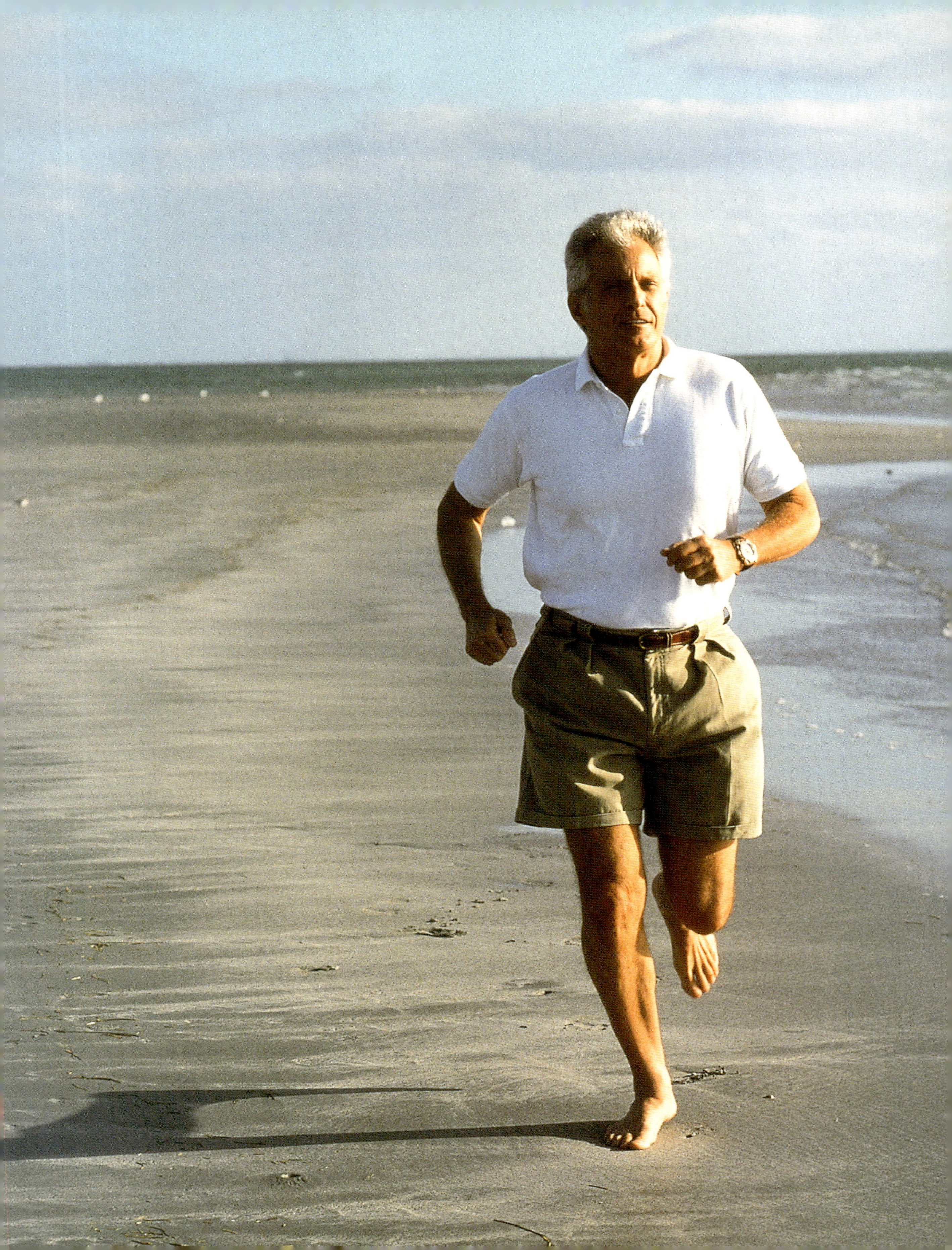

Energie durch Bewegung

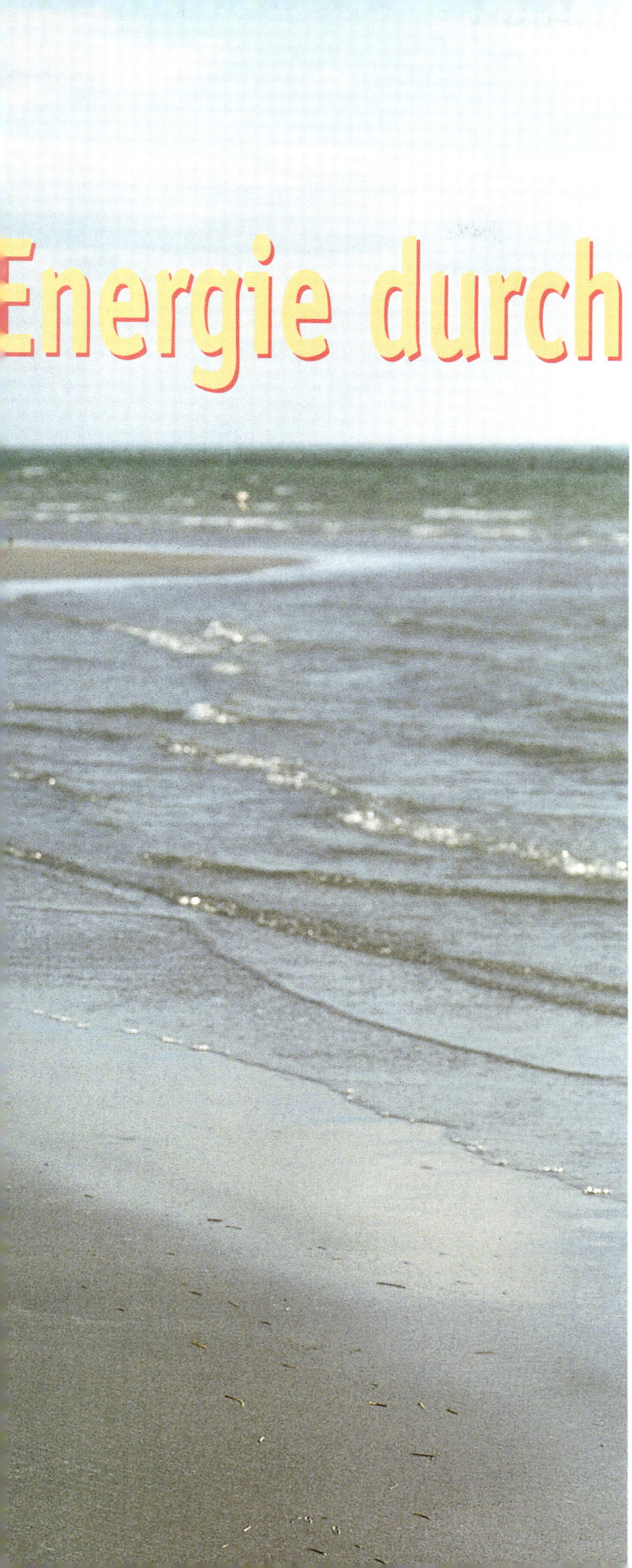

Autos, Computer, Fernsehen, Aufzüge – aktive Bewegung findet heute kaum noch statt. Fachleute sind jedoch der Meinung, dass die einfachste und beste Möglichkeit, das Immunsystem zu stärken, darin besteht, sich mehr zu bewegen. Investieren Sie nur ein wenig Zeit, und der Gewinn wird größer sein, als Sie denken!

Riesenschritt zum Wohlbefinden

Jeder weiß, dass die Augen die Fenster zur Seele sind. Ähnlich spiegeln das äußere Erscheinungsbild und die Vitalität des Körpers die Gesundheit des Immunsystems wider. Und nichts verbessert die Leistungsfähigkeit Ihres Körpers so sehr und steigert Ihr Wohlbefinden mehr als regelmäßige Bewegung.

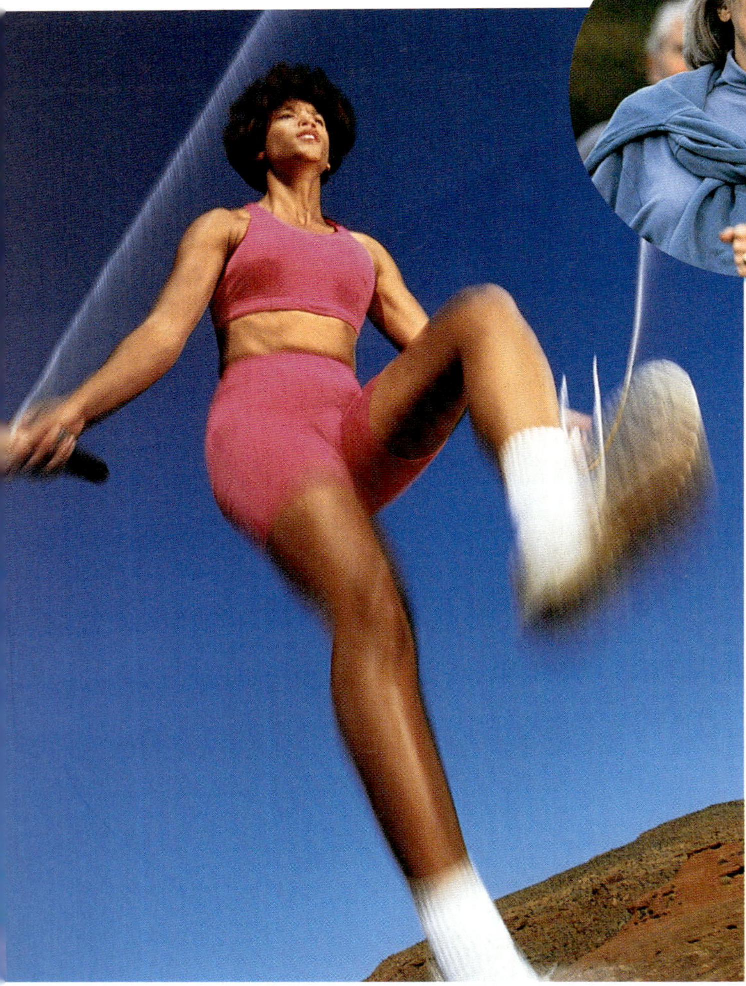

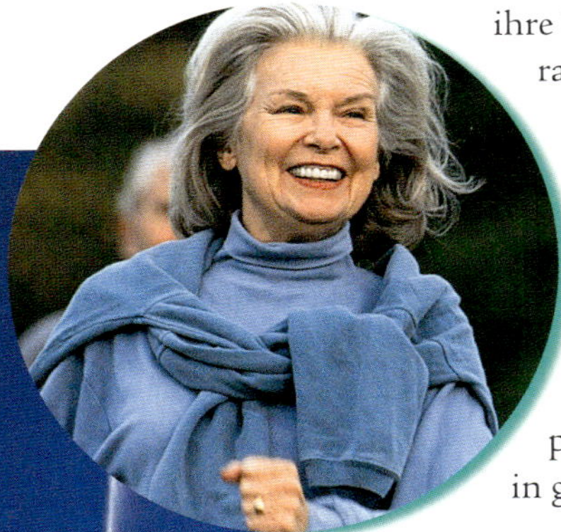

Es ist kein Zufall, dass Fitnessbegeisterte weit weniger krank sind als ihre bewegungsfaulen Mitmenschen. Es gibt unzählige Beweise dafür, dass Sie bestens gegen Krankheiten geschützt sind, wenn Sie Freude an sportlichen Aktivitäten haben und ihnen problemlos nachgehen können. Um zu verstehen warum, stellen Sie sich vor, Immunzellen seien Polizisten. Wenn diese auf dem Revier herumhängen, statt durch die Straßen zu patrouillieren, sind die Gauner aktiver; machen sie konsequent ihre Runden, sinkt die Kriminalitätsrate. Ebenso sorgt Bewegung dafür, dass Ihre Immun-„Polizisten" verstärkt im Körper zirkulieren. Training aktiviert die NK-Zellen (**n**atürliche **K**illerzellen), die Tumorzellen im Vorstadium angreifen und der Abwehr helfen.

Horchen Sie mal in Ihren Körper hinein. Sitzen Sie bequem und in guter Haltung oder krumm und zwingen so Muskeln und Organe in unangenehme Positionen? Sagt Ihr Körper: „Ich fühle mich gesättigt, entspannt und fit" oder sagt er: „Ich habe Schmerzen", „Meine Muskeln sind verspannt," oder „Meine Grenzen sind erreicht"? Wenn Ihr Körper voller Lebenskraft ist, herzlichen Glückwunsch; dann wird Ihnen dieses Kapitel noch mehr Möglichkeiten zeigen, wie Sie Ihr Immunsystem durch Training weiter fördern können. Fühlt sich Ihr Körper jedoch unwohl, seien Sie nicht entmutigt: Forschungsergebnisse bestätigen, dass es nie zu spät ist, das Immunsystem durch Bewegung in Schwung zu bringen.

TRAINING verbessert die Durchblutung sofort und beschleunigt das Verbrennen von Kalorien.

Impuls für das Immunsystem

Die beste Möglichkeit, rasch Energie zu tanken, ist Bewegung. Ein einfacher 10-minütiger Spaziergang baut Spannung ab, vertreibt die Müdigkeit und fördert für Stunden die geistige Beweglichkeit.

ZAHLEN UND FAKTEN: BEWEGUNG

5

Mal pro Woche sollten Sie einen 30-minütigen Spaziergang in einem Tempo von 6 km/h machen, um Ihr Dickdarmkrebs-Risiko zu senken.

14

Prozent der Ärzte geben an, überhaupt keinen Sport zu treiben.

57

Prozent der Deutschen zwischen 25 und 69 Jahren erklären, sportlich aktiv zu sein.

91,5

Prozent der Ärzte fordern, den Zusammenhang von Bewegung und Entstehung von Krankheiten in der Medizinausbildung stärker zu berücksichtigen.

Machen Sie den Spaziergang zur täglichen Routine und Sie kräftigen Ihre Muskeln, stärken das Herz und verbessern auch die Funktionsfähigkeit der meisten anderen Organe. Bewegung unterstützt das Immunsystem unmittelbar bei seiner Abwehrarbeit durch:

- **Förderung der Durchblutung** Die Immunzellen gelangen schneller durch den Körper und zerstören so Eindringlinge, bevor sie Unheil anrichten.
- **Intensivierung der Atmung** Wenn Sie kraftvoll atmen, stoßen Sie mehr Abfallprodukte, besonders Kohlendioxid, durch die Lungen aus.
- **Anregung zum Schwitzen** Dabei werden Stoffwechselabbauprodukte vermehrt durch die Haut abgegeben.
- **Zunahme der Muskelaktivität** Diese fördert die Zirkulation in den Lymphgefäßen und damit den Abbau und die Ausscheidung verbrauchter Zellen und Zellbruchstücke.
- **Steigerung des Selbstbewusstseins und der Selbstachtung** Dadurch werden auch die negativen Auswirkungen von Stress verringert.

Fangen Sie einfach an!

Schon drei bis vier kurze, aber intensive Trainingseinheiten pro Woche, z. B. Hanteltraining oder Gymnastik, reichen aus, um das Immunsystem zu aktivieren und mit einer größeren Anzahl an NK-Zellen auszustatten. Das zeigen die Ergebnisse von 629

Erstaunlich!

Bewege dich regelmäßig und du sparst Geld! Das ist das Fazit einer 20-jährigen Studie der Cooper-Klinik: Im Schnitt gibt jeder Amerikaner pro Jahr mehr als 4000 Dollar für seine Gesundheit aus. Trainierte Menschen dagegen müssen seltener zum Arzt und verbringen weniger Tage im Krankenhaus, was enorm viel Geld spart. Die Gruppe mit der geringsten Fitness musste fast 63 % mehr für ärztliche Behandlungen ausgeben.

Studien der Internationalen Gesellschaft für Sport und Immunologie. Obwohl die Zahl der NK-Zellen einige Stunden nach dem Sport wieder auf das vorherige Niveau absinkt, verringert sich auf lange Sicht dadurch das Infektions- und Erkrankungsrisiko. Der Sportphysiologe Dr. David Neiman von der Appalachia State University in Boone, North Carolina, untersuchte die Immunaktivität von einem Dutzend Frauen, die älter als 65 Jahre waren (ältere Menschen sind besonders anfällig für Infektionen). Im Schnitt hatten sie seit 12 Jahren 90 Minuten Sport pro Tag betrieben. Im Vergleich mit einer Gruppe gleichaltriger, aber bewegungsarmer und übergewichtiger Personen war die Immunabwehr der körperlich aktiven Frauen um etwa 55 % stärker.

Verlängern Sie Ihr Leben!

Einigermaßen aktive Menschen, selbst solche, die rauchen oder an Bluthochdruck leiden, haben eine geringere Sterblichkeitsrate als Bewegungsmuffel. Für ein Projekt, bekannt als College Alumni Health Study, das seit 1960 läuft, haben Wissenschaftler die körperlichen Aktivitäten sowie weitere Gewohnheiten und persönliche Eigenschaften vom 71 044 Absolventen des Harvard College und der Universität von Pennsylvania verfolgt. Die Auswertung der Daten ergab eine deutliche Schutzwirkung durch körperliche Bewegung. Sie entdeckten, dass Frauen, die wöchentlich mehr als 1000 Kalorien durch Sport oder Gartenarbeit verbraucht hatten, nach der Menopause ein um 50 % geringeres Brustkrebsrisiko hatten als jene, die wöchentlich weniger als 500 Kalorien verbrannt hatten. Männer zwischen 45 und 84 Jahren, die wöchentlich mit Bewegung über 1500 Kalorien verbraucht hatten, lebten fast 2 Jahre länger als solche mit einem weniger aktiven Lebensstil.

Es ist nie zu spät

Fest steht, dass selbst Menschen in sehr hohem Alter durch Bewegung kräftiger werden können – und es auch auf Dauer bleiben. Studien zeigen, dass die richtige Bewegung Menschen von 65 Jahren und älter körperlich gesünder machen kann, als sie jemals zuvor waren. Die Durchblutung wird angeregt, die Lunge mit mehr Sauerstoff versorgt, die Verbrennung von Kalorien angekurbelt und das allgemeine Wohlbefinden gesteigert.

Eine Studie mit über 70-jährigen Teilnehmern zeigte, dass diese durch ein 26-wöchiges Programm mit drei Ausdauerübungen pro Woche ihre Sauerstoffkapazität um 22 % steigerten. Eine andere Studie am Jean Mayer USDA Human Nutrition Research Center on Aging der Tufts Universität in Boston fand heraus, dass jeder Altenheimbewohner, der an einem Muskeltrainingsprogramm teilnahm, seine Kraft mehr als verdoppeln konnte. In nur 10 Wochen bildeten manche Teilnehmer ihre Muskeln so gut aus, dass sie den Laufstuhl zugunsten eines Stocks beiseite stellen konnten.

Der richtige Ausgleich

Welche Bewegung ist die beste? Ärzte kamen zu dem Schluss, dass es am besten ist, „mäßige Bewegung im aeroben Bereich“ mit Krafttraining zu kombinieren. Zum Krafttraining zählen Übungen, bei denen Sie Gewichte (einschließlich das Körpergewicht) bewegen.

Was versteht man unter „mäßiger Bewegung im aeroben Bereich“? Die Definition lautet: jede körperliche Aktivität in einem gleichmäßigen Tempo, das schnell genug ist, Ihren Puls zu erhöhen, aber langsam genug, um sich dabei bequem zu unterhalten – und das bis zu 60 Minuten.

Um den für Sie empfehlenswerten Belastungspuls zu berechnen, bestimmen Sie zunächst Ihre maximale Herzfrequenz, indem Sie von 220 Ihr Alter abziehen. Für 50-Jährige beträgt die maximale Herzfrequenz also 170. Beim Training sollten Sie nur 55–80 % Ihrer maximalen Herzfrequenz erreichen. Das Ziel eines 50-Jährigen ist demnach ein Belastungspuls von 93–136 Herz-

Wie wir fit bleiben ...

1942 gaben 41 % der Menschen an, dass sie zu Fuß zur Arbeit gehen. Heute ist ihr Anteil weitaus geringer. Jetzt „walken“ 41 %, um fit zu bleiben. Die folgende Liste gibt die beliebtesten Trainingsarten an:

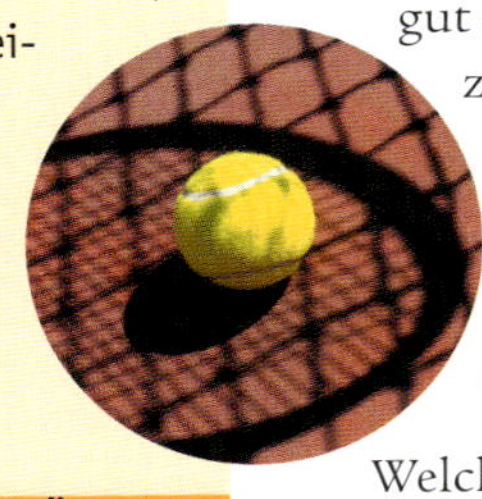

AKTIVITÄT/ AUSÜBENDE	
Walking	41 %
Muskeltraining	29 %
Kreislauftraining	28 %
Jogging	20 %
Leistungssport	15 %
Fitness-Übungen	11 %
Schwimmen	3 %

Quelle: Maritz Poll

„Die beste körperliche Stärkung erreicht man durch Bewegung, und von allen Bewegungsarten ist das Gehen die Beste.“

THOMAS JEFFERSON, PRÄSIDENT DER VEREINIGTEN STAATEN VON AMERIKA (1743–1826)

FITNESS AUS DER PACKUNG?

Wenn es darum geht, körperlich fit zu werden, wissen wir alle, dass es keinen Ersatz für sportliche Aktivitäten gibt. Das hindert viele nicht daran, von magischen Pillen zu träumen, die mühelos Muskeln ausbilden und Pfunde abspecken – doch das funktioniert leider nicht. Hier einige Beispiele dieser zahlreichen „Schlankheits"-Wunder, was sie versprechen und was sie tatsächlich bewirken.

MITTEL	BEHAUPTUNG	TATSÄCHLICHE WIRKUNG
KALZIUMPYRUVAT Mineralstoff, der vom Körper hergestellt wird und auch in Lebensmitteln vorkommt.	Entfernt Körperfett, baut Muskeln auf.	In Studien mit dicken Menschen, die eine sehr fettarme Diät machten, unterstützen Tagesdosen von bis zu 75 g die Gewichtsabnahme – etwas. Problemlos rezeptfrei erhältliche Ergänzungspräparate bringen jedoch mehr.
CHITOSAN Ein unlöslicher Faserstoff aus der Schale von Krabben und Garnelen.	Absorbiert Fett und verhindert damit die Gewichtszunahme.	Wissenschaftler belegten, dass es sich nicht positiver auf die Gesundheit auswirkt als ein Scheinmedikament, aber die Aufnahme fettlöslicher Nährstoffe wie Vitamin A und E sowie fettlöslicher Medikamente behindern kann.
CHROMPICOLINAT Chrom ist ein lebenswichtiges Spurenelement.	Blockiert die Fettaufnahme und hilft bei der mühelosen Kalorienverbrennung – sogar im Schlaf.	Eine Studie des Naval Health Research Center ergab, dass 400 mg täglich Körperfett, Gewicht oder Muskelmasse nicht verändern. Hohe Dosen können aber zu Schlafstörungen und Stimmungsschwankungen führen. Natürliche Quellen für Chrom sind Getreide, Erbsen und Pflaumen.
KONJUGIERTE LINOLSÄURE Form einer lebenswichtigen Fettsäure.	Verbrennt Fett und fördert Muskelwachstum.	Vorläufige Studien zeigen, dass die Einnahme beim Menschen nicht zum Fettverlust führt, allerdings bei manchen Tieren.
EPHEDRA (Ma Huang) Die Pflanze enthält Ephedrinalkaloide, d. h. stimulierende Substanzen; ist als Nahrungsergänzungsmittel im Handel.	Kontrolliert den Appetit und unterstützt die Fettverbrennung.	Gemeinsam mit Koffein aufgenommen mag es den Speck bekämpfen, das hat aber seinen Preis: Der FDA liegen im Zusammenhang mit Ephedra-Präparaten Berichte von mehr als 40 Todesfällen und etwa 900 unerwünschten Nebenwirkungen, von Schwindel bis Herzinfarkt, vor.
GARCINIA CAMBOGIA (Hydroxyzitronensäure) Extrakte einer indischen Frucht, die mit einem Enzym konkurrieren, das für die Verdauung benötigt wird.	Verhindert Umwandlung von Kohlenhydraten in Fett, zaubert so Pfunde weg.	Eine im Journal of the American Medical Association veröffentlichte Forschungsarbeit berichtet, dass es bei Menschen keine Auswirkung auf die Körperfett- oder Kalorienverbrennung hat.

Quelle: Dr. Tedd Mitchell, Cooper-Klinik

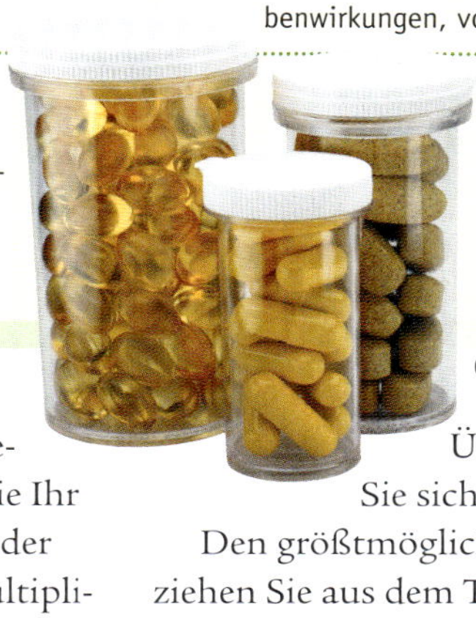

schlägen pro Minute. Messen Sie Ihre Herzfrequenz unter Trainingsbedingungen, indem Sie Ihr Training kurz unterbrechen und den Puls an der Halsschlagader 10 Sekunden lang zählen. Multiplizieren Sie den 10-Sekunden-Wert mit 6, um die Herzfrequenz pro Minute zu erhalten.

Prüfen Sie jeden Morgen nach dem Aufwachen auch Ihre Herzfrequenz im Ruhezustand. Wenn sie sonst 70 Schläge pro Minute beträgt, es aber eines Morgens 10 Schläge mehr sind, deutet dies auf eine Überanstrengung hin. Gönnen Sie sich einen Tag Erholung.

Den größtmöglichen gesundheitlichen Nutzen ziehen Sie aus dem Training, wenn Sie täglich etwa 300 Kalorien mehr als üblich verbrauchen. Wie lange dauert das? Das ist unterschiedlich. Jemand, der 68 Kilo wiegt, erreicht dies in nur 26 Minuten mit Seilspringen. Um beim Billard 300 Kalorien zu verbrennen, müsste die gleiche Person allerdings fast 2 Stunden lang spielen.

Schwitzen tut bei Krankheit gut

Brauchen Sie noch mehr Anreize, bevor Sie Ihre Turnschuhe anziehen und sich aufs Trimmrad schwingen? Unzählige Beispiele zeigen, dass ein aktives Leben vor vielen Krankheiten schützt.

US-amerikanische Zentren für Krankheitskontrolle und Vorsorge (Centers for Disease Control and Prevention) und das amerikanische College für Sportmedizin empfehlen *jedem,* mindestens 30 Minuten pro Tag sportlich aktiv zu sein. Auf den nächsten Seiten sind einige häufige Erkrankungen aufgeführt, für die Bewegung wie Medizin ist. Bei manchen dieser Beschwerden könnte der Gedanke an Bewegung Sie vielleicht entmutigen. Doch lassen Sie es auf einen Versuch ankommen – Sie werden es nicht bereuen!

Arthritis

Sollten Sie einer der 800 000 Deutschen (darunter zwei Drittel Frauen) sein, die an Arthritis leiden, so kann Bewegung Schmerzen und Entzündungen mildern und ein gewisses Maß an Beweglichkeit und Flexibilität erhalten oder wiederherstellen. Ideal für Arthritis-Patienten sind z. B. Schwimmen, Walken und Radfahren, weil diese Sportarten die Gelenke kaum belasten.

Depression

Falls Sie unter Niedergeschlagenheit leiden, sollten Sie sich nicht über ein Rezept Ihres Arztes wundern, das lautet: „Treiben Sie Sport." Ergebnisse des Duke University Medical Center in Durham, North Carolina, belegen, dass regelmäßige Bewegung langfristig mehr nutzen kann als Antidepressiva. An der Studie waren 156 Depressions-Patienten im Alter von 50 Jahren oder älter beteiligt. Den Teilnehmern wurde nach dem Zufallsprinzip eine von drei Behandlungsformen zugeteilt: Entweder erhielt der Patient das Antidepressivum Sertralin oder Trainingseinheiten oder aber eine Kombination aus beidem. Nach der 4-monatigen Behandlung zeigten alle eine verminderte Depressionsrate. Eine

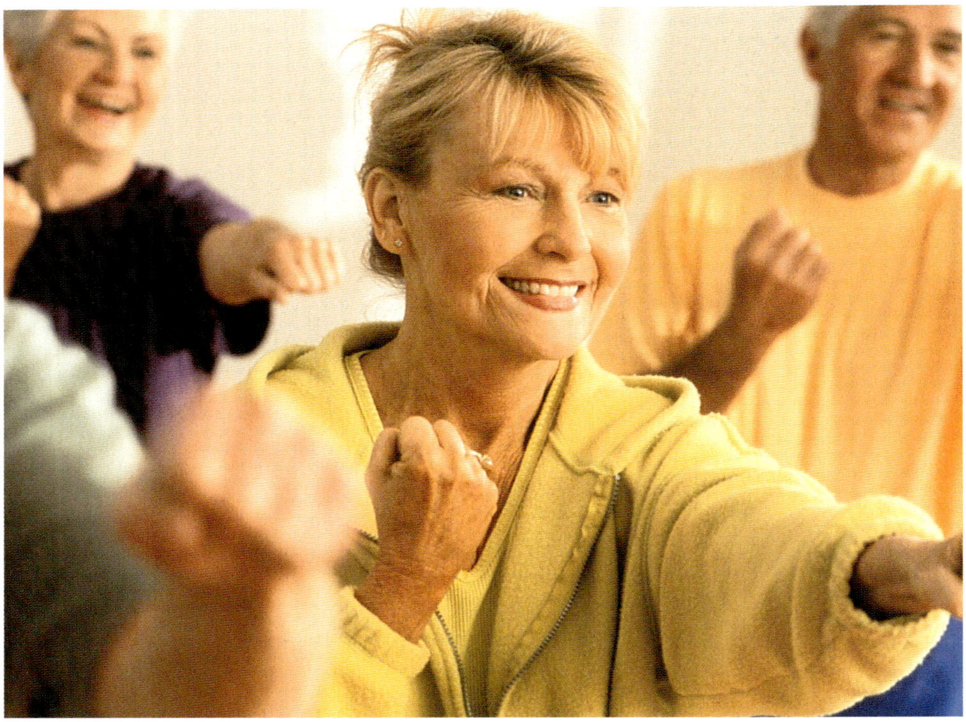

KÖRPERLICHE BETÄTIGUNG an mindestens 4 Tagen wöchentlich verringert das Risiko von Diabetes, Herzerkrankungen, Schlaganfall und einigen Krebsarten.

QUIZ: WIE FIT SIND SIE BEIM THEMA BEWEGUNG?

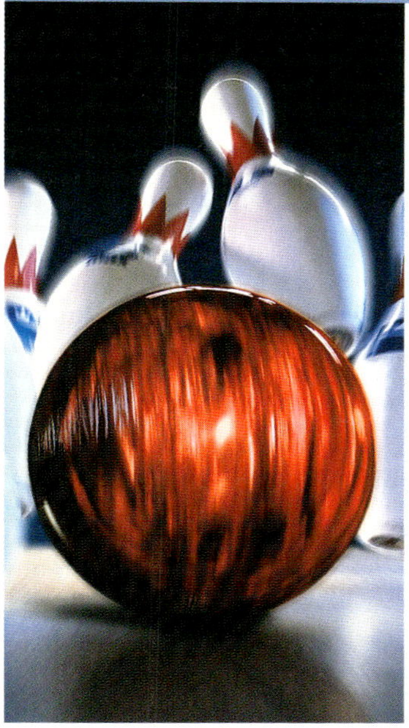

1	Mit dem Alter braucht man weniger Bewegung.	❍ JA	❍ NEIN
2	Training steigert den Appetit.	❍ JA	❍ NEIN
3	Fehlt Bewegung, wandeln sich Muskeln in Fett um.	❍ JA	❍ NEIN
4	Schwitzen bedeutet Gewichtsverlust.	❍ JA	❍ NEIN
5	Nur längere Übungen sorgen für einen echten Nutzen.	❍ JA	❍ NEIN

Alle Antworten müssen „Nein" lauten. Zählen Sie Ihre korrekten Antworten.

VIER ODER MEHR Sie kennen den Unterschied zwischen Wahrheit und Vorurteil.

DREI ODER WENIGER Ihr Glaube an Mythen hält Sie eventuell davon ab, Fitness-Vorteile auszunutzen. Hier die Fakten: Bewegung wird mit dem Alter wichtiger; regelmäßiges Training reduziert den Appetit; ungenutzte Muskeln werden schwach, aber nicht zu Fett; beim Schwitzen verlieren Sie Flüssigkeit – aber kein Fett und damit kein Übergewicht; mehrere kurze Aktivitätsschübe (z. B. drei Übungseinheiten à 10 Minuten) sind so gut wie 30 Minuten Bewegung am Stück.

6 Monate später durchgeführte Überprüfung ergab, dass bei den Versuchspersonen, die am Körpertraining teilgenommen hatten, die Wahrscheinlichkeit, einen Rückfall zu erleiden, weitaus geringer war als bei der medikamentös behandelten Testgruppe und auch bei der gemischt behandelten Gruppe.

Diabetes

Die etwa 6 Millionen Deutschen, die an einem Diabetes vom Typ 2, der häufigsten Form dieser Krankheit, leiden, haben alle das gleiche Problem: Ihre Muskeln können Glukose – einen Energie liefernden Zucker – aus dem Blut schlecht aufnehmen. Warum helfen hier Fitnessübungen? Laut Wissenschaftlern der Brigham Young Universität aktiviert die Bewegung ein Gen, das den Körper veranlasst, verstärkt ein bestimmtes Protein herzustellen, das Glukose zum Muskel transportiert.

Diabetiker, die regelmäßig Sport treiben, können daher oft ihren Bedarf an Medikamenten reduzieren. Außerdem kann körperliches Training dazu beitragen, Herz-Kreislauf-Krankheiten, die häufigste Todesursache von Diabetikern, zu verzögern oder zu stoppen. Und Sport plus weitere gesundheitsfördernde Verhaltensweisen unterstützen die Gewichtskontrolle. Ein gesundes Gewicht zu erreichen und zu halten ist für viele Diabetiker die größte Herausforderung.

Herzkrankheiten

Körperliches Training schützt wirksamer vor Herzkrankheiten als jedes andere Mittel, u. a. weil dadurch das Immunsystem gestärkt wird. Durch Bewegung vermag Ihr Körper Stresshormone besser zu verarbeiten, die ansonsten Puls und Blutdruck erhöhen und damit das Risiko für eine Herzerkrankung steigern.

Regelmäßiges Training bewirkt einen Anstieg der Serotoninkonzentration im Gehirn und schützt damit indirekt auch das Herz. Serotonin ist ein chemischer Botenstoff und bekannt für seine Fähigkeit, die Stimmung und Persönlichkeit zu beeinflussen. Wenn Menschen mit niedrigem Serotoninspiegel einer Stresssituation ausgesetzt sind, erhöht der Körper die Konzentrationen der beiden Immunsubstanzen (Zytokine) Interleukin-1-alpha und Tumor-Nekrosefaktor-alpha. Unglücklicherweise tragen diese Zytokine zur Entwicklung einer Arteriosklerose bei, einer Fettablagerung in den Arterien, die zum Herzinfarkt führen kann.

Gute Frage!
Ist es richtig zu trainieren, wenn man krank ist?

Bei einer Erkältung ohne Fieber ist maßvolle Bewegung, z. B. Walken, wahrscheinlich unbedenklich. Bei verstopfter Nase kann es vorübergehend sogar zur Besserung führen. Bei Grippesymptomen (Müdigkeit, Fieber, Muskelschmerzen, geschwollene Lymphknoten) braucht das Immunsystem Ruhe. Erst wenn Sie sich besser fühlen, sollten Sie Ihr früheres Leistungsniveau wieder schrittweise aufbauen. Bei chronischen Krankheiten fragen Sie Ihren Arzt, bevor Sie mit einem Training beginnen.

Impotenz

Selbst geringes körperliches Training kann Männern helfen, trotz fortschreitenden Alters ein gesundes Sexualleben zu führen. Wissenschaftler an den New England Research Institutes in Watertown, Massachusetts, untersuchten 9 Jahre lang 593 Männer zwischen 40 und 70 Jahren. In regelmäßigen Abständen beantworteten die Männer Fragen zu ihrem Sexualleben und ihrer Lebensweise, u. a. ihren körperlichen Aktivitäten.

Zu Studienbeginn berichtete keiner von Erektionsproblemen, am Ende 17 %. Es zeigte sich, dass Männer, die täglich mindestens 200 Kalorien durch Bewegung verbrauchten – vergleichbar einem flotten Spaziergang über 3 km – seltener impotent wurden als inaktive Männer. Je aktiver die Männer waren, desto geringer war ihr Risiko. Selbst Männer, die erst während der Studie mit Sport begannen, zeigten ein geringeres Impotenzrisiko. Ursache ist wahrscheinlich, dass Fitness die Elastizität der Blutgefäße erhöht und damit für eine bessere Durchblutung des Penis sorgt. Zusätzlicher Pluspunkt: Sexuelle Aktivität stärkt das Immunsystem.

Fettleibigkeit

Wussten Sie, dass Sie allein mit Bewegung genauso viel abnehmen können wie mit einer Diät? Dicke Männer, die täglich eine Stunde trainierten, nahmen während einer Studiendauer von 3 Monaten rund 15 Pfund ab, ohne ihre Ernährung zu ändern – genauso viel wie Männer, die täglich 700 Kalorien von ihrem Speiseplan strichen. Durch den Sport stabilisierte sich außerdem ihr Herz-Kreislauf-System um 16 %, während das der Diäthalter unverändert blieb. Zudem verloren die Sportler fast 1,5 kg mehr Körperfett.

Magengeschwür

Für Geschwüre machen Fachleute in der Regel Stress verantwortlich. Inzwischen ist aber klar, dass etwa 80 % der Löcher oder Risse in der schützenden Schleimhaut von Magen- oder Zwölffingerdarm vom Bakterium *Heliobacter pylori* verursacht werden. Erstaunlicherweise scheint Sport vor einigen Arten von Geschwüren zu schützen. Die Analyse einer Patientenkartei mit 11 000 Personen im Alter von über 20 Jahren zeigt, dass Menschen, die pro Wochen mindestens 16 km zu Fuß zurücklegen, um 62 % seltener ein Zwölffingerdarmgeschwür bekommen als inaktive Personen.

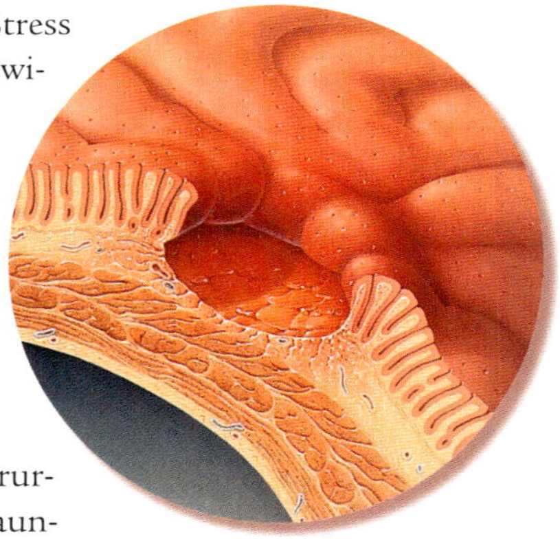

GESCHWÜRE (OBEN) sind bei sportlichen Menschen seltener.

„Der Vision muss das Wagnis folgen. Es reicht nicht aus, die Treppe hinaufzuschauen – wir müssen die Stufen erklimmen."

REVEREND VANCE HAVNER, BAPTISTENPREDIGER (1901–86)

Was ist mit Krebs?

Fachleute haben immer wieder betont, dass eine gesunde Ernährung bestimmte Krebsarten abwehren kann. Nun wird das Gleiche über körperliche Bewegung gesagt. Es gibt Hinweise darauf, dass das Brustkrebsrisiko einer Frau direkt mit ihren Trainingsgewohnheiten zusammenhängt, vermutlich weil die körperliche Akivität die Östrogenmenge senkt, die in das Brustgewebe drängt.

In einer größeren Studie zeigte sich, dass Frauen unter 40 Jahren ihr Brustkrebsrisiko durch wöchentlich 4 Stunden Training um etwa 60 % senken können. Mit häufigerem Training verringerte sich das Risiko sogar noch weiter. Eine andere Studie ergab, dass körperlich aktive Frauen unabhängig vom Alter ein sehr viel geringeres Risiko haben, an Eierstockkrebs zu erkranken.

Bei Männern wurde ein Zusammenhang zwischen körperlicher Aktivität und Dickdarmkrebsrisiko festgestellt. Körperlich arbeitende Männer haben nur ein halb so großes Risiko wie Männer mit Schreibtischberufen. Wissenschaftler der Harvard Medical School wiesen nach, dass Menschen, die wöchentlich etwa 16 km mit Walking zurücklegten (vergleichbar fünf flotten 30-Minuten-Spaziergängen pro Woche) nur etwa halb so oft Dickdarmkrebs entwickelten im Vergleich zu körperlich inaktiven Personen.

Wie wehrt Bewegung Krebs ab?

Es gibt verschiedene Erklärungen: Zunächst führt Bewegung zu höheren Konzentrationen an NK-Zellen, die in vorderster Reihe gegen die Bildung von Tumoren kämpfen, die sich zu Krebsgeschwüren entwickeln könnten. Zweitens besteht ein Zusammenhang zwischen Übergewicht und bestimmten Krebsarten – vor allem bei Brustkrebs. Wer regelmäßig Sport treibt, hat seltener Übergewicht und vermeidet so durch Übergewicht mit verursachte Krebsarten. Außerdem beschleunigt Bewegung die Nahrungspassage durch den Körper, sodass mögliche Krebsauslöser rascher ausgeschieden werden. Dies könnte zum Teil erklären, warum Dickdarmkrebs bei sportlichen Menschen seltener auftritt.

Bewegung und chronische Erkrankungen

Chronische Gesundheitsprobleme bedeuten nicht automatisch, dass Sie keinen Sport treiben dürften. Bewegung kann Energie und Kraft, Gleichgewicht und Koordination stärken sowie Schmerzen lindern. Bitten Sie Ihren Arzt um Richtlinien, besonders bei folgenden Leiden:

1 Herzerkrankungen
- Angina pectoris (Brustkorbschmerzen)
- Arteriosklerose
- Koronare Herzkrankheit (KHK)
- Herzklappenerkrankung
- Hoher Cholesterinwert
- Bluthochdruck
- Niedriger Blutdruck
- Nach Herzinfarkt oder Bypass-Operation
- Herzrhythmusstörung

2 Lungenerkrankungen
- Asthma
- Chronische Bronchitis
- Emphysem

3 Knochen- oder Gelenkerkrankungen
- Arthritis
- Kreuzschmerzen
- Osteoporose

4 Andere Gesundheitsprobleme
- Autoimmunerkrankungen
- Blutkrankheiten
- Neurologische Probleme, z. B. Epilepsie, Parkinson oder Folgen eines Schlaganfalls
- Störungen des Seh- oder Hörvermögens
- Schwangerschaft

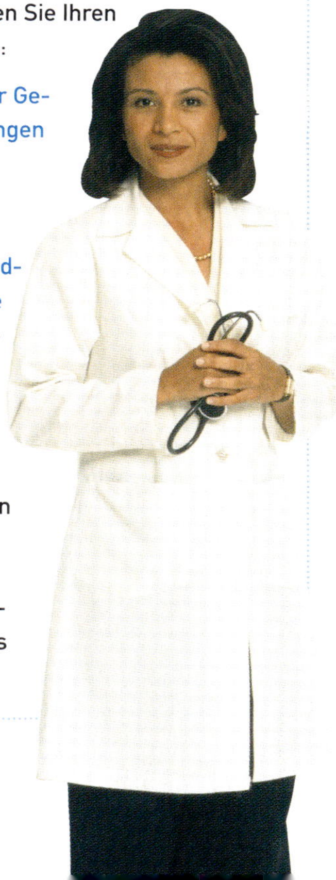

Aller Anfang ist schwer

Der erste Schritt ist der schwerste, besonders wenn Sie etwas Neues beginnen. Häufig ist es die Angst vor Beschwerden, Schmerzen und Verletzungen, die viele davon abhält, ihre Turnschuhe zu schnüren und loszulegen.

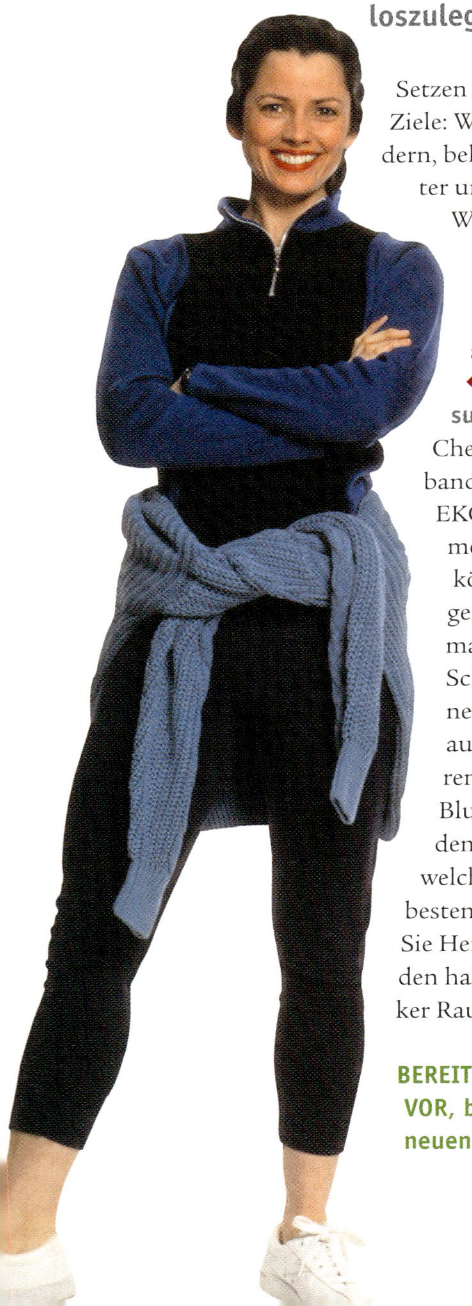

Setzen Sie sich realistische Ziele: Wenn Sie sich überfordern, bekommen Sie Muskelkater und verlieren die Lust. Wenn Sie dagegen umsichtig trainieren, bauen Sie allmählich Kraft und Ausdauer auf, ohne sich zu verletzen.

◆ **Lassen Sie sich untersuchen.** Der Gesundheits-Check sollte einen Laufbandtest oder ein Belastungs-EKG beinhalten, um zu messen, wie das Herz auf körperliche Anstrengungen reagiert. Dabei läuft man mit zunehmendem Schwierigkeitsgrad auf einem Laufband oder fährt auf einem Trimmrad, während Herzfrequenz und Blutdruck kontrolliert werden. Fragen Sie den Arzt, welche Sportart für Sie am besten ist, insbesondere wenn Sie Herz-Kreislauf-Beschwerden haben, übergewichtig, starker Raucher oder über 40 sind.

BEREITEN SIE SICH VOR, bevor Sie einen neuen Sport beginnen.

◆ **Wählen Sie nicht eine Sportart, um in Form zu kommen** – kommen Sie vielmehr in Form, um Sport zu treiben. Eine Person mit 15 kg Übergewicht und schmerzenden Kniegelenken sollte zunächst Oberschenkel- und Beinmuskulatur stärken, damit sie der Belastung standhalten, bevor sie auf den Tennisplatz oder zum Joggen geht.

◆ **Beginnen Sie mit einem Tag Training und einem Tag Ruhe im Wechsel.** Ihr weiteres Ziel sollte sein, sich 5 (oder mehr!) Tage pro Woche zu bewegen und dabei immer wieder härteres mit leichterem Training abzuwechseln.

◆ **Vergessen Sie nie: davor aufwärmen und danach entspannen.** Bevor Sie Ihre Übungen beginnen, wärmen Sie sich auf, indem Sie die Muskeln lockern und den Kreislauf aktivieren, ohne Gelenke und Muskeln zu stark zu beanspruchen. Dehnen Sie alle Muskeln (siehe S. 132–133) und machen Sie tiefe Atemzüge. Beim Entspannen nach dem Training gehen Sie ebenso vor: Dehnungsübungen, um die Muskeln auf ihre Ruhelänge zu bringen, und tiefes Atmen, um den Puls zu senken und den Sauerstoff durch alle Organe strömen zu lassen.

◆ **Tragen Sie die richtige Kleidung.** Übungen, die Wärme produzieren, fördern sowohl das Schwitzen als auch die Durchblutung der Haut. Bei geringer Luftfeuchtigkeit kann Ihr Körper durch austretenden Schweiß viel Wärme verlieren. Ziehen Sie bei kalter Witterung eine zusätzliche Kleidungsschicht an, um den Wärmeverlust zu vermeiden. Sie können ja eine Lage ausziehen, wenn es Ihnen zu warm wird. Und tragen Sie direkt auf der Haut Seide oder ein anderes nichtabsorbierendes Gewebe. An einem kalten Tag wird Sie sonst ein schweißdurchtränktes T-Shirt vollkommen auskühlen.

◆ **Trinken Sie ausreichend.** Trinken Sie vor, während und nach dem Sport Wasser. Warten Sie nicht, bis Sie durstig werden, sonst kann Ihr Körper austrocknen. Er kann dann nicht schwitzen und sich abkühlen. Außerdem „dickt“ bei zu wenig Flüssigkeit das Blut ein, sodass das Herz, das beim ungewohnten Trainingstempo ohnehin schon Schwerarbeit leistet, noch mehr arbeiten muss.

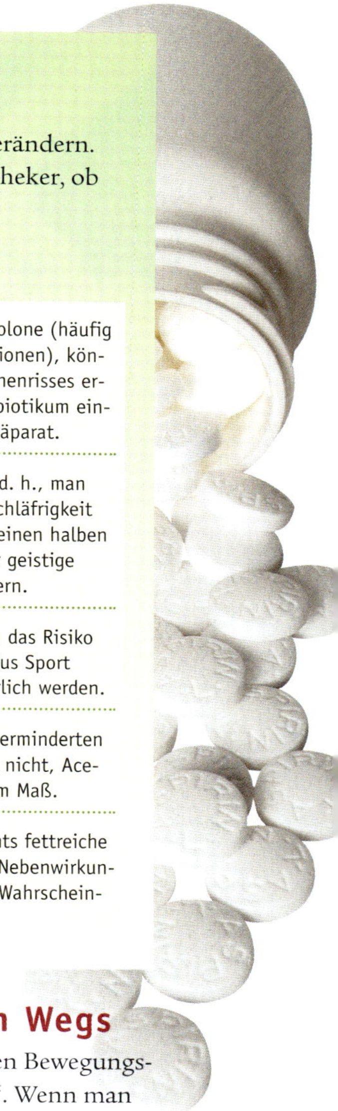

ÜBERPRÜFEN SIE IHREN ARZNEISCHRANK

Manche Arzneimittel können bei sportlichen Aktivitäten die Reaktionen Ihres Körpers verändern. Wenn Sie irgendein Medikament regelmäßig einnehmen, fragen Sie Ihren Arzt oder Apotheker, ob es Probleme verursachen könnte. Hier ein paar Mittel, auf die Sie achten sollten:

MEDIKAMENT	ANWENDUNG	WAS DABEI BEACHTET WERDEN MUSS
ANTIBIOTIKA (CIPROFLOXACIN, SPARFLOXACIN, LEVOFLOXACIN und andere)	Zur Abtötung krankheitsverursachender Bakterien	Eine bestimmte Gruppe von Antibiotika, die Fluoroquinolone (häufig verschrieben bei Bronchitis, Harnwegs- und Darminfektionen), können das Risiko einer Sehnenentzündung oder eines Sehnenrisses erhöhen. Wenn Sie ein zu dieser Gruppe gehörendes Antibiotikum einnehmen, fragen Sie nach einem gleichwertigen Ersatzpräparat.
ANTIHISTAMINIKA (DIPHENHYDRAMIN, CYPROHEPTADIN und andere)	Zur Linderung allergischer Symptome	Antihistaminika verringern die Fähigkeit zu schwitzen, d. h., man überhitzt beim Training leichter. Manche verursachen Schläfrigkeit oder verlangsamen die Reflexe. Meiden Sie mindestens einen halben Tag nach der Einnahme Sportarten, die körperliche oder geistige Koordinationsfähigkeit oder schnelle Reaktionen erfordern.
DIURETIKA (FUROSEMID, METOLAZON und andere)	Zur Kontrolle von hohem Blutdruck	Diese Medikamente entwässern den Körper und erhöhen das Risiko einer Austrocknung beim Sport. Harntreibende Mittel plus Sport können für ältere Menschen mit Herzkrankheiten gefährlich werden.
IBUPROFEN (unter verschiedenen Markennamen im Handel)	Zur Linderung von Schmerzen und Entzündungen	Dieses Schmerzmittel steigert die Austrocknung durch verminderten Blutfluss zu den Nieren. Diese Wirkung hat Paracetamol nicht, Acetylsalicylsäure und Naproxen nur in erheblich geringerem Maß.
FETTAUFNAHME-HEMMER (ORLISTAT)	Zum Abnehmen; senken Nahrungsfettaufnahme auf 30 %	Patienten, die während der Einnahme dieses Medikaments fettreiche Nahrung zu sich nehmen, werden wahrscheinlich unter Nebenwirkungen wie Blähungen und Durchfall leiden, die mit hoher Wahrscheinlichkeit beim Training auftreten.

Härter ist nicht besser

Angesichts all der genannten Vorteile einer sportlichen Tätigkeit wollen Sie vielleicht gleich loslaufen und für einen Triathlon trainieren. Nach dem Motto: je härter desto besser! Doch das wäre falsch! Wer zu hart trainiert, kann das Immunsystem sogar schwächen und so Krankheiten den Weg bereiten. Wissenschaftler in Toronto verglichen zwei Gruppen von vorwiegend inaktiven, aber gesunden jungen Männern. Alle trainierten jeweils 40 Minuten im aeroben Bereich, aber die eine Gruppe nur an 3 Tagen pro Woche, die andere an 5 Tagen pro Woche. Bluttests ergaben, dass beide Trainingsprogramme das Immunsystem zwar in einigen Punkten aktivierten, doch das leichtere Programm viel besser zur allgemeinen Stärkung des Immunsystems beitrug.

Gefahren des schnellen Wegs

Es ist noch nicht lange her, da meinten Bewegungsexperten, „kein Schmerz, kein Erfolg“. Wenn man nicht an seine Grenzen ging, wurden die Anstrengungen oft als vergeblich abgewertet. Inzwischen ist diese Ansicht überholt, u. a. durch Untersuchungen, welche belegen, dass Marathonläufer eine Woche nach einem Wettkampf mit fünfmal größerer Wahrscheinlichkeit an einer Infektion erkranken als Läufer, die zwar für den Lauf trainierten, aber nicht daran teilnahmen. Und das ist nicht alles: 3 Stunden Marathontempo schwächen – gemessen an der Konzentration der NK-Zellen – das Immunsystem für mehrere Stunden um bis zu 65 %. Begegnet ein Marathonläufer danach einer erkälteten Person, kann er das Erkältungsvirus schlecht abwehren.

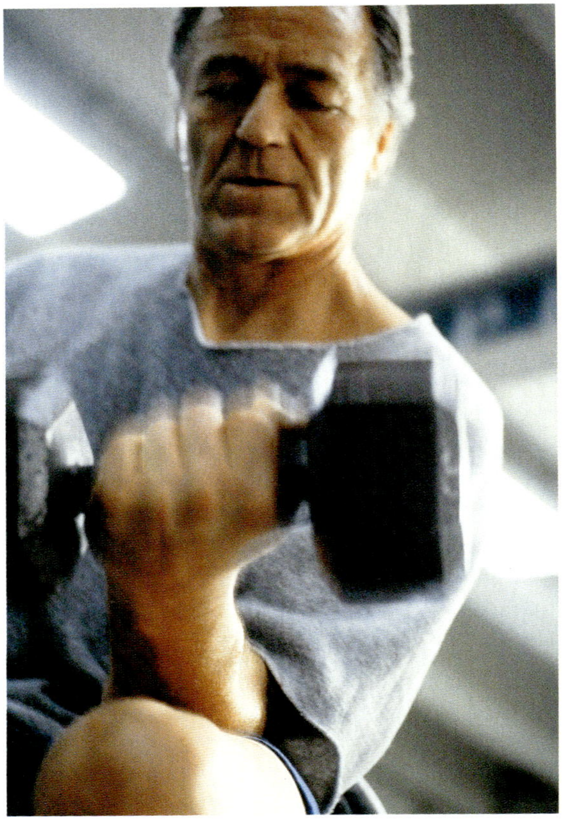

HANTELTRAINING kann helfen, Fett in Muskeln umzuwandeln sowie Kraft und Knochenmasse aufzubauen.

Vorsicht bei Schmerzen

Wenn Sie sich nach dem Sport gut fühlen, machen Sie Ihre Sache wahrscheinlich richtig. Schmerzen sind nie in Ordnung. Fitnessexperten sagen, dass das genaue Gegenteil richtig ist: Wenn es schmerzt, sollten Sie sofort mit den Übungen aufhören, die Sie gerade machen, und die Situation überprüfen, um weiteren Schaden zu verhindern.

◆ **Achten Sie auf Verletzungen.** Bei Schwellungen, Rötungen, Spannungen oder Schmerzen, die andauern, ob Sie sich bewegen oder nicht, könnte ein Gelenk oder Muskel verletzt sein. Das Gleiche gilt für Bewegungsunfähigkeit, Schwäche und Knackgeräusche in den Gelenken.

◆ **Sorgen Sie sofort für Hilfe.** Wenn Sie stürzen, sich den Fuß verstauchen oder einen Finger einklemmen, kühlen Sie den verletzten Bereich sofort mit Eis oder einem Kühlkissen, umwickeln Sie ihn mit einer elastischen Binde und heben Sie ihn über Herzhöhe. Kühlung ist grundsätzlich die erste Maßnahme bei Sportverletzungen: Die Blutgefäße ziehen sich zusammen, der Blutfluss und damit ein Anschwellen wird vermindert. So bleibt eine Entzündung unter Kontrolle und die Heilung wird beschleunigt. Falls Sie unter Arteriosklerose oder schlechter Durchblutung leiden, lassen Sie Eis und Kühlkissen weg.

◆ **Gehen Sie im Zweifelsfall zum Arzt.** Haben Sie starke Schmerzen, die von einem Gelenk oder Knochen auszugehen scheinen, oder Schmerzen gleich welcher Stärke, die länger als 2 Wochen dauern, sollten Sie einen Arzt aufsuchen. Nehmen Sie auch bei jeder Wunde, die nässt, eitert, rote Streifen zeigt oder zu geschwollenen Lymphknoten oder Fieber führt, medizinische Hilfe in Anspruch.

◆ **Vermeiden Sie Wärme bei Schwellungen.** Von einem heißen Bad ist bei Verletzungen auf jeden Fall abzuraten. Die Wärme weitet die Blutgefäße und damit fließt mehr Blut und Flüssigkeit zu dem verletzten Bereich, sodass sich eine Entzündung verschlimmert.

◆ **Nehmen Sie zur Linderung von Entzündungen und Schmerzen ASS, Ibuprofen oder Naproxen.** Acetylsalicylsäure (ASS), Ibuprofen und Naproxen (nichtsteroidale, entzündungshemmende Medikamente) sind im Allgemeinen die beste Wahl bei der Behandlung von Sportverletzungen. Setzen Sie diese Mittel sparsam ein und befolgen Sie genau die Hinweise auf dem Beipackzettel, außer Ihr Arzt empfiehlt etwas anderes. ASS und ähnliche Mittel hemmen die Freisetzung von Prostaglandinen. Vor rund 25 Jahren wurde festgestellt, dass eine Hemmung von Prostaglandinen Schmerzen lindert, die durch Verletzungen, Arthritis und besonders durch menstruationsbedingte Krämpfe entstehen. Prostaglandine scheinen auch für einige frühe Schritte bei der Regeneration verletzten Gewebes verantwortlich zu sein. Einige Studien weisen darauf hin, dass eine zu starke Blockade der Prostaglandine den Heilungsprozess hemmen kann.

Risiken eines harten Trainings

Zu intensives Training kann mehr als nur das Immunsystem schwächen – es kann sogar bewirken, dass äußerst sportliche Menschen krank werden. Die Ursachen:

- **Erhöhte Gefahr durch Keime** Wenn Sie zu einem Wettkampf fahren oder an einem Fahrradmarathon teilnehmen, treffen Sie auf viele Menschen, die Viren übertragen können, die Ihr Immunsystem nicht kennt. Kommt Ihr Körper damit in Kontakt, besteht die Gefahr, dass Sie krank werden.
- **Mangelernährung** Menschen, die sehr intensiv trainieren, probieren manchmal Diäten aus, um Stärke und Ausdauer zu steigern. Solche Diäten können zu einem Mangel an wichtigen Nährstoffen wie lebenswichtigen Fettsäuren oder Vitamin E führen. Nachweislich beeinflussen solche Ernährungsdefizite die Immunfunktionen.
- **Muskelschäden** Wiederholt beim Sport gezerrte Muskeln können akute Immunreaktionen in den verletzten Bereichen und im gesamten Körper auslösen. Kurzfristig gesehen dient diese Aktivierung des Immunsystems der Reparatur des verletzten Gewebes. Da dadurch viele der Abwehrkräfte für eine einzelne Aufgabe abgestellt werden statt grundsätzlich einsatzbereit zu sein, kann eine Verletzung das Immunsystem schwächen.
- **Umweltbelastung** Laufen, Radfahren und Walking über große Strecken bei extrem heißem oder kaltem Wetter belastet das Immunsystem. Wenn Ihr Weg durch eine Stadt führt, sorgen Sie für weitere Belastungen – weil Sie Luft einatmen, die mehr Schadstoffe aufweist als am Stadtrand oder auf dem Land.

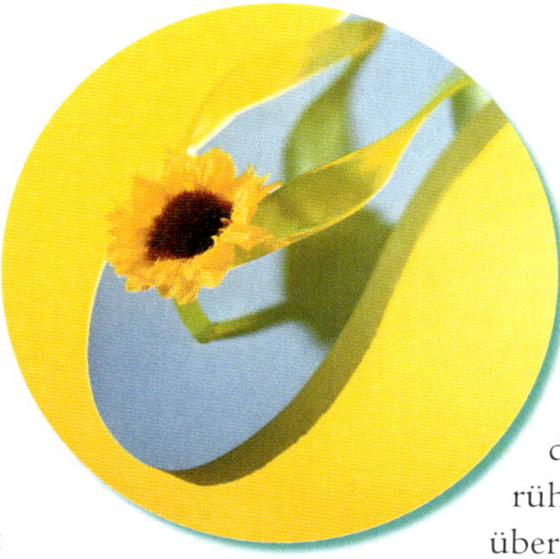

BADESANDALEN in Sportumkleiden schützen vor Infektionen mit Warzen und Fußpilz.

Was Sie tun können

Sportler sollten sich sorgfältig die Hände waschen. Bei Handberührungen werden die meisten Viren übertragen, die Atemwegsinfekte auslösen. Da zwischen starker Anstrengung und geschwächtem Immunsystem ein Zusammenhang erkennbar ist, sollten Sie nicht übertrieben trainieren. Weitere Tipps:

- **Ernähren Sie sich abwechslungsreich,** um für eine ausgewogene Nährstoffaufnahme zu sorgen.
- **Vermeiden Sie unnötigen Kontakt zu Keimen,** halten Sie sich von Menschenansammlungen möglichst fern.
- **Ziehen Sie die Einnahme von Antioxidanzien in Betracht.** Manche Fachleute empfehlen Sportlern, zur Nahrungsergänzung jeden Tag 1 g Vitamin C und 400 IE Vitamin E einzunehmen. Allerdings fehlen eindeutige Beweise, dass diese Präparate Ihr Wohlbefinden fördern oder aufrechterhalten.
- **Halten Sie Ihren Impfschutz aktuell.** Lassen Sie sich jedes Jahr gegen Grippe impfen und sorgen Sie

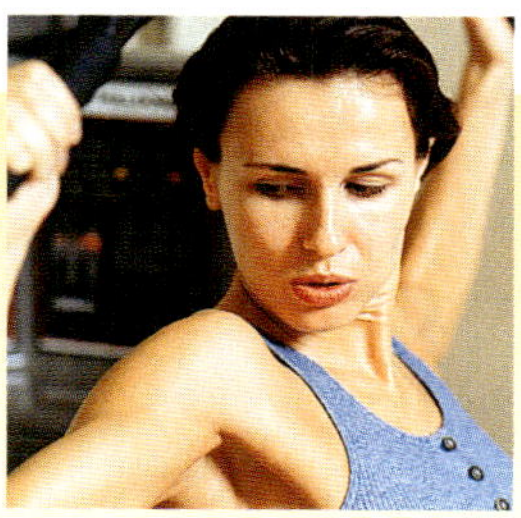

HÄTTEN SIE'S GEWUSST?

Gefährliche Heimtrainer

Zu Hause zu trainieren kann gefährlicher sein, als Sie denken. Datenanalysen der Universität von Oregon ergaben, dass in Amerika das Muskeltraining zu Hause für etwa 60 000 Notfälle jährlich verantwortlich ist. Es stellte sich heraus, dass Menschen, die nicht in Sportstudios trainieren, sich etwa doppelt so häufig verletzen. Die häufigsten Verletzungen betreffen den unteren Rumpfbereich (15 %), die Finger (13 %) und Schultern (11 %). Meist handelt es sich um Zerrungen und Verstauchungen (37%), Prellungen und Abschürfungen (19 %), Schnittwunden (13 %) oder Knochenbrüche (12 %).

vor einer weiten Reise für Impfungen, um sich vor Erkrankungen zu schützen, denen Sie am Urlaubsziel begegnen könnten.

Kampf den Keimen

Je mehr Menschen Sportstudios besuchen, umso eher kommt man beim Schwitzen und in den warmen, feuchten Räumen mit Keimen in Berührung. So bekämpfen Sie die gefährlichen Krankheitserreger:

◆ **Duschen, duschen, duschen.** Waschen Sie sich vor und nach dem Schwimmen, dem Dampfbad, der Sauna oder dem Whirlpool. Nehmen Sie Flüssigseife; ein Seifenstück kann viele Keime beherbergen.

◆ **Seien Sie egoistisch.** Teilen Sie nicht Handtücher oder Kleidung mit anderen. Krankheiten wie Bindehautentzündung, Hautausschläge oder Pilzinfektionen können übertragen werden.

◆ **Wischen Sie alles ab.** Wischen Sie mit einem Handtuch alle Geräte und Matten vor und nach der Benutzung ab.

◆ **Trocknen Sie sich von oben nach unten ab.** Ein Fußpilz kann sonst in der Leistengegend oder unter den Brüsten Ausschläge verursachen.

◆ **Schließen Sie beim Schwimmen Ihren Mund.** Chlorresistente Bakterien können sich im Wasser ausbreiten, wenn etwa kleine Kinder versehentlich ihre Badesachen beschmutzen.

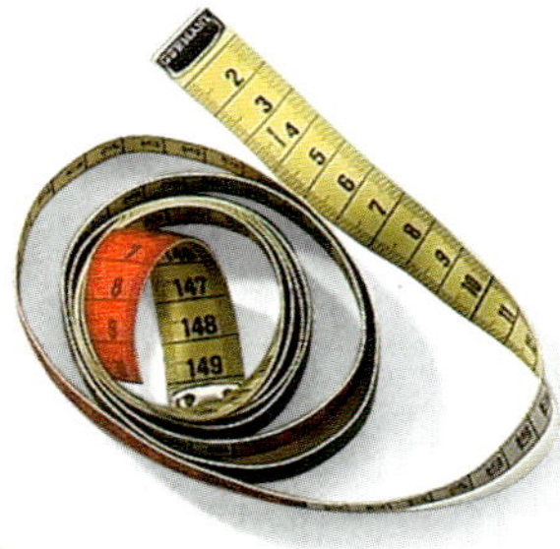

IM GEGENSATZ zu einer Diät, die Ihnen den Genuss am Essen nimmt, belohnt ein Training Sie mit dem Gefühl neuer Energie und Vitalität.

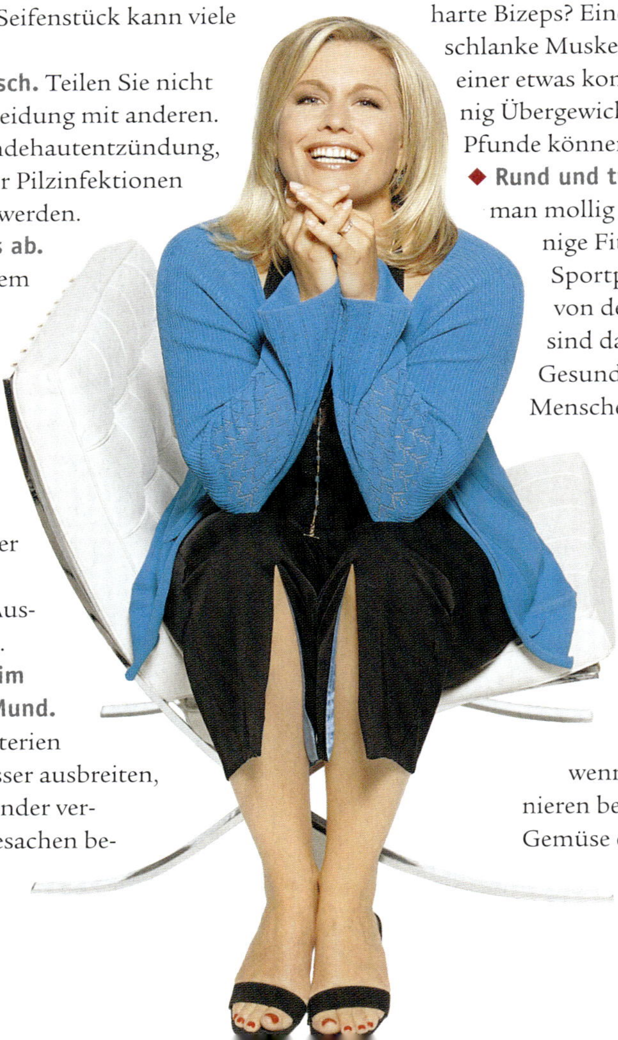

◆ **Überprüfen Sie die Sauberkeit des Whirlpools.** Er kann viele Mikroorganismen beherbergen, die z. B. Hautinfektionen verursachen.

◆ **Machen Sie sich nicht zu viele Sorgen.** Wenn Sie sich über bestimmte gefährliche Viren wie Hepatitis B und HIV Gedanken machen, seien Sie unbesorgt: Diese Viren können weder durch Schweiß noch durch gemeinsame Nutzung von Schwimmbad, Sauna oder Whirlpool übertragen werden.

Fit bei jedem Gewicht

Stellen Sie sich in Gedanken jemanden vor, der fit ist. Was sehen Sie? Steinharte Bizeps? Einen Waschbrettbauch? Eine schlanke Muskelmaschine? Wie wär's mit einer etwas kompakteren Figur und ein wenig Übergewicht? Trotz zusätzlicher Pfunde können Sie fit sein!

◆ **Rund und trotzdem gesund** Wie kann man mollig und gleichzeitig fit sein? Einige Fitness-Fett-Gurus wie der Sportphysiologe Dr. Genn Glaser von der Universität von Virginia sind davon überzeugt, dass die Gesundheitsprobleme vieler dicker Menschen in deren Stubenhockermentalität begründet sind. Das eigentliche Problem ist nicht das Übergewicht, sondern mangelnde Aktivität. Die chronischen Krankheiten, die oft Übergewicht begleiten – vor allem Diabetes und Bluthochdruck – bessern sich in wenigen Wochen, wenn füllige Menschen zu trainieren beginnen und mehr Obst und Gemüse essen. Das überzeugendste Argument für diese Theorie kam von einer Studie des Cooper Institute for Aerobic Research in Dallas, an der 25 000 Männer und 7000 Frauen teilnahmen. Die Studie, bekannt als Aerobics Center Longitudinal Study, ergab, dass hagere Menschen, die nicht fit sind, eine höhere Sterberate hatten als dicke Menschen, die aber so fit waren, dass sie länger auf einem Laufband laufen konnten als 60 % der Allgemeinbevölkerung.

Der erstaunlichste Befund war jedoch, dass körperliche Fitness die Sterberaten selbst bei den Menschen senkt, die zusätzliche Risikofaktoren für eine Herz-Kreislauf-Erkrankung haben, wie z. B. Bluthochdruck. Selbst stark übergewichtige Raucher und ehemalige Raucher, die aber körperlich fit waren, wiesen niedrigere Sterberaten auf als hagere Menschen, die nicht in Form waren.

◆ **Das Gesamtbild** Auf der anderen Seite gibt es jedoch Hunderte von weiteren Untersuchungen, die die herkömmliche Meinung unterstützen, dass es die Fettleibigkeit an sich ist, die das Risiko für eine Reihe von Gesundheitsproblemen erhöht. Wenn Sie stark übergewichtig sind und eine optimale Gesundheit erreichen wollen, sollten Sie in jedem Fall abnehmen. Insgesamt gesehen ist aber die Wahrscheinlichkeit groß, dass übergewichtige Personen, die in Form sind, gesünder sind als hagere Personen, die nie körperlich aktiv waren.

Ob übergewichtig oder nicht, Bewegung vermehrt Ihre Muskelmasse und bietet Ihnen viele weitere Gesundheitsvorteile, einschließlich einen gesteigerten Kalorienumsatz. Menschen, die mit sportlicher Betätigung anfangen, verbrennen im Training fünf- bis siebenmal schneller Kalorien als in der Ruhephase. Außerdem verlangsamt sich ihr Stoffwechsel nicht unmittelbar nach Ende des Trainings. Der Körper verbrennt noch über Stunden hinweg mehr Kalorien, wahrscheinlich weil er nach dem Sport kleinste Gewebeschäden reparieren und die Energiespeicher wieder auftanken muss.

Erstaunlich!

Anstatt auf Pfunde zu achten, sollten Sie eher Ihren Bauchumfang prüfen. Zu viel Bauchfett ist ein erheblicher Risikofaktor für Ihre Gesundheit. Ein Bauchumfang von über 100 cm bei Männern und mehr als 90 cm bei Frauen deutet bei Personen mit einem Body-Mass-Index (BMI, siehe S. 56) über 25 auf ein erhöhtes Gesundheitsrisiko hin.

Trainingstipps für Übergewichtige

1. Schritt für Schritt. Regelmäßige Bewegung hält Sie fit und aktiv. Übertriebener Sport dagegen führt zu nichts. Strengen Sie sich nur so weit an, dass Sie sich nicht erschöpft fühlen.
2. Kleiden Sie sich bequem. Der Sportdress sollte Ihnen immer genügend Bewegungsfreiheit geben. Tragen Sie generell leichtere Kleidung, als Sie es bei gegebener Außentemperatur für normale Aktivitäten tun würden.
3. Suchen Sie sich einen Sport, bei dem Ihr Sauerstoffverbrauch nur mäßig erhöht ist. Damit erreichen Sie einen guten Trainingseffekt und überlasten Ihre Gelenke nicht, was bei übergewichtigen Menschen leicht passiert. Bitten Sie Freunde mitzumachen – das motiviert.
4. Bewegen Sie sich mit Kindern oder Enkeln. Gemeinsam draußen zu sein macht mehr Spaß als Fernsehen oder Computerspiele.

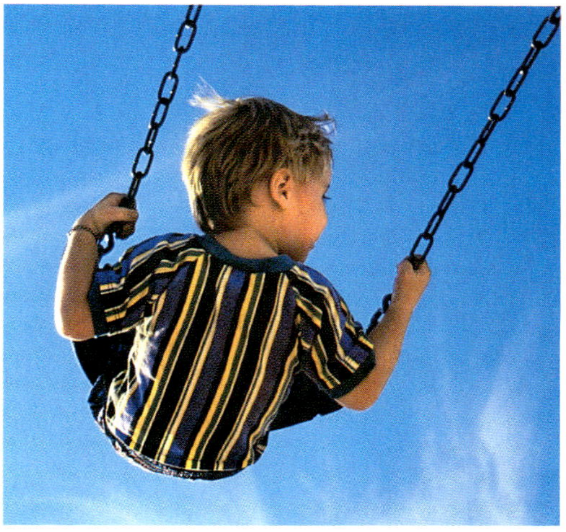

Bewegung stärkt die Abwehr

Damit Sie Ihrem Entschluss treu bleiben, sich mehr zu bewegen, muss es Ihnen Spaß machen. Die Chance, dass Sport zu einem unverzichtbaren Teil des Alltags wird, steigt, wenn Sie eine Sportart auswählen, die Sie gern treiben. Verbessern Sie sich, indem Sie darüber lesen, Videos anschauen, in ein Sportstudio gehen oder entsprechende Kurse besuchen.

Fragen Sie sich: Was passt gut zu meiner gegenwärtigen körperlichen Verfassung und meiner Lebensweise? Zu welcher Tageszeit kann ich trainieren? Kenne ich jemanden, mit dem ich gern gemeinsam trainieren würde? Mag ich Geräte? Vielleicht ist der Kauf eines Übungsgeräts die Antwort.

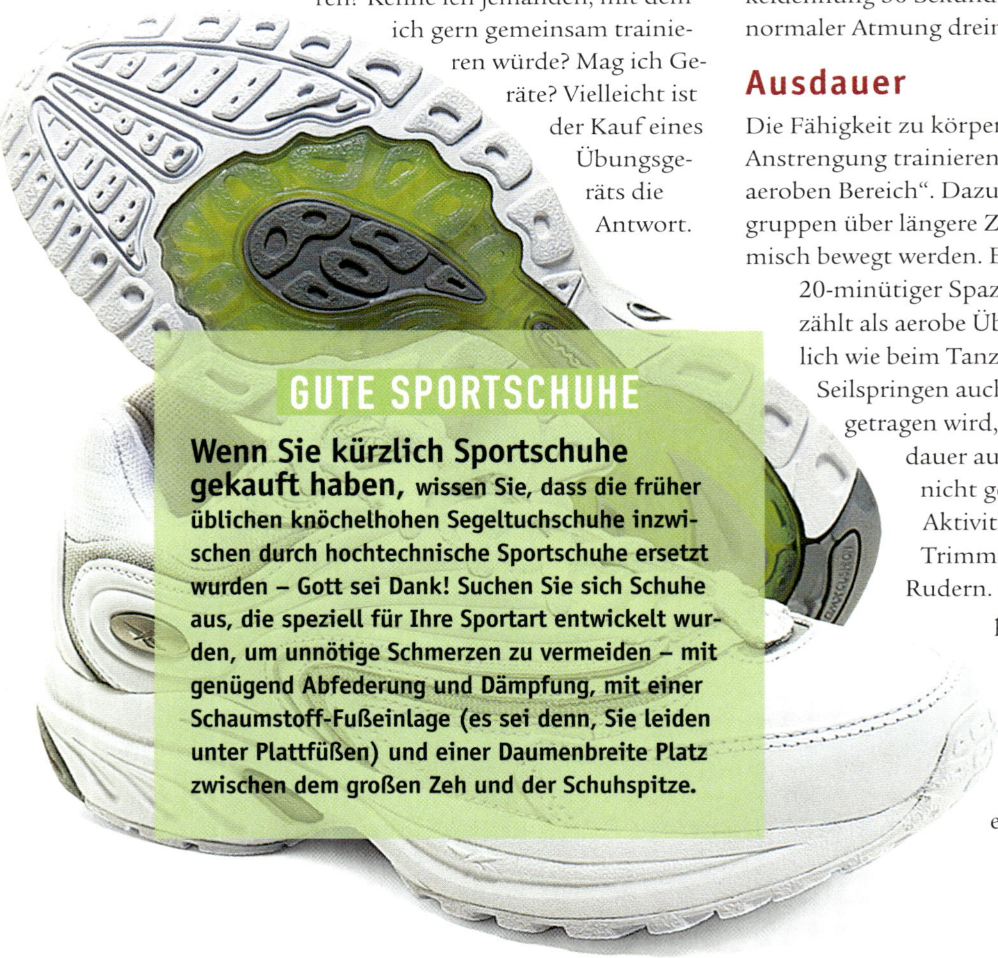

GUTE SPORTSCHUHE

Wenn Sie kürzlich Sportschuhe gekauft haben, wissen Sie, dass die früher üblichen knöchelhohen Segeltuchschuhe inzwischen durch hochtechnische Sportschuhe ersetzt wurden – Gott sei Dank! Suchen Sie sich Schuhe aus, die speziell für Ihre Sportart entwickelt wurden, um unnötige Schmerzen zu vermeiden – mit genügend Abfederung und Dämpfung, mit einer Schaumstoff-Fußeinlage (es sei denn, Sie leiden unter Plattfüßen) und einer Daumenbreite Platz zwischen dem großen Zeh und der Schuhspitze.

Was für eine Übungsform Sie auch immer auswählen, beginnen Sie langsam und steigern Sie Ihre Übungszeit allmählich auf 20 Minuten pro Einheit, um fit zu werden, bzw. auf 45 Minuten, um abzunehmen. Das American Council on Exercise rät, auf drei Aspekte zu achten:

Beweglichkeit

Aktivitäten wie Stretching, Yoga, Gymnastik oder Schwimmen sorgen für lockere und leicht bewegliche Gelenke. Um die Beweglichkeit zu wahren und sich vor Verletzungen zu schützen, müssen Sie vor jedem Training alle großen Muskelgruppen, u. a. an Armen, Brust, Rücken, Bauch, Hüfte und Beinen, aufwärmen bzw. nach dem Training durch Übungen entspannen. Um die Beweglichkeit zu steigern, schlagen Experten vor, eine leichte Muskeldehnung 30 Sekunden zu halten und das bei normaler Atmung dreimal zu wiederholen.

Ausdauer

Die Fähigkeit zu körperlicher Ausdauer ohne große Anstrengung trainieren wir durch Übungen „im aeroben Bereich“. Dazu müssen große Muskelgruppen über längere Zeit gleichmäßig und rhythmisch bewegt werden. Etwas so Einfaches wie ein 20-minütiger Spaziergang in zügigem Tempo zählt als aerobe Übung. Weil beim Gehen ähnlich wie beim Tanzen, Treppensteigen oder Seilspringen auch das eigene Körpergewicht getragen wird, stärken Sie neben der Ausdauer auch die Knochen. Zu den nicht gewichtstragenden aeroben Aktivitäten gehören Radfahren, Trimmradfahren, Schwimmen und Rudern. Ausdauertraining 3–4 Tage pro Woche tut der Gesundheit gut. Wollen Sie abnehmen, trainieren Sie häufiger, doch sollten Sie einen Ruhetag pro Woche in Ihr Programm einplanen.

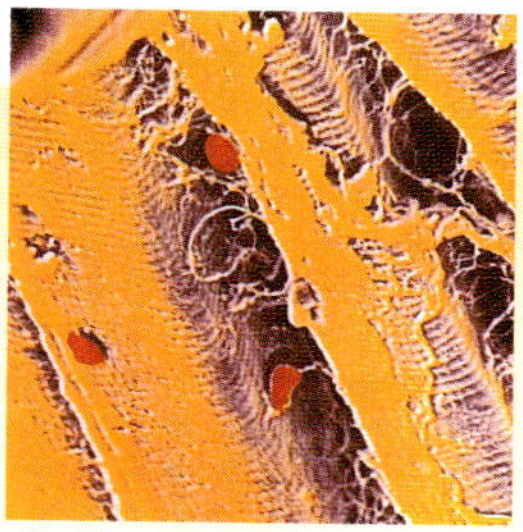

HÄTTEN SIE'S GEWUSST?

Wie Muskeln wachsen

Toning, Bodyforming, Bodybuilding, Muskeltraining, Krafttraining – das alles sind Namen für Übungen, die Ihre Muskeln vergrößern, indem sie die Anzahl der Myofibrillen, der fadenförmigen Stränge (oben), aus denen jede Muskelfaser aufgebaut ist, erhöhen. Diese Art Training baut nicht nur Ihre Muskelmasse auf, sondern erleichtert auch das Abnehmen: Da ein Muskel mehr Kalorien verbrennt als Fett, sogar wenn Sie nicht trainieren, können Sie leichter abnehmen oder mehr essen, ohne Figurprobleme zu befürchten.

Kraft

Muskeltraining verbessert die Haltung, vermindert die Gefahr von Rückenverletzungen und trägt zum Erhalt der Beweglichkeit bei. Außerdem enthalten kräftige Muskeln mehr Enzyme, die die schädlichen so genannten freien Radikale bekämpfen können. Eine US-Studie ergab, dass ältere Menschen, die ein halbes Jahr dreimal täglich leichtes Muskeltraining machten, gegenüber anderen weniger Zellschäden aufwiesen.

Achten Sie darauf, jede der großen Muskelgruppen zu trainieren, u. a. die Muskeln der Arme, der Brust, des Rückens, des Bauchs, der Hüften und Beine. Beginnen Sie mit einer bequem zu handhabenden Hantel und heben Sie sie achtmal. Steigern Sie langsam die Anzahl, bis Sie die Hantel zwölfmal heben können. Wenn Ihnen die Übung zu leicht wird und Sie Ihre Kraft weiter steigern wollen, nehmen Sie schwerere Hanteln oder machen Sie mehrere Übungseinheiten mit je 8–12 Wiederholungen und einer Pause dazwischen.

Sicheres Training

Achten Sie beim Training auf vier Punkte:

◆ **Konzentrieren Sie sich auf die Bewegung.** Kontrollieren Sie stets den Bewegungsablauf. Halten Sie bei gestreckten Muskeln mindestens 10 Sekunden aus, das Ziel sind 30 Sekunden. Führen Sie die Bewegungen nie stoß- oder ruckweise durch.

◆ **Atmen Sie richtig.** Wenn Sie die Übungen durchführen, sollten Sie Ihre Atmung beobachten und Ihren Atem nicht anhalten. Dies ist bei Kreislaufproblemen oder Bluthochdruck besonders wichtig, da der Blutdruck kurzfristig ansteigt, wenn Sie den Atem anhalten. Atmen Sie während der Anstrengung, z. B. wenn Sie ein Gewicht heben, tief ein und atmen Sie aus, wenn Sie leichtere Bewegungen ausführen wie das Absenken des Gewichts.

◆ **Sorgen Sie für bessere Kondition.** Versuchen Sie, Ihren Puls zwei- oder dreimal pro Woche zu beschleunigen, indem Sie kraftvoll laufen, schwimmen oder andere Übungen ausführen. Dies stärkt Herz und Lunge und erhöht die Fettverbrennung.

BEWEGUNG verringert das Durstempfinden; vergessen Sie also nicht, viel zu trinken.

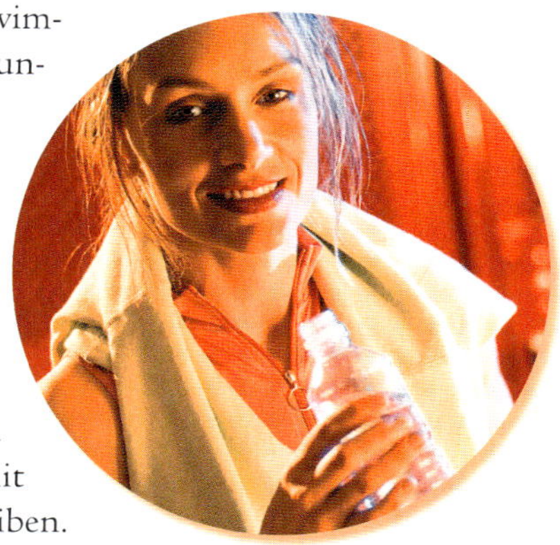

◆ **Üben Sie mit Freunden.** Es ist leichter, sicherer und macht mehr Spaß, mit anderen Sport zu treiben. Außerdem führen Übungsgruppen oft Menschen zusammen, die etwa gleich fit sind. Vielleicht gibt es auch in Ihrer Umgebung eine Walkinggruppe, der Sie beitreten können.

„Die Kombination aus Geduld, Ausdauer und Schweiß sorgt für unschlagbaren Erfolg."

NAPOLEON HILL, AUTOR (1883–1970)

Den Körper in Schwung bringen

Die folgenden Übungen fördern Kraft und Beweglichkeit und helfen, Sie für anstrengendere Tätigkeiten fit zu machen. Üben Sie zunächst in gemütlichem Tempo und erst später mit erhöhter Intensität.

In kurzer Zeit werden Sie die folgenden Aufwärmübungen flott durchlaufen, bevor Sie mit dem eigentlichen Training beginnen. Wiederholen Sie sie am Ende des Trainings zur Entspannung.

Warum ist das Aufwärmen vor den Übungen wichtig? Wie ein Motor an einem kalten Morgen müssen Ihre Muskeln erst zur Arbeit aktiviert und später wieder deaktiviert werden. Wenn Sie Ihren Körper auf die höheren Übungsanforderungen nicht vorbereiten, ermüden Sie rascher und brauchen länger zur Erholung.

Vor kurzem überprüften australische Wissenschaftler die gängige Meinung, dass Dehnen (Stretching) vor dem Training das Verletzungsrisiko senke. Zwar wurde festgestellt, dass die Verletzungsrate durch das Dehnen nicht abnimmt, aber es ist unbedingt wichtig zur Lockerung angespannter Muskeln, die sonst den Bewegungsradius beim Üben einschränken würden.

Nach dem Dehnen kommt das Aufwärmen – eine völlig andere Aktivität. Stretching dehnt Ihre Muskeln, indem sie über ihre normale Spannweite hinaus gestreckt werden; Aufwärmübungen erhöhen die Herzfrequenz und bereiten Ihre Muskeln auf Aktionen vor. 5 Minuten auf der Stelle joggen, Hampelmann-Bewegungen oder Seilspringen reichen dafür aus.

Falls Sie walken, laufen, Rad fahren oder schwimmen, können Sie zum Aufwärmen mit Ihrem Sport in langsamem Tempo starten, dann allmählich bis zum Trainingstempo steigern.

KÖRPERTRAINING

Mit diesem Übungsprogramm für daheim werden Sie rundum fit, stärken Herz und Muskeln und verbrennen ein paar hundert Kalorien.

Trainingszeit

20 Minuten

Häufigkeit

2–3 nicht aufeinander folgende Tage pro Woche

Intensität

Stellen Sie mit einer Pulsmessung vor und nach dem Training (siehe S. 118) sicher, dass Sie die Übungen bei mittlerer Belastung machen. Ist das Programm zu leicht oder zu schwer, erhöhen bzw. verringern Sie die Wiederholungen.

Trainingsziel

Am Ende sollten Sie die Übungen 5 Tage pro Woche machen, dazu ein 20-minütiges aerobes Training wie Rad fahren, walken oder joggen.

ACHILLESSEHNE DEHNEN

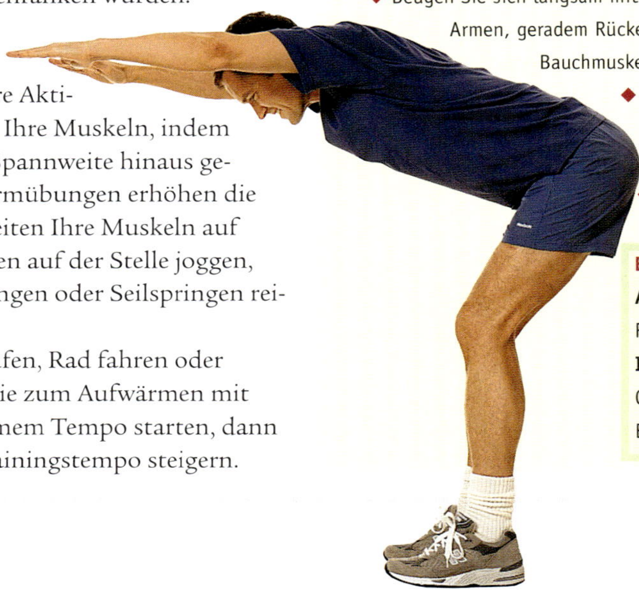

- Füße leicht auseinander halten; Fußspitzen nach vorn.
- Beugen Sie sich langsam mit nach vorn gestreckten Armen, geradem Rücken und angespannten Bauchmuskeln.
- Knie leicht beugen und dann sanft, aber stetig dehnen.
- 20 Sekunden halten.

EBENSO GEEIGNET

Außerhalb der Halle:
Rudern, Kajak fahren

In der Halle:
Gestreckte Beine heben; Ellipsentrainer

OBERSCHENKEL DEHNEN

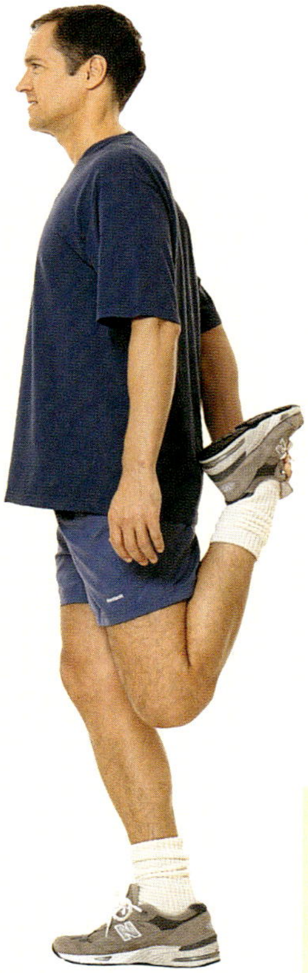

- Fassen Sie den linken Fuß mit der rechten Hand und ziehen Sie langsam die Ferse gegen das Gesäß (nicht zur Seite ziehen).
- Mit dem anderen Arm die Balance halten. Sanft, aber stetig dehnen, ohne kräftig zu ziehen.
- 20 Sekunden halten und dann dieselbe Übung mit dem anderen Bein wiederholen.

EBENSO GEEIGNET
Außerhalb der Halle:
Treppen steigen, Rad fahren
In der Halle:
Stepper oder Laufband (auf einer Schräge)

WADEN DEHNEN

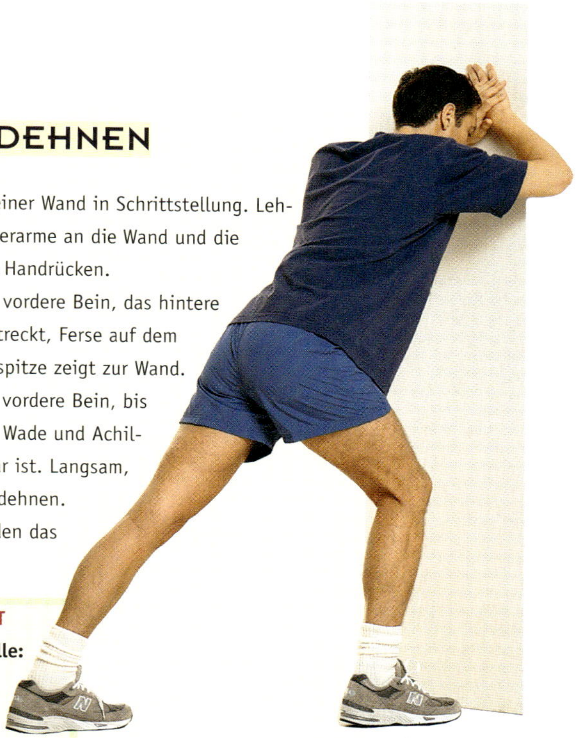

- Gehen Sie vor einer Wand in Schrittstellung. Lehnen Sie die Unterarme an die Wand und die Stirn gegen die Handrücken.
- Beugen Sie das vordere Bein, das hintere Bein bleibt gestreckt, Ferse auf dem Boden, die Fußspitze zeigt zur Wand.
- Beugen Sie das vordere Bein, bis die Dehnung in Wade und Achillessehne spürbar ist. Langsam, nicht ruckartig dehnen.
- Nach 20 Sekunden das Bein wechseln.

EBENSO GEEIGNET
Außerhalb der Halle:
Treppen steigen, bergsteigen, Rad fahren
In der Halle:
Stepper oder Laufband (auf einer Schräge)

ARM-SEITEN-DEHNEN

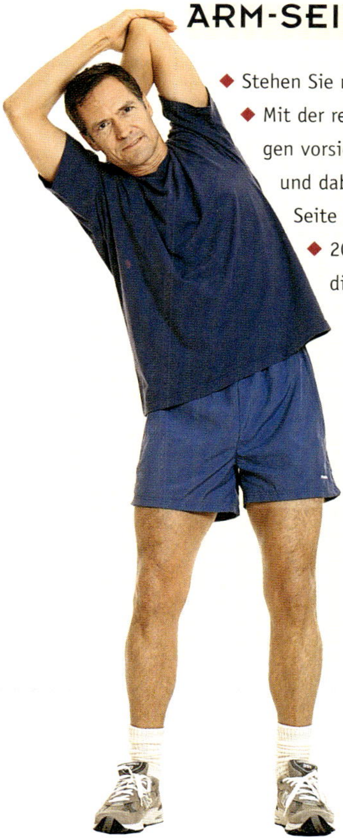

- Stehen Sie mit leicht gebeugten Knien.
- Mit der rechten Hand den linken Ellbogen vorsichtig hinter den Kopf ziehen und dabei den Körper zur rechten Seite beugen.
- 20 Sekunden halten und dann die Seite wechseln.

EBENSO GEEIGNET
Außerhalb der Halle:
Schwimmen, Tennis spielen, Schnee schaufeln, Skilanglauf
In der Halle:
Trockenrudergerät, seitliches Hantelheben, Ellipsentrainer

SCHULTER DEHNEN

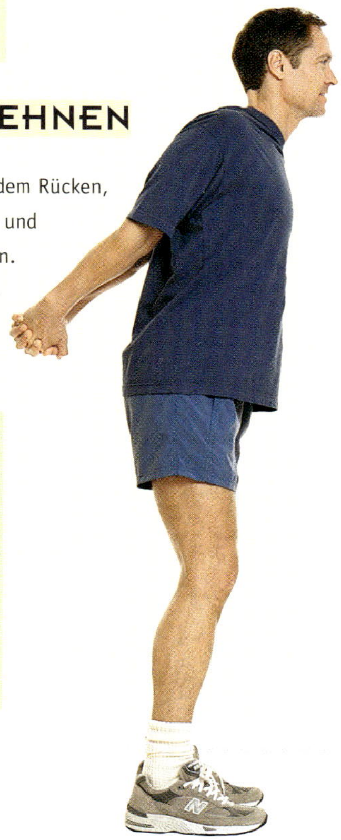

- Falten Sie die Hände auf dem Rücken, strecken Sie die Arme aus und heben Sie sie vorsichtig an.
- 20 Sekunden bei kontinuierlicher Dehnung halten.

EBENSO GEEIGNET
Außerhalb der Halle:
Golf, felsenklettern, schwimmen, Sportarten mit Schlägern wie Tennis
In der Halle:
Trockenrudergerät, Schulterpresse

Den Körper in Schwung bringen

HAMPELMANN

Gute Aufwärmübung

- Stellen Sie sich hin, die Füße etwa fußbreit auseinander, und lassen Sie die Arme locker hängen.
- Hüpfen Sie wie ein Hampelmann in die leichte Grätsche (etwas mehr als Schulterbreite) und klatschen Sie dabei gleichzeitig über dem Kopf in die Hände.
- Hüpfen Sie sofort wieder in die Ausgangsposition zurück, die Arme liegen wieder an den Seiten. In gleichmäßigem Rhythmus wiederholen.

Trainingsziel:

Die Aufwärmübung mindestens 5 Minuten lang ausführen.

AUFWÄRMÜBUNGEN

Außerhalb der Halle:
Walking, Rad fahren
In der Halle:
Stepper oder Laufband

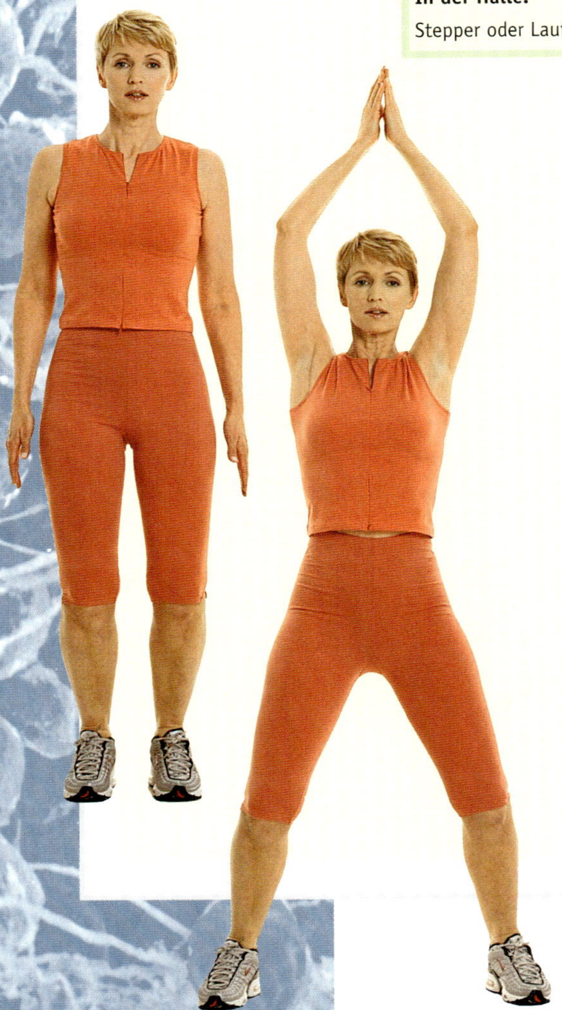

LIEGESTÜTZ-VARIANTE

Gut für Brust, Schultern und Trizeps

- Legen Sie sich auf den Bauch, platzieren Sie die Hände unter den Schultern, die Finger weisen nach vorn. Den Kopf in einer Linie mit der Wirbelsäule gesenkt halten – nicht heben! Der Rücken sollte gerade sein, die Bauchmuskeln eingezogen.
- Heben Sie den Rumpf an, bis die Arme gestreckt sind, sodass Ihr Gewicht auf Knien und Händen ruht (eventuell Kissen unter die Knie legen). Die Handflächen drücken in den Boden, die Ellbogen zeigen nach hinten, nicht zur Seite, Kopf, Rücken und Hüften bilden eine gerade Linie.
- Diese Position mit gestreckten Armen etwa 2 Sekunden halten, dann die Arme langsam wieder einbeugen, ohne aber mit dem Oberkörper den Boden zu berühren.

EBENSO GEEIGNET

Außerhalb der Halle:
Rudern, Kinderwagen schieben, Rasen mähen
In der Halle:
Brustpresse, boxen

Trainingsziel:

Zwei Einheiten mit jeweils 20 Wiederholungen

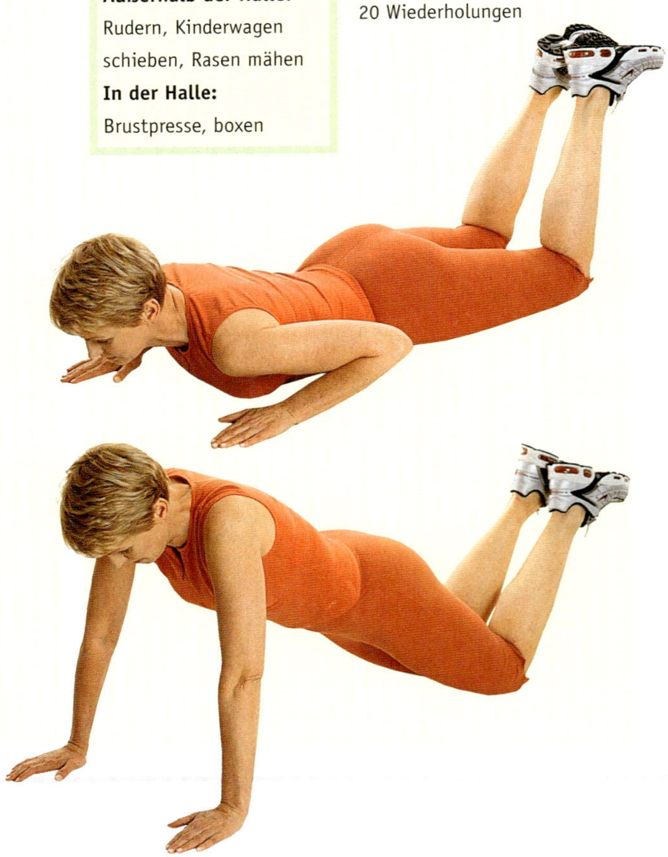

SUMO-HOCKE

Gut für Quadrizeps, Achillessehnen und Gesäßmuskulatur

- Stellen Sie die Beine schulterbreit auseinander, die Zehen zeigen leicht nach außen, die Knie sind locker.
- Gehen Sie langsam in die Knie, als ob Sie sich setzen. Bauchmuskeln anspannen und Knie in einer Linie mit den großen Zehen halten. Anhalten, bevor die Knie über die Zehen hinausragen.
- Richten Sie sich wieder auf, wobei die Knie leicht gebeugt bleiben.

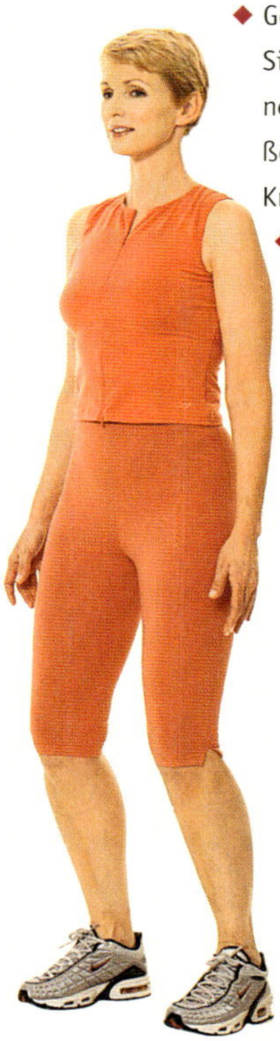

Trainingsziel:

Zwei Einheiten mit jeweils 16 Wiederholungen

FÜR RÜCKEN UND PO

Außerhalb der Halle: Inlineskaten, bergwandern, schwimmen

In der Halle: Stepper

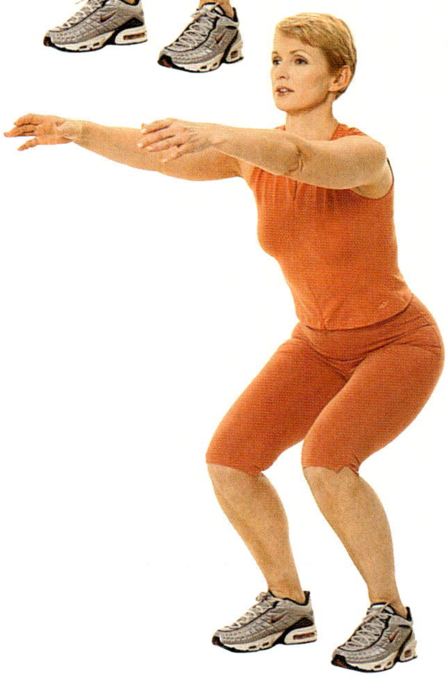

ACHILLESSEHNE DEHNEN

Gut für die Oberschenkel-Rückseite

- Stehen Sie nah an einer Wand oder einem Stuhl mit den Beinen schulterbreit auseinander, Zehen zeigen nach vorn.
- Setzen Sie den linken Fuß ein paar Zentimeter zurück und strecken Sie die Arme nach vorn, um die Balance zu halten.
- Heben Sie den linken Unterschenkel im rechten Winkel an und ziehen Sie den Fuß nach unten, sodass die Achillessehne gedehnt wird.
- Das abgewinkelte Bein so weit nach hinten oben bewegen, bis Sie eine Spannung in Oberschenkel und Gesäß spüren. Bauchmuskeln anspannen, um den unteren Rücken zu entlasten. Position halten und bis zwei zählen. Bei Gleichgewichtsproblemen eine Stuhllehne zum Abstützen nehmen.

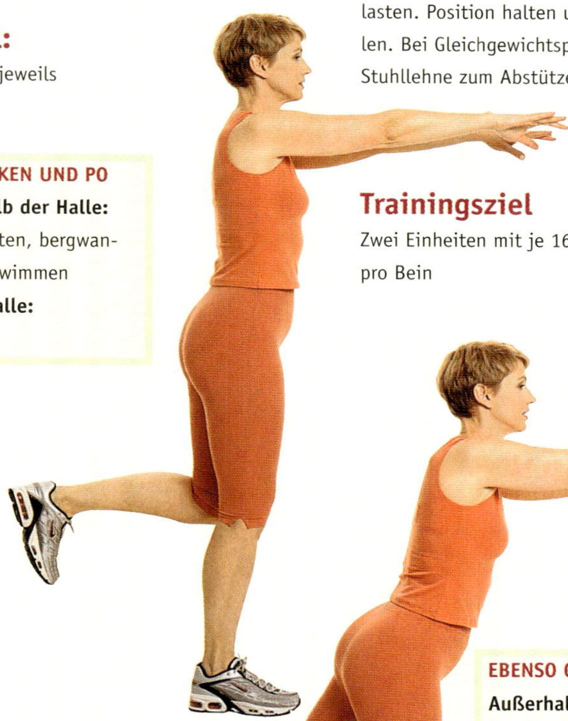

Trainingsziel

Zwei Einheiten mit je 16 Wiederholungen pro Bein

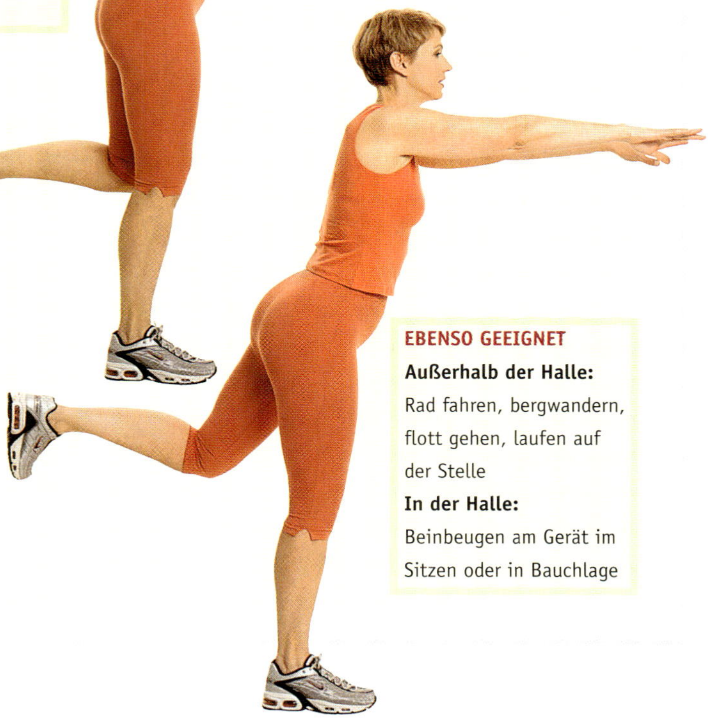

EBENSO GEEIGNET

Außerhalb der Halle: Rad fahren, bergwandern, flott gehen, laufen auf der Stelle

In der Halle: Beinbeugen am Gerät im Sitzen oder in Bauchlage

ÜBER KREUZ DREHEN

Gut für die schräge Bauchmuskulatur

- Legen Sie sich auf den Rücken, Beine anwinkeln, Füße flach auf den Boden stellen. Verschränken Sie die Hände hinter dem Kopf. Die Ellbogen liegen seitlich ausgebreitet, das Kinn zeigt nach oben.
- Spannen Sie die Bauchmuskeln an, heben Sie das linke Bein und gleichzeitig den Kopf. Bewegen Sie die rechte Schulter zum linken Knie, atmen Sie dabei aus. Die Bewegung muss aus der Schulter, nie aus dem Ellbogen kommen. 2–4 Sekunden halten, langsam in die Ausgangsposition zurück gehen. Mit der anderen Körperseite wiederholen.

Trainingsziel:

Eine Einheit mit jeweils 30 Wiederholungen pro Seite

EBENSO GEEIGNET

Außerhalb der Halle:
Golf, asiatische Kampfsportarten, Sportarten mit Schlägern wie Tennis

In der Halle:
Kickboxen, Yoga

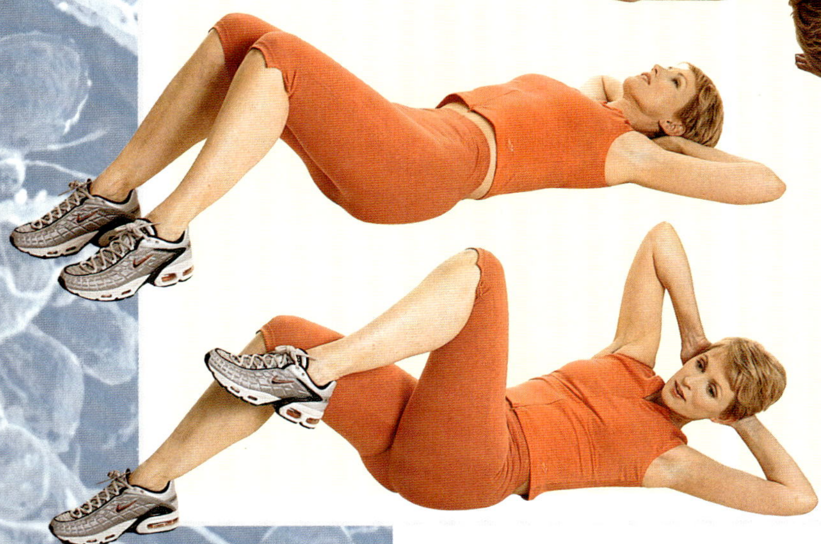

BEIN-ARM-DEHNUNG

Gut für den ganzen Rücken

- Legen Sie sich flach auf den Bauch und stützen Sie Ihre Stirn auf der linken Hand ab. Der rechte Arm liegt ausgestreckt nach vorn, die Handinnenfläche zeigt nach unten.
- Atmen Sie ein, heben Sie gleichzeitig die rechte Hand und das linke Bein und strecken Sie sie aus. Ausatmen.
- 2 Sekunden halten, Arm und Bein ablegen und Seiten wechseln (linker Arm, rechtes Bein).

Trainingsziel:

Zwei Einheiten mit je 8 Dehnungen auf jeder Seite

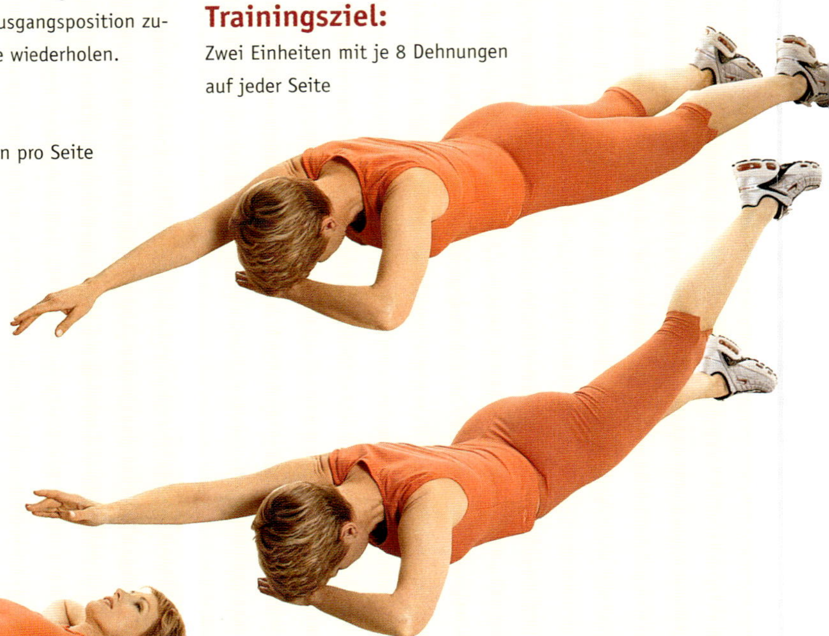

EBENSO GEEIGNET

Außerhalb der Halle:
Schwimmen, felsenklettern, Sportarten mit Schlägern wie Tennis, Gartenarbeit

In der Halle:
Yoga, Wasseraerobic, seitliches Hantelheben (nicht über dem Kopf)

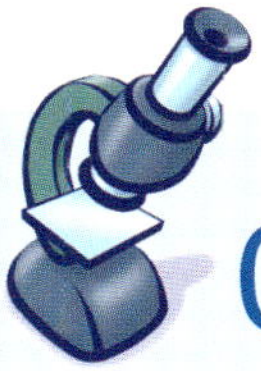

Genau betrachtet ... mehr Fitness im Alltag

Fehlt es an Ideen, wie Sie mehr Fitness in Ihre tägliche Routine einbauen können? Wenn's ums Training geht, sorgt Ausdauer für gute Ergebnisse. Manchmal fällt es schwer, sich die Zeit zum Training zu nehmen. Probieren Sie an solchen Tagen folgende Fitnessübungen:

WÄHREND SIE TELEFONIEREN

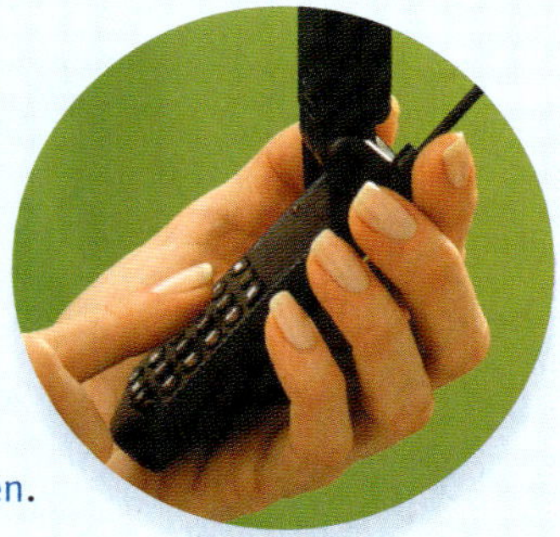

Gehen oder stehen Sie beim Telefonieren und spannen Sie die unteren Bauchmuskeln so stark wie nur möglich an. Halten Sie den Rücken gerade und die Schultern locker. ERGEBNIS: ein gestraffter Bauch.

Oder stellen Sie sich während des Telefonats mit den Zehen auf die Kante einer Stufe oder eines Bordsteins, die Fersen etwas tiefer. Heben Sie die Fersen soweit wie möglich an und senken Sie sie dann so weit wie möglich ab. ERGEBNIS: gut geformte Waden.

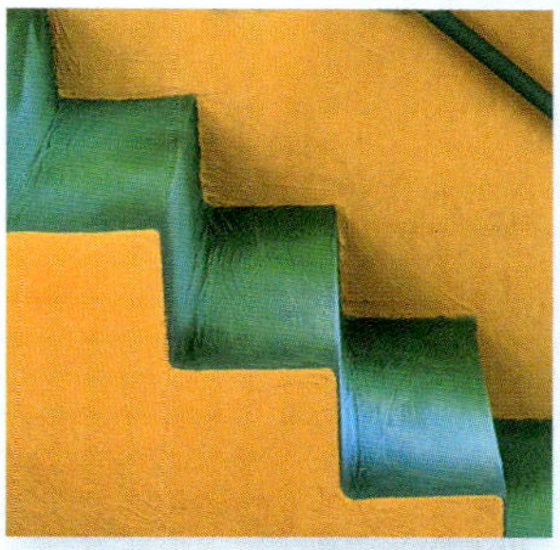

BEIM TREPPENSTEIGEN

Verzichten Sie auf den Aufzug! Sie haben mehr vom Treppensteigen, wenn Sie sich mit der Innenseite des linken Fußes abstoßen, dann den rechten Fuß mit ganzem Gewicht auf die nächste Stufe aufsetzen und sich hoch drücken. So nutzen Sie Ihr eigenes Gewicht, um Kraft und Muskelstärke aufzubauen. ERGEBNIS: Konditionssteigerung, Stärkung der Oberschenkel- und Gesäßmuskeln sowie der Achillessehnen.

IM VERKEHRSSTAU

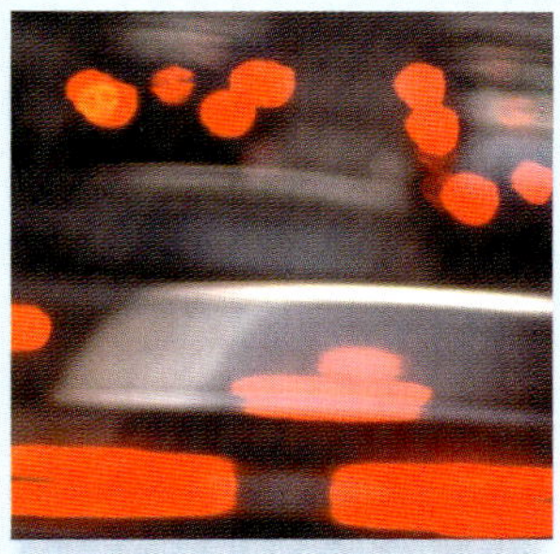

Wenn Sie im Auto an der Ampel stoppen müssen, dann ziehen Sie Ihren Bauch ein (den Nabel zur Wirbelsäule) und kippen das Becken nach vorn. Etwa 5 Sekunden halten, dann entspannen. So oft wie möglich wiederholen. ERGEBNIS: eine schlanke Taille und ein kräftiger Rücken.

Oder strecken Sie Ihre Arme zur Seite aus (dafür müssen Sie das Fenster öffnen), dehnen Sie Ihre Finger, Handflächen und Arme. 5 Sekunden halten und wieder lockern. ERGEBNIS: dehnt die Arm- und Rückenmuskulatur.

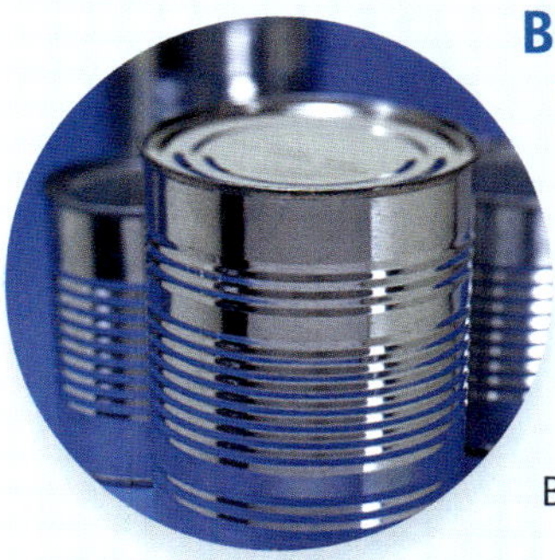

BEIM KOCHEN

Nehmen Sie eine 1,5-l-Wasserflasche für eine Bizepsübung: Ziehen Sie den Unterarm mit der Flasche in der Hand hoch bis zur Schulter. Dort kurz halten, dann den Unterarm nach vorn ausstrecken. Übung mit jedem Arm zehnmal wiederholen. ERGEBNIS: gut geformte Arme.

Stapeln Sie Ihre Dosen auf dem untersten Regalbrett. Halten Sie den Rücken gerade, ziehen Sie den Bauch ein und gehen Sie in die Hocke, um sie zu erreichen. Beim Aufstehen Rücken gestreckt halten und Po und Bauch einziehen. Zehnmal wiederholen. ERGEBNIS: ein festerer Po.

Walking macht Spaß

Suchen Sie nach einer einfachen Möglichkeit, den ganzen Körper zu trainieren, den Puls zu steigern und die Anzahl verbrannter Kalorien drastisch zu erhöhen? Dann ist Walking das ideale Mittel. Fangen Sie langsam an, und schon bald werden Sie sich mit wachsender Ausdauer steigern.

◆ **Warum Walking?** Studien zeigen, dass vier von fünf Frauen, die mit Walking anfangen, auch dabei bleiben. Im Gegensatz dazu gibt die Hälfte der Frauen, die sich für andere Aktivitäten wie Laufen oder Schwimmen entscheiden, in den ersten Wochen wieder auf. Wieso bleiben so viele dem Walking treu? Es lässt sich leicht in den Arbeitstag einbauen, besonders wenn Sie es in drei 10-minütige Zeitabschnitte aufteilen. Laut Untersuchungen hat Walking außer dem Fitnessaspekt weitere Vorteile: Es beugt Schlaflosigkeit und Depression vor und ist darüber hinaus auch noch sehr billig.

FÜR DIE PULSKONTROLLE

Anfänger, die noch wenig Erfahrung mit der optimalen Belastung des Körpers bei sportlichen Aktivitäten haben, können auf bewährte Hilfe vertrauen: ein Pulsmessgerät, das am Handgelenk getragen wird. Es zeigt die Herzfrequenz an und schlägt auch Alarm, wenn der empfohlene Belastungspuls überschritten wird.

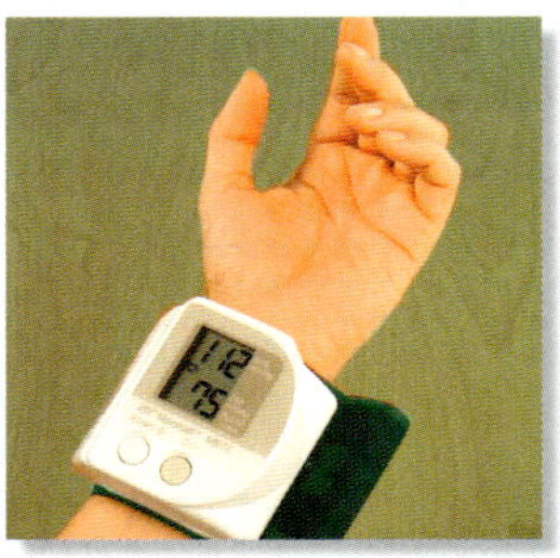

Sie brauchen nur ein Paar gute Schuhe, die Sie am besten über ein Fachgeschäft beziehen sollten.

◆ **Machen Sie den ersten Schritt.** Waren Sie lange Zeit nicht aktiv, sollten Sie zunächst nur so lange gehen, bis Sie außer Atem geraten. Hören Sie bei Gelenkschmerzen sofort auf. Wer halbwegs fit ist, kann mit 10 Minuten pro Tag anfangen und die Dauer wöchentlich um 10 % steigern; in der ersten Woche also 10 Minuten täglich, in der zweiten 11 Minuten. Achten Sie am Anfang darauf, dass die Zeitdauer zunimmt und nicht das Tempo. Wollen Sie mehr Muskeln bewegen, können Sie Joggingeinheiten einbauen.

◆ **Probieren Sie es mit dem Laufband.** Es lässt sich zwar mit Walking im Freien nicht vergleichen, hat aber einige Vorteile. Viele Menschen neigen dazu, auf dem Laufband schneller zu gehen und seltener Pausen zu machen, d. h., sie verbrennen mehr Kalorien. Viele Laufbänder sind heute gepolstert und fangen etwa 40 % des Stoßes auf, der sonst auf die Gelenke ginge. Manche Laufbänder zeigen den Puls und die gelaufene Strecke an. Und: Das Wetter kann Sie nicht mehr vom Training abhalten!

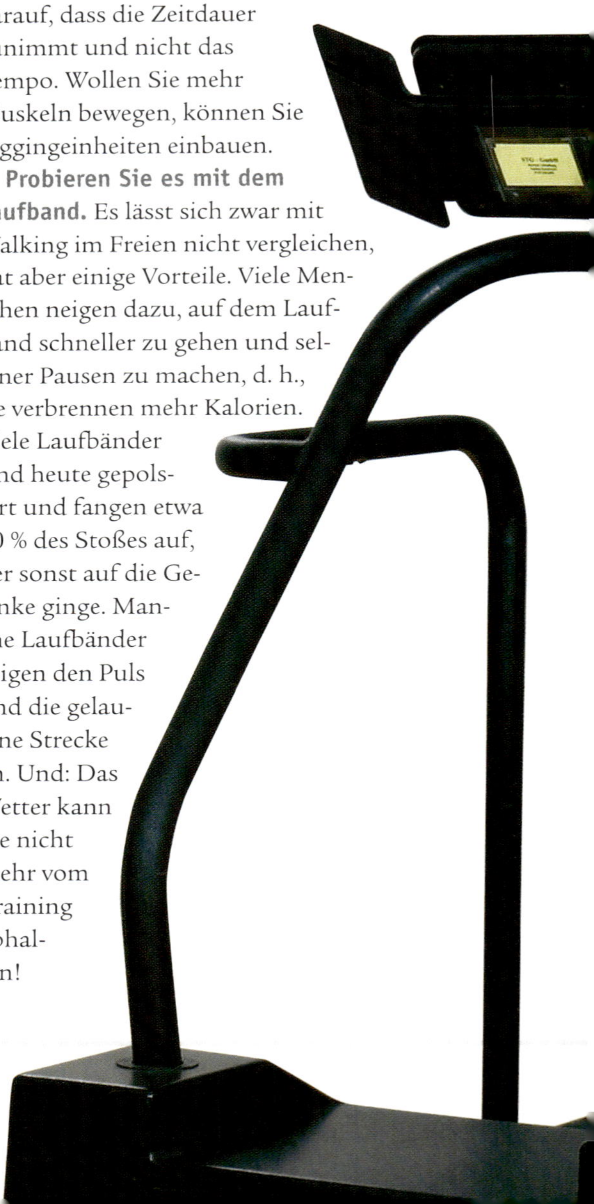

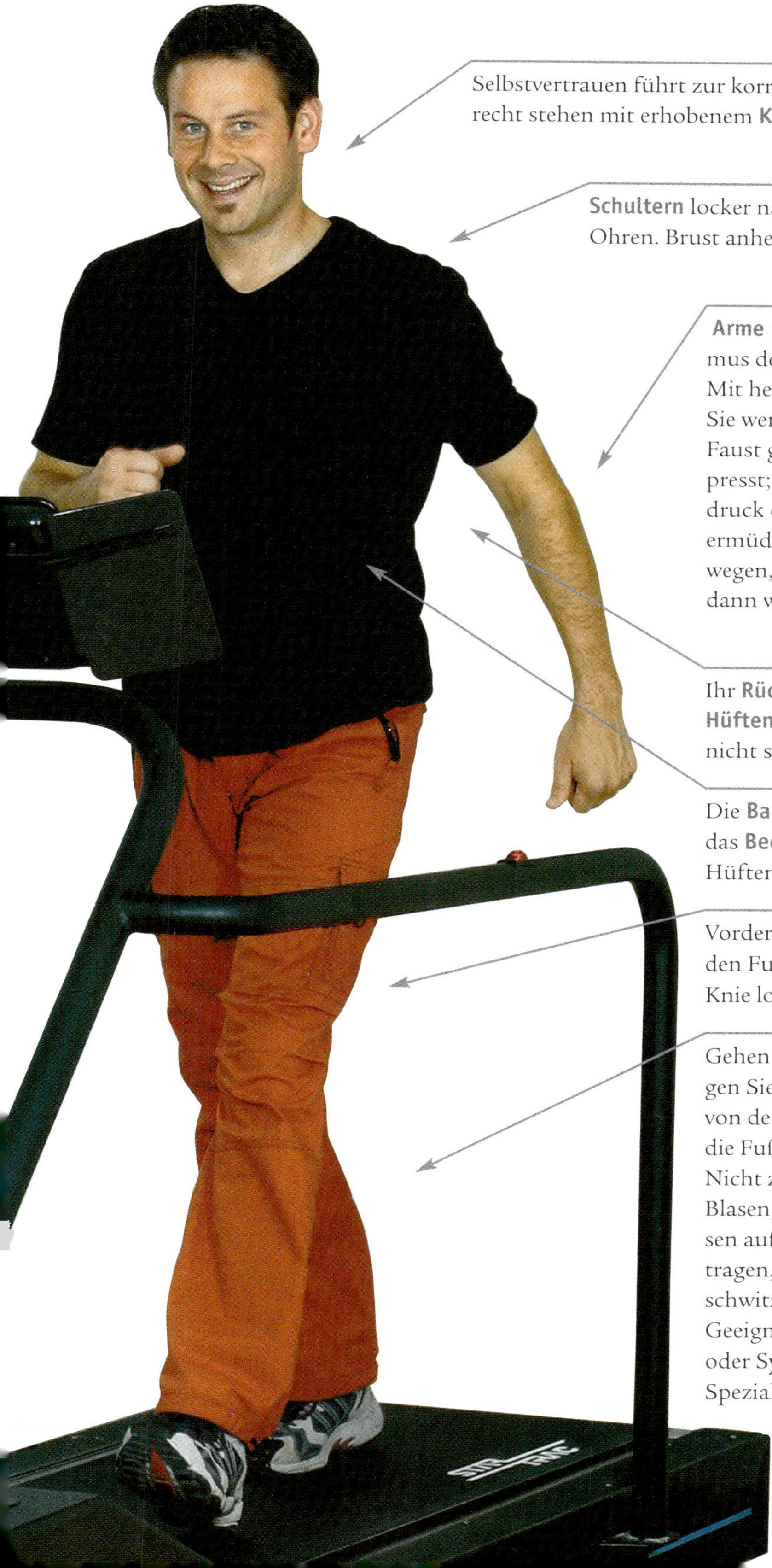

Selbstvertrauen führt zur korrekten Walking-Haltung: aufrecht stehen mit erhobenem **Kinn** und leicht vorwärts geneigt.

Schultern locker nach hinten ziehen, weg von den Ohren. Brust anheben, nicht zusammensacken.

Arme im 90°-Winkel locker im Rhythmus der Gehbewegung mitschwingen. Mit herabhängenden Armen verbrennen Sie weniger Kalorien. Hände locker zur Faust geballt, aber nicht zusammengepresst; Faustbildung kann den Blutdruck erhöhen. Wenn Ihre Arme rasch ermüden, zuerst nur 10 Minuten mitbewegen, dann 10 Minuten hängen lassen, dann wieder mitbewegen.

Ihr **Rücken** sollte gerade sein, Ihre **Hüften** vor und zurück schwingen, nicht seitwärts schaukeln.

Die **Bauchmuskeln** sollten eingezogen, das **Becken** leicht nach vorn unter die Hüften geschoben sein.

Vorderes **Bein** leicht strecken, wenn Sie den Fuß zuerst mit der Ferse aufsetzen. Knie locker lassen, nicht durchdrücken.

Gehen Sie flott (etwa 6 km/h) und neigen Sie sich leicht nach **vorn**. Den Fuß von der **Ferse** über den Ballen abrollen; die Fußspitzen stets nach vorn gerichtet. Nicht zu fest auftreten. Sie vermeiden Blasen, indem Sie Vaseline auf die Fersen auftragen. Keine Baumwollsocken tragen, sie beulen sich aus, wenn man schwitzt, und können zu Blasen führen. Geeigneter sind Socken aus Misch- oder Synthetikfasern, vorzugsweise Spezialsocken mit Fersenpolsterung.

Wählen Sie Ihren Lieblingssport

Sie hassen festgelegte Übungen? Kein Problem. Selbst wenn Sie es nie schaffen, ins Fitnessstudio zu gehen, können Sie täglich 30 Minuten körperlich aktiv sein und dabei mehr Spaß haben, als Sie glauben.

Alles, was Sie in Bewegung bringt, zählt – selbst kurze Aktivitäten (10 Minuten hier, 15 Minuten dort) –, das sagen die Zentren für Krankheitskontrolle und Vorsorge und das Amerikanische College für Sportmedizin. Je mehr Freude Sie an den Übungen haben, desto länger werden Sie auch dranbleiben.

Sie brauchen ein paar Ideen? Im Folgenden werden einige Aktivitäten vorgestellt, die Sie in Schwung bringen, ohne dass Sie Wiederholungen zählen oder ständig auf die Uhr schauen müssten. Vielleicht finden Sie darunter schon ein Hobby, dem Sie bereits nachgehen oder mit dem Sie problemlos morgen beginnen könnten – wenn nicht schon heute. Die Sportarten in den Kästen sind etwas aufwändiger, aber es ist wert, sie auszuprobieren, wenn Sie Lust dazu haben. Und schließlich bietet Yoga – eine alte Disziplin mit vielen modernen Varianten – für jeden etwas, der Beweglichkeit, Kräftigung, Entspannung und Ruhe sucht.

Tanzen: Rhythmus macht fit

Tanzen Sie! Es macht Spaß, erfordert keine besondere Ausrüstung und dabei verbrennt der Körper genauso viele Kalorien wie etwa beim Joggen. Außerdem können Sie fast überall einen Tanz aufs Parkett legen, sogar zu Hause und allein. Legen Sie Ihre Lieblings-CD ein und tanzen Sie nach Herzenslust.

TANZEN baut Stress ab, steigert die Vitalität, Körperkraft, Muskelspannkraft und Koordination.

Falls Sie allein keine Freude daran haben, besuchen Sie öffentliche Tanzveranstaltungen oder eine Tanzschule. Auf diese Weise lernen Sie auch viele Menschen kennen.

Tanzen hat erwiesenermaßen viele Fitness-Vorteile: Es erhöht z. B. die Knochendichte. Eine australische Untersuchung kam zu dem Ergebnis, dass unter Osteoporose leidende Frauen nach der Menopause wieder eine kräftigere Wirbelsäule bekamen, wenn sie pro Woche 3 Stunden tanzten.

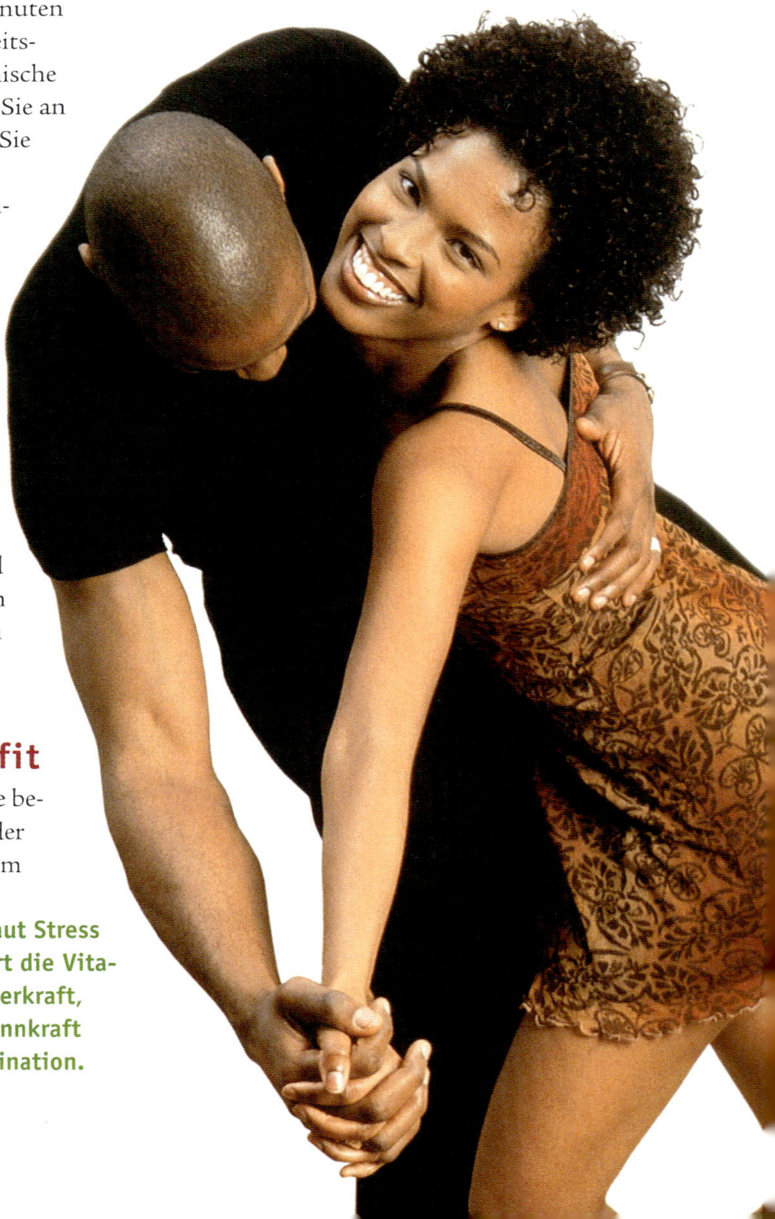

Zieht es Sie auf die Tanzfläche? Anfänger können sich einfach zur Musik bewegen. Wenn Sie richtige Schrittfolgen lernen wollen, können Sie immer noch Unterricht nehmen. Probieren Sie verschiedene Tanzarten aus; jede fördert die Gesundheit. Elegante Ballettübungen bauen Kraft auf, schwungvoller Salsa und Swing sorgen für Kondition und Bauchtanz für eine schlanke Taille.

Um Verletzungen vorzubeugen, achten Sie darauf, Ihr Gewicht immer über beiden Füßen zu zentrieren, besonders bei Drehungen. Tragen Sie zur zusätzlichen Sicherheit bequeme (keine engen) Schuhe, die für einen stabilen Halt sorgen. Verzichten Sie also auf hohe Absätze.

Gute Gründe fürs Tanzen

◆ **Es verleiht den Muskeln mehr Spannkraft.** Dies sorgt bei allen Aktivitäten für mehr Ausdauer.

◆ **Es verbessert die Koordination und das Gleichgewicht.** Das Ergebnis: ein geringeres Sturzrisiko.

◆ **Es sorgt dafür, dass Sie sich voller Energie fühlen.** Und es ist ein fantastischer Stressableiter.

SKILANGLAUF: EIN SPASS MIT LANGZEITWIRKUNG

Es gibt kein besseres Training als Skilanglauf. Dieser Ausdauersport hat seinen Ursprung vor 5000 Jahren, als die im heutigen Skandinavien lebenden Menschen sich Knochen großer Tiere mithilfe von Lederriemen an ihre Schuhe schnallten.

Die Ausrüstung ist heute technisch wesentlich ausgereifter, aber nicht komplizierter als damals. Skilangläufer benutzen Skier aus Fiberglas, Holz oder Kunststoff; es kommt ganz darauf an, ob man durch frischen Pulverschnee gleitet, über Eisflächen oder durch Schneematsch flitzt.

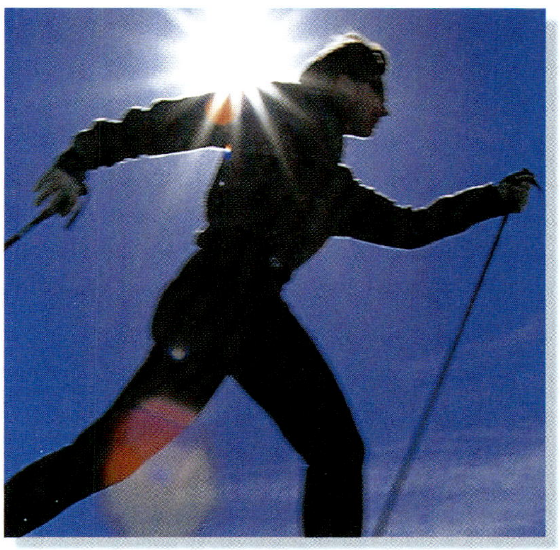

Skilanglauf ist eine der wenigen Aktivitäten, bei denen alle größeren Muskelgruppen im oberen wie im unteren Körperbereich gleichzeitig eingesetzt werden. Damit steigern Sie ganz beträchtlich Ihre Kondition und den Kalorienverbrauch.

Im Gegensatz zum Abfahrtslauf werden die Gelenke wenig belastet, d. h., Langlauf eignet sich für jedes Alter und fast jede Kondition.

Außerdem dehnt die Gleitbewegung Ihre Muskeln, besonders die Wadenmuskeln, Achillessehnen und die Muskeln im Rückenbereich. Als wäre das noch nicht genug, kann man während des Skilanglaufs die Schönheit der winterlichen Natur in einer Intensität und Ruhe genießen, wie sie in kaum einer anderen Sportart möglich ist.

Gute Gründe für Skilanglauf:

◆ **Es ist ein umfassendes, ganzheitliches Körpertraining.** Allein schon aufgrund der geringen Belastung für die Gelenke ist die Verletzungsrate geringer als bei vergleichbaren Sportarten.

◆ **Er kräftigt Ihr Herz-Kreislauf-System.** Zudem fördert er die Gewichtsabnahme und vermindert Stress, wodurch das Immunsystem entlastet wird und Krankheiten besser bekämpfen kann.

◆ **Man verbraucht 550 Kalorien pro Stunde.** Dieser Wert gilt für eine Person von 68 kg; wiegen Sie mehr, werden sogar noch mehr Kalorien verbrannt.

Gärtnern: der grüne Sport

Mit Sonnenhut und Gartengeräten im Garten zu arbeiten klingt nicht gerade nach sportlicher Aktivität. Forschungsergebnisse haben aber gezeigt, dass Gartenarbeit in jedem Alter gesundheitsfördernd ist. Tatsächlich kann je nach Tätigkeit die Gartenpflege ein genauso hartes Training sein wie Kajakfahren, Rudern oder Gewichtheben. Ein Forschungsteam unter Leitung der Sportphysiologin Dr. Barbara Ainsworth von der Universität Minnesota fand heraus, dass Gartenarbeiten wie graben und Hecken schneiden genauso viel Energie benötigen wie Tischtennis und Skateboard fahren, und den Rasen mechanisch zu mähen so viel wie das Training mit einem Stepper. Außerdem dehnt man bei der Gartenarbeit viele verschiedene Muskelgruppen, sie steigert daher die Beweglichkeit.

Tatsächlich kann Gartenarbeit das ideale Ganzkörper-Training sein: Sie stärkt das Herz, fördert die Durchblutung und sorgt für umfassenden Stressabbau. Gärtnern ist besonders für Ungeübte

WANDERN: BEWEGUNG MIT AUSSICHT

Wir wissen bereits, dass Walking ein tolles Training ist, aber die ebenso einfache Möglichkeit des Wanderns bietet noch ein Vielfaches an Vorteilen. Wenn Sie abseits der Straßen wandern, können Sie die Schönheit der Natur genießen, während Sie Ihren Beinen ein gutes, physiologisch abwechslungsreiches Training bei geringer Stoßbelastung bieten. Aufgrund des unebenen Bodens der meisten Wanderwege erhalten Sie das gleiche Übungspensum wie bei einem intensiven Training auf dem Stepper oder Laufband.

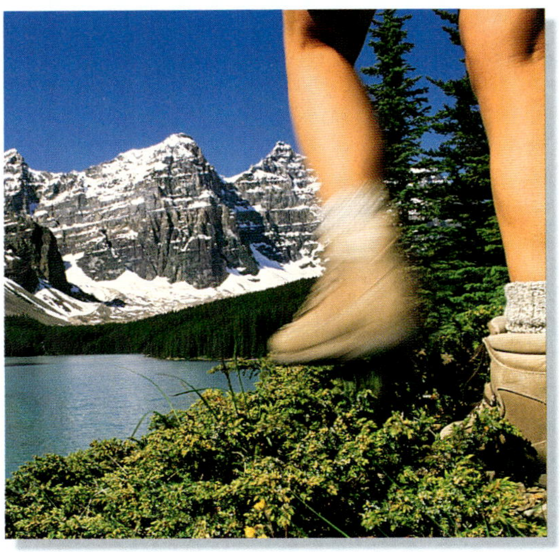

Sie benötigen keinerlei anspruchsvolle Ausrüstung. Wenn Sie aber einen Wanderstock benutzen (wie es empfohlen wird), bewegen Sie nicht nur Ihre Beine, sondern auch Ihren Oberkörper und vermindern gleichzeitig die Gefahr eines Fehltritts.

Stabile, eingelaufene Schuhe sind ein Muss – wenn schon keine Wanderschuhe, dann wenigstens gute Laufschuhe. Die richtigen Schuhe schützen vor Blasen und Stürzen. Tragen Sie mehrere Schichten lockerer Kleidung aus Materialien, die die vom Körper abgegebene Feuchtigkeit aufnehmen. Und nehmen Sie immer Wasser und Proviant mit.

Gute Gründe fürs Wandern:

- **Es wird nie langweilig.** Hinter jeder Wegbiegung erwartet Sie eine neue Aussicht.
- **Es ist eine gute Möglichkeit, überzählige Pfunde loszu werden und das Immunsystem zu stärken.** Als Anfänger können Sie bei einer nicht zu schweren Strecke pro Stunde 300–400 Kalorien verlieren. Dies ergibt bei einer Halbtagestour dann leicht über 2000 Kalorien. Durch Steigerung des Tempos lassen sich noch mehr Kalorien verbrauchen.
- **Wandern sorgt für gesteigertes Wohlbefinden, und es klärt und schärft die Gedanken.** Das Ergebnis? Sie wollen wieder wandern!

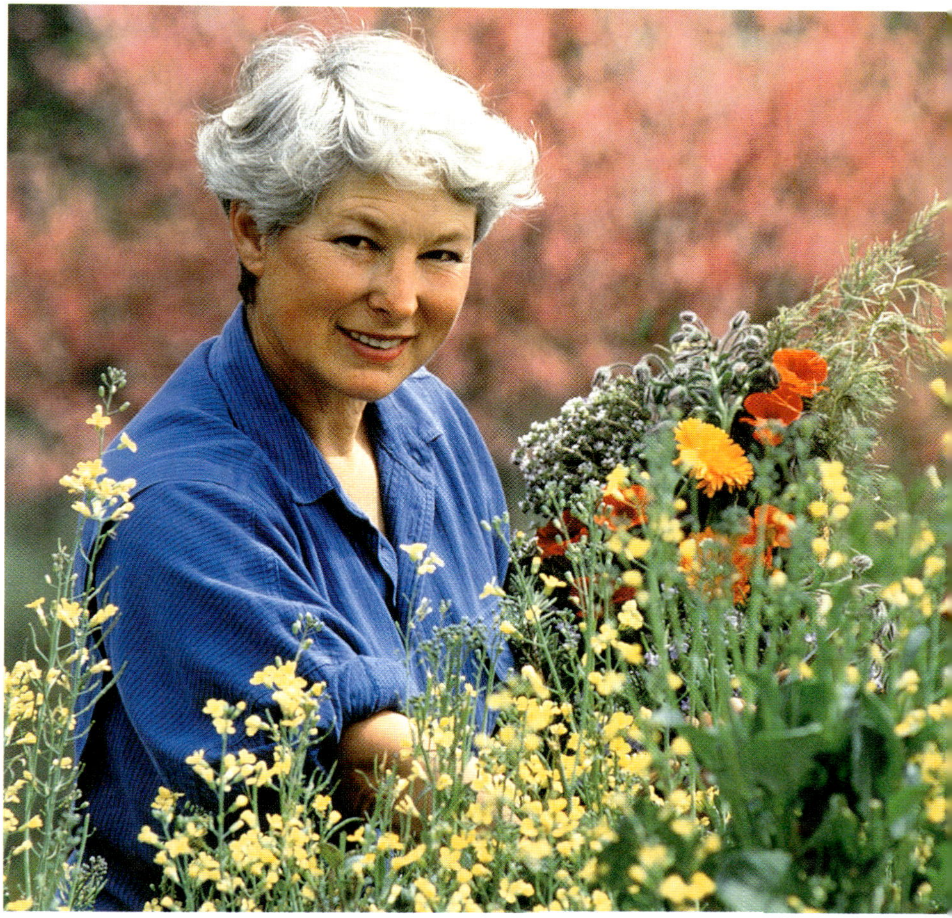

oder ältere Menschen eine ideale Tätigkeit, da man im eigenen Tempo arbeiten kann. Es kann sogar Geld sparen und Ihre Ernährung verbessern!

Reizt Sie das? Denken Sie daran, Gartenarbeit gilt als körperliche Bewegung und nutzt Muskeln, die Sie sonst kaum bemerken würden. Wärmen Sie sich erst auf, indem Sie einmal flott um das Grundstück gehen und ein paar Dehnübungen für Arme, Rücken, Nacken und Beine machen, bevor Sie mit der Arbeit beginnen. Unterbrechen Sie die Gartenarbeit regelmäßig, um ein paar Dehnungen zwischendurch auszuführen.

Wenn Sie sich bücken, um Unkraut zu zupfen, beugen Sie nicht die Taille, sondern gehen Sie in die Hocke oder auf die Knie (mit einem Kissen abpolstern). Erheben Sie sich genauso: Die Knie strecken, den Rücken gerade halten und den Oberkörper nicht verdrehen. Fügen Sie mit wachsender Ausdauer anstrengendere Tätigkeiten zur allgemeinen Routine hinzu – wie Mulch schaufeln oder Kompost wenden.

Gute Gründe fürs Gärtnern:

◆ **Es fördert Ihre körperliche und seelische Erholung.** Ruhige Gartenarbeit ist ein Stresskiller, der Erholung von der Hast des Alltags bietet. Und die ausgleichende Wirkung der Natur stärkt erwiesenermaßen das Immunsystem (siehe S. 186).

◆ **Es ist echtes Training.** Gartenarbeit eignet sich besonders für Menschen, die sich nicht nur deshalb bewegen möchten, weil es Kalorien spart.

◆ **Sie genießen die Früchte Ihrer Arbeit – frische Nahrungsmittel.** Es überrascht kaum, dass Gärtner deutlich mehr Gemüse essen als Nichtgärtner. Wenn Sie Ihren Garten bepflanzen, wählen Sie auch immunstärkende Obst- und Gemüsesorten aus (siehe Kapitel „Das Wunder der Ernährung“).

UNKRAUT JÄTEN verbraucht pro Stunde etwa 105 Kalorien, Rasen mähen mit mechanischem Mäher etwa 195 Kalorien.

Golf: nicht nur Bälle schlagen

Mehr als 400 000 Deutsche spielen Golf, und die Zahl nimmt stetig zu. Manche Spieler verlassen sich darauf, dass das Abgehen der 18 Löcher genug Bewegung bringt, um in Form zu bleiben. Aber ist das tatsächlich so?

Die Antwort: Es kommt darauf an. Obwohl Sie vielleicht den Golfschläger mindestens 70-mal schwenken, um den Ball in die 18 Löcher zu bekommen, besteht der wirkliche gesundheitliche

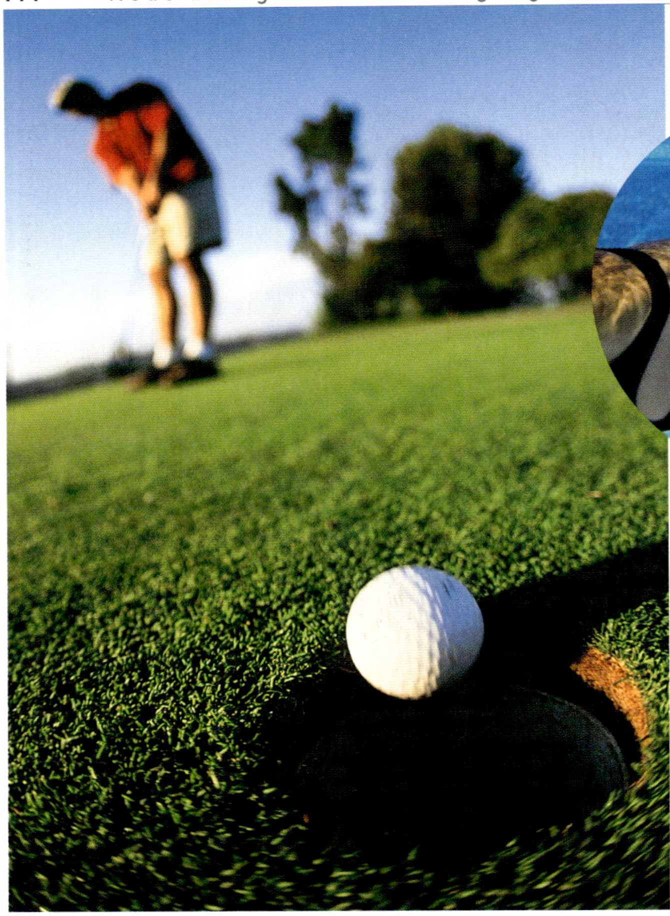

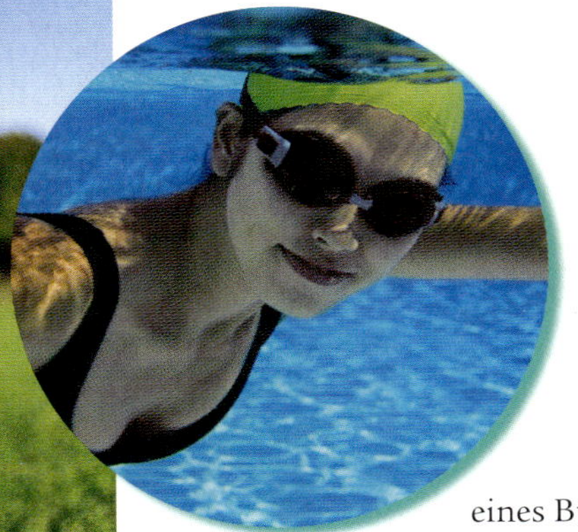

SCHWIMMEN UND GOLFEN helfen beim Abnehmen, vor allem mit der richtigen Technik. Lassen Sie Schwimm- oder Schlagstil prüfen.

Nutzen des Golfspielens im Abgehen des Courts. Wenn Sie aber mit einem Wagen von Loch zu Loch fahren, kommt vieles von dem, was Golf zu bieten hat, zu kurz. Wenn Sie den Wagen stehen lassen, dann kann sich dieser Sport durchaus als Training sehen lassen.

Laut einer im *American Journal of Medicine* veröffentlichten Studie bietet Golf eine ganze Reihe gesundheitlicher Vorteile. Finnische Wissenschaftler verpflichteten 55 gesunde Männer mit sitzender Tätigkeit dazu, über 20 Wochen zwei- bis dreimal pro Woche Golf zu spielen, und verglichen sie mit einer inaktiven Kontrollgruppe. Die Golfer übertrafen die Kontrollgruppe an Ausdauer beim Laufbandlaufen, sie hatten mehr Gewicht verloren, einen schlankeren Bauchumfang und bessere Cholesterinwerte – alles nur dank der ausgiebigen Bewegung auf dem Golfplatz und dem Tragen ihrer eigenen Tasche.

Der unebene Boden des Golfplatzes trainiert mehr Muskeln als die gleichmäßige Oberfläche eines Bürgersteigs, eines Laufbands oder einer Joggingstrecke. Aber Vorsicht: Golf birgt auch Risiken. Der Golfschlag ist eine kraftvolle, sich stets wiederholende Bewegung, an der vor allem die Fuß- und die Handgelenke beteiligt sind, weshalb es zu Überbeanspruchungen und Verletzungen kommen kann.

Die häufigsten Probleme betreffen den unteren Rückenbereich, Schultern und Ellbogen (ähnlich dem Tennisarm). Der einzig vernünftige Weg, Beschwerden beim Golf zu vermeiden, ist, sich mindestens 10 Minuten lang zu dehnen und aufzuwärmen, bevor man den Golfplatz betritt (siehe S. 132). Es ist auch gut, den Schlag ab und zu von einem Profi beurteilen zu lassen. Um Sonnenbrand und Hautkrebs zu vermeiden, sollten Sie immer einen Hut tragen und Sonnencreme verwenden.

Gute Gründe für Golf:

- **Es werden pro Spiel bei einem Körpergewicht von 68 kg etwa 1360 Kalorien verbrannt.** Das sind 1088 Kalorien mehr als bei 4 Stunden Fernsehen.
- **Es ist eine angenehme Art, weitere Strecken zu gehen.** Auf einem Golfplatz mittlerer Größe geht man für 18 Löcher etwa 8 km.
- **Es verbessert das Gleichgewicht.** Es unterstützt die Rumpfmuskulatur, die Spannkraft von Waden, Achillessehnen, Gesäßmuskeln und Quadrizeps.

Schwimmen: rein ins Nass

Schwimmen ist der ideale Sport für Menschen mit Arthritis oder anderen Gelenkproblemen. Im Gegensatz zu anderen Sportarten werden beim Schwimmen die Gelenke und Bänder in keiner Weise belastet; deshalb ist es auch für übergewichtige Personen gut geeignet. Außerdem können

KAMPFSPORT – MEHR ALS NUR SELBSTVERTEIDIGUNG

Falls Ihnen alles andere zu langweilig ist, gefällt Ihnen vielleicht der neueste Fitness-Trend: die vom asiatischen Kampfsport abgeleiteten Sportarten Tae-Bo und Kickboxen. Immerhin ist in Bezug auf die Herz-Kreislauf-Kondition nichts mit den energiereichen, fliegenden Kicks vergleichbar.

Aber auch die traditionellen Kampfsportarten wie Judo, Aikido, Ju-Jutsu, Karate oder Kung-Fu bieten ein aerobes Training, das den gesamten Körper mit einbezieht und dessen besonderer Schwerpunkt auf Gleichgewicht und Koordination liegt.

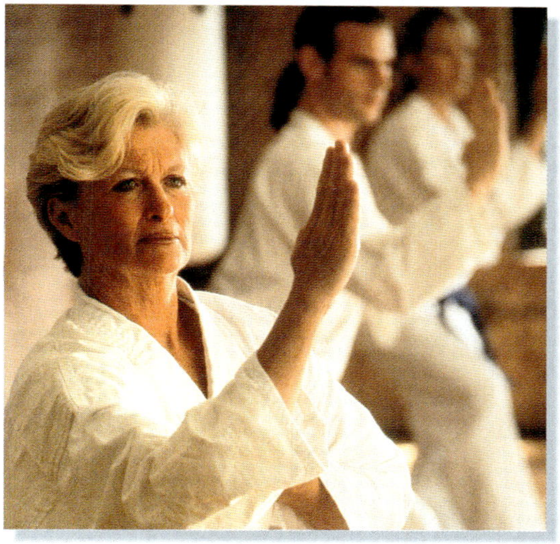

Obwohl diese Techniken seit Jahrhunderten bekannt sind, wurden die Kampfsportarten bislang relativ wenig wissenschaftlich erforscht. Bei der einzigen näher untersuchten Sportart, T'ai-Chi, handelt es sich um konditionsstärkende Übungen mit eleganten, kontrollierten Bewegungen, die selbst von Menschen durchgeführt werden können, die aufgrund ihres Alters, von Krankheiten oder Behinderungen keinen kraftvolleren Sport ausüben sollten. In einer Untersuchung führten Männer und Frauen im Alter zwischen 58 und 70 Jahren vier- bis fünfmal pro Woche eine Stunde lang T'ai-Chi-Übungen durch. Bei den Männern nahm die Herz-Kreislauf-Fitness um 16 %, bei den Frauen um 21 % zu. Dank T'ai-Chi konnten sie Treppen steigen und flott gehen, ohne außer Atem zu kommen.

Gute Gründe für Kampfsport:

◆ **Es fördert die Disziplin.** Kampfsport beginnt mit einer Zielsetzung und lehrt dann die einzelnen Schritte, um dieses Ziel zu erreichen.

◆ **Es kräftigt den Körper und hält den Geist beweglich.** Ein gutes Kampfsporttraining verbessert die Koordination und Gelenkigkeit.

◆ **Es baut Selbstvertrauen und Gelassenheit auf.** Es lässt Sie Ärger, Angst und andere gesundheitsschädliche Gefühle vergessen.

Asthmatiker ihre Runden schwimmen. Die warme, feuchte Luft im Schwimmbeckenbereich verhindert bewegungsbedingte Asthmaanfälle.

Beim Schwimmen wird so gut wie jede Muskelgruppe beansprucht. Das Wasser sorgt für eine komplette Dämpfung, sodass praktisch keine Verletzungsgefahr besteht. Man hat festgestellt, dass Schwimmen eine ähnliche Wirkung hat wie Meditation: Während Sie durchs Wasser gleiten, können Sie sich völlig Ihren eigenen Gedanken hingeben.

Um vom Schwimmen stärker zu profitieren, können Sie den Schwimmstil variieren und so unterschiedliche Muskelgruppen arbeiten lassen. Wechseln Sie ab zwischen je einer Bahn Freistil, Brust- und Rückenschwimmen usw.

Gute Gründe fürs Schwimmen:

◆ **Es ist der gelenkschonendste aerobe Sport.** Es sorgt für eine Erhöhung der Pulsfrequenz und eine bessere Blut- und Lymphzirkulation, während die Gelenke unbelastet bleiben. Training im Wasser ist günstig für Senioren, Schwangere, Arthritis-Patienten und nach Verletzungen.

◆ **Es sorgt für ein komplettes Körpertraining.** Sie müssen nur zwischen den Schwimmstilen variieren.

◆ **Es ist ein großer Kalorienkiller.** Selbst bei langsamem Tempo verbrennt ein Schwimmer mit einem Körpergewicht von 68 kg etwa 300 Kalorien in einer halben Stunde; beim Wassertreten in ruhigem Tempo werden in 5 Minuten nahezu 60 Kalorien abgebaut – oder mehr, falls Sie mehr wiegen.

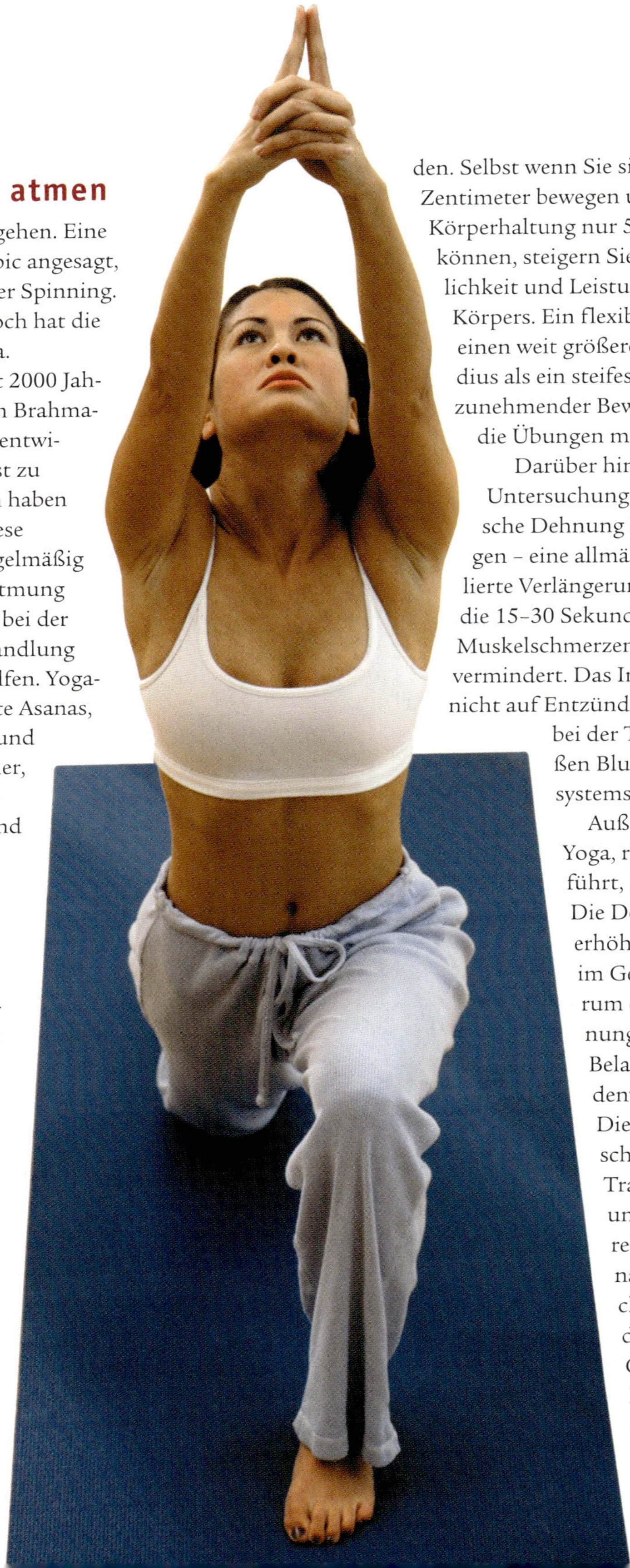

Yoga: Energie atmen

Trends kommen und gehen. Eine Woche ist Stepp-Aerobic angesagt, die nächste Tae-Bo oder Spinning. Eine Übungsform jedoch hat die Jahre überdauert: Yoga.

Yoga wurde vor fast 2000 Jahren von hinduistischen Brahmanen in Indien als Weg entwickelt, Körper und Geist zu vereinen. Forschungen haben nachgewiesen, dass diese Übungen, wenn sie regelmäßig und mit tiefer Bauchatmung durchgeführt werden, bei der Vermeidung und Behandlung vieler Beschwerden helfen. Yogahaltungen, so genannte Asanas, kräftigen den Körper und machen ihn beweglicher, verbessern das Gleichgewichtsempfinden und steigern die Tatkraft.

Beweglichkeit als Ziel

Yoga ist kein Allheilmittel, aber die Steigerung der Gelenkigkeit schafft viele Vorteile. Langsam ausgeführte Yogabewegungen ermöglichen, ohne Anspannung oder Schmerzen in die Übung hineinzufinden. Selbst wenn Sie sich nur ein paar Zentimeter bewegen und eine bestimmte Körperhaltung nur 5 Sekunden halten können, steigern Sie bereits die Beweglichkeit und Leistungsfähigkeit des Körpers. Ein flexibles Gelenk besitzt einen weit größeren Bewegungsradius als ein steifes, ungenutztes. Mit zunehmender Beweglichkeit machen die Übungen mehr Spaß.

Darüber hinaus zeigen neuere Untersuchungen, dass die statische Dehnung bei den Yogaübungen – eine allmähliche und kontrollierte Verlängerung der Muskeln, die 15–30 Sekunden gehalten wird – Muskelschmerzen nach der Übung vermindert. Das Immunsystem muss nicht auf Entzündungen reagieren, bei der Tausende von weißen Blutzellen des Immunsystems vernichtet werden. Außerdem vermindert Yoga, richtig durchgeführt, Rückenschmerzen. Die Dehnungshaltungen erhöhen die Temperatur im Gewebe, was wiederum die Muskelentspannung fördert und die Belastung auf die Lendenwirbel vermindert. Die Dehnungen beschleunigen den Transport von Blut und Nährstoffen direkt zum Muskel, was nach Ansicht mancher Experten die dort angereicherten Giftstoffe reduziert. Ein weniger bekannter Vorteil von

SONNENGRUSS heißt eine Folge von Yogahaltungen, die zu Tagesbeginn ausgeführt werden.

Yoga besteht in der erhöhten neuromuskulären Koordination. Untersuchungen zeigen, dass die Geschwindigkeit der Nervenimpulse (die Zeit, die ein Signal benötigt, um zum Gehirn und wieder zurück zu gelangen) beim Dehnen erhöht wird. Dies hilft entgegengesetzten Muskelgruppen dabei, miteinander koordinierter zu arbeiten.

Und noch mehr Vorteile

Erhöhte Gelenkigkeit bedeutet mehr Freude an körperlicher Bewegung. Im Gegensatz zu heftigeren Trainingsmethoden zur Förderung der Beweglichkeit sorgt Yoga für Entspannung des Geistes und des Körpers und steigert damit das Wohlbefinden. Es unterstützt die Kontrolle des Blutdrucks und lehrt den Körper, wie man Stress abbauen und zur Ruhe kommen kann. Dies kann wiederum die Produktion von Kortisol in den Nebennieren verringern, ein Hormon, das bei Stress und Angst ausgeschüttet wird. Denn zu viel Kortisol kann mit der Zeit das Immunsystem beeinträchtigen und zum Entstehen chronischer Krankheiten beitragen.

Die beste Yogaform für Sie

Es gibt verschiedene Yoga-Arten, die als „Wege" bezeichnet werden, jede mit ihrer eigenen Methodik und ihrem eigenen Schwerpunkt. Die meisten Körperübungen gehen auf das Hatha-Yoga zurück, das sanftes Dehnen und stärkende Körperhaltungen in den Mittelpunkt stellt. Anfänger sollten sich verschiedene Kurse und Lehrer anschauen, bevor sie sich für eine Yoga-Art entscheiden.

◆ **Ananda-Yoga** Ananda heißt „Zustand der Glückseligkeit". Diese Yoga-Art konzentriert sich auf sanfteste Körperhaltungen, begleitet von geflüsterten, beruhigenden Worten. Der Duft aromatischer Öle und die Musik von Zimbeln, Glocken und altertümlichen Hörnern tragen zu dem Zauber bei.

◆ **Bikram-Yoga** Benannt nach dem in Beverly Hills lebenden indischen Yogameister Bikram Choudhury wird diese Form des Yoga in einem beheizten Raum (bei Temperaturen von 32–40 °C) durchgeführt, was nach Meinung von Choudhury eine intensivere Muskelarbeit ermöglicht. Bikram-Yoga ist eine anspruchsvolle Technik und eignet sich im Allgemeinen nicht für Anfänger.

◆ **Iyengar-Yoga** Dieser Weg stellt eine moderne Version klassischer Körperhaltungen dar. Sie konzentriert sich auf präzise ausgeführte Übungen, die über mehrere Minuten ausgehalten werden sollen.

Bevor Sie mit Yoga beginnen

Hier finden Sie einige Tipps, wie Sie sich den ersten Ausflug in die mehr als 2000 Jahre alten Yogatechniken erleichtern.

1 Sprechen Sie mit Ihrem Arzt. Bestimmte Erkrankungen können spezielle Yogahaltungen ausschließen. Falls Sie z. B. unter Bluthochdruck, Glaukom oder Herzkrankheiten leiden, rät Ihr Arzt Ihnen wahrscheinlich von Kopfstand, Handstand und Schulterstand ab. Da dabei der Blutfluss zum Kopf erhöht ist, könnten sich Ihre Beschwerden sonst verschlimmern.

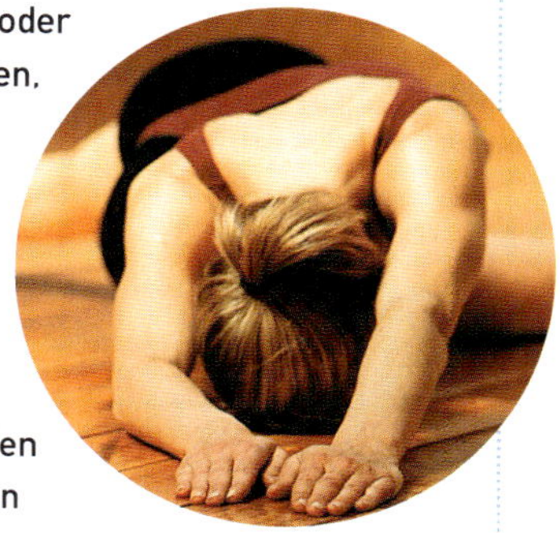

2 Wählen Sie den Kurs nach Ihren Fähigkeiten aus. Sprechen Sie vor der Anmeldung mit dem Trainer und klären Sie, ob das Übungsniveau des Kurses Ihren Fähigkeiten entspricht.

3 Tragen Sie bequeme Kleidung. Praktisch ist locker sitzende Kleidung wie Fahrradhosen oder Stretch-Leggins und ein T-Shirt. Schuhe und Socken brauchen Sie nicht.

4 Nicht übertreiben. Treiben Sie sich selbst an, lassen Sie sich aber zu nichts verleiten, was zu schwer ist. Ein guter Yogalehrer wird Ihren Körper führen, aber nicht zwingen.

5 Üben Sie zu Hause, wenn Ihnen das lieber ist. Leihen Sie sich Videos für Anfänger aus oder buchen Sie Privatstunden.

6 Frühzeitig essen. 2 Stunden vor dem Training keine Mahlzeiten mehr einnehmen.

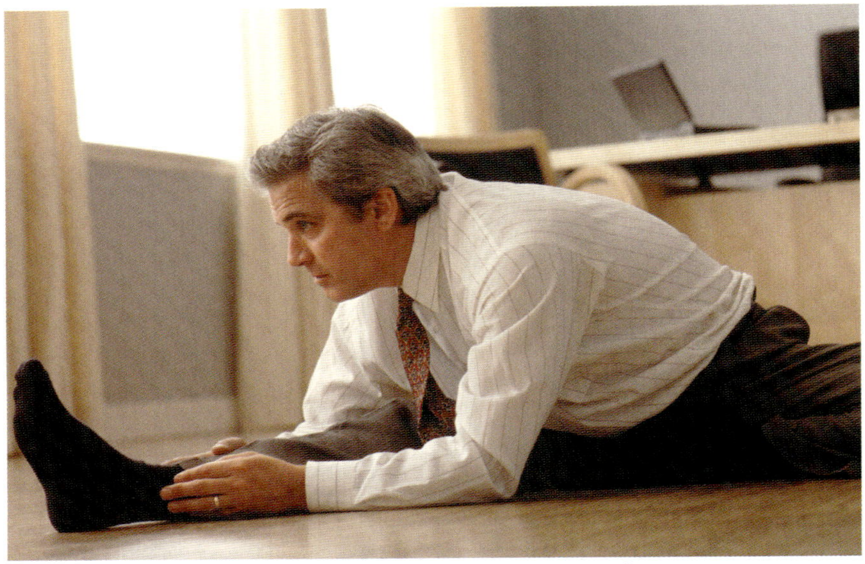

ÜBERALL UND ZU JEDER ZEIT – für Yoga braucht man keinerlei Ausrüstung.

- **Kripala-Yoga** Diese sanfte, nach innen gewandte Technik unterscheidet sich durch die Dauer der einzelnen Körperhaltungen von anderen Yogaformen, die häufigere Haltungsänderungen verlangen. Als Mischung verschiedener Techniken wird Kripala in drei Phasen gelehrt: Körperhaltungen, Atemübungen und Körperbewusstsein.
- **Kundalini-Yoga** Der Schwerpunkt dieser Form des Hatha-Yoga liegt in statischen Körperhaltungen, die das „Kundalini", den „Schlangengeist" wecken sollen. Auch intensives Atmen, Singen und Meditation gehören dazu. Kundalini ist mit Tantra-Yoga verwandt, das sich mit Übungen zur Entwicklung, Balance und Kontrolle der Sexualität befasst. Der Musiker Sting sorgte für Schlagzeilen, als er angab, Sex mithilfe von Tantra-Yoga auf 5 Stunden auszudehnen.
- **Power-Yoga** Bei dieser Art wechseln sich Stand- und Bodenübungen in raschem Tempo ab. Es ist ein reinigendes und kräftigendes Körpertraining. Zum Teil dürfen Hilfsmittel verwendet werden, um die geforderten Körperhaltungen besser zu erreichen.

Seien Sie vernünftig. Nahezu jeder kann von Yogaübungen profitieren, auch Ältere, Kinder und Menschen mit chronischen Krankheiten. Trotzdem kann es gefährlich sein, Yoga ohne Absprache mit dem Arzt durchzuführen, wenn man schwanger ist oder Herz-, Kreislauf-, Nacken- oder Wirbelsäulenprobleme hat. Vorsicht ist auch geboten, wenn Sie unter multipler Sklerose oder chronischem Ermüdungssyndrom leiden oder erst vor kurzem einen Knochenbruch hatten. Verletzungen oder operative Eingriffe müssen komplett ausgeheilt sein, bevor Sie Yoga praktizieren.

Yogaschüler auch ohne ernsthafte körperliche Probleme sollten ihre Lehrer informieren, falls sie Rücken-, Nacken- oder Knieschmerzen haben, damit zusätzliche Belastungen für diese Bereiche vermieden werden können.

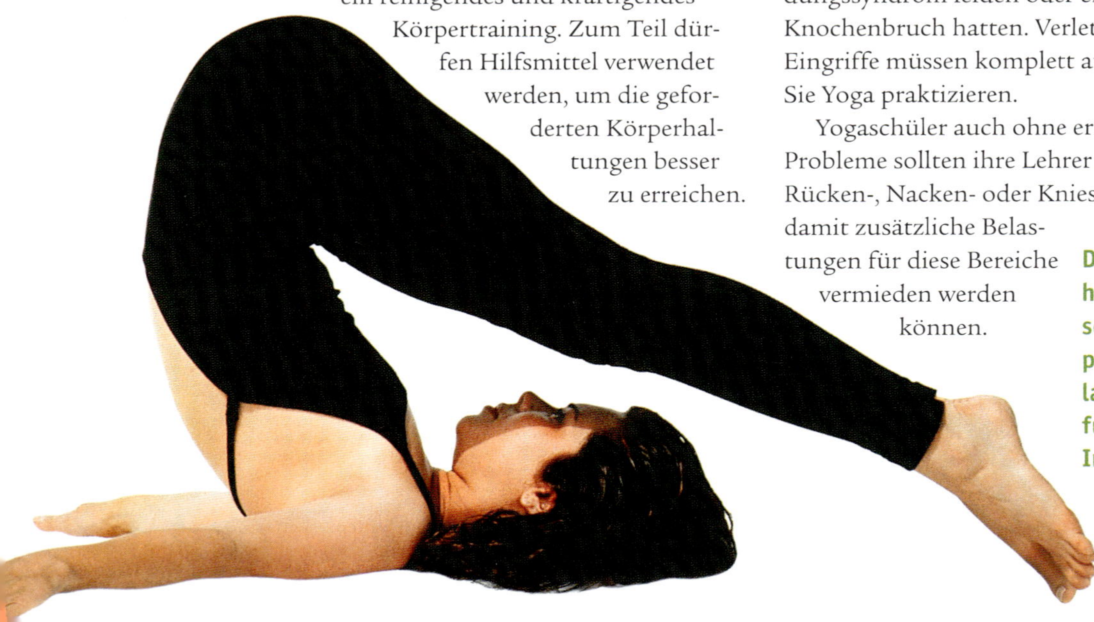

DER PFLUG, eine Yogahaltung für Fortgeschrittene: Sie soll positiv auf den Kreislauf, die Schilddrüsenfunktion und das Immunsystem wirken.

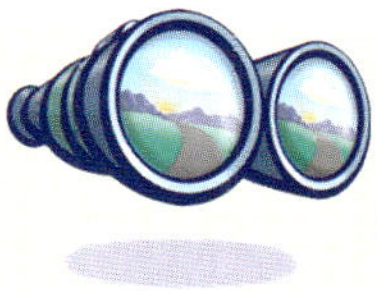

Ausblick … auf das ultimative Training

Es gibt bereits Trimmräder, mit denen sich die Fahrer ins Internet einwählen und dort virtuelle Rennen gegen andere Radfahrer austragen können. Bald kommen weitere Neuerungen, die Ihr Training noch ungefährlicher, persönlicher und spannender gestalten könnten.

IMMER FRISCHE SPORTKLEIDUNG

Ein Chemiker der Universität von Kalifornien hat eine Möglichkeit gefunden, den Geruch aus Sportbekleidung zu bannen. Das Material wird mit Chloratomen durchsetzt, die sich beim Waschen mit Bleichmittel „aufladen". Damit töten sie Bakterien und andere Mikroorganismen ab, auch solche, die auf Schweiß gedeihen und Körpergeruch verursachen. Diese Erfindung könnte zu keimtötenden Kleidungsstücken führen.

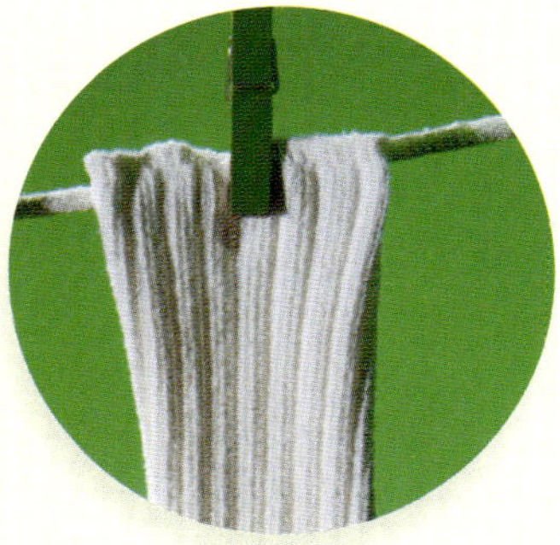

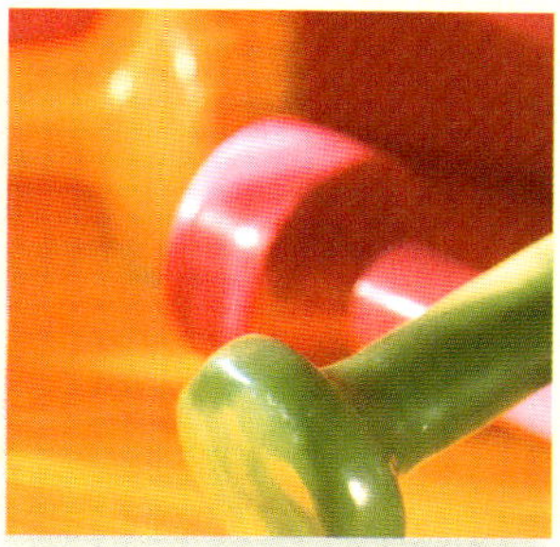

MEHR ERFOLG IM SPORT

Die australische Regierung setzt Computer ein, um Körpermerkmale von Jugendlichen – wie Körpergröße und Spannweite der Arme – mit denen von Elitesportlern in bestimmten Sportarten zu vergleichen. Damit sollen besonders talentierte Kinder gefunden werden, um sie früh zu fördern. Weil diese Methode jedem Einzelnen zeigt, in welchen Sportarten er den größten Erfolg und damit auch die meiste Freude haben wird, könnte sie jeden zu mehr Bewegung motivieren.

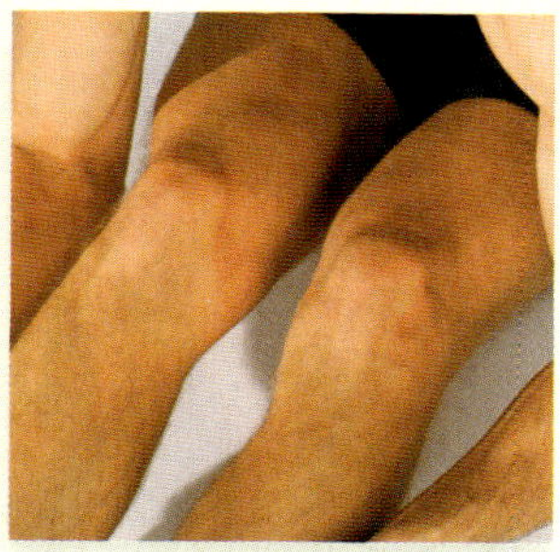

ERSATZTEILE AUS EIGENPRODUKTION

So vorsichtig Sie auch sind, zu Verletzungen kann es immer kommen. Gelenke sind besonders anfällig und schwer zu heilen. Man schätzt, in 50 Jahren neue Knie, Knochen und andere Gewebe im Labor nachwachsen lassen zu können. Wie? Durch Einbau Ihrer DNA in Stammzellen – unreife Zellen, die noch nicht spezialisiert sind und dazu gebracht werden, sich zu jedem beliebigen Zelltyp zu entwickeln, den Ihr Körper braucht.

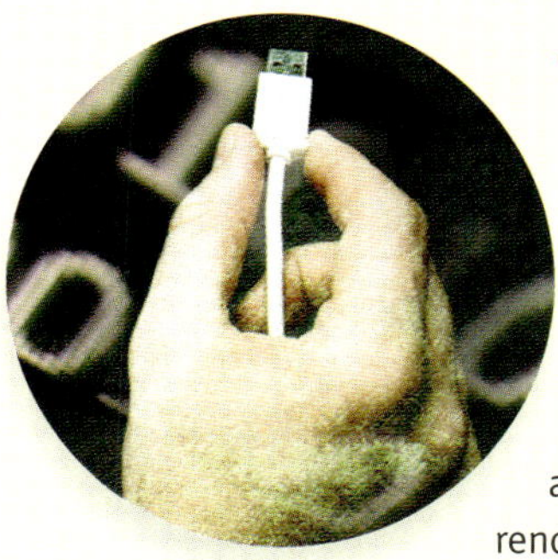

TRAININGSGERÄTE, DIE MITDENKEN

Laufbänder, in die Sie Ihren Belastungsbedarf eingeben und die sich entsprechend einstellen, gibt es schon. Aber der nächste Schritt ist bereits in Sicht: Übungsgeräte mit Sensoren, die Ihre Gesundheits- und Fitness-Daten von einem Chip ablesen und automatisch Ihre Trainingseinheit entsprechend Ihrem Körpergewicht, Belastungsbedarf und der Leistung beim letzten Training einstellen können. Computerprogramme, die diese anwenderspezifischen Trainingsgeräte steuern, werden auf dem Wissen der renommiertesten Betreuer, Trainer und Bewegungsphysiologen basieren.

Noch mehr Alternativen, fit zu werden

Kein Zweifel: Sie sind jetzt davon überzeugt, dass ein aktiver Lebensstil tatsächlich enorme Vorteile mit sich bringt. Aber vielleicht fragen Sie sich trotzdem, wie man es schafft, bei all der Alltagshektik, den langen Wegen zur Arbeit und anderen Zwängen die sportlichen Aktivitäten dauerhaft in seinen Zeitplan einzubauen.

Leider schaffen es nur wenige Hochmotivierte, während 80 % sich nicht in dem Maß bewegen, dass sie ihre Gesundheit nennenswert fördern. Es mangelt nicht an Versuchen. Fast jeder hat irgendwann einmal mit dem Training begonnen, in der Absicht, dies lebenslang beizubehalten. Unglücklicherweise zeigt jedoch die Forschung, dass 72 % der Menschen, die ein Trainingsprogramm beginnen, es innerhalb von 6 Monaten abbrechen. Wenn sie den Job wechseln, eine neue Beziehung eingehen oder anderen Zeit raubenden Tätigkeiten nachgehen, rückt das Training häufig ins Abseits. Zusätzlich sorgt Bequemlichkeit bei vielen Möchtegernsportlern für die Rückkehr ins angenehme Sesselleben.

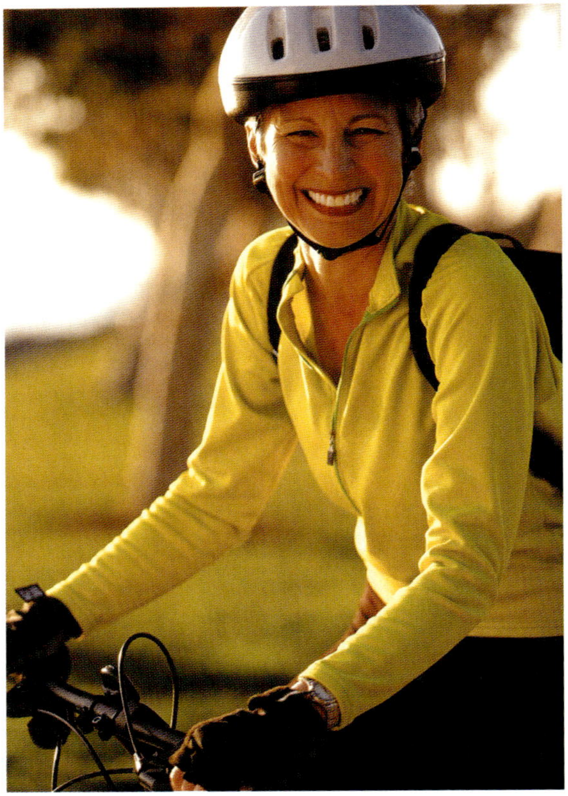

Hier einige Tipps, um Ihr Trainingsprogramm interessant – und die Motivation hoch zu halten:

- **Denken Sie an Bewegung, nicht an langweilige Übungen.** Um fit zu sein, müssen Sie kein Vermögen in eine Sportvereins-Mitgliedschaft, in schicke Ausrüstung oder Trainingskleidung investieren. Wie Sie auf den vorherigen Seiten gesehen haben, gibt es viele Aktivitäten, die in keiner Weise ein Sportstudio erfordern. Jede körperliche Bewegung – selbst einfache Dinge, wie z. B. den Hund eines überbeschäftigten Freundes zu einem langen Spaziergang auszuführen – tut gut.
- **Sorgen Sie für Abwechslung.** Ein Wechsel zwischen verschiedenen Aktivitäten motiviert Sie weit mehr, als täglich 20 Minuten auf dem immer gleichen Trimmrad zu verbringen. Ist der Himmel grau und trostlos? Machen Sie einen Spaziergang durchs Einkaufszentrum oder leihen Sie sich ein Übungsvideo aus. Schlechte Laune? Vielleicht ist Boxen oder Kampfsport was für Sie.
- **Suchen Sie sich Gesellschaft.** Statt allein zu gehen, treffen Sie sich mit Freunden oder Familienmitgliedern, die Sie ermuntern und unterstützen. Wenn Sie wissen, dass jemand vor dem Sportstudio auf Sie wartet, werden Sie nicht so schnell daran denken, das Training ausfallen zu lassen.
- **Verbinden Sie Fitness mit Freude.** Es gibt heute so viele Möglichkeiten, Training mit Unterhaltung zu verbinden. Leihen Sie sich ein Hörbuch aus und hören Sie es während Ihres Spaziergangs. Oder schauen Sie sich beim Stretching Ihre Lieblingsshow an. Doch Vorsicht: Krafttraining mit Gewichten erfordert Ihre volle Aufmerksamkeit.

BUNTES FITNESS-PROGRAMM: heute Rad fahren, morgen walken und übermorgen im Schwimmbad.

Sollten Sie einen privaten Trainer buchen?

Private Trainer kosten pro Stunde zwischen 25 und 200 Euro. Warum sollte es Ihnen das wert sein? Wenn Sie jemanden brauchen, der Sie zum Training zwingt, kann sich ein persönlicher Trainer bezahlt machen. Darüber hinaus hilft er oder sie Ihnen am Anfang, wenn Sie nie zuvor trainiert haben. Sie müssen sich nicht langfristig binden. Zwei oder drei Übungsstunden reichen aus, um ein Trainingsprogramm aufzubauen, das Ihrer Kraft und Beweglichkeit, Ihrem Alter und den Ausrüstungsmöglichkeiten angepasst ist. Ein professioneller Trainer wird ein Programm erstellen, das Kreislauf, Kraft und Beweglichkeit trainiert. Um den richtigen Trainer zu finden, achten Sie auf Folgendes:

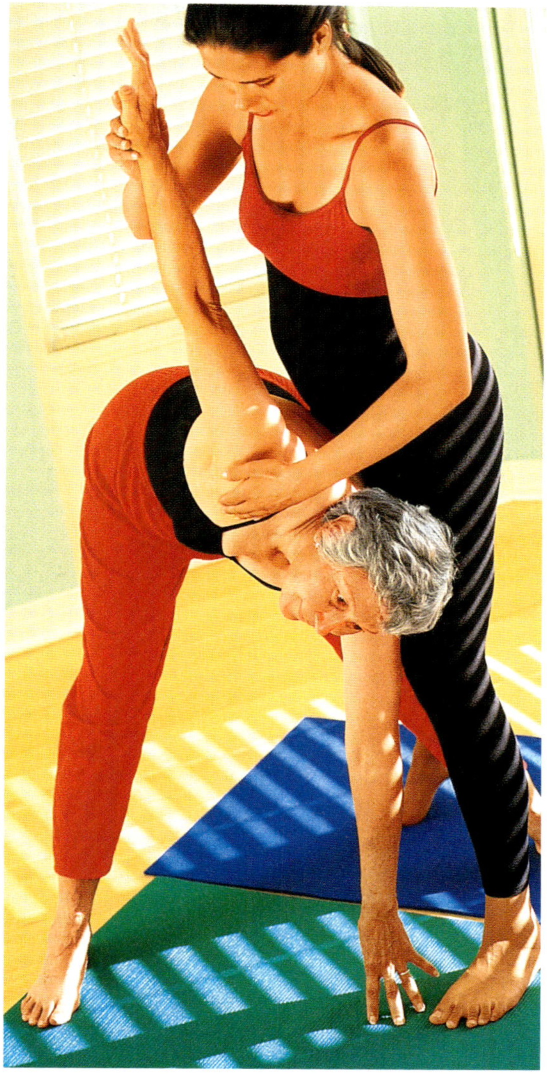

1 Sie/er sollte eine anerkannte Sportausbildung haben: Ein wichtiges Auswahlkriterium für einen guten Trainer ist ein Abschluss als Sportlehrer, Physiotherapeut oder als Trainer, beispielsweise beim Deutschen Sportbund. Fragen Sie auch nach Erfahrungen in Sportvereinen, Fitnessstudios oder Volkshochschulgruppen. In der Regel wird ein Trainer gern bereit sein, Referenzen vorzuweisen. Oder fragen Sie Freunde und Kollegen, ob sie einen guten Trainer kennen.

2 Sie/er sollte viele Fragen zu Ihrer Gesundheit stellen. Ihr Trainer sollte alles über Ihre Bedürfnisse und Grenzen wissen, um ein geeignetes Trainingsprogramm zusammenstellen zu können. Falls Sie in medizinischer Behandlung sind, sollte der Trainer das Programm mit dem Arzt absprechen. Bei chronischen Krankheiten oder speziellen Behinderungen sollte man einen Trainer mit entsprechender Ausbildung und Erfahrung suchen. Eventuell kann Ihnen dabei die Krankenkasse, ein Gesundheitszentrum oder ein Sportverband helfen.

3 Sie/er hat eine Haftpflichtversicherung und schriftliche Geschäftsbedingungen. Schriftliche Vereinbarungen schützen vor Unklarheiten. Ein guter Trainer vergewissert sich auch, dass Sie seine Rücktrittsklauseln und die Art der Abrechnung verstanden haben.

4 Sie/er sollte flexibel sein. Um Kosten zu senken, sind manche Trainer bereit, mit bis zu vier Personen gleichzeitig zu arbeiten.

5 Sie sollten sie/ihn mögen. Ein Trainer, der nicht nur Ihre Kraft und Beweglichkeit aufbaut, sondern Ihnen auch positive Rückmeldungen gibt, stärkt Ihr Selbstvertrauen für neue Herausforderungen.

Bewegung als Lebensmotto

Seien Sie drei- bis fünfmal pro Woche aktiv, und Ihr Kopf und Ihr Körper werden sich wie neu fühlen. In nur 6–8 Wochen haben Sie mehr Energie und weniger Stress. Einfach, oder?

Bleiben Sie konsequent, sonst verschwindet das Erreichte genauso schnell, wie es gekommen ist. Nach 3 Wochen ohne Training könnten Sie wieder da sein, wo Sie angefangen haben. Alles, was Sie brauchen, ist mäßig anstrengende tägliche Bewegung. Das sollte eigentlich jeder schaffen. Das Geheimnis des Erfolgs beginnt jedoch im Kopf!

Machen Sie reinen Tisch

Wenn Sie Ihre guten Vorsätze wiederholt gebrochen haben, lassen Sie sich jetzt nicht von der Vergangenheit einschüchtern. Dieses Mal wird es anders sein, aber Sie müssen daran auch glauben. Wissenschaftler der Oregon State University nahmen Menschen, die sich selbst als Stubenhocker bezeichneten, in ein 14-wöchiges Trainingsprogramm auf. Am Ende hielten sich alle Teilnehmer für körperlich aktiv. Sie wollten weiter trainieren trotz Zeitnot und anderer Hindernisse, die bei weniger begeisterten Menschen zum Trainingsabbruch geführt hätten. Es ist daher sehr wahrscheinlich, dass auch Sie ähnliche Erfolge erzielen möchten.

GESUNDHEITSTIPP

Protokoll führen

Behalten Sie Ihre Ziele im Auge. Notieren Sie, wann und wie oft Sie trainieren, und schreiben Sie Ihre Fortschritte direkt nach jedem Training auf. Sind diese Erfolge schwarz auf weiß festgehalten, können Sie sie nicht vergessen. Sie erkennen, wie Sie sich stetig verbessern, und haben weniger Probleme, Ihr Ziel langfristig zu verfolgen.

◆ **Denken Sie positiv.** Wenn Sie sich selbst erzählen, dass Ihnen die Übung Spaß macht, stehen die Chancen deutlich besser, dass das auch so ist.

◆ **Legen Sie ein Datum fest.** Forschungsergebnisse zeigen, dass größere Lebensveränderungen wesentlich besser und harmonischer gelingen, wenn man sie plant. Den meisten gelingt der Wechsel vom Stubenhockerdasein zu einem aktiveren Lebensstil besser mit schriftlich niedergelegten Vorsätzen. Halten Sie sich dabei vor Augen, warum Sie sich bewegen wollen, notieren Sie, wann und wie oft Sie trainieren wollen, und legen Sie einen genauen Starttermin innerhalb der nächsten Wochen fest.

◆ **Denken Sie in kleinen Schritten.** Große Erwartungen führen zu großen Enttäuschungen. Wenn Sie sich aber kleinere, erreichbare Ziele setzen („Ich möchte pro Tag 5 Minuten flott gehen"), steigert dies rasch Ihr Selbstvertrauen und Ihre Ausdauer.

◆ **Trainieren Sie nicht zu hart.** Bereits 30 Minuten zusätzliche Aktivität pro Woche vermindern Ihr Krankheitsrisiko. Natürlich müssen Sie nach dieser Zeit nicht aufhören – es ist nur das Minimum. Eine Erweiterung des Trainings auf bis zu 2000 Kalorien pro Woche (dies entspricht etwa 32 km Walking) bringt einen maximalen Gesundheitseffekt.

◆ **Tagträume** Denken Sie sich aus, wie anders Sie in genau einem Jahr aussehen und sich fühlen werden. Stellen Sie sich ein neues Ich vor – energiegeladen, mit neuer, schicker Kleidung – und schreiben Sie diese Vision auf. Die Vorstellung von der Zukunft wird Ihnen helfen, nicht mit sich selbst zu hadern, wenn Sie mal einen Tag aussetzen. Sie sind diesem Traum auf lange Sicht verbunden. Was Sie heute nicht geschafft haben, machen Sie morgen.

◆ **Belohnen Sie sich selbst.** Nehmen Sie sich einen Tag frei, rufen Sie einen Freund an oder machen Sie sonst etwas, das Ihnen gut tut. Das kann Wunder wirken, besonders während der ersten Wochen, bevor der Gewinn – Gefühle von Befriedigung, Stolz und Selbstvertrauen – greifbar wird.

◆ **Planen Sie vernünftig.** Tragen Sie Ihr Training als Termin in den Kalender ein. Lassen Sie Ihre Uhr piepsen, um den Sporttermin nicht zu vergessen.

◆ **Reden Sie darüber.** Lassen Sie jeden wissen, dass Sie ein neues Trainingsprogramm gestartet haben. Bitten Sie darum, Ihre Bemühungen zu fördern.

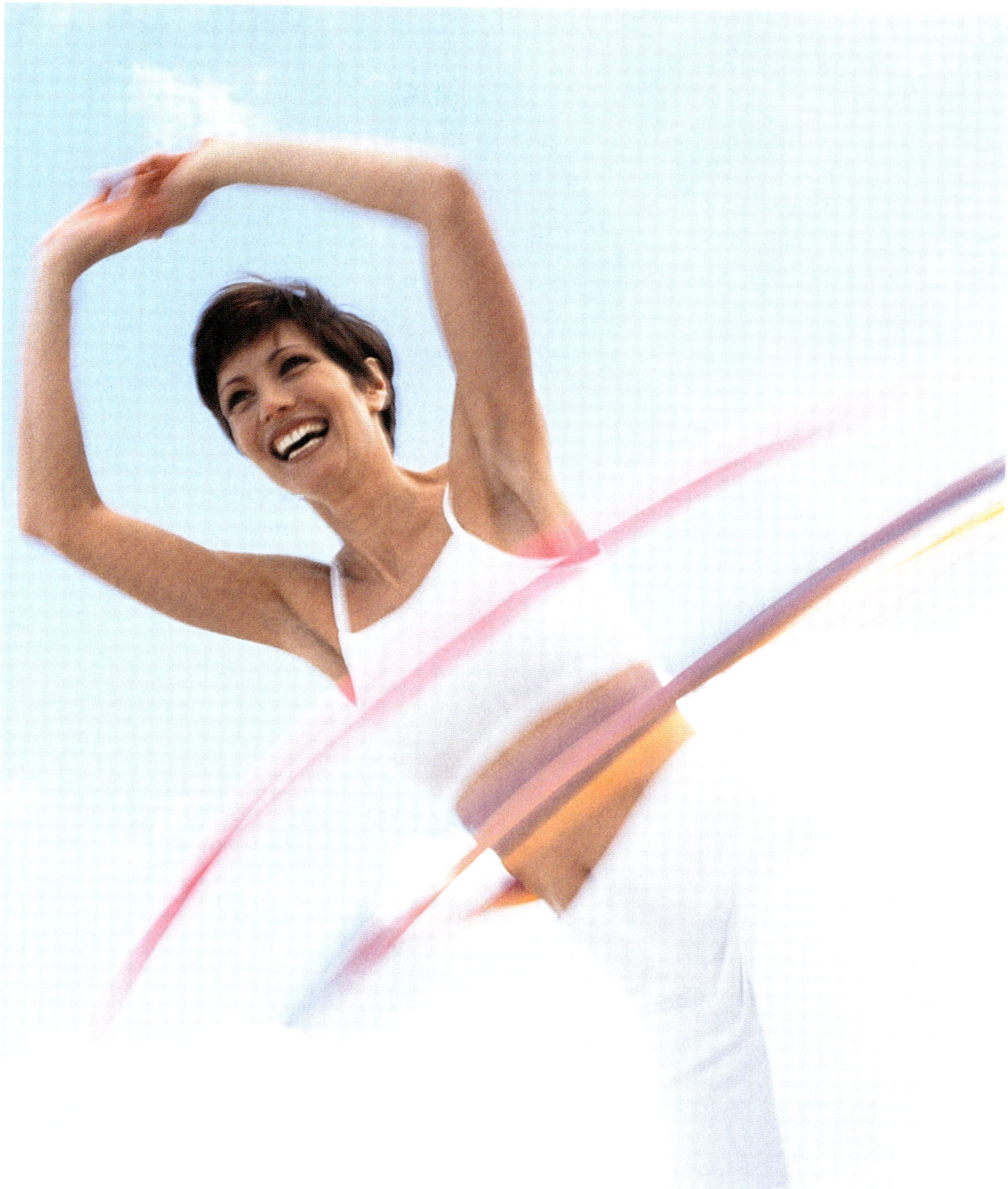

„Jeder ist ein Sportler. Der einzige Unterschied ist, dass einige von uns im Training sind, andere nicht."

DR. GEORGE SHEEHAN, KARDIOLOGE (1918–93)

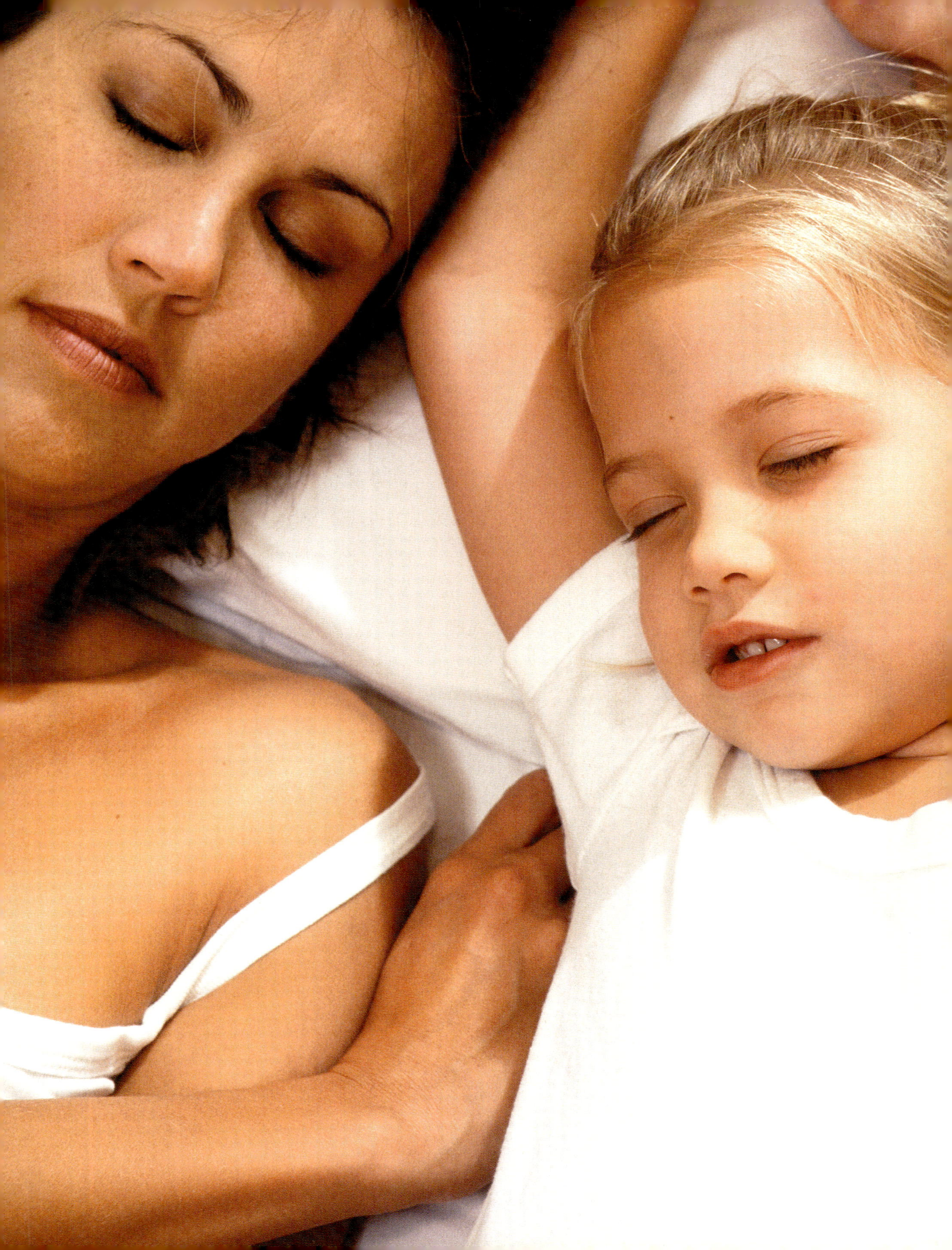

Die Kraft des Schlafes

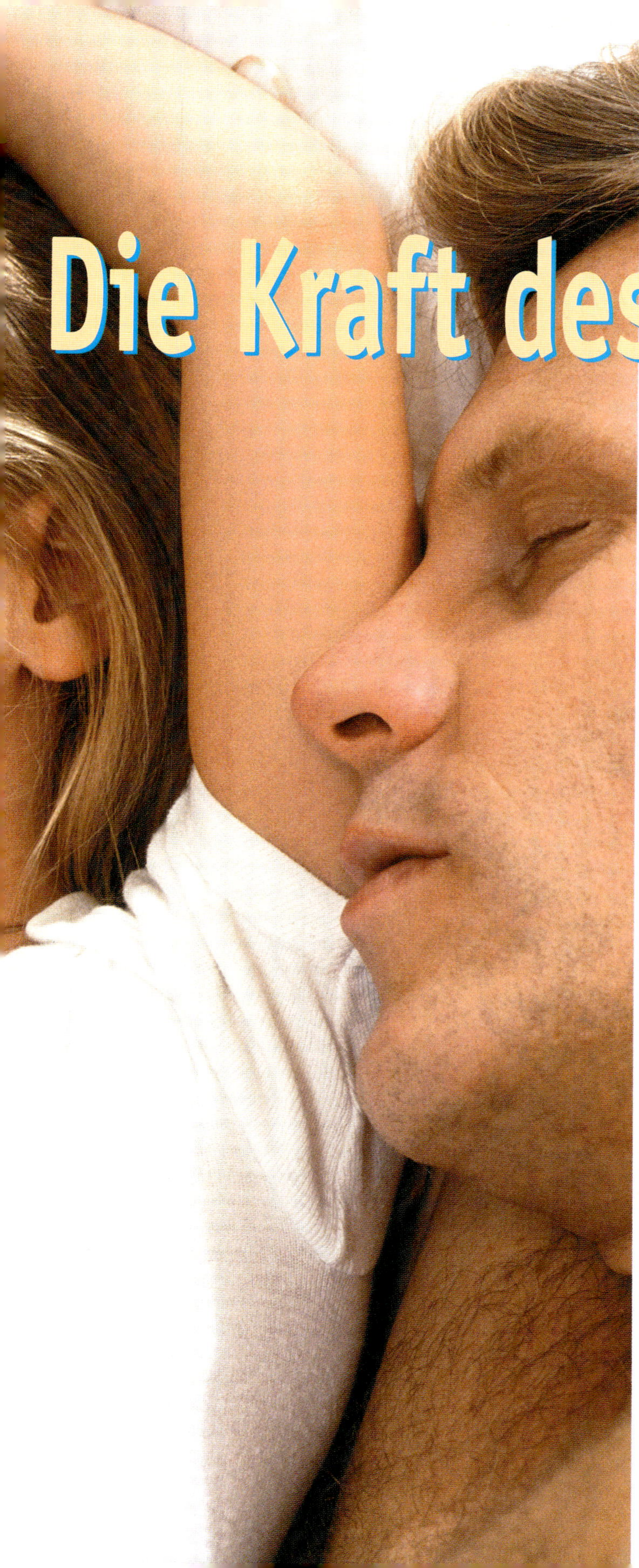

In unserer heutigen 24-Stunden-Gesellschaft ist es nur zu verständlich, dass man weniger schlafen und mehr unternehmen möchte. Aber immer mit der Ruhe. Forschungsergebnisse verdeutlichen, dass, wenn Sie heute auch nur auf ein paar Stunden Schlaf verzichten, sich Ihre Aussichten erhöhen, morgen krank zu werden.

Die Geheimwaffe Ihres Körpers

Jeder von uns verbringt etwa ein Drittel seines Lebens – im Schnitt 24 Jahre – mit Schlafen bzw. dem Versuch zu schlafen. Was so viel Zeit beansprucht, muss wichtig sein. Und wie es aussieht, ist Schlaf tatsächlich lebensnotwendig – insbesondere für ein gesundes Immunsystem.

ZAHLEN UND FAKTEN: SCHLAF

7
Stunden schläft jeder Deutsche im Durchschnitt

8–9
Stunden Schlaf brauchen die meisten Erwachsenen jede Nacht

20–30
Prozent der Deutschen leiden unter Schlafstörungen

50
Schlaflabors existieren in Deutschland

10 Milliarden
Euro Folgekosten von Unfällen durch Übermüdung entstehen pro Jahr in Deutschland

Der griechische Philosoph Aristoteles glaubte, dass warme, vom Magen aufsteigende Dämpfe Schlaf auslösen. Inzwischen haben Wissenschaftler Beweise dafür, dass chemische Veränderungen im Körper den Schlaf herbeiführen. Doch auf welche Weise der Schlaf für die Erholung des Körpers sorgt, ist auch heute noch genauso ein Rätsel wie vor Jahrtausenden.

◆ **Schlaf muss sein.** Ohne Schlaf können wir nicht leben! In einem dramatischen Experiment wurden Mäuse 2 Wochen lang ständig wach gehalten. Sie aßen mehr, verloren aber trotzdem an Gewicht, und ihre Körpertemperatur schwankte ständig auf und ab. Sie starben schließlich nach 2 weiteren Wochen ohne Schlaf. Die Ursache war eine massive Infektion: Gewöhnliche Bakterien, die ein gesundes Immunsystem im Normalfall problemlos hätte bekämpfen können, hatten alle Organe befallen. Nach längerem Schlafdefizit war das Immunsystem einfach zusammengebrochen.

Fatale familiäre Schlaflosigkeit, eine seltene, genetisch bedingte Erkrankung, ist ein Extrembeispiel für die Gefahr von Schlafentzug beim Menschen. Sie beginnt mit Einschlafproblemen; mit der Zeit werden die Patienten völlig unfähig zu schlafen und sterben nach etwa 3 Jahren. Bereits ein nur teilweiser Schlafentzug schwächt das Immunsystem: Junge, gesunde Menschen, die nur 3–4 Stunden pro Nacht schlafen, verarbeiten Kohlenhydrate weniger effizient, sie können ihren Hormonhaushalt schlechter im Gleichgewicht halten, weniger gut mit Stress umgehen und Infektionen bekämpfen.

◆ **Gehirnwäsche** Schlaf ist nicht nur für ein starkes Immunsystem wichtig, sondern auch notwendig, damit das Gehirn Informationen speichern und „Wartungsarbeiten" durchführen kann, während es gerade keine Nachrichten zwischen Körper und Außenwelt verarbeiten muss. Dies erklärt, warum nur 2–3 Stunden zu wenig Schlaf bei einem normalen Erwachsenen die Stimmung, das Erinnerungsvermögen und die Aufmerksamkeit ernsthaft beeinträchtigen können.

„Schlafmangel ist wahrscheinlich genauso gesundheitsschädlich wie schlechte Ernährung oder mangelnde Bewegung. Es könnte ebenso ungesund sein wie das Rauchen."

DR. EVE VAN CAUTER, ENDOKRINOLOGIN, UNIVERSITY OF CHICAGO

SINN DES SCHLAFES ist es, Körper und Geist die unbedingt nötige Zeit zur Regeneration zu geben.

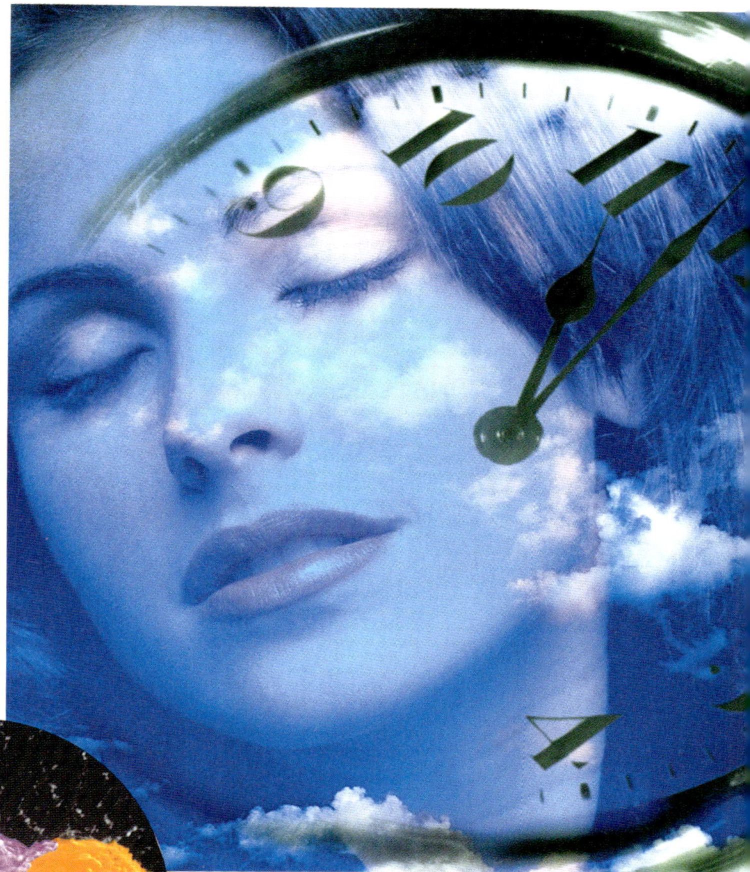

Die Brücke zum Immunsystem

Jeder, der eine schlimme Erkältung oder eine Grippe hatte, weiß, dass Infektionskrankheiten uns müde machen. Warum? Zytokine (Botenstoffe des Immunsystems), die den Körper bei einer Infektion überfluten, wirken als starke Schlafauslöser und zwingen so den Körper, Energie und andere Reserven zu sparen, weil das Immunsystem sie zur Abwehr von Krankheitskeimen braucht.

Wenn es uns gut geht, ermöglicht es der Schlaf dem Immunsystem, Erkältungskeime zu zerstören, Wunden zu heilen, kleine Muskelrisse zu reparieren und Krebs im Keim zu ersticken. Für einen guten Nachtschlaf zu sorgen ist deshalb vielleicht eine der besten Methoden, um gesund zu bleiben und lange zu leben. Wir können uns gesund ernähren, Vitamine einnehmen und uns viel bewegen. Doch wenn wir nicht genügend schlafen, hilft das alles nichts. Ein Immunsystem ohne Schlaf ist wie ein Auto ohne Sprit, irgendwann wird es stehen bleiben.

Schlafmangel verstärkt die negativen Folgen von Stress (siehe Kapitel „Immunsystem und Psyche"). Eine Studie ergab, dass kürzlich verwitwete Personen mit Schlafproblemen weniger NK-Zellen – **n**atürliche **K**illerzellen – hatten, die Krankheitskeime und Krebszellen abtöten – und daher eine schwächere Immunreaktion zeigten als andere Trauernde, die normal schlafen konnten.

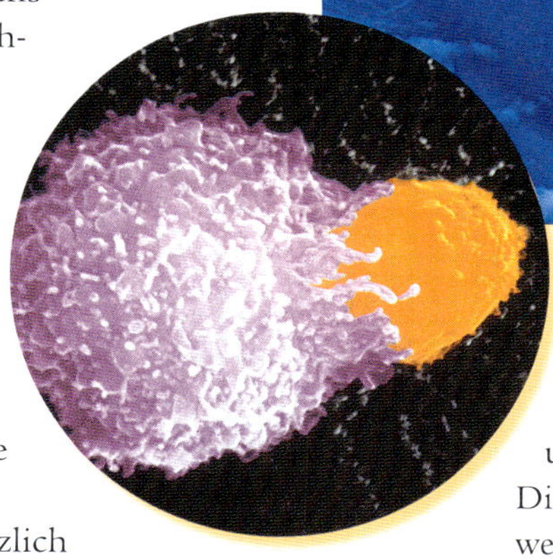

SCHLAFENTZUG führt dazu, dass weniger NK-Zellen (pink) vorhanden sind, die Krebszellen (orange) zerstören können.

◆ **Steigendes Schlafdefizit** Dass Aristoteles mit seinen Theorien über Verdauung und Schlummer falsch lag, hatte vermutlich nichts mit Schlafmangel zu tun. Denn vor der Erfindung des elektrischen Lichts wurde die Schlafenszeit hauptsächlich durch den inneren Rhythmus des Körpers bestimmt, dem körpereigenen Zeitplan von Schlafen und Wachsein, der zum Teil durch Licht und Dunkelheit reguliert wird. Die Menschen gingen damals zu Bett, wenn es dunkel wurde, und standen mit Sonnenaufgang wieder auf.

◆ **Licht – ein Gesundheitsrisiko?** Heute ignorieren wir weitgehend unsere „innere Uhr", den Zeitplan, den Mutter Natur so sorgfältig für uns ausgearbeitet hat. Im Schnitt schlafen wir nur etwa 7 Stunden pro Nacht, das sind 2 Stunden weniger als vor 100 Jahren und mindestens 4 Stunden weniger als noch zu Aristoteles' Zeiten. Unser Körper braucht aber nicht weniger Schlaf als damals. Lediglich unsere heutige Gesellschaft hat sich entschieden, dass Schlaf nicht mehr so wichtig sei.

Schuld daran ist Thomas Edison, der die Glühbirne erfand und damit jede Nacht 3 Stunden länger wach bleiben konnte. Er glaubte, dass die Glühbirne jedem die Chance geben würde, länger zu arbeiten und mehr zu lernen, genau wie er es tat.

Denken Sie, dass Edison Recht hatte? Nein! Eine Umfrage der National Sleep Foundation unter Erwachsenen zeigt ein düsteres Bild:

- **51 %** der Befragten gaben an, dass sich ihre Müdigkeit negativ auf ihre Arbeitsleistung auswirkt.
- **68 %** sagten, dass Müdigkeit ihre Konzentration behindert.
- **66 %** beklagten sich darüber, dass sie bei Müdigkeit mit Stress schlechter umgehen könnten.

Insgesamt schätzten die Befragten, dass die Qualität und Quantität ihrer Arbeit etwa um 30 % abnahm, wenn sie müde waren. 45 % gaben jedoch an, dass sie oft weniger schlafen, um mehr zu schaffen.

Erstaunlich!

Von Menschen in Narkose oder im Koma wird oft gesagt, sie schliefen. Das stimmt nicht. Sie können nicht geweckt werden und zeigen nicht die bei normalem Schlaf auftretenden typischen Gehirnströme (wellenförmiger An- und Abstieg an elektrischer Aktivität). Stattdessen sind diese Wellen nur sehr schwach ausgeprägt, was bedeutet, dass selbst einfachste Reaktionen, wie Schmerz, ausgeschaltet sind.

Wie viel Schlaf reicht?

In der Regel sagt man, 8 Stunden seien das ideale Maß für einen gesunden Schlaf, aber die individuellen Bedürfnisse können stark abweichen. Jeder Mensch hat mehrere „Zeit"-Gene, die seinen natürlichen Schlaf-Wach-Rhythmus regeln. Die meisten sind darauf programmiert, gegen 22:00 Uhr schlafen zu gehen und um 6:00 Uhr aufzustehen; wenige schlafen bereits um 21:00 Uhr ein und stehen um 4:00 Uhr auf, manche gehen erst um 3:00 Uhr ins Bett und stehen um 11:00 Uhr auf. Es ist nicht so wichtig, wann Sie, sondern wie lange Sie schlafen. Fühlen Sie sich 16 Stunden lang wach und munter, ist Ihre

QUIZ: BEKOMMEN SIE GENUG SCHLAF?

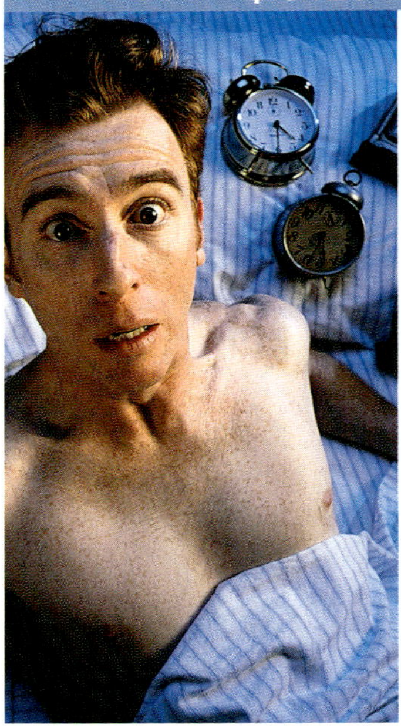

1	Ich bin oft ohne erkennbaren Grund schlecht gelaunt und gereizt.	❍ JA	❍ NEIN
2	Ich nicke häufig ein, wenn ich nachts fernsehe.	❍ JA	❍ NEIN
3	Sobald ich im Bett liege, bin ich im Traumland.	❍ JA	❍ NEIN
4	Ich bleibe die Woche über lange auf und gönne mir am Wochenende etwas mehr Schlaf.	❍ JA	❍ NEIN
5	Ich brauche einen Wecker zum Wachwerden.	❍ JA	❍ NEIN
6	Morgens brauche ich als Erstes einen Kaffee.	❍ JA	❍ NEIN

Wie viele Fragen haben Sie mit „Ja" beantwortet?

KEINE Sie scheinen genug zu schlafen; Ihr Immunsystem kann froh sein.

EINE ODER MEHR Sie leiden unter Schlafmangel. Vielleicht beeinträchtigen manche Ihrer Gewohnheiten die Quantität und Qualität Ihres Schlafes. Überlegen Sie, ob Sie nicht mit Ihrem Hausarzt oder einem anderen Therapeuten darüber sprechen sollten, um versteckte Schlafstörungen zu beheben.

Die Schlafphasen

Man unterscheidet fünf Schlafphasen – vier Phasen mit tiefem Schlaf ohne rasche Augenbewegungen (Non-REM-Schlaf; REM = rapid eye movements) und eine Phase mit raschen Augenbewegungen (REM-Schlaf). Non-REM und REM-Schlaf unterscheiden sich voneinander genauso stark wie vom Wachzustand. Jede Nacht durchlaufen wir 4–6 solcher Schlafzyklen, in denen sich die Schlafphasen abwechseln.

Der Non-REM-Schlaf hat vier Phasen:

Phase 1. Die Augen bewegen sich kaum, die Muskelaktivität sinkt und Sie schlummern. Manche können in dieser Phase leicht geweckt werden und erinnern sich bruchstückweise an Bilder einer Vortraumphase.

Phase 2. Die Augenbewegung setzt aus, die Hirnströme werden langsamer. Gelegentlich gibt es explosionsartige Hirnwellen, so genannte Schlafspindeln. Man muss geschüttelt werden, um in dieser Phase aufzuwachen.

Phase 3. Diese Übergangsphase leitet die tiefste Schlafphase ein. Es treten extrem langsame Hirnwellen, die Deltawellen, auf, die sich mit kleineren, schnelleren Wellen mischen. Es ist ausgesprochen schwer, jemanden während der Tiefschlafphasen 3 und 4 zu wecken.

Phase 4. Es gibt keine Augenbewegung mehr, die Muskeln sind völlig entspannt, Blutdruck, Herz- und Atemfrequenz sind auf niedrigstem Niveau. Das Gehirn produziert fast nur Deltawellen. Jetzt erholt sich der Körper mithilfe des Hormons Somatostatin, das die Gesunderhaltung der Muskeln und anderer Gewebe unterstützt.

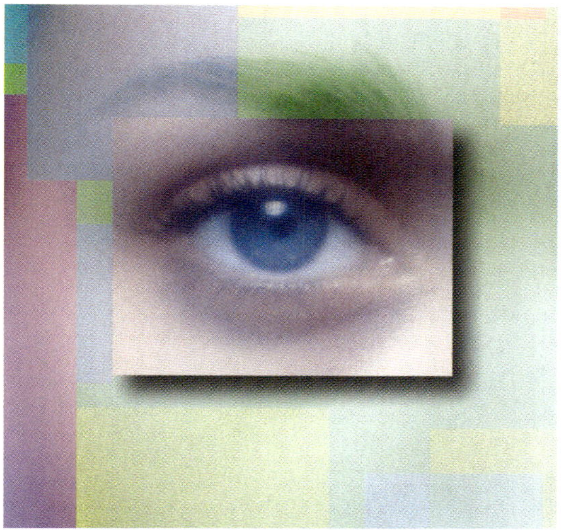

REM-Schlaf. Beim REM-Schlaf (in der Regel 60 bis 90 Minuten nach dem Einschlafen und mehrfach in der Nacht) wird die Atmung flacher, schneller und unregelmäßiger. Puls und Blutdruck steigen, die Augen bewegen sich rasch hin und her. Die Hirnwellenaktivität ähnelt derjenigen im Wachzustand. Die Hyperaktivität im Gehirn ist gekoppelt mit einem fast völligen Verlust an Bewegung, sodass die REM-Phase „paradoxer Schlaf" genannt wird. Menschen, die in einer REM-Phase aufwachen, beschreiben oft unangenehme Träume.

Schlafdauer optimal. Aber da Schlaf in unserer schnelllebigen Welt nur noch geringen Wert hat (so mancher rühmt sich, mit nur ein paar Stunden Schlaf auszukommen), wissen viele gar nicht, wie gut es sich anfühlt, ausgeruht zu sein. Der Schlafexperte Dr. James Maas schlägt vor, eine Woche lang so früh ins Bett zu gehen, dass Sie 8 Stunden schlafen können. Falls Sie sich tagsüber ausgeruht fühlen, haben Sie genug geschlafen. Falls nicht, geben Sie jeden Tag 15 Minuten Schlafenszeit hinzu. So ermitteln Sie die für Sie richtige Schlafdauer.

Wie viel Schlaf ist zu wenig?

Sie haben vermutlich eine „Schlafschuld", vergleichbar einem überzogenen Konto auf der Bank, wenn:

- **es Ihnen schwer fällt, aus dem Bett zu kommen.** Auch das „Ausschlafen" am Wochenende ist ein Zeichen von Schlafmangel.
- **Sie sich den Tag über schläfrig fühlen.** Dösen in der Besprechung ist ein Zeichen für Schlafmangel.
- **Sie sofort 5 Minuten nach dem Zubettgehen einschlafen.** Vermutlich brauchen Sie jede Nacht mindestens eine Stunde Schlaf mehr.

Besser schlafen, länger leben

Schlaf ist vielleicht die einzige echte Quelle der Jugend. Es gibt unzählige Hinweise dafür, dass sich die Lebenserwartung daraus ableiten lässt, wie gut Sie schlummern. Schlaf beeinflusst stärker die Gesundheit als körperliche Fitness oder der Verzicht aufs Rauchen.

Schlaf – eine komplexe Sache

Anhand von Untersuchungen, die bereits in den 1970er-Jahren begonnen wurden, stellten Wissenschaftler des California Human Population Laboratory fest, dass regelmäßiger Schlaf die wichtigste Lebensgewohnheit ist, die mit längerem Leben in Verbindung steht, und zwar mehr noch als Bewegung (die als schlaffördernd bekannt ist).

Normalgewicht, Nichtrauchen und mäßiger Alkoholgenuss haben zwar mit einer guten Gesundheit zu tun, sorgen aber auch für einen guten Schlaf. Wie entscheidend ist nun guter Schlaf? Verlängert er tatsächlich aktiv das Leben der Menschen? Fördert er messbar das Immunsystem? Aus den Anfangsdaten ging das nicht hervor. Es hat lange Jahre gebraucht, bis bestätigt werden konnte, dass der Schlaf tatsächlich alles dies bewerkstelligt – und mehr.

◆ **Die Lösung des Rätsels.** Mehr als ein Jahrzehnt forschte James Krueger von der University of Tennessee, bis er das beweisen konnte. Er fand heraus, dass Tiere, denen man nicht erlaubte zu schlafen, in ihrer Spinalflüssigkeit von Bakterien produzierte Proteine ansammelten. Da die Konzentration dieser Proteine in gut ausgeruhten Tieren gering ist, scheint es logisch, dass Schlafmangel das Wachstum von zumindest einigen Bakterienarten im Körper fördert. Faszinierender noch war die Entdeckung, dass die Anwesenheit dieser Proteine den Tiefschlaf verstärkt, Fieber verursacht (das Müdigkeit auslöst) und Gehirn wie Immunsystem dazu veranlasst, Interleukin-1 freizusetzen, eine Substanz, die zum Tod von Bakterien, Viren und Tumorzellen beiträgt – und schläfrig macht.

UM TOPFIT ZU SEIN, müssen Sie ein Drittel des Lebens dem Schlaf widmen.

Auf der anderen Seite bringt Schlafmangel das Immunsystem zum Absturz. Zuerst werden Immunzellen mobilisiert, die Interleukin-1 und weitere chemische Substanzen zur Rettung ausschicken (und dabei veranlassen, dass sich der Körper Schlaf wünscht). Bleibt der Schlaf aus, nimmt die Zahl der Bakterien und ihrer Proteine leider zu und sie gewinnen die Oberhand. Wie Dr. Allen Hobson es ausdrückt: „Schlaf fördert das Immunsystem und das Immunsystem fördert den Schlaf."

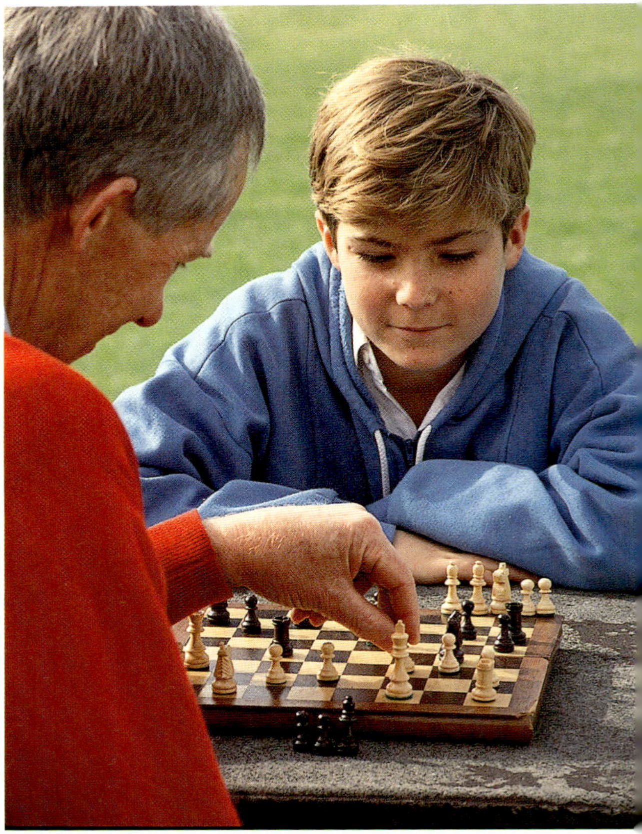

Ein Rätsel: Warum gähnen wir?

Wenn Sie unter Schlafmangel leiden, werden Sie als Erstes merken, dass Sie öfter gähnen. Experten sagen, dass das Gähnen durch einen Abfall der Sauerstoffmenge im Gehirn hervorgerufen wird. Menschen, die nicht genug Schlaf bekommen, neigen zu flachen Atemzügen; eine weite Öffnung des Mundes und ein tiefer Atemzug bringen mehr Sauerstoff in den Körper. Ein anderer Auslöser für das Gähnen ist Langeweile. Wissenschaftler verglichen gähnende Jugendliche, die sich Musikvideos ansehen, mit solchen, die ein langweiliges Farbtest-Balkenmuster betrachteten. Wie Sie sich denken können, gähnten diejenigen öfter, die das Testmuster anschauten. Weitere Fakten zum Gähnen:

1. Ein Gähnen dauert im Schnitt etwa 6 Sekunden. Ein natürlicher Weg, schläfrig zu werden, ist mehrfach zu gähnen. Nach etwa sechsmal gähnen sollten Sie sich müde fühlen.
2. Babys im Mutterleib gähnen bereits ab der 11 Woche. Und das, obwohl wir vor der Geburt keinen Sauerstoff über die Lungen aufnehmen können.
3. Viele Tiere gähnen, sogar Fische, Schlangen, Krokodile. Einige männliche Tiere, auch Männer, gähnen bei der Peniserektion.
4. Häufiges Gähnen kann auf ein medizinisches Problem hinweisen. Ursachen können von Reisekrankheit bis zum Tumor reichen.
5. Gähnen wirkt ab dem ersten bis zweiten Lebensjahr ansteckend. Ab dann löst das Gähnen einer anderen Person bei einem selbst Gähnen aus. Auch das Lesen über Gähnen verursacht Gähnen. Gähnen Sie gerade?

Wissenschaftler am Scripps Research Institute stellten fest, dass bei Katzen unter Schlafmangel in der Spinalflüssigkeit eine bestimmte Substanz zunimmt. Wenn sie diese Substanz Ratten spritzten, fielen diese sofort in Schlaf.

◆ **Was passiert beim Menschen?** Es stellte sich heraus, dass auch unter chronischem Schlafmangel leidende Menschen Veränderungen im Immunsystem aufweisen – Änderungen, die ihre Widerstandskraft gegenüber Infektionen schwächen. Dr. Michael Irwin, Psychiatrieprofessor am San Diego Veteran's Medical Center, entdeckte kürzlich, dass die Begrenzung des Schlafes auf 3–4 Stunden (also auf etwa die Hälfte der normalen Ruhedauer) sowohl die Anzahl von NK-Zellen als auch die Aktivität von T-Immunzellen vermindert. Im Gegensatz dazu weisen Menschen, die statt ihren üblichen 7 Stunden 9 Stunden schlafen durften, eine über dem Normalwert liegende Aktivität der NK-Zellen auf.

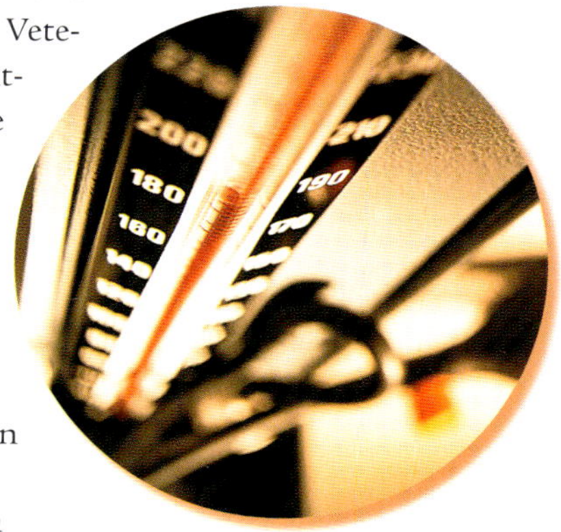

DER BLUTDRUCK hat um 4 Uhr morgens seinen Tiefstpunkt. Wer noch wach ist, fühlt sich matt.

◆ **Kleiner Gewinn – großer Verlust.** Es ist heute allgemein akzeptiert, dass das Immunsystem geschwächt wird, wenn Menschen über lange Zeit hinweg Schlaf entzogen wird. Und was passiert, wenn Sie nur eine Nacht besonders lang aufbleiben, aber zur gewohnten Zeit wieder aufstehen? Um diese Frage zu beantworten, hielt Irwins Team 42 gesunde Menschen zwischen 22:00 Uhr und 3:00 Uhr wach und überprüfte die Konzentrationen verschiedener weißer Blutkörperchen. Das Ergebnis war ebenso ernüchternd wie überraschend: Bereits nach einer Nacht Schlafmangel waren weit weniger NK-Zellen im Blut.

Was passiert, wenn Sie zu wenig schlafen?

Wenn Sie Ihren Schlaf regelmäßig zu kurz kommen lassen, haben Sie vielleicht ein paar Stunden am Tag gewonnen, Sie könnten sie aber gleich von Ihrer Lebenszeit abziehen. Das berichteten Chica-

> „Ich glaube, wir träumen, damit wir nicht so lang allein sind. In unseren Träumen können wir die ganze Nacht miteinander spielen."
>
> **BILL WATTERSON, CARTOONIST, CALVIN & HOBBES**

goer Forscher kürzlich in der Fachzeitschrift *The Lancet*. Sie fanden heraus, dass sich bei jungen Erwachsenen, die nicht ausreichend schliefen, das Risiko für Krankheiten wie Diabetes Typ 2, Bluthochdruck und Gedächtnisverlust erhöht, die in der Regel erst mit fortgeschrittenerem Alter auftreten.

Sie untersuchten gesunde Erwachsene 16 Tage lang, denen zuerst Schlaf entzogen wurde und die sich dann erholen durften. Blutzucker und Hormonspiegel wurden bestimmt. Die Probanden zeigten unter Schlafmangel Anzeichen für Insulinresistenz, ein Vorstadium von Diabetes. Ihre Konzentration an Hormonen, die die Produktion von Insulin und Schilddrüsenhormon regulieren, glichen den Werten älterer Menschen. In der Erholungsphase stellten sich wieder Normwerte ein. Ärzte befürchten aber, dass bei chronischem Schlafmangel die Hormonwerte auf niedrigem Niveau bleiben und zu Gesundheitsproblemen führen könnten.

◆ Schlaf bei Hirnerkrankungen

Schlafprobleme zählen bei einer Reihe von neurologisch bedingten Erkrankungen wie Alzheimer, Schlaganfall und Kopfverletzungen zu den häufigen Symptomen. Die Störungen können durch Veränderungen in Hirnarealen, die den Schlaf kontrollieren, verursacht werden. Auch veränderte Konzentrationen an Gehirnbotenstoffen können beteiligt sein. Mitverantwortlich sind vermutlich ebenfalls starke Medikamente, die zur Behandlung schwerer neurologischer Erkrankungen eingesetzt werden.

Erstaunlich!

Zu viel Schlaf ist auch nicht gut. Eine britische Studie zu Schlafgewohnheiten von über 1500 älteren Menschen ergab, dass diejenigen, die mindestens 12 Stunden pro Tag im Bett lagen, mit doppelt so hoher Wahrscheinlichkeit starben wie Menschen, die weniger als 9 Stunden im Bett verbrachten. Dabei berücksichtigte diese Studie durchaus, dass man bei Erkrankungen länger das Bett hüten muss.

Schlaf spielt eine wichtige Rolle bei Epilepsie. Wissenschaftler fanden z. B. heraus, dass REM-Schlaf dazu führt, dass epileptische Anfälle auf den Hirnbereich beschränkt bleiben, in dem sie ausgelöst wurden. (Einige Formen epileptischer Anfälle neigen dazu, sich auf andere Gehirnbereiche auszubreiten.) Schlafdefizite könnten daher bei gefährdeten Menschen Epilepsieanfälle beschleunigen.

Gesünder mit der inneren Uhr

Wahrscheinlich wachen Sie morgens, wie die meisten Ihrer Zeitgenossen, durch das Klingeln des Weckers auf. Doch beachten Sie auch Ihre innere Uhr, die genetisch vorgegeben ist.

Wissenschaftler, die die körpereigene innere Uhr untersuchen (Chronobiologen), haben festgestellt, dass der Körper nur sehr wenig dem Zufall überlässt. Vielmehr werden Ihre körperlichen Reaktionen von bestimmten vorgegebenen Zeitmustern gelenkt, die sich selbst stetig wiederholen, ob nun im Minutentakt, täglich, jeden Monat oder jedes Jahr. Diese Muster werden vom internen Zeitmesser, dem so genannten zirkadianen Rhythmus, koordiniert. Wenn Sie Ihre täglichen Gewohnheiten nach diesen Zyklen ausrichten, kann dies die Schwere von Krankheitssymptomen, die Genauigkeit medizinischer Untersuchungen und das Ansprechen Ihres Körpers auf Medikamente beeinflussen.

Ein Weckruf

Nicht nur gesundheitlich, auch in allen anderen Lebensbereichen kann Schlafmangel Probleme bereiten, wie führende Wissenschaftler entdeckt haben:

1 Es kann durchaus sein, dass Sie weniger glücklich sind. Die Psychologen Dr. June Pilcher und Dr. Allen Huffcutt von der Bradley University verglichen mehrere Studien und fanden heraus, dass Menschen unter Schlafmangel auf einer Stimmungsskala von 0 bis 100 eine Zahl unter 10 wählten. Gut ausgeruhte Menschen dagegen gaben im Schnitt Werte um 50 an.

2 Es ist schwerer, etwas zu lernen. Eine Studie der Trent University in Kanada ergab, dass unzureichender, unregelmäßiger Schlaf den Lernprozess beeinträchtigt und die Anzahl neuer Informationen, die das Gehirn verarbeiten kann, um 50 % mindert.

3 Probleme wirken sich stärker aus. Am Rush-Presbyterian St. Luke's Medical Center durchgeführte Untersuchungen von Menschen, die eine Trennung durchliefen, ergaben, dass sie ein ganzes Jahr unter schlechtem Schlaf und Stimmungsschwankungen litten. Die Wissenschaftler schlossen daraus, dass Menschen depressiv bleiben, wenn ihr unsteter Schlaf sie vom normalen Träumen abhält. Träumen kann Stimmungen regulieren; es hilft, Emotionen zu verarbeiten, meint die Wissenschaftlerin Dr. Rosalind Cartwright.

4 Sex wird langweilig. Bei einer Umfrage des Bethesda National Naval Medical Center hatten 30 Patienten mit Schlafapnoe (siehe S. 181) bei allen sexuellen Messwerten zu geringe Werte. Nach Behandlung ihrer Apnoe verbesserten sich die Werte drastisch, besonders in der Intensität ihres Sexualtriebs und der Fähigkeit, zum Orgasmus zu kommen.

5 Vielleicht wurde bei Ihnen eine Fehldiagnose gestellt. Menschen, die müde sind, werden oft als depressiv diagnostiziert, da Schlafmangel ähnliche Symptome hervorruft wie Reizbarkeit, Konzentrationsprobleme und Energiemangel. Sie brauchen aber kein Antidepressivum, sondern Schlaf. In diesem Fall behebt genügend Schlaf alle Depressionssymptome.

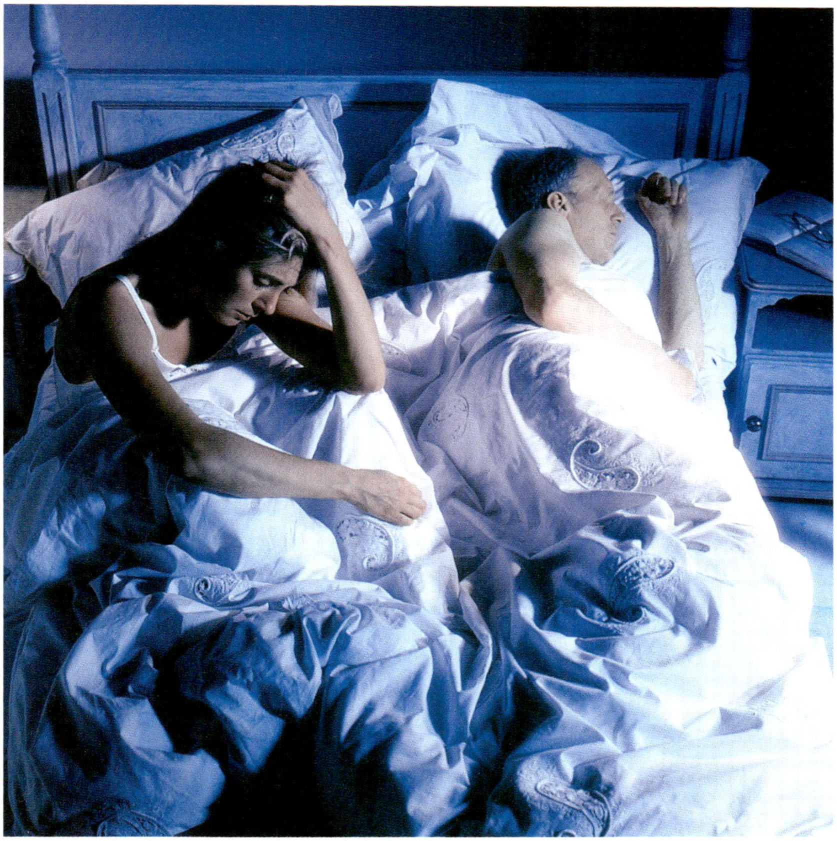

TEMPERATURRHYTHMUS DES KÖRPERS

Obwohl die durchschnittliche Körpertemperatur beim Menschen um 37 °C liegt, schwankt sie im zeitlichen Tagesverlauf erheblich. Ausgelöst durch Ihre innere Uhr, hat sie ihren Tiefstwert zwischen 3:00 und 6:00 Uhr morgens und steigt dann in den Morgenstunden steil an. Sie flacht gegen 15:00 Uhr etwas ab (dies ist ein guter Zeitpunkt für ein Nickerchen), steigt dann aber bis zu ihrem Spitzenwert gegen 19:00 Uhr an, bevor sie steil abfällt – und das Signal gibt, ins Bett zu gehen.

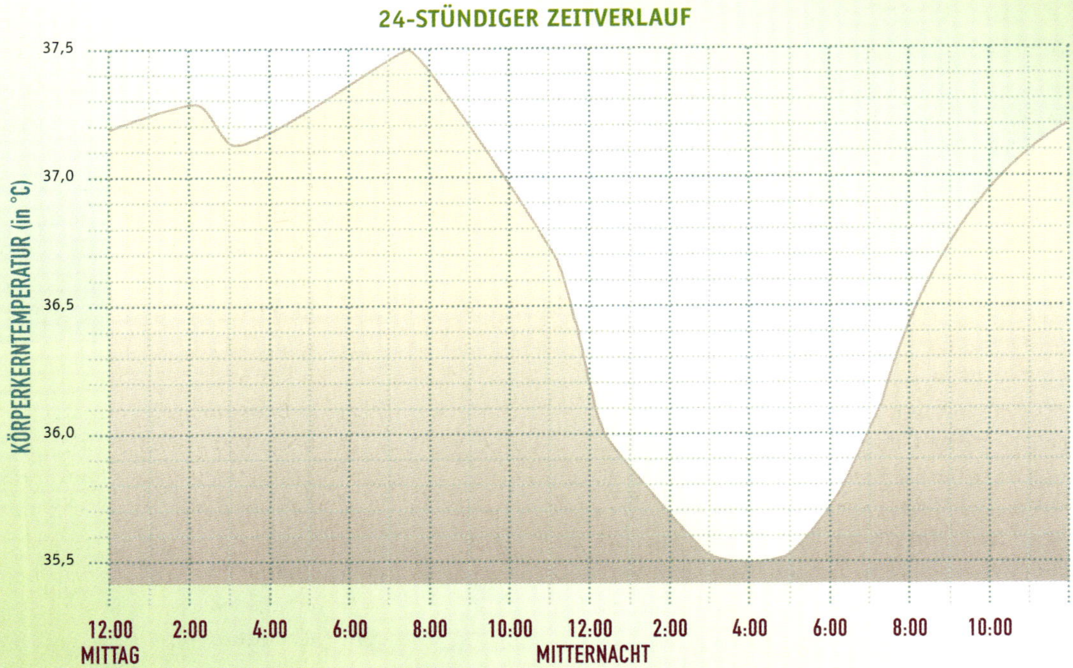

QUELLE: Dr. Helen Burgess, Forschungslabor für Biorhythmen, Rush-Presbyterian-St. Luke's Medical Center

◆ **Was uns ticken lässt** Unsere innere Uhr ist in Wirklichkeit ein feines Bündel von Nervenzellen von der Größe des Buchstabens „v". Es wird als suprachiasmatischer Kern (SCN, **s**upra**c**hiasmatic **n**ucleus) bezeichnet und liegt tief im Gehirn in dem Hypothalamus genannten Bereich und kontrolliert grundlegende Funktionen wie das Hungergefühl und die Körpertemperatur. Obwohl dieser SCN-Kern keinen Kontakt mit der Außenwelt hat, wird er durch Licht beeinflusst. Wie ist das möglich? Lichtrezeptoren im Augenhintergrund senden Nachrichten zum SCN. Der SCN interpretiert sie und leitet sie an eine weitere feine Struktur im Gehirn, die Zirbeldrüse (Epiphyse) weiter. Diese schüttet das Hormon Melatonin aus, dessen Konzentration nachts zunimmt. Außerdem sendet der SCN die Zeitinformationen an die Hirnanhangdrüse (Hypophyse), die die Sekretion weiterer Hormone auslöst, die das Immunsystem steuern.

Es wird also zunehmend klar, dass das Leben im Einklang mit der inneren Uhr dazu beitragen kann, vital und gesund zu bleiben. Dazu einige vernünftige Tipps, die auf dieser Einsicht basieren:

Morgens ist die beste Zeit ...

◆ **schwanger zu werden.** Etwa die Hälfte aller gesunden Paare können in den ersten 3 Monaten ungeschützten Verkehrs kein Kind zeugen. Medizinische Versuche ergaben, dass Männer gegen 6 Uhr mehr Spermien produzieren als zu anderen Zeiten.

◆ **kreativ zu sein.** Die Konzentration ist vormittags größer. Der Spiegel an Kortisol, einem Stresshormon, das u. a. die geistige Aufmerksamkeit fördert, hat meist gegen 10 Uhr einen Spitzenwert.
◆ **zu essen und abzunehmen.** Eine Studie an der University of Minnesota lässt vermuten, dass der Körper morgens Kalorien besser verbrennt. Personen mit nur einer 2000-Kalorien-Mahlzeit pro Tag nahmen ab, wenn sie diese morgens aßen – nahmen aber zu, wenn sie sie abends aßen! Einmal am Tag zu essen ist für die meisten unrealistisch und für Diabetiker sogar ungesund; die Studie kommt lediglich zu der Annahme, dass eine Kalorienaufnahme früher am Tag für die Gewichtskontrolle besser ist als später.

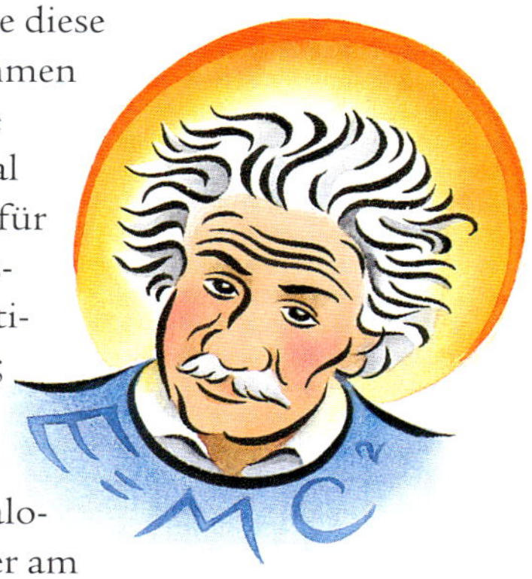

◆ **für eine Injektion.** Spritzen, die zwischen 12 und 15 Uhr verabreicht werden, verursachen mit einer viermal höheren Wahrscheinlichkeit Schmerzen, als wenn sie früher am Tag gegeben werden.

Nachmittags ist die beste Zeit …

◆ **ein Nickerchen zu machen.** Es ist ein natürliches Verlangen, nachmittags zu ruhen.
◆ **Allergietests durchzuführen.** Wie der Chronobiologe Dr. Michael Smolensky von der University of Texas erklärte, kann die Empfindlichkeit für Hauttests nachmittags dreimal stärker sein als zu anderen Tageszeiten. Eine andere Studie ergab, dass 20 % der morgendlichen Allergietests negativ waren, nachmittags aber positiv ausfielen.
◆ **für Sport** Die höhere Körpertemperatur macht Muskeln lockerer und Gelenke beweglicher.

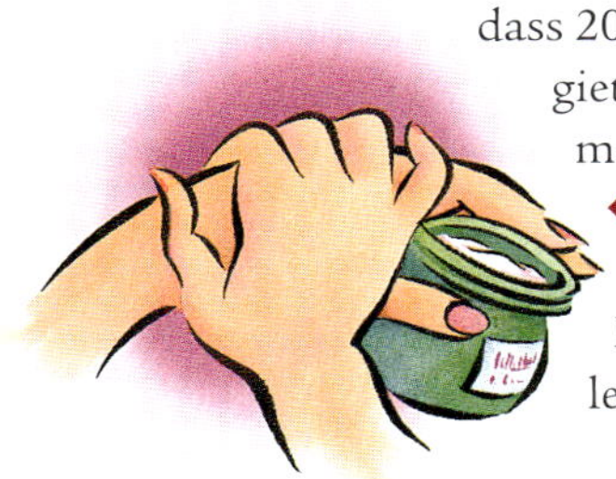

◆ **Salben aufzutragen.** Medikamente zum Auftragen auf die Haut (z. B. Salben) wirken besser, da am Nachmittag eine höhere Körpertemperatur die Aufnahme der Salbe steigert.

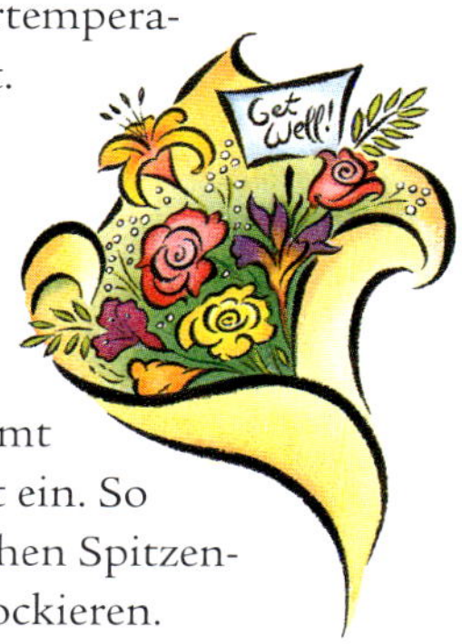

Abends ist die beste Zeit …

◆ **ein Geschwür zu kurieren.** Mittel gegen Magengeschwüre nimmt man am besten mit dem Abendbrot ein. So können sie besser den spätabendlichen Spitzenwert der Magensäureproduktion blockieren.
◆ **einen kranken Freund zu besuchen.** Nach etwa 21 Uhr erreicht die Zahl weißer Blutkörperchen einen Höchstwert und stattet Sie mit einem besseren Schutz gegen Keime aus, denen sie bei Ihrem Besuch ausgesetzt sein könnten.
◆ **Bluthochdruck zu behandeln.** Es gibt zeitverzögerte Medikamente gegen hohen Blutdruck. Werden diese vor dem Zubettgehen eingenommen, tritt die Wirkung kurz vor dem Morgen ein, also dann, wenn der Blutdruck am schnellsten steigt.
◆ **cholesterinsenkende Mittel einzunehmen.** Ihre Leber produziert das meiste Cholesterin nachts. Nach dem Abendbrot wird das Cholesterin freigesetzt. Daher cholesterinsenkende Mittel wie Lovastatin und Pravastatin abends einnehmen.

Gute Frage!
Wie kann ich meine innere Uhr wieder in Rhythmus bringen?

Stehen Sie jeden Morgen etwa um die gleiche Zeit auf, unabhängig davon, wie viel Schlaf Sie in der Nacht hatten. Auch eine vernünftige, gleich bleibende Bettgehzeit hilft. Ein Unterschied von etwa einer Stunde von einem Tag auf den andern macht wahrscheinlich nichts aus, aber vermeiden Sie größere Unterschiede, z. B. an den Wochenenden. Weiterhin helfen tägliche Spaziergänge an der Sonne und regelmäßige Essenszeiten.

Die Vorzüge eines Nickerchens

Menschen in den Mittelmeerländern und Lateinamerika würden keinesfalls ihre Siesta ausfallen lassen – die traditionelle dreistündige Mittagspause, in der sie Essen, Schlafen und Entspannen.

In Deutschland, einer der am stärksten von Arbeit getriebenen Nationen, hat die erholsame Pause einen negativen Beigeschmack. „Richtige" Erwachsene arbeiten den ganzen Tag – sie trödeln nicht. Obwohl zahllose Menschen nur zu gern ein kurzes, erholsames Nickerchen machen würden – und davon auch profitieren würden –, widerstehen sie, um nicht als faul zu gelten. Doch Umfragen zeigen, dass 60 % der Erwachsenen mindestens einmal pro Woche in einen Kurzschlaf gleiten, am Tisch, in der U-Bahn oder vor dem Fernseher.

Warum ein Mittagsschlaf normal ist

Der Grund ist einfach: Wir alle haben einen eingebauten physiologischen Wunsch nach einem Nickerchen am Nachmittag. Woher man das weiß? Als Wissenschaftler Versuchspersonen in einem fensterlosen Raum ohne Uhr und ohne die Möglichkeit, Tag und Nacht zu unterscheiden, schlafen ließen, wann immer sie wollten, schliefen sie in zwei Zyklen: einem längeren Zeitraum nachts und einem kürzeren Zeitraum während des Tages.

Glücklicherweise ändert sich inzwischen das Vorurteil, ein Nickerchen sei vertane Zeit. Studien zeigen, dass kurze Schlafphasen die Stimmung, Leistungsfähigkeit und Gesundheit verbessern. Die ihren Mittagsschlaf liebenden Südamerikaner schnitten z.B. bei Untersuchungen, die Stressbeschwerden testeten, grundsätzlich besser ab als Nordamerikaner.

An der University of California in San Diego durchgeführte Studien zeigten darüber hinaus, je früher man sich von nächtlichem Schlafmangel

Kurztipp

Sie können sich nicht zu einem Nickerchen durchringen? Schieben Sie in der Pause die Kaffeetasse beiseite und gehen Sie stattdessen nach draußen. Die meisten Menschen empfinden die Sauerstoffzufuhr bei einem flotten Spaziergang als ebenso energiefördernd wie einen kurzen Mittagsschlaf.

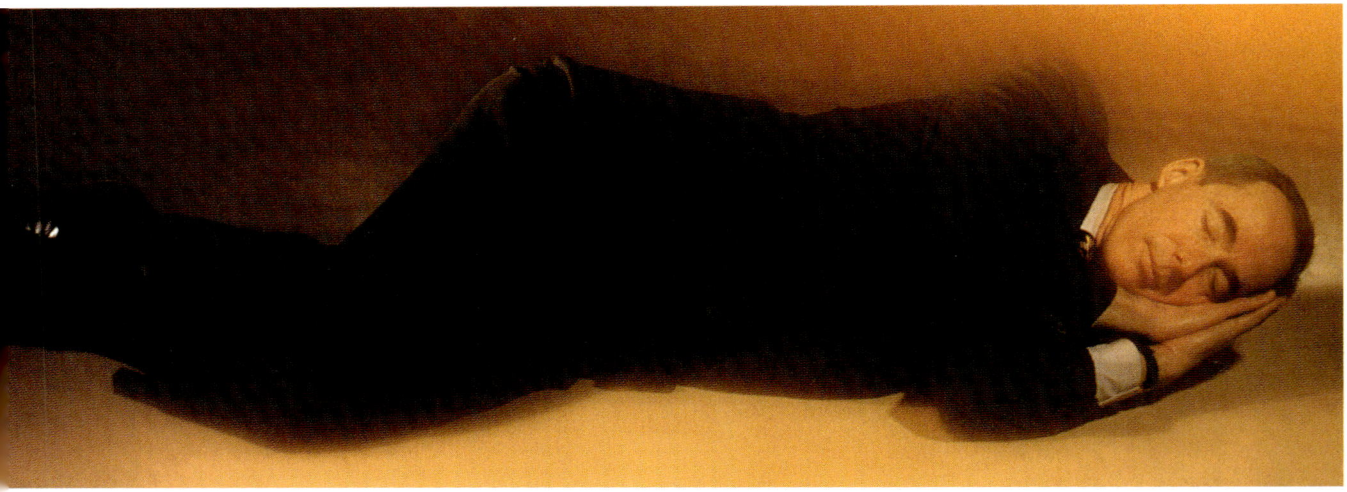

EINE RUHIGE ECKE für einen kurzen Mittagsschlaf findet sich fast überall.

Welcher Schlaftyp sind Sie?

Die meisten von uns nicken – meist ohne es zu wollen – von Zeit zu Zeit ein, und zeigen dabei ein individuelles Schlafverhalten.

1 **Ersatzschläfer machen ihr Nickerchen, um den nötigen Energieschub zu erhalten, der ihnen aufgrund des Schlafmangels fehlt.**

2 **Teilschläfer teilen ihre Gesamtschlafenszeit regelmäßig zwischen mittags und nachts auf. Kaum überraschend, dass dies bei Nacht- und Teilschichtarbeitern üblich ist.**

3 **Langschläfer genießen es, mehr als eine Nacht zu schlafen. Winston Churchill hielt täglich seinen Mittagsschlaf, sogar während des Krieges. „Die Natur hat den Menschen nicht dazu bestimmt, von 8 Uhr bis Mitternacht zu arbeiten, ohne die Erfrischung des gesegneten Vergessens. Auch wenn es nur 20 Minuten sind, ist dies ausreichend, um die Lebenskräfte zu erneuern."**

4 **Vorbeugungsschläfer halten ihr Nickerchen, um schon einem vorhersehbaren Schlafdefizit vorzusorgen.**

erholt, desto eher wird auch die normale Immunreaktion wieder hergestellt. Und was gibt es für einen schnelleren Weg, eine Nacht mit wenig Schlaf auszugleichen, als ein Nickerchen am nächsten Tag?

Nickerchen erlaubt!

Mehrere Studien zeigten, dass ein Kurzschlaf die Konzentration erhöht und Stress entgegenwirkt, der auch negative Auswirkungen auf das Immunsystem hat. Dies könnte erklären, warum Menschen, die nachmittags schlafen, nicht nur produktiver in der Arbeit, sondern auch seltener krank sind. Die Metropolitan Transit Authority, die z. B. die New Yorker U-Bahn betreut, erwägt, ihren Fahrern 10- bis 20-minütige Schlafpausen zu gestatten. Und seit der NASA-Wissenschaftler Dr. Mark Rosekind zeigte, dass Piloten, die auf Langstreckenflügen 40-minütige Schlafpausen einlegten, besser reagierten und aufmerksamer waren, fordern nun einige europäische Fluglinien ihre Piloten dazu auf, sich nach der Hälfte des Flugs Zeit für ein Nickerchen zu nehmen.

Kleine Schlafpausen können auch die Gesundheit und die meisten anderen Lebensaspekte für all jene verbessern, die schichten müssen. Der durch die innere Uhr vorgegebene morgendliche Aufwachmechanismus macht es Schichtarbeitern schwer, länger als bis zum Mittag zu schlafen, selbst wenn sie Nachtschicht hatten. Wenn sie ihren Vormittagsschlaf um einen 15- bis 20-minütigen Kurzschlaf am Abend ergänzen, bevor sie erneut zur Arbeit gehen, so können sie das Schlafdefizit verringern.

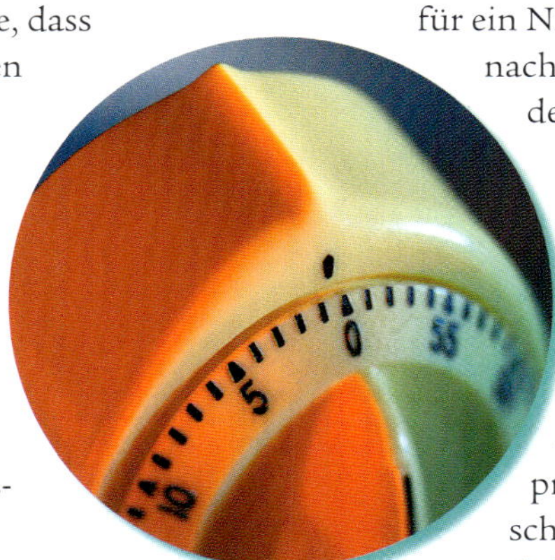

EIN 20-MINUTEN-SCHLAF steigert die Aufnahmefähigkeit.

Das richtige Nickerchen

Um die Vorteile des Kurzschlafes zu nutzen, probieren Sie Folgendes aus:

- **Seien Sie konsequent.** Halten Sie sich auch beim Mittagsschlaf an einen Zeitrahmen, damit Sie Ihre biologische Uhr und das nächtliche Schlafmuster nicht stören. 20 Minuten sind meist ideal – lang genug zur Erholung, ohne in einen Tiefschlaf zu fallen.
- **Der Zeitpunkt ist wichtig.** Der ideale Zeitpunkt für ein Nickerchen liegt etwa 12 Stunden nach der Mitte der Nachtruhe, bei den meisten Menschen also gegen 15 Uhr. Doch jeder hat seine eigene innere Uhr.
- **Vermeiden Sie abendliches Einnicken.** Wenn Sie müde sind, sollten Sie den Fernseher ausschalten und ins Bett gehen. Sonst bekommen Sie Einschlafprobleme und kommen morgens schlechter aus dem Bett.
- **Bereiten Sie Ihren Körper vor.** Gewöhnen Sie sich für Ihr Nickerchen eine tägliche Routine an: Tür schließen, einfache Dehnübungen machen,

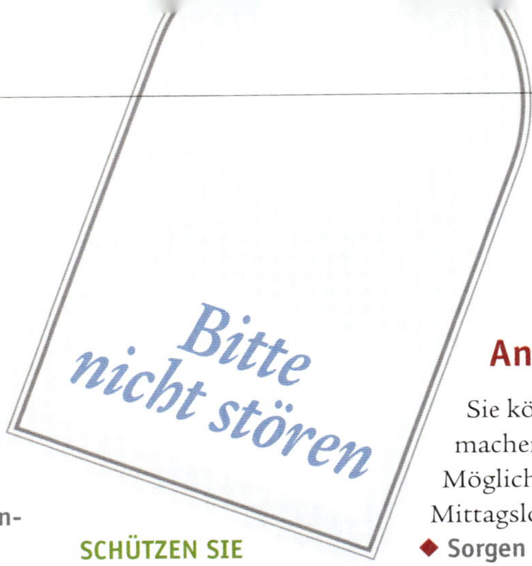

leise Musik einschalten, Licht ausschalten, Kragen öffnen. Diese Routine sorgt mit der Zeit dafür, dass Ihr Körper schlafbereit wird.

◆ **Nicht ärgern, wenn Sie nicht einschlafen.** Eine Untersuchung der Ohio State Universität deutet darauf hin, dass allein das Liegen und Ruhen so wohltuend sein kann wie das tatsächliche Schlafen. Man beobachtete 20 gewohnheitsmäßige Mittagsschläfer während ihres einstündigen Nickerchens und 20 Probanden, die im Bett ruhten ohne zu schlafen. Dann wurde die Leistungsfähigkeit geprüft und die Stimmung vor und nach dem Experiment abgefragt. Obwohl die zweite Gruppe überhaupt nicht schlief, zeigten trotzdem beide Gruppen eine deutlich bessere Stimmung und Leistung.

◆ **Legen Sie sich hin, wenn Sie können.** Das Ausstrecken allein gibt Ihnen schon ein Gefühl, als hätten Sie weit mehr geschlafen, als es der Fall war.

◆ **Beobachten Sie die Auswirkungen.** Falls Sie zwar tagsüber leicht einnicken, aber nachts nur schlecht einschlafen, sollten Sie vielleicht Ihren Mittagsschlaf verkürzen oder ausfallen lassen.

SCHÜTZEN SIE IHR NICKERCHEN: Gönnen Sie sich einige Minuten ohne Licht und Telefon.

Andere Fitmacher

Sie können kein Nickerchen machen? Es gibt noch andere Möglichkeiten, gegen das Mittagsloch anzukämpfen:

◆ **Sorgen Sie für kühle Temperaturen.** Öffnen Sie das Fenster, gehen Sie nach draußen, duschen Sie kalt oder stellen Sie die Klimaanlage auf kühl. Wenn eine warme, feuchte Umgebung Sie schläfrig macht, können kühle Temperaturen aufmunternd wirken.

◆ **Bewegen Sie sich.** Körperliche Aktivität macht Sie tatkräftiger – und das für Stunden! Aber der Zeitpunkt ist wichtig. Um Ihre Energie anzukurbeln, sollten Sie morgens oder am Nachmittag Sport treiben. Wenn Sie zu lang warten (bis nach 19 Uhr), könnten Sie Probleme mit dem Einschlafen bekommen. Im Allgemeinen sollten Sie 3 Stunden vor dem Schlafengehen nicht mehr trainieren.

◆ **Ausreichend trinken.** Zu wenig Flüssigkeit macht müde; stellen Sie sich deshalb immer eine Wasserflasche in Ihre Nähe.

◆ **Sorgen Sie für Anregungen.** Wenn Sie sich häufig langweilen, könnten Sie unter einem Problem leiden, das nicht nur schläfrig macht, sondern auch das Risiko von Krankheiten wie Herzinfarkt und möglicherweise sogar Krebs erhöht. Es ist Trägheit, ein häufiges Anzeichen von Depression. Suchen Sie sich neue Herausforderungen. Tauschen Sie am Arbeitsplatz Ihre Tätigkeitsbereiche mit einem Kollegen oder fragen Sie nach einem neuen Projekt. Telefonieren Sie mit alten Freunden und tauschen Sie Neuigkeiten aus. Suchen Sie auch nach langfristigen Lösungen gegen Langeweile, besuchen Sie Kurse oder treten Sie einem Verein bei.

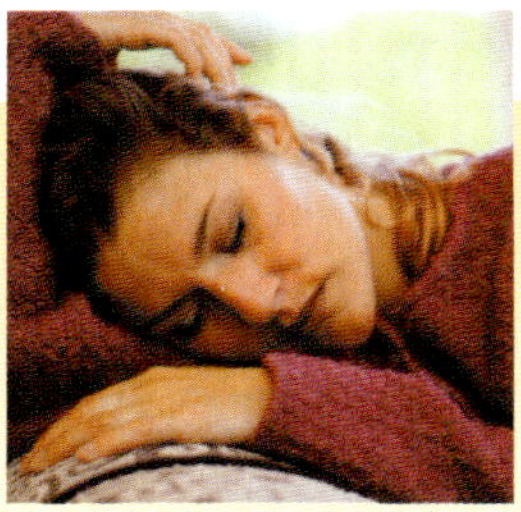

HÄTTEN SIE'S GEWUSST?

Besser gar nicht als zu wenig?

Nur ein paar Stunden Schlaf können Geist und Körper mehr beanspruchen als eine durchwachte Nacht. Wissenschaftler verglichen Versuchspersonen, die über 48 Stunden wach gehalten wurden, mit Menschen, die alle paar Stunden geweckt wurden. Das Ergebnis überraschte: Die überhaupt nicht geschlafen hatten, schnitten in Tests besser ab als diejenigen, deren Schlaf oft unterbrochen worden war. Die Schlussfolgerung: Wach bleiben zu müssen könnte den Körper veranlassen, sich zumindest zeitweise an einen schlaflosen Zustand anzupassen. Ein wiederholt unterbrochener Schlaf könnte dagegen die biologische Uhr zerstören und für ein deutlich spürbareres Schlafdefizit sorgen.

KOFFEIN-COUNTDOWN

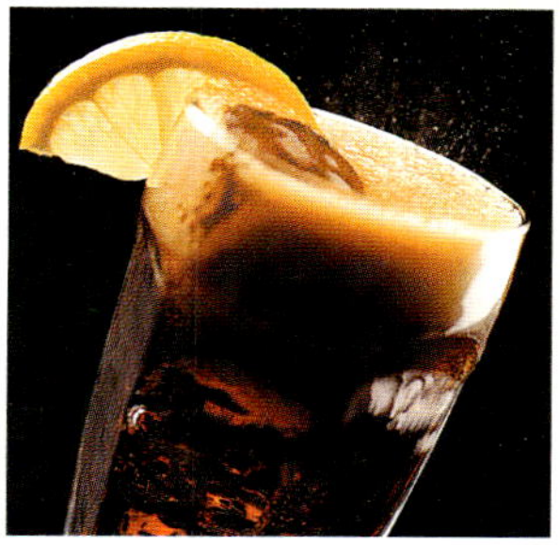

Um nachts zu schlafen und sich nicht von einer Seite auf die andere zu wälzen, sollten Sie auf Koffein verzichten. Die stimulierende Wirkung des Koffeins beruht auf der Tatsache, dass es in seiner Struktur dem Adenosin ähnelt, einem Molekül, das den Vorgang des Einschlafens unterstützt. Da beide Substanzen nun in Körper und Gehirn um die gleichen Rezeptoren konkurrieren, kann mit wachsendem Koffeingenuss weniger Adenosin wirken, um Sie schläfrig zu machen. Das steigert zwar Ihre Konzentration, verzögert aber den Schlaf. Überraschend viele Lebensmittel und Getränke enthalten Koffein. Hier einige Beispiele:

PRODUKT	PORTIONSGRÖSSE	KOFFEIN (MG)*
FILTERKAFFEE	150 ml	70–120
LÖSLICHER KAFFEE	150 ml	60
ESPRESSO	50 ml	50–60
NESCAFÉ GOLD	150 ml	60
NESCAFÉ CAPPUCCINO	120 ml	17
NESCAFÉ CAPPUCCISSIMO CREMIG ZART	120 ml	75
NESCAFÉ FRAPPÉ	200 ml	69
NESCAFÉ XPRESS BLACK	250 ml	140
NESCAFÉ XPRESS WHITE	250 ml	152
MR. BROWN COFFEE	250 ml	150
MR. BROWN CAPPUCCINO	250 ml	112
MR. BROWN TOFFEE	250 ml	27
K-FEE COFFEE-DRINK	250 ml	130
BURN	250 ml	75
FLASH POWER	250 ml	80
FLYING HORSE	250 ml	80
RED BULL	250 ml	75
WATER JOE	500 ml	85
ONE	200 ml	30

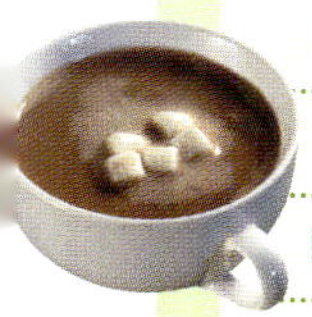

PRODUKT	PORTIONSGRÖSSE	KOFFEIN (MG)*
COLA	330 ml	35–39
COLA LIGHT	330 ml	33–43
FUN + ENERGY CAFFÉ CAPPUCCHINO & GUARANA (VIVIL)	1 Bonbon = 1,5 g	5
FUN + ENERGY ESPRESSO PIU FORTE (VIVIL)	1 Bonbon = 1,5 g	7,5
TIRAMISU (ZOTT)	75 g	5,4
JOGOLÉ CAPPUCCINO (ZOTT)	150 g	12
MOCCA JOGHURT (ZOTT)	150 g	0,2
JOGURT CREMOSO AL CAFFÈ (KÄFER)	150 g	0,8
KAKAO	150 ml	2–6
K-FEE SCHOKOLADE	ca. 50 g	170
K-FEE KAUGUMMI	1 Kugel	5
SCHWARZER TEE	125 ml	20–50
MATE-TEE	125 ml	21–42
GRÜNER TEE	125 ml	16–45
ROTBUSCHTEE	125 ml	0
EISTEE	250 ml	10–24
KAFFEELIKÖR 34 %	50 ml	7

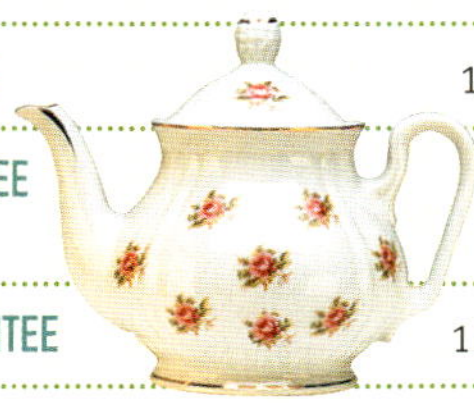

* Durchschnittswerte; die Werte beruhen z. T. auf Herstellerangaben

Wenn Sie keinen Schlaf finden

Die meisten Menschen haben ab und zu Schlafprobleme. Manche jedoch liegen regelmäßig nachts stundenlang wach; andere wachen in den frühen Morgenstunden auf und können nicht wieder einschlafen. Obwohl nur wenige Menschen tatsächlich die ganze Nacht wach bleiben, fühlen sich diejenigen, die nur ein paar Stunden geschlafen haben, als hätten sie kein Auge zugetan.

Hier lautet die Diagnose Schlaflosigkeit, eine verbreitete Schlafstörung, von der etwa 10 % leicht und 1 % ernsthaft betroffen sind.

Wann ist es Schlaflosigkeit?

Wenn sich Ihr Alltag in größerem Maße verändert, wenn Sie z. B. verreisen, einen neuen Job antreten, ins Krankenhaus kommen oder umziehen, besteht das Risiko, dass dadurch Schlaflosigkeit ausgelöst wird. Auch ein Streit oder ein aufregender Film abends können in ein oder zwei Nächten unruhigen Schlaf auslösen. Diese Art der Schlaflosigkeit verschwindet in der Regel nach einigen Tagen wieder.

Gute Frage!

Können Hormonumstellungen in den Wechseljahren das Schlafmuster verändern?

Ja. Eine große Umfrage ergab, dass etwa 36 Prozent der Frauen in und nach den Wechseljahren Hitzewallungen haben, die an etwa fünf Tagen pro Monat den Schlaf beeinträchtigen. Aber auch die Hälfte der menstruierenden Frauen erleben hormonbedingte Schlafstörungen. Tatsächlich ist der Schlaf bei Frauen im Schnitt pro Menstruationszyklus an 2,5 Tagen gestört.

Schlafstörungen, die über längere Zeit andauern, können auf eine chronische Schlaflosigkeit hindeuten, die oft professionelle Hilfe erfordert oder eine Verhaltensänderung notwendig macht. Manchmal können auch andere medizinische Probleme zugrunde liegen wie Arthritis, Wadenkrämpfe, Kreuzschmerzen oder häufiges Wasserlassen.

Meist wird Schlaflosigkeit aber von Lebensgewohnheiten verursacht, die den Schlaf behindern. Manche Menschen trinken z. B. den ganzen Tag über Kaffee, um sich wach zu halten, und heitern sich abends mit Alkohol auf – so ein Verhalten ruiniert unweigerlich ihren Schlaf.

Kurztipp

Sprechen Sie mit Ihrem Arzt, falls eine emotionale Krise Ihren Schlaf stört. Schlaftabletten mit Wirkstoffen wie Zolpidem und Zaleplon eignen sich gut zur Kurzzeitbehandlung dieser Schlaflosigkeit. Sie können helfen, wenn Schlafmangel eine ohnehin schwere Zeit noch schlimmer macht.

Eine erlernte Erkrankung

Schlaflosigkeit kann zwar unterschiedliche Ursachen haben, die meisten Betroffenen haben aber eine – wie Wissenschaftler es bezeichnen – konditionierte oder erlernte Schlafstörung. Lastende Sorgen jeglicher Art machen es ihnen natürlich schwer einzuschlafen. Sich mühsam ins Bett zu schleppen und mit Gewalt zum Schlafen zu zwingen, macht die Sache auch nicht besser, da der Körper dagegen ankämpfen und weiter wach bleiben wird. Wenn dann die Sorgen irgendwann verflogen sind, bleiben diese erlernten Körperreaktionen und damit die Schlaflosigkeit erhalten.

Glücklicherweise können Patienten, die unter einer solchen Form der Schlaflosigkeit leiden, diese konditionierte Wachheit wieder verlernen, und zwar ganz ohne Medikamente. Der erste Schritt ist, Ihre Sorgen, die zur Abendzeit grundsätzlich anwachsen, wieder unter Kontrolle zu bekommen.

Es ist nicht nötig, Schäfchen zu zählen

Wussten Sie, dass Anspannung eine der besten Entspannungsübungen vor dem Zubettgehen ist? Zu dieser Progessiven Muskelentspannung rät zumindest die Sportpsychologin Dr. Serena Reese von der Virginia State University Patienten, die Einschlafprobleme haben und gleichzeitig Stress abbauen wollen. Hier eine verkürzte Fassung der Technik zum Ausprobieren:

1 Gehen Sie ins Bett und machen Sie das Licht aus. Legen Sie sich auf den Rücken, schließen Sie die Augen und atmen Sie fünfmal tief ein.

2 Beginnen Sie mit Ihren Zehen. Achten Sie auf Ihre Zehen – wie warm oder kalt sie sind. Atmen Sie ein und ziehen Sie die Zehen so fest Sie können in Richtung Fußsohle. Drücken Sie sie zusammen und bleiben Sie so für 5–8 Sekunden. Anfänger machen häufig den Fehler, auch andere Muskeln als die beabsichtigten mit zu bewegen. Spannen Sie bei dieser Übung z. B. nicht Ihre Waden und Beine an, sondern nur die Füße und Zehen.

3 Schnell loslassen und ausatmen. Spüren Sie der Muskelentspannung nach. Dabei 10 Sekunden ruhig und entspannt liegen bleiben.

4 Anspannen und entspannen Sie nun einzeln jede große Muskelgruppe von den Füßen bis zum Kopf in dieser Reihenfolge: Füße, Beine und Füße, Hände, Hände und Arme, Gesäß, Bauch, Schultern, Kopf. Wenn

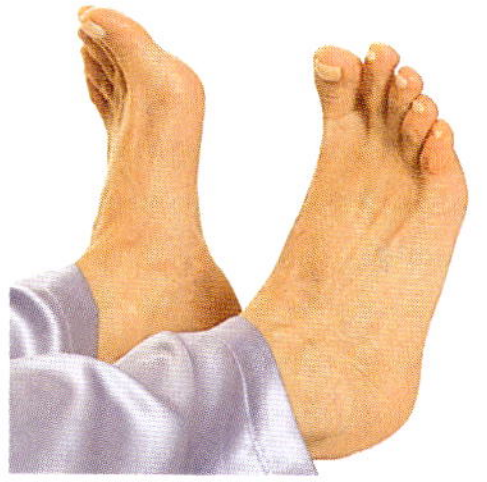

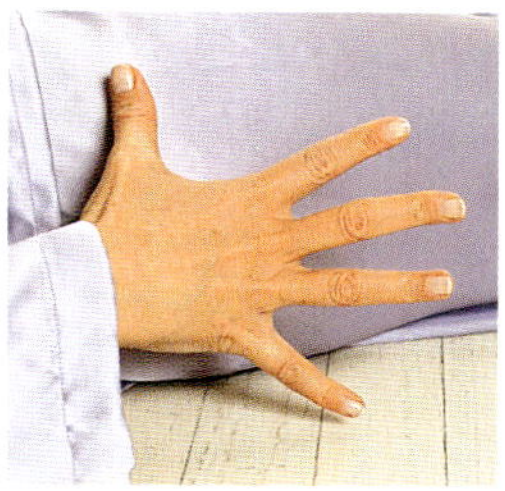

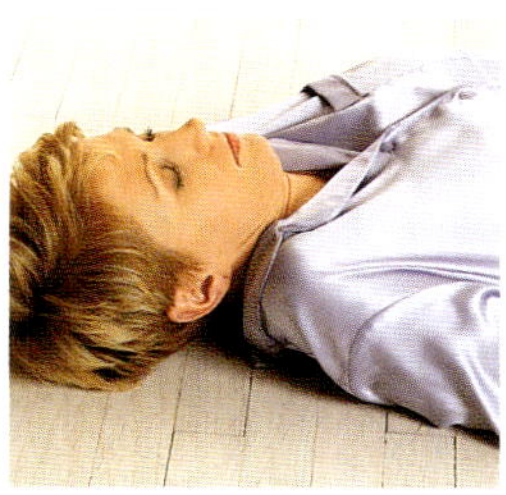

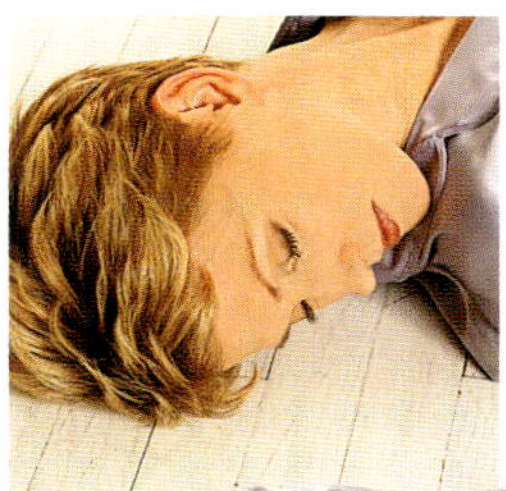

Sie Ihre Schultern erreichen, bewegen Sie Ihren Kopf langsam von einer Seite zur anderen.

5 Ziehen Sie Ihre Schultern zu den Ohren, dort 10 Sekunden fest halten und wieder los lassen. Die Schultern lockern, dann nach oben zur Decke anheben, dort kurz halten und wieder entspannen. Wiederholen.

6 Schließen Sie die Augen so fest wie möglich. (Kontaktlinsen vorher herausnehmen!) Dabei Brauen und Stirn runzeln, die Zähne zusammenbeißen und die Lippen schürzen. Die Gesichtszüge so 4–8 Sekunden halten.

7 Öffnen Sie die Augen und fühlen Sie die Entspannung. So breit wie möglich lächeln, tief einatmen und sich strecken.

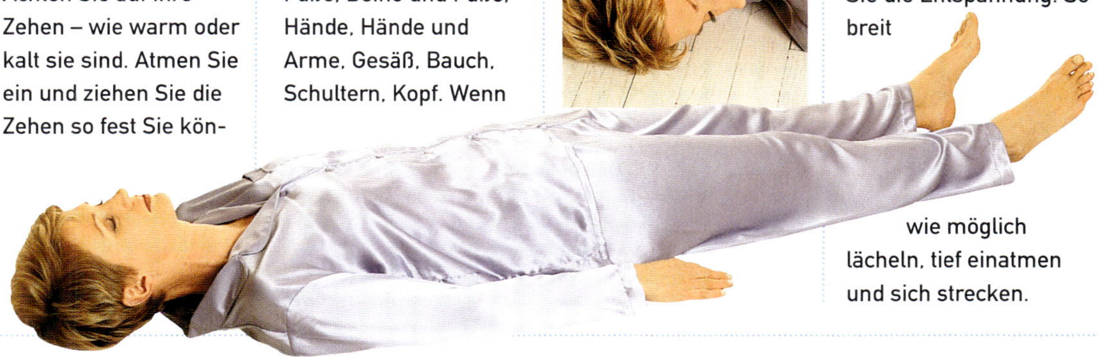

Um dies zu bewerkstelligen, legen Sie eine bestimmte Zeit am Abend fest, z. B. kurz nach dem Abendessen, in der Sie all das aufschreiben, was Sie belastet, und dann erstellen Sie eine Maßnahmenliste, die Sie am nächsten Tag abarbeiten wollen. Dieser einfache Schritt kann schon zur Beruhigung und Entspannung und damit zur Förderung des gesunden Schlafs beitragen.

Auch Gebete, Meditation und autogenes Training können Ihnen helfen, Ihre allgemeinen Sorgen und Ängste besser zu beruhigen (siehe Kapitel „Immunität und Psyche“).

Weitere Ansätze

Schlaftabletten sollten nur maximal zwei Wochen lang angewendet werden, typischerweise bei Schlaflosigkeit, die infolge eines Umbruchs in Ihrem Leben auftritt. Wenn Ihnen der Arzt Schlaftabletten verschreibt, nehmen Sie sie nur so ein wie angeordnet .

Wenn Sie Schlaftabletten länger einnehmen, kann es schwierig werden, ohne sie auszukommen, da mitunter eine Abhängigkeit auftritt. Einen anderen Grund, die Einnahme einzuschränken, liefert eine neuere, im *Journal of Gerontology* veröffentlichte Studie, nach der Menschen, die mit Tabletten einschlafen, keine normalen Schlafzyklen haben.

◆ **Chemisch verordnete Dunkelheit** Bücher und Zeitschriften preisen derzeit Melatonin – die „chemische Formel für Dunkelheit"– als Wunderdroge des Jahrzehnts. Aber ist sie das? Wohl kaum. Bei Melatonin handelt es sich nicht um ein Medikament, sondern um ein Hormon, das von der Zirbeldrüse, die zwischen den beiden Hirnhälften liegt, produziert wird. Die Behauptungen der Befürworter, dass Melatonin neben Schlaflosigkeit auch eine Reihe weiterer Beschwerden heilen könne, konnten bislang wissenschaftlich nicht belegt werden.

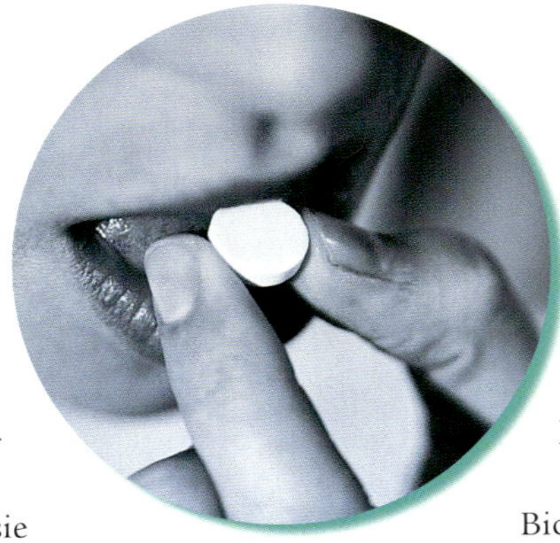

KÜNSTLICH ERZEUGTES MELATONIN birgt eventuell weniger Risiken als das natürliche aus den Zirbeldrüsen von Schafen.

Wahr ist, dass Melatonin den Biorhythmus des Körpers kontrolliert, der sicherstellt, dass wir nachts schlafen und tagsüber munter sind. Die Lichtmenge, die das Auge erreicht, beeinflusst die Melatoninmenge. Licht verlangsamt die Hormonproduktion, weshalb wir an hellen, sonnigen Tagen voller Energie sind, an trüben, düsteren Tagen jedoch benommen und träge. Gegen Abend, wenn es dämmert, beginnt die Zirbeldrüse allmählich, die Melatoninproduktion zu steigern. Sie sorgt damit für einen schläfrigen Zustand und schließlich für Schlaf. Mit Sonnenaufgang fällt der Melatoninspiegel wieder ab und wir werden wach.

Aber die Untersuchungsergebnisse zur Anwendung von Melatonin bei Schlaflosigkeit sind widersprüchlich. Wissenschaftler am Brigham and Women's Hospital in Boston fanden kürzlich heraus, dass der Melatoninspiegel nicht mit zunehmendem Alter abnimmt, das Hormon also nicht wie angenommen mit Schlafstörungen bei älteren Menschen zusammenhängt. Solange sich Experten nicht einig sind, welchen Einfluss Melatonin auf den Schlaf hat, kann man nicht sicher sagen, wie es am besten eingesetzt wird oder ob der Einsatz überhaupt unbedenklich ist. Es gibt Berichte über unerwünschte Nebenwirkungen, u. a. Depressionen, beunruhigende Träume und Benommenheit am nächsten Tag.

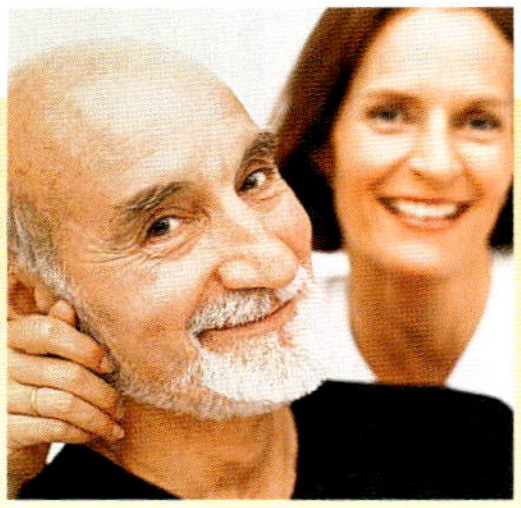

HÄTTEN SIE'S GEWUSST?

Sandmann gesucht

„Wenn ich doch nur schlafen könnte," ist eine Klage besonders älterer Menschen. Neue Forschungsergebnisse des Schlafexperten Dr. Charles Pollak von der Ohio State University lassen vermuten, dass ältere Menschen einfach nicht so viel Schlaf brauchen wie jüngere. Andere Erklärungsmöglichkeiten: Mit dem Alter ändert sich das Schlafmuster. Wir werden eher müde als in jüngeren Jahren und gehen früher zu Bett. Dann wachen wir früher als erwartet auf und nehmen an, nicht die Ruhe einer ganzen Nacht genossen zu haben. Schlaflosigkeit bei älteren Menschen kann auch damit zusammenhängen, dass sie allein leben, einen begrenzten Aktivitätsspielraum haben und bestimmte Medikamente einnehmen.

MEDIKAMENTE ALS SCHLAFSTÖRER

Antidepressiva

Serotonin-Wiederaufnahmehemmer stören manchmal das normale Schlafmuster.

Asthma-Medikamente

Manche Wirkstoffe wie Steroide und Theophylline können anregend wirken.

Beta-Blocker

Sie können Schlaflosigkeit, nächtliches Aufwachen, Tagesschläfrigkeit und intensive Träume auslösen.

Abschwellende Mittel

Zwei gängige Vertreter, Pseudoephedrin und Phenylpropanolamin, können stimulierend wirken.

Diuretika – harntreibende Mittel

„Entwässerungspillen" können durch häufiges Wasserlassen Schlafstörungen verursachen.

Schmerzmittel

Acetylsalicylsäure, Ibuprofen und Naproxen können die Melatoninsynthese reduzieren. Einige Kombinationspräparate enthalten Koffein.

◆ **Eignet es sich für Sie?** Falls eine Krankheit als Ursache Ihrer Schlaflosigkeit ausgeschlossen ist und die Müdigkeit am Tag Ihre Arbeit beeinträchtigt, könnten Sie Melatonin ausprobieren. Sie sollten es aber nur nach Rücksprache mit dem Arzt nehmen.

◆ **Die optimale Dosis** Laut Forschungsergebnissen des Massachusetts Institute of Technology sollten etwa 0,5 mg Melatonin am Abend ausreichen, um Schlaf auszulösen und den Schlafzyklus anzukurbeln. Wenn Sie Melatonin einnehmen, dann sollte es jeden Abend zur gleichen Zeit sein. Höhere Mengen sind zu vermeiden , da ein erhöhter Melatoninspiegel die körpereigene Melatoninproduktion und die Bildung anderer Hormone unterbrechen könnte. Viele Wissenschaftler sind überzeugt, dass hohe Melatonindosen geeignet sind, die Bildung von Steroidhormonen zu hemmen, was besonders kritisch für Frauen ist, da das den Eisprung unterdrücken und das Risiko von Osteoporose und Herzerkrankungen erhöhen kann.

Nehmen Sie kein Melatonin ein, wenn Sie schwanger werden möchten, schwanger sind oder unter einer Immunerkrankung leiden.

Weitere Gründe für Erschöpfung

Erschöpfung ist eine physische oder psychische Mattigkeit, die selbst unter Ruhebedingungen nicht verschwindet. Wenn Sie körperlich erschöpft sind, fühlen sich Ihre Muskeln schwach und unfähig. Sie bemerken dies etwa, wenn Sie Treppen steigen oder Ihre Einkaufstaschen tragen. Bei psychischer Erschöpfung fällt es oft schwer, sich so lange zu konzentrieren wie man möchte. In schweren Fällen fühlen Sie sich vielleicht sogar außerstande, morgens aufzustehen und Ihren üblichen Tätigkeiten nachzugehen.

Ermüdung ist neben dem Schmerz einer der beiden Hauptnachrichtenwege, über die Ihnen Ihr Körper signalisiert, dass etwas nicht in Ordnung ist. Die meisten von uns beachten Schmerzen und vermeiden die schmerzende Bewegung. Müdigkeit wird dagegen oft beiseite gedrängt. Sie baut sich so langsam auf, dass wir dazu neigen, sie zu ignorieren. Mit der Zeit kann Erschöpfung aber das Immunsystem schwächen. Untersuchungen zeigen, dass Menschen, die über ständige Müdigkeit klagen und an HIV oder einer anderen Immunschwäche leiden, schneller erkranken als Menschen, die nicht übermüdet waren.

Suchen Sie Ihren Arzt auf, wenn Sie sich ständig müde fühlen. Für eine exakte Diagnosestellung werden Sie folgende Fragen beantworten müssen:

◆ **Seit wann fühlen sie sich müde?** Passierte es allmählich oder plötzlich?

◆ **Wie hat sich Ihre körperliche Aktivität** in den letzten 3–6 Monaten verändert?

◆ **Wann fühlen Sie sich müde?** Ist es nach körperlichen Anstrengungen wie z. B. Treppensteigen? Oder wachen Sie bereits müde auf?

◆ **Wie fühlen Sie sich, wenn Sie müde sind?** Traurig? Schmerzt etwas? Frösteln Sie? Sind Sie kurzatmig? Fühlen Sie sich wohl, aber erschöpft?

14 Tipps für einen guten Schlaf

Haben Sie letzte Nacht gut geschlafen? Oder sind Sie müde und zerschlagen aufgewacht und wissen nicht, ob Sie überhaupt geschlafen haben? Ein erholsamer Schlaf will gut vorbereitet sein.

Ob Sie nun ein Morgenmuffel oder ein Frühaufsteher sind – mit diesen 14 Tipps werden Sie leichter einschlafen.

1. Halten Sie sich an einen Zeitplan. Versuchen Sie, jeden Morgen um die gleiche Zeit aufzustehen, egal, wie gut Sie geschlafen haben. Schlafmangel an den Wochenenden nachzuholen, erschwert das Aufstehen am Montag. Versuchen Sie auch, abends zu festen Zeit ins Bett zu gehen.

2. Suchen Sie die Sonne. Forschungsergebnisse geben Anlass zu der Vermutung, dass wir alle jeden Tag mindestens 2 Stunden Sonnenlicht benötigen, damit unsere biologische Uhr nicht aus dem Takt kommt. Untersuchungen zeigen aber, dass die meisten älteren und sogar viele junge Menschen dieses Quantum nicht erreichen. Männer bekommen im Schnitt 90 Minuten Sonnenlicht pro Tag, Frauen 45 Minuten – und ältere Menschen in Heimen sogar oft nur armselige 2 Minuten.

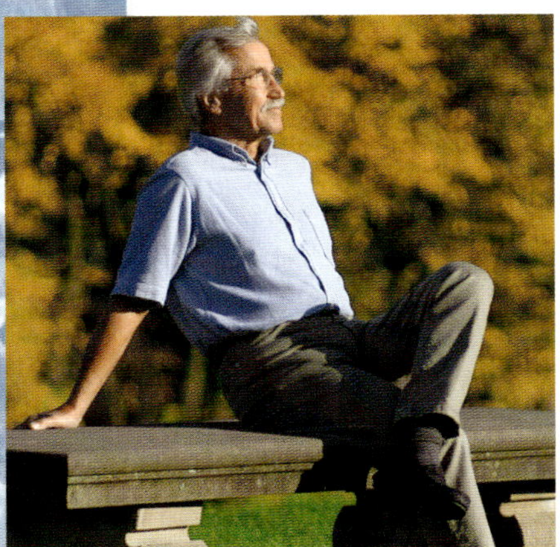

SONNENLICHT ist wichtig für die Regulation des Schlafzyklus.

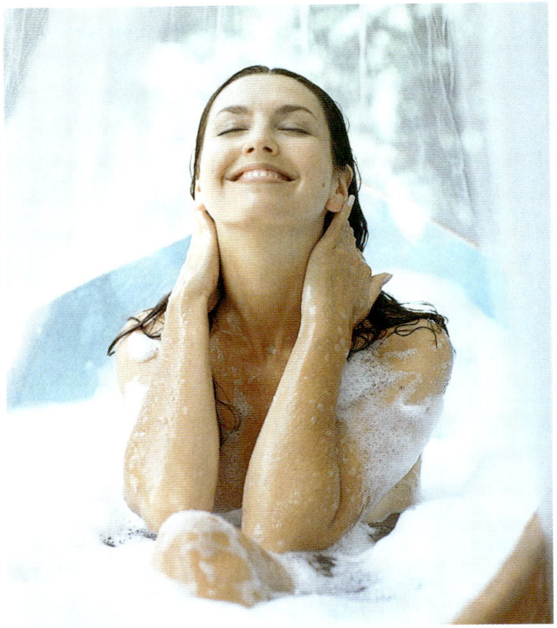

EIN HEISSES BAD am Abend führt schnell ins Land der Träume.

3. Bewegen Sie sich. Körperliches Training kurz vor dem Einschlafen tut nicht gut. Doch etwas früher verhilft Sport zur nötigen Bettschwere. Eine Studie ergab, dass Personen, die dreimal wöchentlich 40 Minuten liefen oder flott gingen, längere Tiefschlafphasen hatten als inaktive Menschen.

4. Essen Sie früh. Beenden Sie Ihr Abendessen gegen 18.30 Uhr, damit die Verdauung abgeschlossen ist, wenn Sie zu Bett gehen. So vermeiden Sie Sodbrennen, das nachts auftreten kann.

5. Gönnen Sie sich ein heißes Bad. Sich 1,5 Stunden vor dem Schlafengehen in einem heißen Bad zu entspannen erhöht die Körperkerntemperatur und sorgt danach für Abkühlung – ein biologisches Schlafsignal. Untersuchungen bei Frauen zwischen 60 und 80 Jahren, die unter Schlaflosigkeit litten, ergaben: Ein Bad mit 40 °C führte zu mehr erholungsfördernden Tiefschlafphasen.

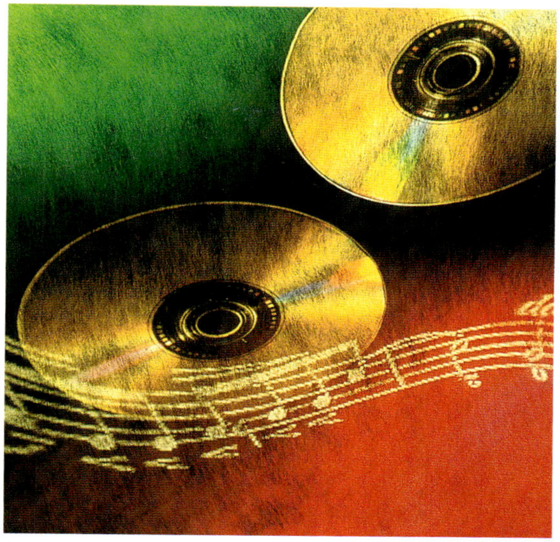

ANGENEHME MUSIK lässt Sie sanft in den Schlaf gleiten.

6. Entwickeln Sie ein Ritual. Folgen Sie jeden Abend vor dem Schlafengehen einer bestimmtes Ritual, und Sie schlummern schnell ein. Spielen Sie stets die gleiche Musik oder schreiben Sie Tagebuch und (natürlich) putzen Sie sich die Zähne.

7. Gehen Sie rechtzeitig zu Bett. Ihr Körper ist darauf programmiert, zwischen 22 Uhr und 6 Uhr zu schlafen. Haben Sie die Gewohnheit, viel später aufzustehen? Versuchen Sie, mehrere Tage lang kontinuierlich immer ein paar Minuten früher aufzustehen. Bald werden Sie früher einschlafen

8. Trinken Sie abends weniger. Trinken Sie etwa 2 Stunden vor dem Schlafengehen nicht mehr , damit Sie nachts nicht zur Toilette müssen.

9. Kein Nikotin. Tabak ist in vielerlei Hinsicht gesundheitsschädlich, und die stimulierende Wirkung des Nikotin fördert Schlaflosigkeit. Wer dennoch raucht, sollte mindestens 2 Stunden vor dem Schlafengehen die letzte Zigarette anzünden.

10. Ziehen Sie Socken und Handschuhe an. Dies erweitert die Blutgefäße in Händen und Füßen – laut Schweizer Forschern ein Türöffner in das Reich der Träume. Das Blut fließt durch die erweiterten Gefäße direkt unter der Hautoberfläche und kühlt dort ab. Das senkt die Körpertemperatur, und der Schlaf stellt sich bald ein.

11. Kühle tut gut. Es ist verständlich, dass Sie sich in einem kühlen Zimmer gern mit einer Heizdecke wärmen würden. Lassen Sie es bleiben! Das stört den Tiefschlaf, da es den nötigen Temperaturabfall im Körpers verhindert. Decken Sie sich besser gut zu, um nicht zu frieren. Stellen Sie die Heizdecke an, um das Bettzeug anzuwärmen, aber schalten Sie sie aus, bevor Sie ins Bett gehen.

12. Vermeiden Sie, sich hin und her zu wälzen. Forschungen zeigen, dass Sie um so unruhiger schlafen, je länger Sie wach im Bett liegen. Wenn Sie nach etwa 20 Minuten immer noch wach sind, stehen Sie besser auf, lesen Sie ein entspannendes Buch, nähen Sie oder hören Sie sanfte Musik. Studien haben gezeigt, dass sanfte Instrumentalmusik bei 96 % der älteren Personen zu schnellerem Einschlafen und einem längeren Schlaf.

13. Nehmen Sie etwas Baldrian. Diese bewährte heilpflanze verkürzt die Einschlafzeit und verbessert zugleich die Schlafqualität. Kaufen Sie einen standardisierten Baldrianextrakt, befolgen Sie die Dosierungsangaben und nehmen Sie die Baldriantropfen 30–45 Minuten vor dem Schlafengehen ein, aber nicht zusammen mit anderen schlaffördernden oder stimmungsaufhellenden Mitteln wie Diazepam oder Amitriptylin. Bei sehr wenigen Menschen kann Baldrian auch stimulierend wirken.

14. Konzentrieren Sie sich auf das Wachbleiben. Statt sich wie üblich von einer Seite auf die andere zu drehen, auf die Uhr zu starren und um Schlaf zu ringen, sollten Sie sich mit offenen Augen darauf konzentrieren, wach zu bleiben. Nach kurzer Zeit werden Ihnen die Augen zufallen.

Ein Paradies zum Schlafen

Bett und Schlafzimmer sollten ausschließlich dem Schlaf und der Liebe vorbehalten bleiben. So vermeiden Sie, dass Sie ans Lesen, Fernsehen oder andere Aktivitäten denken, wenn Sie eigentlich einschlafen wollen.

Das ist schon mal eine gute Basis – aber es gibt noch viele andere Möglichkeiten, das Schlafzimmer zum Schutzraum für Ihren Schlaf zu machen, sodass Sie gut gelaunt einschlafen und aufwachen.

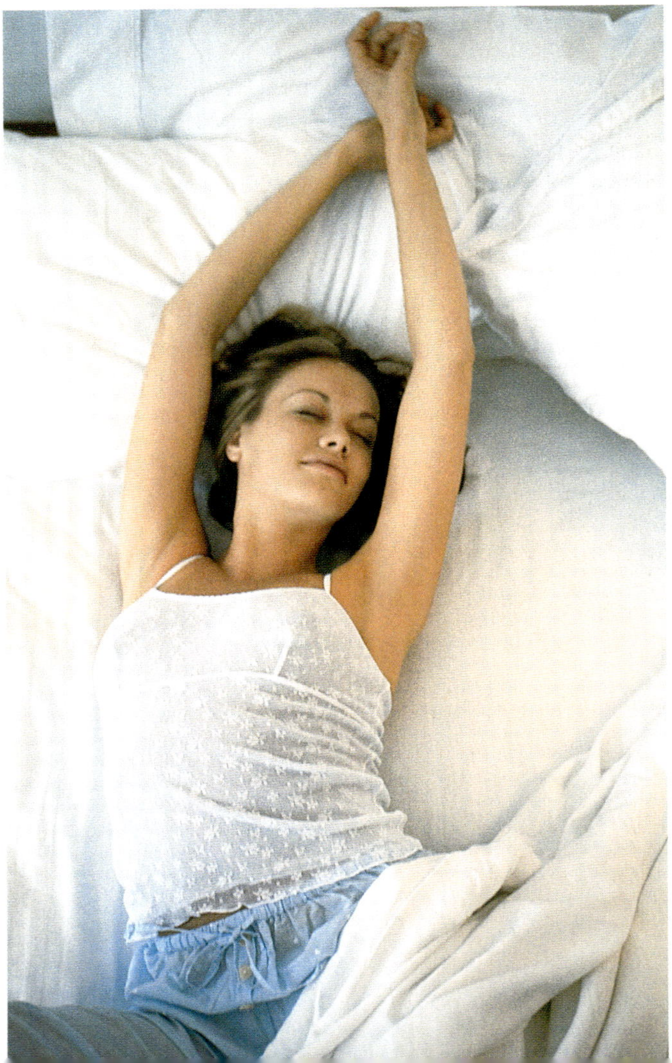

Die Matratze ist das A und O

Auf ihr verbringen Sie immerhin mehr Zeit als auf jedem anderen Möbelstück. Wenn man bedenkt, wie wichtig ein guter Schlaf ist, sollte klar sein, dass eine gute Matratze zu einem längeren, glücklicheren und produktiveren Leben verhilft.

Leider erhält die Matratze aber nicht die Beachtung, die ihr zusteht. Es gibt keine wissenschaftliche Studie, die einen Zusammenhang zwischen der Qualität einer Matratze und der Qualität des Schlafes herstellt. Doch aufgrund von Erfahrungswerten haben Experten hier für Sie eine Reihe von Tipps zusammengetragen, die Ihnen bei der Auswahl einer möglichst guten Matratze helfen:

- **Nicht zu hart und nicht zu weich** Eine zu harte Matratze kann dem Wirbelsäulenverlauf nicht nachgeben, wenn Sie nachts Ihre Lage ändern. Sie stützt Ihren Körper an bestimmten Punkten, z. B. am Nacken und in der Wölbung des Kreuzbereichs, nicht ab. Hingegen lässt eine zu weiche Matratze Ihre Wirbelsäule einsinken und Sie wachen mit Rückenschmerzen auf. Die Ansprüche an eine gute Matratze ähneln denen an einen Schreibtischstuhl – sie sollte den Körper stützen und die Wirbelsäule sanft gebogen halten, als ob Sie stehen würden.
- **Machen Sie den Handflächentest.** Vor dem Kauf einer Matratze sollten Sie nicht nur einige Sekunden lang darauf liegen. Probieren Sie verschiedene Schlafpositionen aus und testen Sie auch mehrere Matratzen. Haben Sie eine gefunden, die Ihren Vorstellungen entspricht, legen Sie sich auf den Rücken und versuchen Sie Ihre flache Hand zwischen den unteren Kreuzbereich und die Matratze zu schieben. Sollten Sie problemlos die ganze Hand durchschieben können oder bleibt sogar immer noch Platz frei, dann ist die Matratze zu hart. Setzen Sie sich aufs Bett und legen Sie die Füße hoch. Wenn Ihr Po tiefer liegt als Ihre Fersen, dann ist die Matratze zu weich.

SCHON KLEINE VERÄNDERUNGEN im Schlafzimmer können dazu beitragen, dass Sie schneller einschlafen.

Ihr Ruhekissen

Kopfkissen sind so wichtig wie Matratzen, um Nacken und Wirbelsäule Halt zu geben und Sie in einen ruhigen Schlaf sinken zu lassen. Ohne das richtige Kopfkissen wird selbst die beste Matratze keinen tiefen Schlaf bieten.

Welches Kissen ist das beste? Hier kommt es hauptsächlich auf die persönlichen Vorlieben an. Manche Menschen finden es gemütlich, in einem großen, flaumigen Kissen zu versinken; andere würden dann das Gefühl haben, zu ersticken.

Ihr Kopfkissen sollte weich genug sein, um sich Kopf und Nacken anzupassen, aber dick genug, um sie zu stützen. Klingt einfach, aber heute gibt es – dank technischen Fortschritts und der Mode – sehr viele verschiedene Arten von Kopfkissen. Hier einige Insider-Informationen zu verschiedenen Formen und Füllungen:

1 Daunen. Diese atmungsaktive, weiche und natürliche Füllung passt sich Kopf und Körper an, ist aber teuer. Entgegen vielen Vorurteilen verstärken Daunen keine Allergien.

2 Synthetische Daunen. Diese hypoallergene, künstliche Faser genießt den Ruf, so behaglich wie Daunen zu sein, ist aber um ein Drittel günstiger.

3 Federn. Eine festere, preisgünstigere Füllung als Daune. Einzelne Federkiele können aber noch durch den dichtesten Kissenbezug hindurchstechen.

4 Polyester. Es ist waschbar, synthetisch und im Allgemeinen nicht teuer; die Füllung kann mit der Zeit klumpig werden.

5 Baumwolle. Wer ein natürliches Produkt ohne tierisches Material möchte, wählt diese festere Füllung.

6 Intelligenter Schaum. Diese Kissen bestehen aus wärmeempfindlichem Schaum, der sich Kopf und Nacken anpasst.

7 Buchweizenschalen. Die traditionellen Kissen aus Japan sind halbmondförmig und ihre Füllung besteht aus Buchweizenschalen. Den Kissen wird nachgesagt, dass sie Kopf- und Nackenbereich gleichmäßig stützen und atmungsaktiv sind, sodass sie im Sommer kühl bleiben. Manchen ist das Knistern dieser Kissen aber zu laut.

8 Nackenrollen. Diese zylinderförmigen Kissen halten den Nacken in neutraler Position. Sie sind ideal für Menschen mit Nackenproblemen und für alle, die oft mit Nackenschmerzen aufwachen.

9 Mediflow-Wasserkissen. In diesen Polyester-Kissen steckt ein Wasserbeutel, den man je nach gewünschter Festigkeit füllt. Dank der Flüssigkeit reagiert das Kissen im Schlaf auf Bewegungen, was Nackenschmerzen lindert und den Schlaf fördert – wie eine Studie der Hopkins University School of Medicine bestätigt.

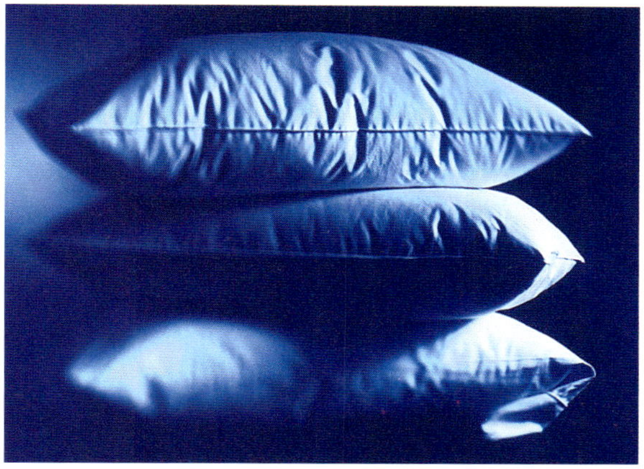

◆ **Achten Sie auf Verkaufstricks.** Teure Luxusmatratzen verkaufen sich besonders gut. Aber die Merkmale, die die Bezeichnung „Luxus" rechtfertigen – Besonderheiten wie ein Seidenbezug, goldbeschichtete Metallbeschläge und individuell umhüllte, handgewickelte Spiralfedern –, haben keinerlei Auswirkungen auf die Qualität Ihres Schlafes.

◆ **Hören Sie auf Ihr Gefühl.** Entscheidend ist, welche Matratze Ihnen persönlich am bequemsten ist. Doch das sollte nicht Ihr alleiniger Entscheidungsgrund sein. Fragen Sie nach Umtauschmöglichkeiten. Nutzen Sie die Möglichkeit, eine Matratze zu Hause zu testen. Prüfen Sie die Garantiezeit: Viele gute Matratzen haben eine 10-Jahres-Garantie.

◆ **Achten Sie auf Strapazierfähigkeit.** Im Schnitt hält eine Matratze nicht länger als 10 Jahre, dann stützen die Federn Sie nicht mehr hinreichend ab. Warten Sie mit einem Neukauf nicht, bis die Kuhlen so tief wie Schlaglöcher sind.

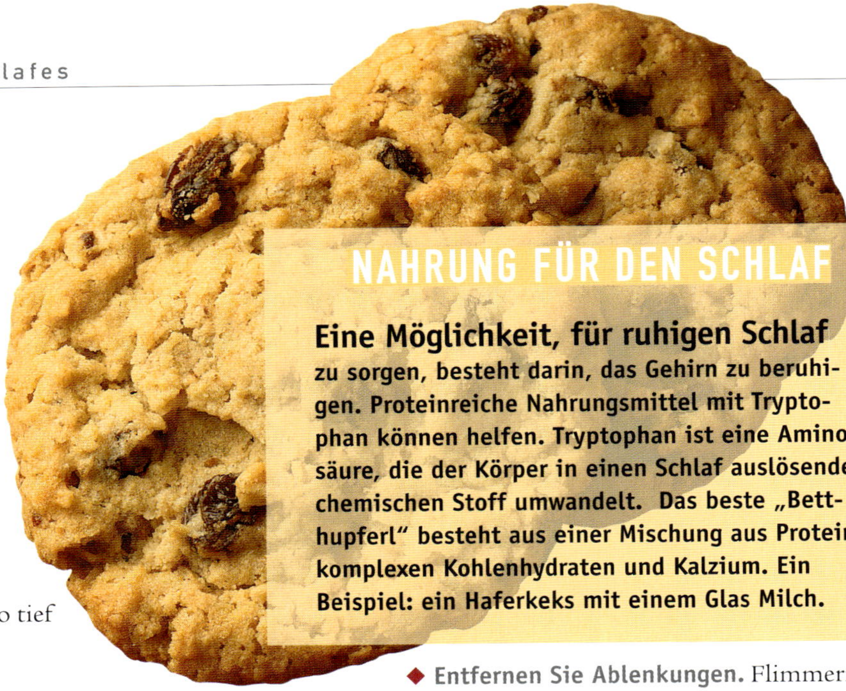

NAHRUNG FÜR DEN SCHLAF

Eine Möglichkeit, für ruhigen Schlaf zu sorgen, besteht darin, das Gehirn zu beruhigen. Proteinreiche Nahrungsmittel mit Tryptophan können helfen. Tryptophan ist eine Aminosäure, die der Körper in einen Schlaf auslösenden chemischen Stoff umwandelt. Das beste „Betthupferl" besteht aus einer Mischung aus Protein, komplexen Kohlenhydraten und Kalzium. Ein Beispiel: ein Haferkeks mit einem Glas Milch.

Weitere Tipps fürs Schlafzimmer

◆ **Streichen Sie Ihr Schlafzimmer pink.** Wenn Sie Ihr Schlafzimmer erst richtig möbliert haben, ist es Zeit, die positive und psychisch aufbauende Wirkung von Farben zu nutzen. Pink übt nachweislich innerhalb von Minuten eine beruhigende Wirkung aus; es vertreibt feindselige und ängstliche Gefühle. Erdtöne wie gebrochenes Weiß und Beige oder kühle Grün- und Blautöne wirken ebenso besänftigend. Vermeiden Sie die Grundfarben, besonders das stark anregende Rot.

◆ **Halten Sie Ihr Schlafzimmer dunkel und kühl.** Dunkelheit und ein Abfall der Körpertemperatur signalisieren dem Körper, dass es Zeit zum Schlafen ist; hängen Sie also dunkle Vorhänge vors Fenster und senken Sie die Temperatur in diesem Raum auf etwa 18 °C.

◆ **Bannen Sie Geräusche.** Wenn Sie in der Nähe einer verkehrsreichen Straße, eines Flughafens oder eines anderen Lärmverursachers leben, verlegen Sie Ihr Schlafzimmer in einen Raum, der möglichst weit von dieser Lärmquelle entfernt ist. Verwenden Sie Teppichböden und Wandbehänge, die die Geräusche schlucken, statt lärmreflektierender Materialien wie Holzböden und Gipswände. Wenn nötig, benutzen Sie Ohrenstöpsel, um lästigen Lärm abzublocken. Man kann auch angenehme Meeres- oder Wasserfallgeräusche abspielen, um den Lärm zu dämpfen und sich in den Schlaf zu lullen.

◆ **Entfernen Sie Ablenkungen.** Flimmernde Fernseher, klingelnde Telefone, Computer, Trainingsgeräte – alles Symbole von Aktivität, Quellen der Unruhe und Ablenkung. Bringen Sie die Elektronik in einen anderen Raum oder stellen Sie sie in einen Schrank, den Sie nachts schließen.

◆ **Decken Sie die Uhr ab.** Wenn Sie Einschlafprobleme haben, sollten Sie sich nicht auf die Uhr konzentrieren. Ständig auf die Uhr zu schauen, wenn man im Bett liegt, kann Schlaflosigkeit geradezu provozieren. Drehen Sie die Uhr um. Dämpfen Sie hörbares Ticken, indem Sie ein Tuch über die Uhr legen.

◆ **Seien Sie sentimental.** Schmücken Sie Ihr Schlafzimmer mit Gegenständen, Fotos, Andenken, die Ihnen schöne Momente in Erinnerung rufen.

◆ **Pflegen Sie Gesellschaft.** Das Alleinsein nach einer jahrelangen Partnerschaft kann Schlafstörungen verursachen. Vielleicht schaffen Sie sich eine Katze oder einen Hund zum Kuscheln an oder nehmen einfach ein zusätzliches Kissen.

◆ **Benutzen Sie ein Nachtlicht.** Selbst ein kurzer heller Lichtstrahl in der Nacht wird einen Abfall der Konzentration des Schlafhormons Melatonin auslösen, Ihren natürlichen Schlafzyklus unterbrechen und Ihrem Körper signalisieren, dass es Zeit zum Aufstehen sei. Nehmen Sie besser ein Nachtlicht.

◆ **Wechseln Sie den Raum.** Wenn Sie trotz aller Maßnahmen Schlafprobleme haben, probieren Sie ein anderes Zimmer zum Schlafen aus. Manchmal ist der Gedanke an Schlaflosigkeit so eng mit einem Raum verbunden, dass Sie die Umgebung wechseln müssen, um an einen guten Schlaf zu glauben.

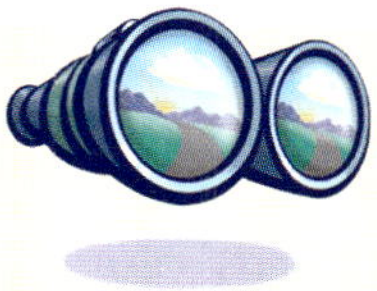

Ausblick ... auf neue Schlaftherapien

Fühlen Sie sich müde? In Zukunft wird es vorbeugende und heilende Maßnahmen bei Schlafstörungen geben, die weit raffinierter (und in manchen Fällen mit mehr Spaß verbunden) sind als die meisten heutigen Möglichkeiten. Hier einige aktuelle Forschungsprojekte:

GENTHERAPIE

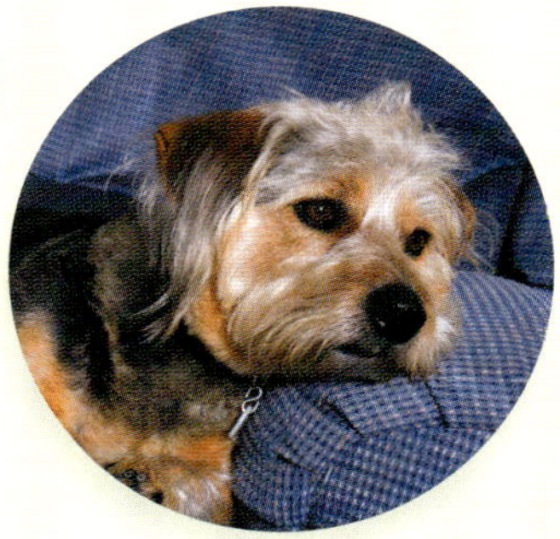

Schläfrige Hunde und hungrige Nagetiere (Schläfrigkeit und Hunger werden im Gehirn ähnlich reguliert) haben Biologen geholfen, die Gene zu finden, die für Narkolepsie verantwortlich sind. Patienten mit dieser Erkrankung fallen plötzlich ohne Vorwarnung in den Schlaf (siehe S. 181). Diese Entdeckung könnte zur Heilung von Schlafproblemen führen.

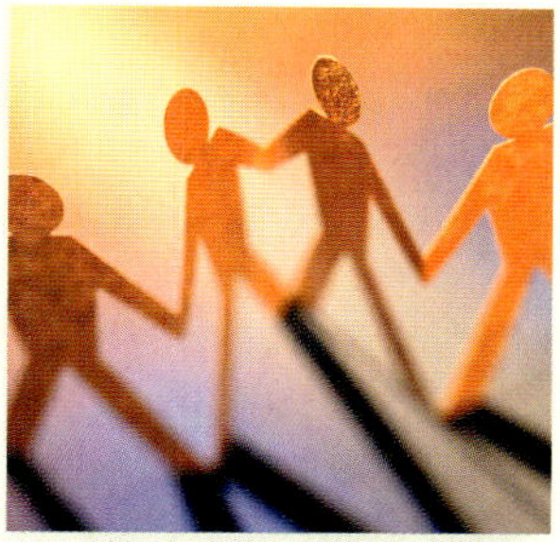

GRUPPENTHERAPIE

Dank der im *Journal of the American Medical Association* veröffentlichten Forschungsergebnisse könnten wöchentliche Gruppentherapien gegen Schlaflosigkeit Mode werden. Eine Studie ergab, dass Teilnehmer einer Gruppe, die ihre Schlafprobleme besprachen und in schlaffördernden Verhaltensweisen unterrichtet wurden, erfolgreicher im Kampf um den Schlaf waren als eine andere Gruppe, die Schlaftabletten einnahm.

LICHTTHERAPIE

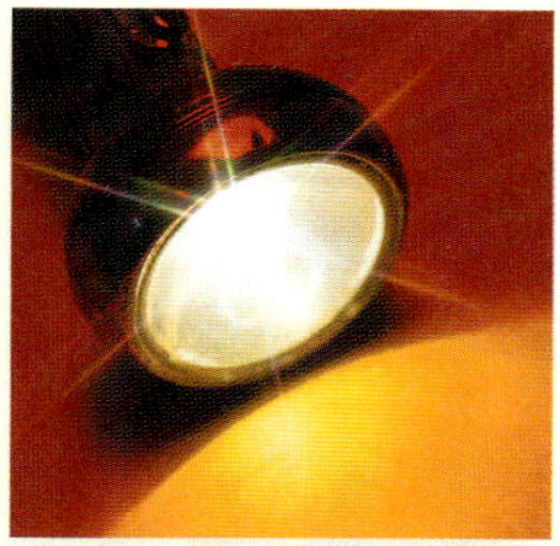

Wissenschaftler fanden heraus, dass helles Licht, in die Kniekehlen gestrahlt, die Einstellung der inneren Uhr verändert. Eine Lichtzufuhr, kurz bevor die Körpertemperatur auf dem Tiefststand ist, also gegen 5.30 Uhr, verzögert den Biorhythmus in der nächsten Nacht um 3 Stunden. Eine Bestrahlung kurz nach diesem Zeitpunkt verschob den Rhythmus nach vorn. Diese seltsamen, noch unerklärten Befunde könnten eines Tages Fernreisenden dabei helfen, ihre innere Uhr der jeweiligen Zeitzone anzupassen.

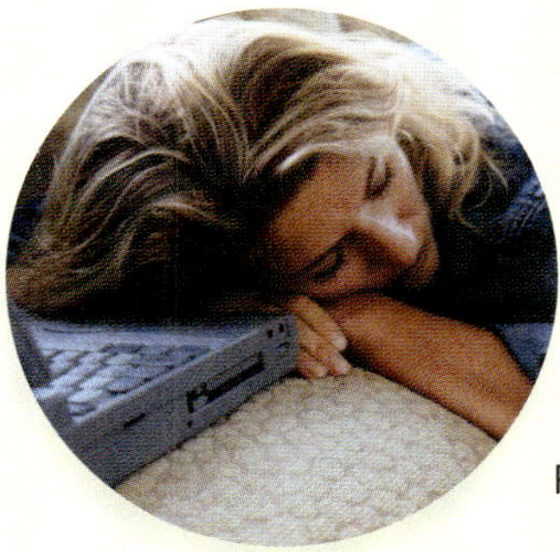

SCHLAFRÄUME

Forschungsergebnisse zeigen, dass Schlafmangel die Arbeitsproduktivität verringert: durch Beeinträchtigung des Kurzzeitgedächtnisses, Verminderung der Wahrnehmungsfähigkeit, Verlängerung der Reaktionszeit und Schwächung des Immunsystems (was für Erkältungen, Grippe und häufige Fehlzeiten der Beschäftigten sorgt). Daher haben einige Unternehmen Schlafräume eingerichtet, in denen Angestellte während der Pausen ein Nickerchen halten können.

Wann ist ein Arztbesuch nötig?

Sie schlafen acht Stunden und fühlen sich trotzdem zerschlagen? Vielleicht schlafen Sie nicht so gut, wie Sie sollten. Wenn Sie Schlafstörungen haben, kann es sein, dass Sie sich im Schlaf nicht erholen. Damit sind Sie nicht allein.

Man schätzt, dass rund 15 % der Bevölkerung unter chronischen Schlafstörungen leiden. Einige Beschwerden wie Schlaflosigkeit – die Unfähigkeit einzuschlafen (siehe S. 170–173) – sind leicht festzustellen, auch wenn medizinische Tests notwendig sind, um die Ursachen zu finden. Andere Erkrankungen haben nicht so offenkundige Auswirkungen. Mitunter erkennen die Betroffenen auch gar nicht, dass Schlaf das ursächliche Problem ist. Sie klagen über Erschöpfung, behaupten aber nach wie vor, gut zu schlafen. Selbst wenn sie erkennen, dass sie ruhelos sind und oft aufwachen, haben sie keine Erklärung für ihre Probleme oder was sie dagegen tun könnten.

Falls Sie sich häufig ohne erkennbare Ursache müde und abgeschlagen fühlen, sollten Sie den Arzt aufsuchen. Er könnte feststellen, dass Sodbrennen, Arthritis, Depression oder ein anderes Leiden für Ihre Schlafstörung oder mangelnde Energie verantwortlich ist (siehe „Gründe für Müdigkeit“ S. 183). Wenn andere Erkrankungen ausgeschlossen sind, kann ein Facharzt – in der Regel ein auf Schlafstörungen spezialisierter Neurologe – Sie untersuchen und Gehirn- und Körperfunktionen über Nacht beobachten. Große Kliniken verfügen über Schlaflabors und können Schlafstörungen behandeln.

◆ **Die häufigsten Schlafstörungen** Bislang sind mehr als 80 Schlafstörungen bekannt, von denen viele erfolgreich behandelt werden können. Auf den nächsten Seiten werden die bekanntesten Beschwerden in der Reihenfolge ihrer Häufigkeit kurz vorgestellt.

MEHR STUNDEN SCHLAF – und die wachen Stunden werden auch zunehmen!

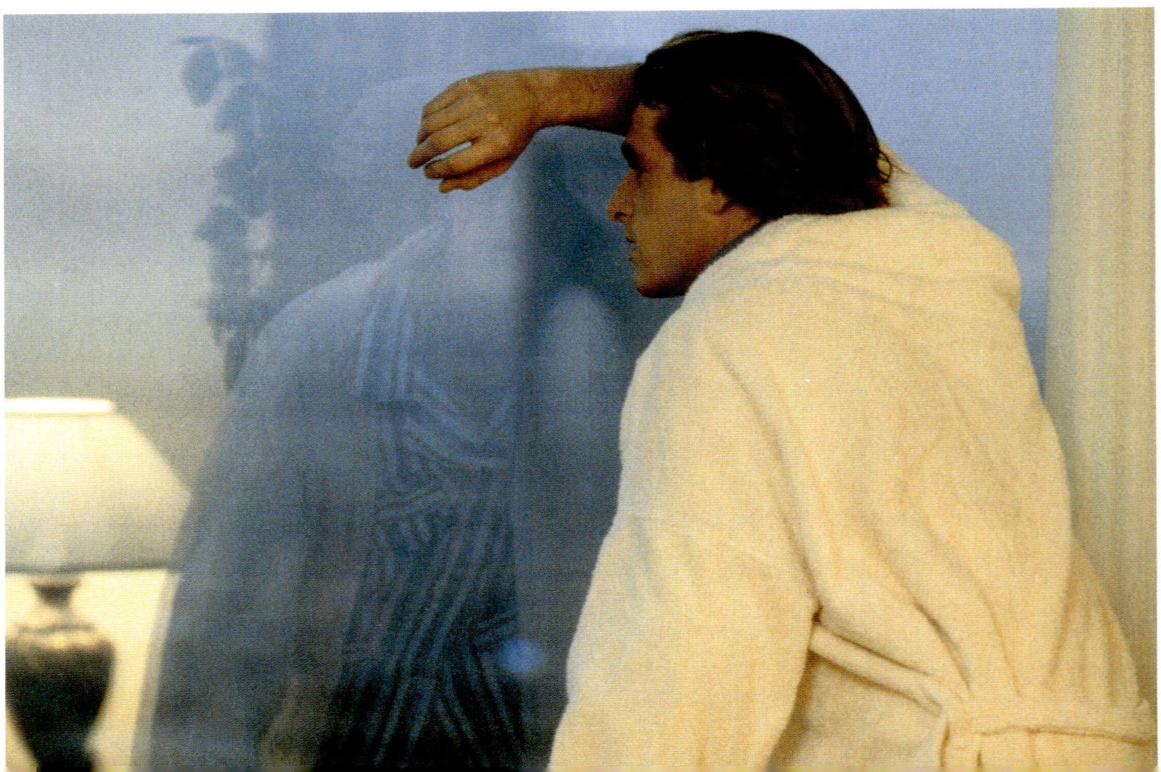

Schlafapnoe

Eine unregelmäßige Atmung während des Schlafes, bekannt als Schlafapnoe, kann lebensbedrohend sein, da es sich um wiederholte Atemstillstände handelt. Die so genannte obstruktive Schlafapnoe entsteht durch das Zusammenfallen der Rachenwände, wobei das Gaumensegel erschlafft, sodass die oberen Atemwege blockiert werden. Allgemeine Symptome sind lautes Schnarchen, gefolgt vom Aussetzen der Atmung, während der Schlafende sich hin und her wälzt oder nach Atem ringt.

Bei obstruktiver Schlafapnoe kann die Atmung bis zu 200-mal pro Nacht aussetzen, wobei die Atemstillstände zwischen 10 Sekunden und 2 Minuten dauern. Dabei kann der Sauerstoffspiegel im Blut auf gefährlich niedrige Werte absinken und ein kurzes, nur wenige Sekunden andauerndes Aufwachen auslösen, bis die Atmung wieder einsetzt. Mit fallendem Sauerstoffspiegel steigt der Kohlendioxidgehalt; diese Kombination belastet den Körper und erhöht langfristig das Risiko für Bluthochdruck, Herz-Kreislauf-Erkankungen, Schlaganfall und Veränderungen im Gehirn.

Zu weiteren Symptomen zählen tagsüber auftretende Müdigkeit, Schläfrigkeit, verbunden mit häufigem Einnicken, sowie Benommenheit beim Autofahren, Persönlichkeitsveränderungen und Gedächtnisverlust. Ähnliche Symptome weisen die anderen Schlafapnoe-Formen auf; dazu zählen:

◆ **Zentrale Apnoe** Diese Form verursacht ebenfalls einen Atemstillstand während des Schlafes, die Ursache wird aber im neurologischen Bereich vermutet; es liegt keine körperliche Einschränkung vor.

◆ **Gemischte Apnoe** Eine Form, die Merkmale der obstruktiven Apnoe und der zentralen Apnoe zeigt, d. h. sowohl eine Blockade der Atemwege als auch neurologische Störungen beinhaltet.

Das Risiko einer Schlafapnoe nimmt mit dem Alter zu. Im mittleren Altersbereich leiden 9 % der Männer und 4 % Prozent der Frauen darunter, bei Älteren sind es 27 % bzw. 19 %. Ein erhöhtes Risiko haben besonders übergewichtige Personen.

◆ **Behandlungsmöglichkeiten** Bei Patienten mit schwach ausgeprägter Schlafapnoe hilft häufig schon eine Gewichtsabnahme und das Meiden von Alkohol, Rauchen, Beruhigungsmitteln und Schlaftabletten. Manchen hilft die Einnahme von Antihistaminika vor dem Einschlafen. Bei sehr schwacher Apnoe können Sie Ihren Zahn-arzt bitten, Ihnen eine kleine Plastikspange zur Schnarchkontrolle anzupassen, die Sie dann bei Bedarf in den Mund einsetzen. Dieses Gerät verhindert, dass Kiefer und Zunge im Schlaf die Atemwege blockieren.

Eine der wirksamsten Behandlungen von obstruktiver Schlafapnoe besteht in kontinuierlicher Luftzufuhr durch die Nase mithilfe einer Maske, die die Nasenöffnung während des Schlafs offen hält. Zur Behandlung zentraler Schlafapnoe werdem gelegentlich auch Antidepressiva eingesetzt.

Erstaunlich!

Wenn Sie schnarchen oder neben einem Schnarcher schlafen, kann vielleicht eine „Schnarchplastik" – eine kleine Spritze ins Gaumensegel – Ihren ruhelosen Nächten ein Ende bereiten. Forscher am Walter Reed Army Medical Center behaupten, damit einen 92-%igen Erfolg gegen das Schnarchen zu erzielen. Sie versteifen mit einer Natriumtetradodecylsulfat-Spritze das Gaumensegel und hindern es so, während des Schlafes zu flattern.

„Der Nachtschlaf bereitet ebenso auf die Aufgaben des nächsten Tages vor, wie er eine Erholung vom vergangenen Tag ist."

DR. ALLAN HOBSON, NEUROBIOLOGE, HARVARD MEDICAL SCHOOL

Narkolepsie

Hauptsymptom der Narkolepsie sind u. a. tagsüber plötzlich zwanghaft auftretende Schlafanfälle, starke Unregelmäßigkeiten im Schlafrhythmus. Menschen, die darunter leiden, können mitten in ihrer Tätigkeit oder im Gespräch abrupt einschlafen. Der Schlafanfall ist häufig begleitet von Muskelschwäche als Reaktion auf starke Gefühle wie Ärger oder Überraschung. Manchmal haben die Betroffenen traumartige Halluzinationen in halbwachem Zustand, kurz bevor sie einschlafen. Narkolepsie tritt erstmalig meist im jungen Erwachsenenalter auf und bleibt ein lebenslanger Begleiter. Eine Diagnose kann nur ein Schlafexperte stellen.

◆ **Behandlungsmöglichkeit** Die Therapie umfasst regelmäßigen Nacht- und Mittagsschlaf sowie Medikamente zur Stimulation des Zentralnervensystems und der Milderung der Muskelschwäche.

Restless-Legs-Syndrom

Etwa 2–5 % aller Menschen haben abends unangenehme Unruhegefühle in den Beinen wie Kribbeln, Stechen, Ziehen. Diese Erscheinung, bekannt als Syndrom der unruhigen Beine (engl. **R**estless-**L**egs-**S**yndrom, RLS) oder Wittmaack-Ekbom-Syndrom zwingt sie zu ständiger Bewegung und macht Schlaf fast unmöglich. Menschen mit RLS leiden oft auch unter Bewegungsstörungen in den Extremitäten – einem sich wiederholenden ruckartigen Zucken der Arme und Beine. Diese Zuckungen können alle 20–40 Sekunden auftreten und sorgen für ständiges Aufwachen. Eine Studie ergab, dass diese Beschwerden etwa 33 % aller Schlaflosigkeit bei den über 60-jährigen Betroffenen ausmachen.

◆ **Behandlungsmöglichkeit** In leichteren Fällen lassen sich die Symptome durch Beinmassagen, sportliche Aktivitäten sowie Verzicht auf Alkohol und koffeinhaltige Getränke mildern.

Gute Frage!

Ist das chronische Ermüdungssyndrom eine Schlafstörung?

Nein. Bei einer Schlafstörung hat man Probleme mit dem Ein- oder Durchschlafen; das chronische Ermüdungssyndrom ist dagegen ein dauerndes Gefühl stärkster Erschöpfung, bei dem man sich kaum bewegen kann. Es wird erst nach Ausschluss anderer Ursachen, wie Schlafstörungen und psychischer Probleme, diagnostiziert. Bislang ist die Ursache unbekannt.

Weitere Schlafstörer

Neben Schlafstörungen und Krankheiten kann eine Reihe weiterer Faktoren den Schlaf rauben:

◆ **Häufiges Fliegen** Das Überqueren mehrerer Zeitzonen kann den Biorhythmus außer Takt bringen. Die darauf folgende Müdigkeit und Schlafunterbrechung wirkt sich besonders auf jene aus, die häufig Zeitzonen queren. Einige Untersuchungen weisen darauf hin, dass die Einnahme von Melatonin (siehe S. 172) dagegen helfen könnte.

◆ **Stress** Für viele Experten gilt Stress als Ursache Nummer 1 für kurzzeitige Schlafprobleme; häufig wird er durch Belastungen am Arbeitsplatz, durch familiäre Probleme oder den Tod eines nahen Angehörigen ausgelöst (siehe auch Kapitel „Immunsystem und Psyche").

◆ **Schmerzhafte Erektionen** Nächtliche Erektionen sind normal, gelegentlich aber schmerzhaft. Manchmal verschreiben Ärzte Männern, die wegen schmerzhafter Erektionen oft aufwachen, Medikamente, die den REM-Schlaf unterdrücken (z. B. Antidepressiva).

◆ **Intensive Träume** Noch weiß man wenig darüber, wie und warum wir träumen, fest steht jedoch, dass die Traumintensität individuell verschieden ist. Manche Menschen träumen so intensiv, dass sie keinen Tiefschlaf haben. Erwachsene können Albträume haben, doch Angst auslösende Träume haben vor allem Kinder, da ihre Traumbilder leichter durch Fernsehen oder Erlebnisse beeinflusst werden. Bei heftigen Albträumen kann eine Verhaltenstherapie oder Medikamente hilfreich sein.

Genau betrachtet ... Gründe für Müdigkeit

Vielleicht beruht Ihre Erschöpfung gar nicht auf Schlafmangel. Andere Verursacher, die sich hinter der Bezeichnung „ständige ungeklärte Müdigkeit“ verbergen können, sind z. B. Depressionen (siehe S. 106 und 218) sowie folgende Faktoren:

AKUTE INFEKTIONEN

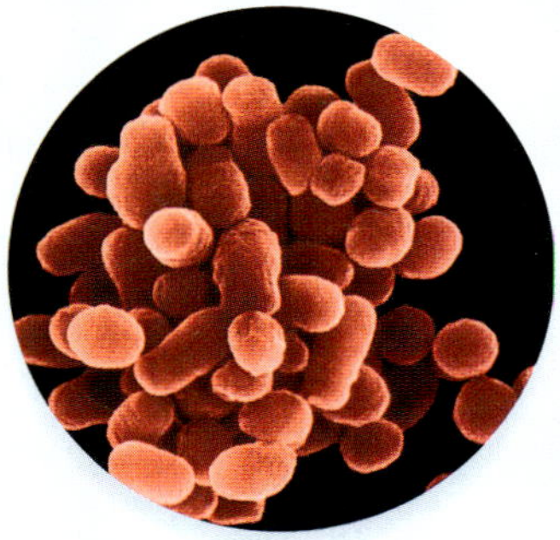

Selbst wenn Sie keine Symptome haben, kann eine unerkannte Infektion der Grund für Ihre Müdigkeit sein. Die durch Zecken übertragene Borreliose kann sich durch Ermüdung bemerkbar machen, ebenso eine Brucellose, die von dem Bakterium *Brucella abortus* (rechts, vergrößert) verursacht wird und die beim Kontakt mit infizierten Schafen, Ziegen, Kühen oder durch das Trinken der Milch infizierter Tiere übertragen wird.

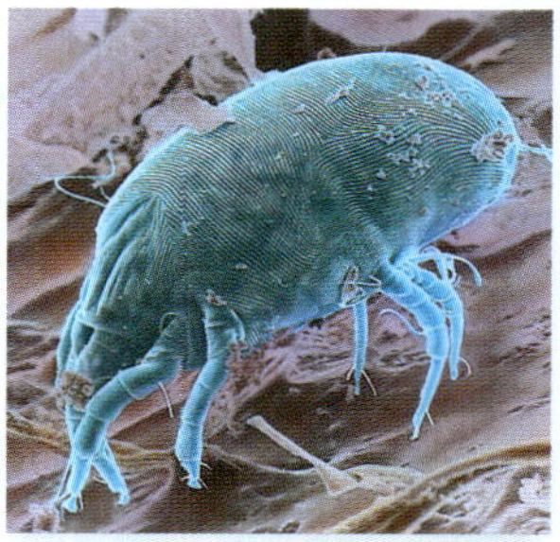

ALLERGIEN

Histamine und andere bei Allergien freigesetzte Substanzen neigen dazu, Schläfrigkeit zu erzeugen. Paradoxerweise können allergische Attacken, die durch Gräser oder Löwenzahn (links) ausgelöst werden, Sie dann die ganze Nacht mit Keuchen und Schniefen wach halten, ebenso durch Staubmilben verursachte Reizungen der Atemwege. Darüber hinaus verschlimmern viele Medikamente, die Sie gegen die Allergie einnehmen, die Müdigkeit. Klären Sie Probleme mit einem Allergologen ab.

ANÄMIE

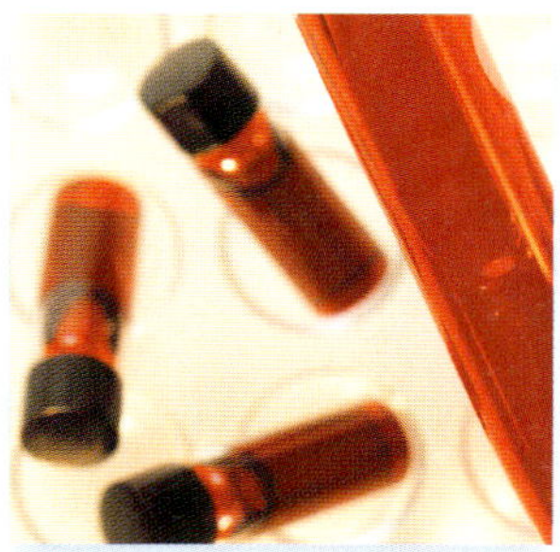

Die Hauptaufgabe der roten Blutkörperchen besteht im Sauerstofftransport von den Lungen in den Körper. Wenn Sie nicht genug rote Blutkörperchen haben oder diese nicht genug Sauerstoff transportieren, kann es zur Anämie (Blutarmut) kommen. Die Folge ist eine starke Müdigkeit, durch die Ihnen alle Arbeiten schwer fallen. Eine Anämie wird durch einen Bluttest nachgewiesen. Bei einem positiven Test sucht der Arzt die zugrunde liegende Krankheit und behandelt Sie entsprechend.

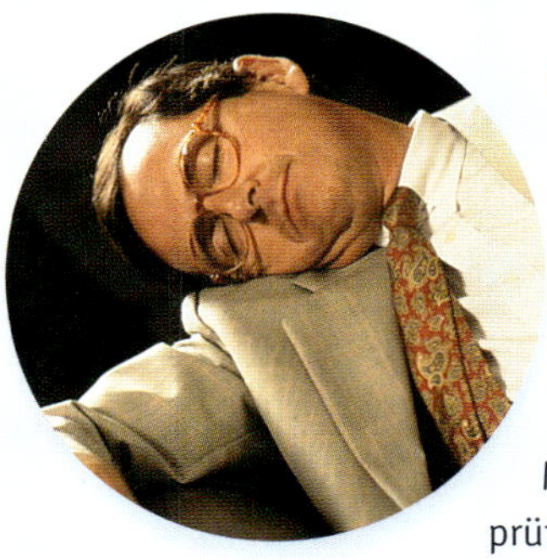

NIEDRIGE HORMONSPIEGEL

Bei Männern können niedrige Konzentrationen des Hormons Testosteron zu Müdigkeit, Gewichtsverlust sowie mangelndem Interesse an Sex und anderen Aktivitäten führen. Bei Frauen können niedrige Östrogenspiegel ähnliche Beschwerden verursachen. Zu wenig oder zu viel von anderen wichtigen Hormonen, wie z. B. dem Schilddrüsenhormon oder dem Hormon Thyrotropin, das die Schilddrüse stimuliert, können ebenfalls für Müdigkeit sorgen. Zum Glück lassen sich Hormonspiegel im Bluttest überprüfen. Falls nötig, helfen Hormontabletten, -pflaster, -cremes oder -spritzen.

Voller Energie aufwachen

Jeder sollte genau wissen, wie viel Schlaf er braucht, um sich den ganzen Tag über wach, dynamisch und voller Energie zu fühlen.

Doch vom Wissen, dass Sie eigentlich mehr Schlaf bräuchten, bis zur Umsetzung dieser Erkenntnis ist noch ein langer Weg. Viele Menschen schlafen nämlich nachts kaum 6 Stunden.

Keine Zeit zum Schlafen?

Manche dynamische Menschen sind stolz auf ihr geringes Schlafbedürfnis. Wie James Gleick in seinem 1999 erschienenen Buch beobachtet: „Überstunden bedeuten so viel wie Wichtigkeit." Aber ist wirklich die Arbeit der Schlafstörer?

Nein, sagen die beiden Experten Dr. John P. Robinsson und Dr. Geoffrey Godbey. Statt zu schlafen, sehen wir fern. Robinson und Godbey fanden heraus, dass US-Amerikaner ihre wöchentliche Arbeitszeit über- und ihre Freizeit unterschätzten, und zwar um 10–20 Stunden. Viele Stunden der Extrazeit, die die Menschen glaubten, als Arbeitszeit zu verbringen, entsprachen der Zeit, die sie vor dem Fernseher saßen. Die Botschaft für übernächtigte TV-Süchtige: Verzichten Sie auf einige der Shows, und gönnen Sie sich mehr Zeit zum Schlafen!

Der Fernseher ist nicht der einzige Zeit raubende Faktor im modernen Alltag; dazu gehören auch: Surfen im Internet, abends einkaufen, in Konzerte, ins Kino und Theater gehen. Falls diese Aktivitäten dafür sorgen, dass Sie spät ins Bett gehen, tragen Sie allein die Verantwortung. Entschließen Sie sich dazu, Ihre Schlafenszeit strengstens einzuhalten, und lassen Sie sich durch nichts davon abbringen. Hier ein paar Tipps, damit Sie mehr Zeit für Ihren notwendigen Schlaf finden:

- **Führen Sie ein Aktivitätenbuch.** Eine Verhaltensänderung sollte mit Beobachtungen beginnen. Machen Sie sich 5–7 Tage vor Änderung Ihrer Schlafenszeit stündliche Notizen, was Sie den Tag über tun. Notieren Sie, wann Sie eine Tätigkeit beginnen und wann beenden, um zu wissen, wie lange Sie jeweils dafür brauchen. So erkennen Sie, wohin Ihre Zeit verschwindet und wie Sie Zeit für mehr Schlaf gewinnen können.
- **Programmieren Sie Ihren Videorecorder.** Wählen Sie die Sendungen aus, die Sie am liebsten sehen möchten, und nehmen Sie sie auf Video auf. Schauen Sie sie an, während Sie auf dem Laufband oder Trimmrad trainieren oder bügeln. Und lassen Sie das Band bei Werbespots schneller laufen, um Zeit zu sparen.
- **Telefon aus der Steckdose herausziehen.** Abendliche Anrufe von Freunden und Verwandten können dazu führen, dass Sie länger aufbleiben. Schalten Sie das Telefon spätabends aus und geben Sie für Notfälle nur einigen Personen Ihre Handynummer.
- **Setzen Sie Prioritäten.** Erstellen Sie morgens eine Liste mit all den Dingen, die Sie im Lauf des Tages erledigen wollen. Ordnen Sie diese nach ihrer Wichtigkeit und nehmen Sie sie entsprechend der Reihenfolge in Angriff. Falls nach dem Abendbrot noch was auf der Liste unerledigt ist, verschieben Sie es auf den nächsten Tag.

Wer schläft wie lange?

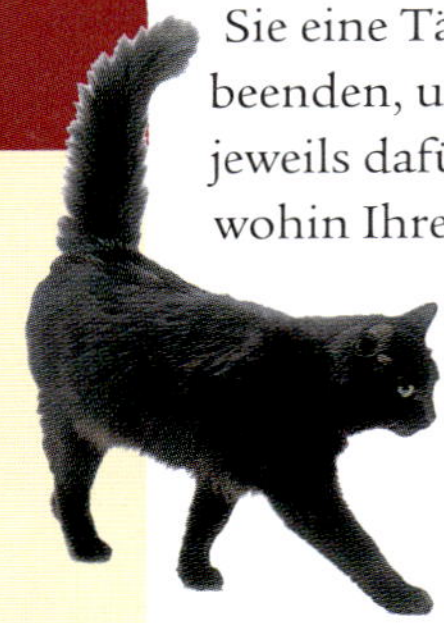

Wie die Menschen haben auch Tiere ein tägliches Muster von Ruhe und Aktivität. Oft brauchen kleine Tiere mehr Schlaf als große. Eine Übersicht der Schlummerzeiten:

TIER/STUNDEN	
Braune Fledermaus	19,9
Löwe	13,5
Katze	12,1
Kaninchen	11,4
Hund	10,6
Tümmler	10,4
Schimpanse	9,7
Schwein	7,8
Seehund	6,2
Elefant	3,6
Pferd	2,9
Giraffe	1,9

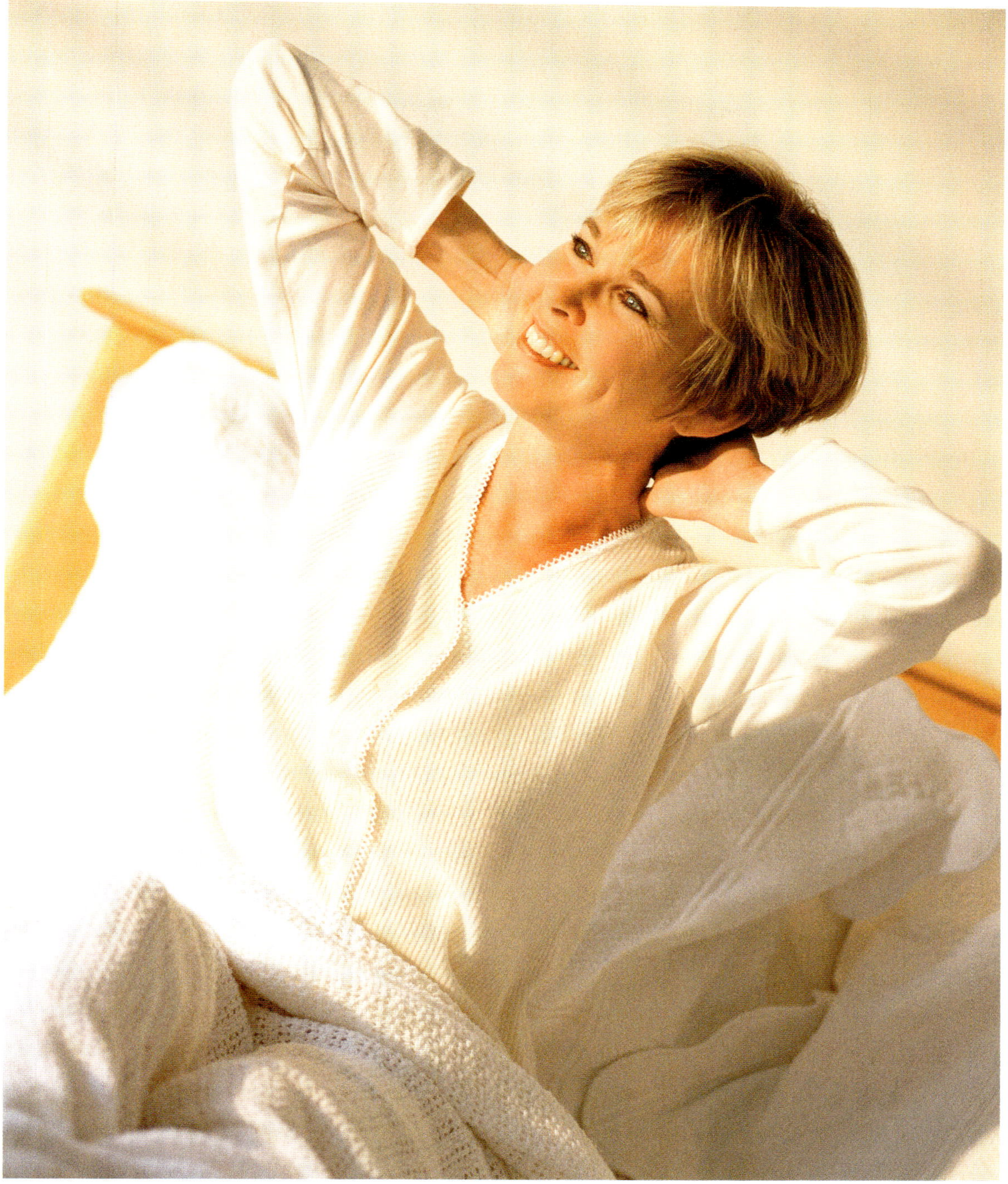

„Schlaf bringt uns emotional, kognitiv und immunologisch wieder auf Vordermann. Er ist einfach gut."

DR. DAVID DINGES, CHRONOBIOLOGE, UNIVERSITY OF PENNSYLVANIA SCHOOL OF MEDICINE

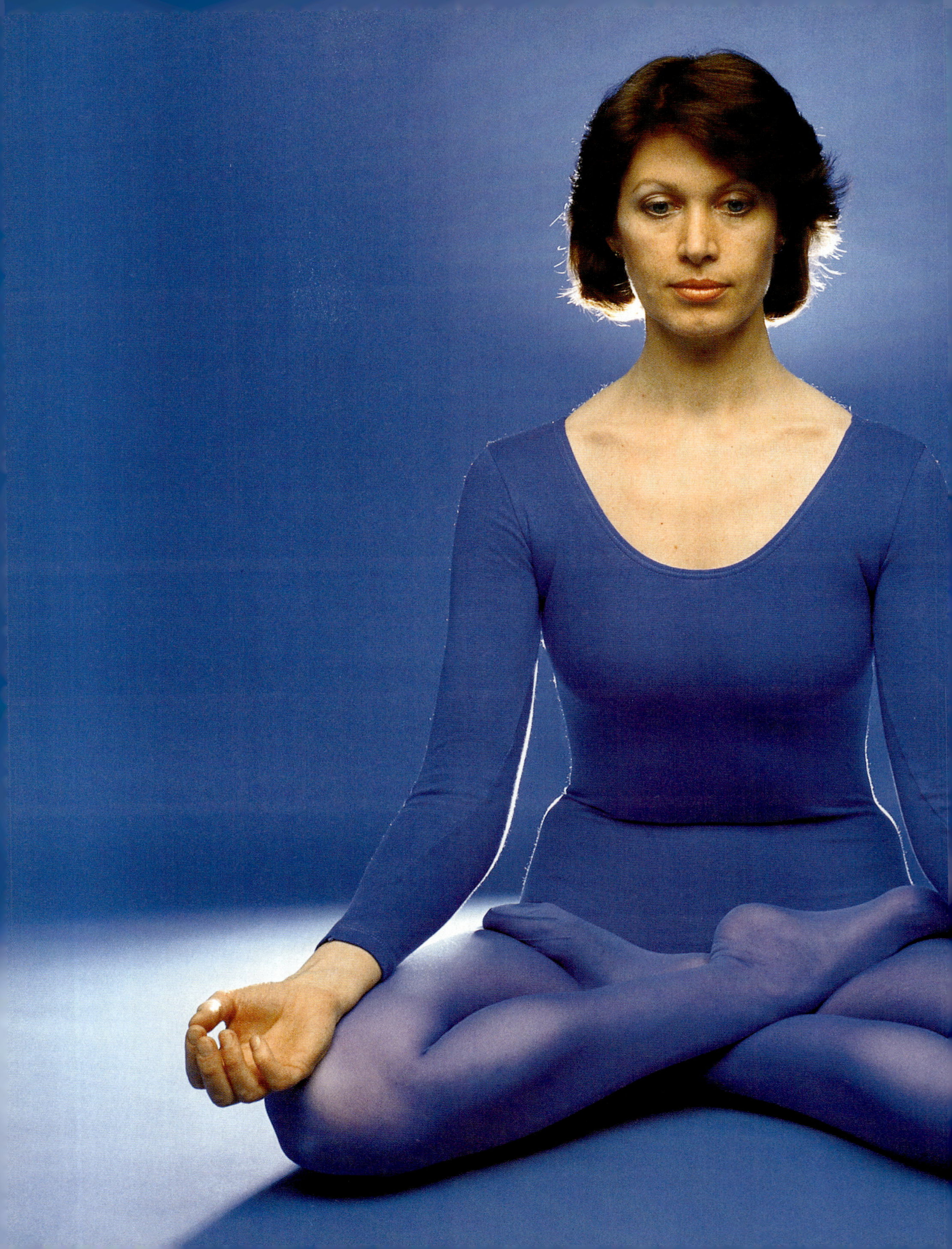

Immunität und Psyche

Selbst sehr skeptische Ärzte räumen heute ein, dass Stress krank machen kann. Aber neue Forschungsergebnisse zeigen, dass weniger arbeiten und mehr entspannen nicht die umfassende Lösung ist. Darüber hinaus ist es wichtig, das Leben zu genießen und jeden Tag mit einer positiven Einstellung anzugehen.

Risikofaktor Stress

Herzklopfen, Ihr Puls rast, der Atem wird schneller, die Muskeln verkrampfen sich. Im Nu ist Ihr Mund trocken und Sie bekommen ein flaues Gefühl im Magen. Von den Anzeichen her scheint es um Leben und Tod zu gehen.

In Wirklichkeit aber geht es eher um ein alltägliches Ärgernis: Ihr Chef hat den Abgabetermin einer Arbeit um 24 Stunden vorgezogen, damit er früher in den Urlaub fahren kann. Ihre Planung interessiert ihn wenig – Sie würden am liebsten aus der Haut fahren, können sich jedoch nur im Stillen furchtbar aufregen.

Die Situation hat Ihre Stressreaktion geweckt, die von Fachleuten auch als Angriff-oder-Flucht-Reaktion bezeichnet wird. Das Gehirn befiehlt dem Körper, in Alarmbereitschaft zu gehen und sich auf außergewöhnliche Anforderungen vorzubereiten. Forscher halten diese Reaktion für ein Erbe unserer prähistorischen Vorfahren, die in ständiger Gefahr lebten und daher sehr schnell kampfbereit sein mussten.

Heute dagegen ist die Angriff-oder-Flucht-Reaktion nicht mehr angemessen. Dennoch reagiert unser Körper auf viele Situationen – von täglichen Ärgernissen wie Verkehrsstaus bis zu größeren Erschütterungen wie Tod des Ehepartners –, als wären Stärke und Schnelligkeit hilfreich.

Was ist Stress?

Nach einer biologischen Definition gilt Stress als das, was das natürliche Gleichgewicht und die Fähigkeit des Körpers zur Selbstregulierung stört. Denn jeden Augenblick regelt der Körper Blut-

Erstaunlich!

Ein langweiliges Leben kann sehr ähnliche Auswirkungen haben wie ein stresserfülltes, weil es oft mit ähnlichen Verhaltensweisen verknüpft ist – zu viel essen, rauchen oder trinken.

NEUE TECHNIKEN haben neuen Druck erzeugt – mehr Arbeit muss in weniger Zeit erledigt werden.

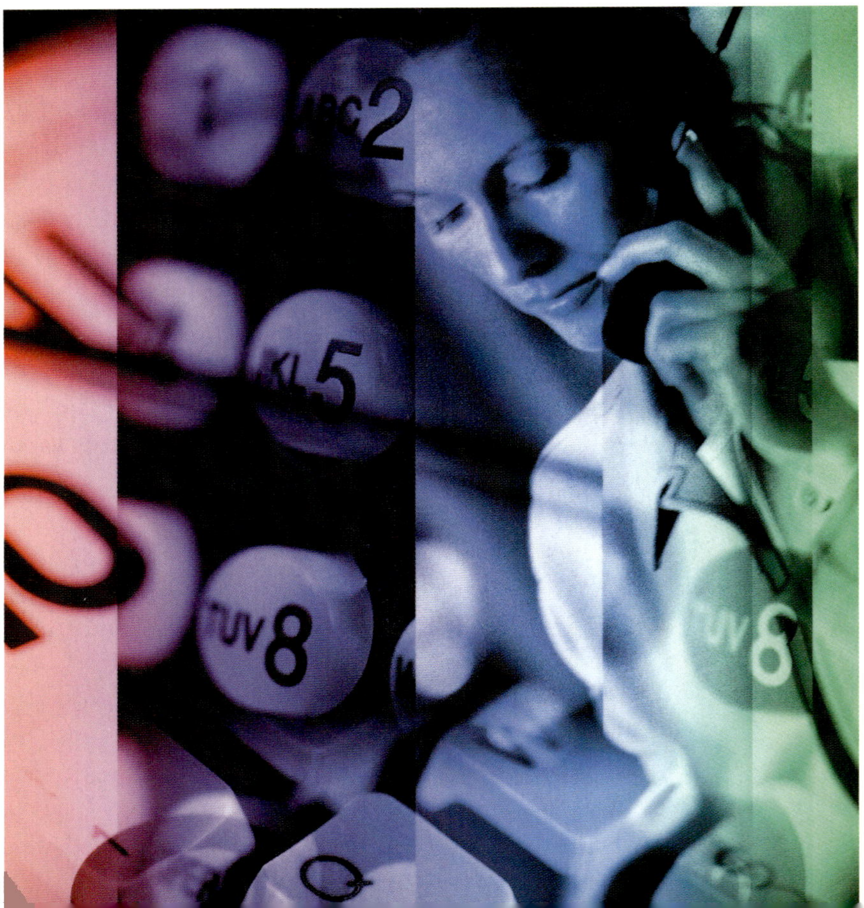

druck, Temperatur, Pulszahl, Hormonspiegel und andere Variablen. All dies wird vom Gehirn gesteuert, das dem so genannten endokrinen System (den Hormone absondernden Drüsen und Organen) befiehlt, welche Feinabstimmungen unter ständig wechselnden Umständen vorzunehmen sind. Dies gilt auch bei körperlichen Störungen des Organismus wie Verletzungen, Krankheit oder Einwirkung extremer Temperaturen.

Die Stressreaktion entsteht im Hypothalamus, einem erbsengroßen Organ tief im Gehirn. Im Hypothalamus werden auch Gefühle und Erinnerungen verarbeitet und elementare Empfindungen und Bedürfnisse – Hunger, Durst, Lust, Zorn, Panik und Schmerz – kontrolliert. Vielleicht weil der Hypothalamus sowohl emotionale Reaktionen als auch körperliche Empfindungen verarbeitet, können Ereignisse, die Ihr Sicherheitsgefühl, Ihre Selbstachtung oder gesellschaftliche Stellung bedrohen – ein schlechtes Zeugnis Ihres Kindes oder Arbeitslosigkeit Ihres Ehepartners –, den Körper in denselben Alarmzustand versetzen wie ein Knochenbruch oder das Geräusch quietschender Bremsen direkt hinter Ihnen. Und mit der Zeit kann die körperliche Reaktion auf psychischen Stress das Immunsystem, das Herz und möglicherweise das Gehirn stark strapazieren. Seltsamerweise kann die Stressreaktion aber auch kurzfristige positive Auswirkungen auf das Immunsystem haben.

Was verursacht Stress?

Alles, was intensive Gefühle auslöst, ob schmerzliche (Ärger, Traurigkeit oder Angst) oder angenehme (Freude oder Erregung), kann eine Stressreaktion auslösen. Deshalb werden auch positive Ereignisse wie die Geburt eines Kindes oder ein unverhoffter Geldregen oft als Stressfaktoren eingestuft. Der Hintergrund ist folgender: Wenn sich die Umstände und üblichen Abläufe des Lebens verändern – ob zum Besseren oder Schlechteren – muss man sich anpassen, und die damit verbundene Anstrengung und Unsicherheit sorgen für Stress.

1967 untersuchten Psychiater von der Universität Washington den Zusammenhang zwischen wichtigen Ereignissen oder Veränderungen im Leben eines Menschen und stressbezogenen Krankheiten. Sie erbrachten den Nachweis, dass das Krankheitsrisiko in dem auf eines dieser Ereignisse folgenden Jahr anstieg, und sie konnten eine Rangliste erstellen, welche Dinge am meisten Stress erzeugten. 1997 wurde diese Studie überprüft, auch um herauszufinden, ob diese Rangliste heute noch zutrifft. Die Aussage der Ergebnisse war eindeutig: Die Verbindung zwischen hohem Stress und schlechter

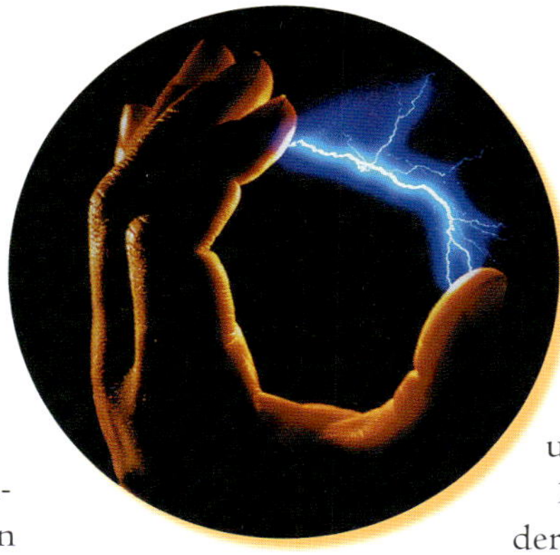

MENTALER STRESS führt zu einem energiegeladenen Zustand, angemessen für Kampf oder Flucht, aber nicht für die Lösung persönlicher Konflikte.

ZAHLEN UND FAKTEN: STIMMUNG

21

Prozent der Amerikaner bezeichnen sich als „regelmäßig zu Tode gelangweilt".

60

Prozent aller Fahrer geben zu, am Steuer schon einmal die Beherrschung verloren zu haben.

125

Bücher gibt es über Optimismus, wenn man im Internet nachschaut.

688

Bücher findet man zum Thema Stress.

200 Milliarden

Dollar betragen beispielsweise die jährlichen Kosten, die durch Stress oder stressbezogene Störungen in den USA entstehen.

EREIGNISSE, DIE STRESS ERZEUGEN

1967	1997
1. Tod des Partners	1. Tod des Partners
2. Scheidung	2. Scheidung
3. Trennung vom Ehepartner	3. Krankheit oder Verletzung
4. Haftstrafe	4. Trennung vom Ehepartner
5. Tod eines nahen Angehörigen	5. Haftstrafe
6. Krankheit oder Verletzung	6. Heirat
7. Heirat	7. Krankheit eines Angehörigen
8. Arbeitsplatzverlust	8. Tod eines nahen Angehörigen
9. Versöhnung mit dem Ehepartner	9. Finanzielle Veränderungen
10. Beginn des Ruhestands	10. Sexuelle Probleme

Quelle: Scully, J.A., Tosi, H., Banning, K. „Life event checklists: revisiting the social readjustment rating scale after 30 years"

Gesundheit ist nach wie vor gültig, aber die Reihenfolge der Stressfaktoren hat sich verschoben. Zwar lagen „Tod des Ehepartners" und „Scheidung" in beiden Jahren der Erhebung ganz oben, doch sind sexuelle Probleme von Platz 13 auf Platz 10 vorgerückt. Die Tabelle rechts vergleicht die zehn wichtigsten Stressverursacher in beiden Untersuchungen.

Der Blick aufs Ganze

Jeder Mensch reagiert natürlich individuell auf Stress. Manche Personen können aus unerklärlichen Gründen über Probleme lachen, die andere in die Knie zwingen würden. Man kann zwar bei schweren Schicksalsschlägen im persönlichen Umfeld mit einer recht hohen Wahrscheinlichkeit voraussagen, dass sie Stress hervorrufen werden. Aber dessen Ausmaß hängt noch von einer Reihe weiterer Faktoren ab.

◆ **Kontrolle** Auf Stressfaktoren wie den Tod eines nahen Angehörigen oder finanzielle Not aufgrund der schlechten Wirtschaftslage haben wir keinen Einfluss. Dagegen ist der Wechsel von einer langweiligen, unbefriedigenden Arbeitsstelle zu einer, die größere Herausforderungen bietet, freiwillig. Und viele Studien lassen vermuten, dass wichtige Lebensveränderungen, die man selbst beschließt, schwächere Stressreaktionen auslösen als solche, die aufgezwungen sind.

◆ **Wünschenswert?** Eine Heirat, die Geburt eines Kindes oder eine berufliche Beförderung können durchaus Stress erzeugen, weil sie eine Veränderung der Lebensgewohnheiten, eine Umstellung zur Folge haben. Aber viele Experten vertreten die Ansicht, dass erwünschte, also positive Veränderungen die Gesundheit weniger beeinträchtigen als unerwünschte.

◆ **Selbstvertrauen** hilft in hohem Maß, Stress zu vermeiden. Denn Menschen, die an ihre eigene Stärke glauben, grübeln weniger und packen die Probleme sofort an. Sie verfügen über eine ausgeprägte persönliche Kontrolle – wenn nicht über die Ereignisse selbst, dann über die Art, wie sie sich von ihnen beeinflussen lassen. Schließlich fassen sie auch ein Unglück eher als eine Herausforderung auf, die bewältigt werden muss, als einen persönlichen Angriff, dessen armes Opfer sie sind.

◆ **Umgang mit Stress** Wer sich leicht aus der Fassung bringen lässt, reagiert oft mit gestörten Ess- und Schlafgewohnheiten, was wiederum eine schwächere Immunität verursacht. Forscher impften bei einem Versuch 100 Personen gegen Grippe und maßen dann die Produktion von Antikörpern – ein zuverlässiger Hinweis auf die Immunreaktion. Es stellte sich heraus, dass Menschen, die bei Stress eher überängstlich sind, schwächere Reaktionen auf den Impfstoff zeigten als andere, die ausgeglichen waren.

◆ **Lebensweise** Menschen mit schlechten Ess-, Schlaf- und Bewegungsgewohnheiten zeigen meist stärkere körperliche Reaktionen auf psychischen Stress als Menschen mit gesunder Lebensweise. Gewohnheiten wie Rauchen, Tablettenkonsum und starkes Trinken erhöhen die nachteiligen Wirkungen von Stress. In schwierigen Situationen kommt es dann oft zu Rückfällen in diese Gewohnheiten.

Und noch mehr Stress

Der bisherige Blick auf einzelne, einschneidende Ereignisse als Stressfaktoren reicht nicht aus. Einige Psychologen glauben nämlich, dass eine andere Art von Stress für ohnehin belastete Personen ebenso schädlich ist. Es ist der Stress „der kleinen Dinge“: Der Bus hat Verspätung. Ihr Kollege im Büro macht zu viel Lärm, die Kinder streiten sich dauernd beim Essen.

Normalerweise können wir mit dieser Art von Stress ganz gut umgehen, doch wenn es außerdem noch eine größere und andauernde Belastung im Leben gibt, können diese „Kleinigkeiten“ das Fass zum Überlaufen bringen. Ein solcher Dauerstress ist beispielsweise die Verantwortung für einen chronisch Kranken, besonders wenn sich der Zustand trotz intensiver Pflege stets verschlechtert. Nach einer neueren Studie hatten Personen, die einen Verwandten mit Alzheimerkrankheit pflegten, weniger zirkulierende Abwehrzellen als eine Kontrollgruppe, die nicht mit einer solchen Krankenpflege belastet war.

Die Pflegepersonen litten auch unter mehr Krankheiten (besonders Erkältungen) und seelischem Leid. Je isolierter sie sich fühlten, desto schlechter war ihre Immunreaktion. Andere Untersuchungen haben gezeigt, dass die Pflege eines Alzheimerpatienten das Risiko einer Depression verdoppeln und sogar verdreifachen kann. Und es ist eine gesicherte Erkenntnis, dass Depressionen neben anderen negativen Auswirkungen das Immunsystem beeinträchtigen.

Wie man mit Stress umgeht

Manche von uns bewältigen den Stress weitaus effektiver als andere. Um herauszufinden, welche Verhaltensweisen besonders erfolgreich sind, haben Forscher eine Gruppe von Firmenchefs 8 Jahre lang durch die Höhen und Tiefen ihrer Tätigkeit begleitet. Eine gute Gesundheit behielten diejenigen, die folgende Strategien umsetzten:

1. Sich den Problemen stellen. Veränderungen im Leben waren eher Herausforderungen als Angst machende Bedrohungen.
2. Zeit für anderes haben. Sie erübrigten Zeit für Dinge außerhalb des Berufs, z. B. das Engagement in der Nachbarschaft.
3. Möglichst die Kontrolle haben. Sie setzten sich realistische Ziele, die sie korrigierten, wenn es notwendig war.

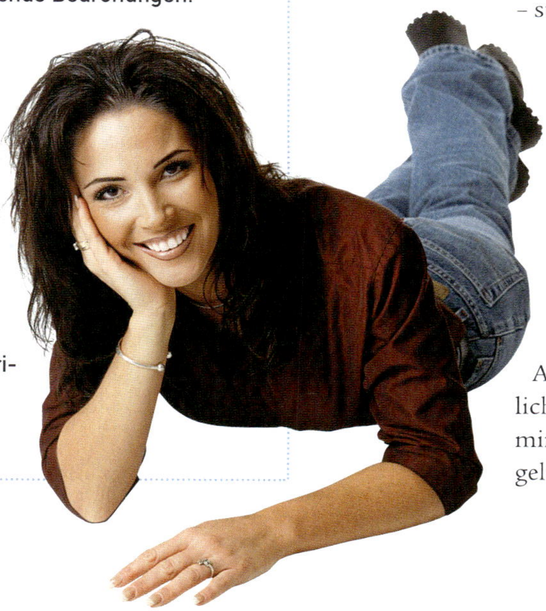

Gibt es einen Zusammenhang zwischen Stress und Krebs?

Es scheint durchaus möglich zu sein, dass Stress zur Entstehung von Krebs beitragen kann. Manche Menschen, deren Krankheitsrisiko gering ist, entwickeln einen aggressiven, unbehandelbaren Tumor. Und einige mit ziemlich hohem Risiko – starke Raucher beispielsweise – werden über 90 Jahre alt. Könnte eine ungesunde Reaktion auf Stress der ausschlaggebende Faktor sein?

Seit langem haben viele Ärzte beobachtet, dass eine unverhältnismäßig große Zahl von Krebspatienten von emotionalen Belastungen in ihrem Leben berichteten. Aber gibt es einen wissenschaftlichen Beweis? Bei Tieren zumindest scheint der Nachweis gelungen: In Forschungen mit ihnen – meist Ratten – wurde der Zusammenhang zwischen Stress und dem Fortschreiten von Krebstumoren herausgearbeitet. In einer Studie beispielsweise entwickelten Ratten, die tumorfördernden Substanzen ausgesetzt waren, viel schneller Krebs, wenn sie dem Stress willkürlicher Stromstöße unterworfen wurden, als Ratten, die von dem Schock verschont wurden oder die Möglichkeit erhielten, ihn zu kontrollieren.

Wenn man bereits an Krebs leidet, kann die Herabsetzung des Stresspegels zur Erholung beitragen. Forscher am Krebszentrum in Pittsburgh fanden heraus, dass Patientinnen mit Brustkrebs, die glaubten, nicht die ideale Unterstützung von Freunden und der Familie zu bekommen, weniger Abwehrzellen-Aktivität zeigten als vergleichbare Frauen, wo Freunde und Familie hilfreich und fürsorglich waren. Andere Wissenschaftler untersuchten die Auswirkungen von Stress auf die Immunfunktion bei Frauen, die sowohl mit HIV als auch mit einem Virus infiziert waren, der Gebärmutterhalskrebs hervorrufen kann; sie stellten Zusammenhänge zwischen erhöhten Stressfaktoren, einem Rückgang von Abwehrzellen und einer größeren Wahrscheinlichkeit für Gebärmutterhalskrebs fest. Dies alles legt die Vermutung nahe, dass Stressminderung das Krebsrisiko senken kann.

Vermutlich ist Stress keine direkte Ursache von Krebs, er scheint aber die Ausbreitung der Krankheit zu fördern, indem er die Abwehrkräfte des Körpers schwächt. Das Leben von Melanom-, Brustkrebs- und Lymphompatienten ist nachweislich verlängert worden, wenn sie in Selbsthilfegruppen zur Minderung von Stress waren. Ein seelisch-geistiges Gleichgewicht ohne Stressbelastung dürfte also dem Immunsystem helfen, Krebs zu hemmen.

Kurztipp

Schlaflosigkeit, Rückenschmerzen, Sodbrennen, Kopfschmerzen und Appetitlosigkeit sind einige der körperlichen Symptome für chronischen Stress. Achten Sie auf solche Warnzeichen, auch wenn Sie sich „stressfrei“ fühlen.

ERKENNEN SIE DIESE STRESSSYMPTOME WIEDER?

Verhalten

Hoher Alkoholkonsum, zu viel oder zu wenig essen, die Fäuste ballen, aufgeregt reden

Gefühle

Wut, Depression, Lustlosigkeit, unerklärliche Stimmungsumschwünge, innere Unruhe

Geist

Verwirrtheit, schlechtes Gedächtnis, Unkonzentriertheit, lebhafte Träume

Körper

Kalte Hände und Füße, Zähneknirschen, Kopfschmerzen, Herzklopfen, verstärktes Schwitzen, Verdauungsstörungen, Verlust der Libido, Nackenschmerzen, schnelles Atmen, Verspannungen

Hat der Stress vielleicht doch zwei Gesichter?

Ein Anwalt erkrankt am Tag nach einem wichtigen Auftritt vor Gericht an Grippe. Ein Paar bricht in den überfälligen Urlaub auf – und beide werden krank. Jemand, der unglücklich verheiratet ist, leidet an einer Infektion nach der anderen. Alles Zufall? Immer mehr Forscher bezweifeln dies.

Wie die Studien über den Zusammenhang von täglichem Stress und Krankheit gezeigt haben, erhöht emotionaler Druck das Risiko, krank zu werden. In der Psychoneuroimmunologie (Wissenschaft von der Untersuchung der Wechselwirkungen zwischen Gehirn und Immunsystem) gibt es ebenfalls Erkenntnisse darüber, dass Immunfunktion und seelisch-geistiger Zustand eng verflochten sind. Eine Studie beispielsweise fand eine Verbindung zwischen persönlicher Stimmung und täglichen Schwankungen in der Menge des Immunoglobulins A (IgA) im Speichel: Der IgA-Spiegel war höher an Tagen, an denen die Versuchspersonen beschwingt waren, und niedriger, wenn sie sich weniger gut fühlten. IgA ist ein vom Immunsystem erzeugter Antikörper, der als unsere erste Abwehrlinie gegen das Eindringen infektiöser Organismen über die Atemwege fungiert. Könnte es also sein, dass sich Stress nicht nur nachteilig auf unser Immunsystem auwirkt?

◆ **Die positive Seite von Stress** Wie jeder weiß, der Termindruck kennt, ist der Hauptvorteil einer Stresssituation, dass man durch sie zu Höchstleistungen angetrieben wird. Wenn die Stresshormone durch den Blutkreislauf strömen, denkt man schneller und klarer. Das Bewusstsein schärft sich, und die Reaktionszeit verkürzt sich. In einer richtigen Krise kann man sogar kurzfristig übermenschliche Kräfte entwickeln.

Die neuere Forschung lässt auch vermuten, dass Stress nicht nur die kurzfristige körperliche und geistige Leistung steigert. Gelegentlicher Stress könnte tatsächlich dem Immunsystem helfen, den Körper gegen Infektionen zu schützen.

Wie kann aber Stress die Immunität erhöhen? Dies ist Kortisol und anderen Steroiden zu verdanken, die als Reaktion auf Stress von der Nebenniere gebildet werden. Im Anfangsstadium der Stressreaktion führen diese Substanzen eine Art Rettungseinsatz durch: Sie dirigieren Lymphozyten (die Immunsystemzellen, die als Aufseher patrouillieren und Eindringlinge suchen) an jede Stelle, wo der Körper aktiv eine Infektion abwehrt. So erklärt sich, warum wir im schlimmsten Stress gesund bleiben, aber Schmerzen, Husten und Schnupfen bekommen, wenn der Stress nachlässt und unser Immunsystem wieder seinen regulären Rhythmus aufnimmt.

◆ **Die negative Seite von Stress** Die Entdeckung, dass gelegentlicher Stress das Immunsystem vorübergehend auf Touren bringen kann, ändert aber nichts an der grundlegenden Tatsache, dass Dauerstress schädlich ist. Ein ganzes Bündel von Studien zeigt, wie Stresshormone neben dem Immunsystem auch das Herz-Kreislauf-System, die Verdauung und andere Körpersysteme schädigen. Es gibt Hinweise darauf, dass Stresshormone bei ständig hoher Konzentration sogar das Gehirn beeinträchtigen, was zu Erinnerungslücken, Angst und unkontrollierten Gefühlsausbrüchen führen kann.

Stresshormone haben auch direkte Auswirkungen auf die Organe des Immunsystems: Thymusdrüse, Lymphknoten, Knochenmark und Milz. Die Thymusdrüse, die täglich Millionen von infektionsbekämpfenden Lymphozyten (weiße Blutkörperchen) herstellt, ist ein Hauptziel der Stresshormone.

KURZFRISTIGER STRESS kann tatsächlich die Immunfunktion steigern.

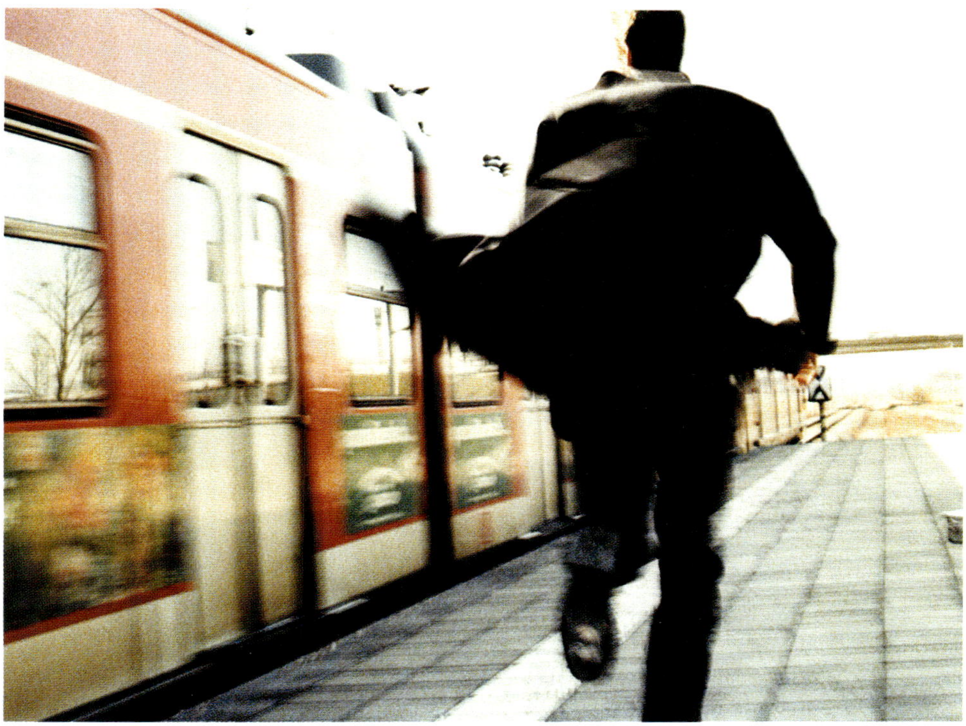

GUTER STRESS – SCHLECHTER STRESS

Es ist möglich, auch bei einer hektischen Lebensweise das Dasein zu genießen – wenn es erfüllt ist von positivem Stress, der Energie gibt und motiviert. Wie können Sie ihn von schlechtem Stress unterscheiden, der Ihnen Gesundheit und Glück rauben kann?

STRESS, DER GUT IST

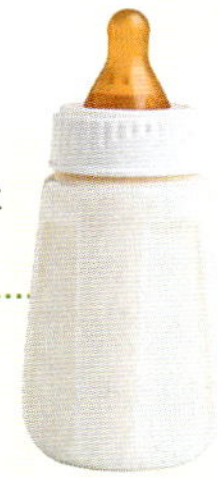

- Etwas mit so viel neugieriger Gespanntheit angehen, dass alle Ängste verschwinden.
- Ein randvoller Zeitplan, der dennoch vieles enthält, was Sie befriedigend finden und auf das Sie sich freuen.
- Mehr Verpflichtungen, z. B. gegenüber dem Partner, im Büro oder im Elternbeirat, als Sie vielleicht mögen, aber keine, die Sie völlig aufgeben möchten.

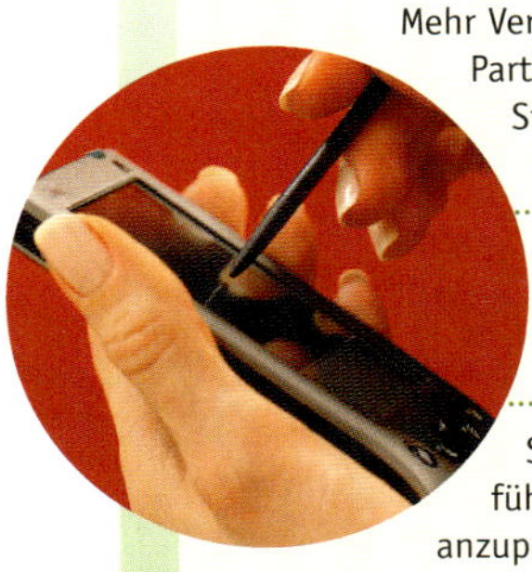

- Auf ein wichtiges Ziel hinarbeiten im Wissen, dass es danach wieder ruhiger zugehen wird.
- Sich gefordert, wach und tatkräftig fühlen – bereit, die nächste Aufgabe anzupacken, was auch immer es sein mag.
- So müde sein, dass man erholsamen, tiefen Schlaf findet.

STRESS, DER SCHLECHT IST

- Ein Vorhaben mit einer Mischung aus Furcht, Sorge und Unruhe angehen.
- Ein übervoller Zeitplan mit Pflichten, die Sie eigentlich ablehnen und die Sie nicht erfüllen würden, wenn Sie wirklich die Wahl hätten.
- Das Gefühl haben, dass die eigene Tätigkeit unwichtig, unbefriedigend und im Grunde genommen der Mühe nicht wert ist.

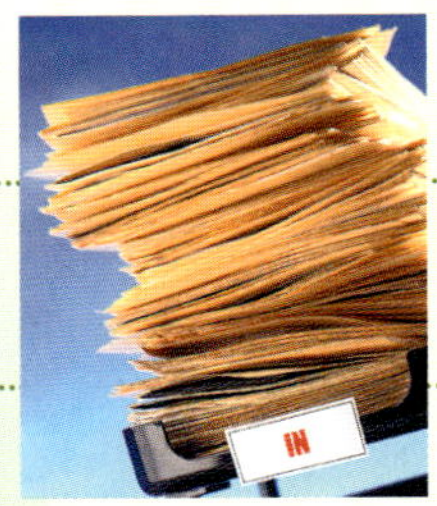

- Sich einer Sache nicht gewachsen fühlen – ohne ein Ende in Sicht und ohne Hilfe am Horizont.
- Unter die Decke kriechen und lieber dort bleiben wollen als zu versuchen, sich den Dingen zu stellen.
- Unruhiger Schlaf, Rückenschmerzen, viele kleine „Wehwehchen".

Wenn die Thymusdrüse in hoher Dosis dem Stresshormon Kortisol ausgesetzt ist, schrumpft sie und produziert weniger T-Zellen, eine Gruppe von Lymphozyten, die die Funktionen anderer Immunzellen abstimmt.

Kortisol setzt auch die Aktivität, Zahl und Lebensspanne anderer Lymphozyten herab. Zu viel Kortisol nimmt einigen Lymphozyten ihre Fähigkeit, Krankheiten zu bekämpfen, zieht andere aus dem Kreislauf und tötet manche völlig ab. Es unterdrückt auch das so genannte Interleukin 2, eine Substanz des Immunsystems, die Lymphozyten auf die Anwesenheit von Keimen aufmerksam macht. Noch schwerwiegender ist, dass „Natürliche Killerzellen" (NK-Zellen) – Lymphozyten, die anormale oder virusinfizierte Zellen auffinden und vernichten – von allen Immunzellen am stärksten von Stress beeinträchtigt werden.

Schließlich mindert Stress anscheinend auch die Fähigkeit des Körpers, Wunden zu heilen. Wenn Sie also den Termin eines chirurgischen Eingriffs selbst bestimmen können, wählen Sie eine „ruhige" Zeit. Hilfreich könnte sein, mehrere Wochen vor der Operation Entspannungstechniken einzuüben.

Schlussfolgerungen

Die Forscher halten sich zurück mit der Aussage, Stress allein könne uns krank machen. Das Immunsystem ist so komplex und verfügt über so raffinierte Taktiken der Abwehr von Feinden, dass eine stressbezogene Veränderung in einem Teil des Systems nicht gleich das gesamte System schädigen muss.

„Es heißt noch nicht, dass Sie krank werden, nur weil Ihre Immunfunktion während einer

„Ärzte wissen wirklich nicht alles. Sie verstehen das Sachliche, nicht die Seele. Und das Wesentliche ist die Seele."

WILLIAM SAROYAN, US-SCHRIFTSTELLER UND DRAMATIKER (1908–1981)

stresserfüllten Zeitspanne absinkt", meint Janet Kiecolt-Glaser, die zusammen mit ihrem Mann Ronald Glaser zahlreiche Untersuchungen stressbezogener Veränderungen der Immunfunktion durchgeführt hat. Nach ihrer Aussage scheint Stress den größten Einfluss auf die Gesundheit von Personen zu haben, die aufgrund ihres Alters oder aufgrund von Krankheiten bereits eine schlechtere Immunfunktion haben.

Das bedeutet nicht, dass Sie sich als gesunder Mensch nicht mehr um Stress sorgen müssen. Stress ist nach wie vor einer der wichtigen Faktoren, die Menschen für Krankheiten anfällig machen. Vielleicht gibt es in naher Zukunft neue Methoden, die den Menschen helfen, trotz unvermindertem Stress gesund zu bleiben. Vorerst fahren Sie am besten, wenn Sie lernen, mit Stress umzugehen. Beginnen Sie damit, das Leben mehr zu genießen und Ihre zwischenmenschlichen Beziehungen zu pflegen (siehe S. 204–205). Methoden zur Stressbewältigung (siehe S. 198–203) können ebenfalls helfen.

Trauerarbeit

Großzügige Verallgemeinerungen über die Beeinträchtigung des Körpers durch die Psyche sind verlockend, aber pauschale Behauptungen werden dem Thema nie gerecht. Stark vereinfachend ausgedrückt wird der Tod Ihres Ehe- oder Lebenspartners wahrscheinlich Ihrer Gesundheit schaden – zumindest kurzfristig.

Aber eine neuere Studie mit 40 HIV-positiven Männern, die ihre Partner durch Aids verloren haben, zeigt, dass der richtige Umgang mit emotionalem Schmerz auch zu neuen Kräften führen kann. Die Forscher analysierten die Krankenblätter der Männer während der ersten 4–10 Jahre nach dem Tod des Partners und entdeckten einige interessante Zusammenhänge zwischen Gesundheit und neuer Lebensbejahung nach dem Trauern. Die Männer, die ihren Verlust betrauerten und durch ihre Erfahrung neuen Respekt vor dem Leben gewannen, zeigten einen langsameren Rückgang der Immunfunktion als diejenigen, die verbittert waren und ihr Schicksal beklagten.

Darüber hinaus hatten 13 von 25 Testpersonen, die noch mehrere Jahre länger lebten, aus ihrer Trauer positive Lektionen gelernt. Dagegen überlebten von den 15 Männern, die im Tod des Partners ein Symbol für die Sinnlosigkeit des Lebens gesehen hatten, nur drei eine längere Zeitspanne.

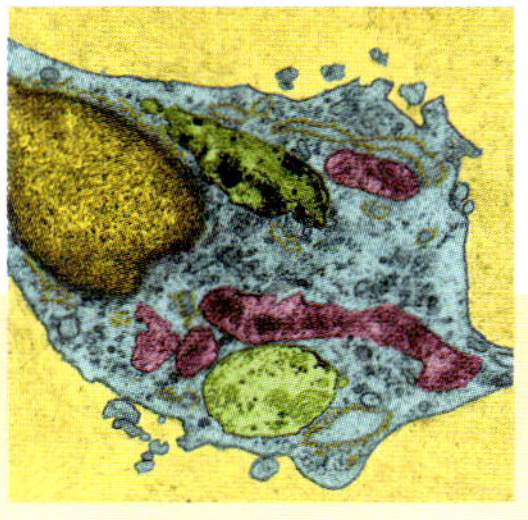

HÄTTEN SIE'S GEWUSST?

Immunsystem des Gehirns

Die Beweise mehren sich, dass das Gehirn ein eigenes Verteidigungsnetz hat. Die wichtigsten Soldaten sind Mikroglia (Foto oben): Zellen, die aktiviert werden, wenn Gehirnzellen verletzt oder bedroht sind. Dann scheiden Mikroglia einige der gleichen tödlichen Substanzen aus, mit denen auch Immunsystemzellen Eindringlinge vernichten – so starke Chemikalien, dass sie auch gesunde Zellen in der Nähe abtöten. Dies hat den Verdacht geweckt, dass diensteifrige Mikroglia zu bestimmten Gehirnstörungen beitragen können, etwa Alzheimer und Parkinson. Vielleicht führt diese Entdeckung eines Tages zu neuen Heilungsmethoden.

Innenansichten

Mach dich bereit: Es geht um Angriff oder Flucht", das teilt das Gehirn dem Körper mit, wenn es eine Gefahr wahrnimmt – gleichgültig, ob es sich um einen Tiger im Dschungel oder einen tobenden Nachbarn an der Tür handelt.

Wenn das Gehirn eine Krise spürt, sendet es sofort Signale in Form chemischer Botenstoffe aus, die den Körper alarmieren: Der Hypothalamus, ein kleines Regulationsorgan tief im Gehirn, setzt die Stressreaktion mit einem direkten Befehl an die Nebennieren in Gang: „Setzt Adrenalin frei!" Dieses Hormon hilft, Glukose – Zucker, den der Körper als Brennstoff gebraucht – in den Blutkreislauf zu bringen.

Obwohl einige Körpersysteme in Stresszeiten in höchster Alarmstufe sind, wird die Funktion des Immunsystems reduziert, um Energie zu sparen. Schließlich besteht für das Gehirn kein Grund, Antikörper zu bilden, die potenzielle Krebszellen angreifen, wenn es nicht weiß, ob es überhaupt die gegenwärtige Krise übersteht. Auch latente Viren, z. B. Herpes, kommen aus der Deckung, weil der Körper sich auf andere Dinge konzentriert: Die relativ wenigen vorhandenen weißen Blutkörperchen werden an der vordersten Front des Körpers – der Haut – eingesetzt, wo eine Verletzung oder Infektion am wahrscheinlichsten auftritt.

Da in der heutigen Zeit wirkliche körperliche Anforderungen als Reaktion auf Stress selten erforderlich sind, wird der Energieausstoß nur langsam abgebaut: Pulszahl, Blutdruck und Blutzuckerspiegel bleiben hoch. Langfristig erhöht sich so das Risiko für Bluthochdruck, Diabetes und Herzkrankheiten. Deshalb darf man Stress nicht auf die leichte Schulter nehmen.

STRESS UND SEXUALITÄT

Bei anhaltendem Stress kommt die Produktion von Geschlechtshormonen in den Keimdrüsen – Hoden (unten) bei Männern, Eierstöcken bei Frauen – zum Stillstand. Dies kann sexuelle Unlust, Erektionsstörungen oder Orgasmusschwierigkeiten auslösen. Da die meisten Paare nicht wissen, dass ein abgeschwächter Geschlechtstrieb eine Folge von Stress sein kann, machen sie sich vielleicht gegenseitig Vorwürfe oder vermuten, die Beziehung sei brüchig, was alles nur verschlimmert.

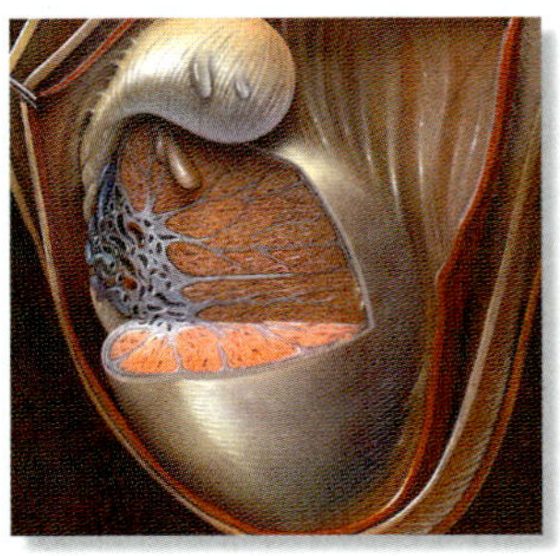

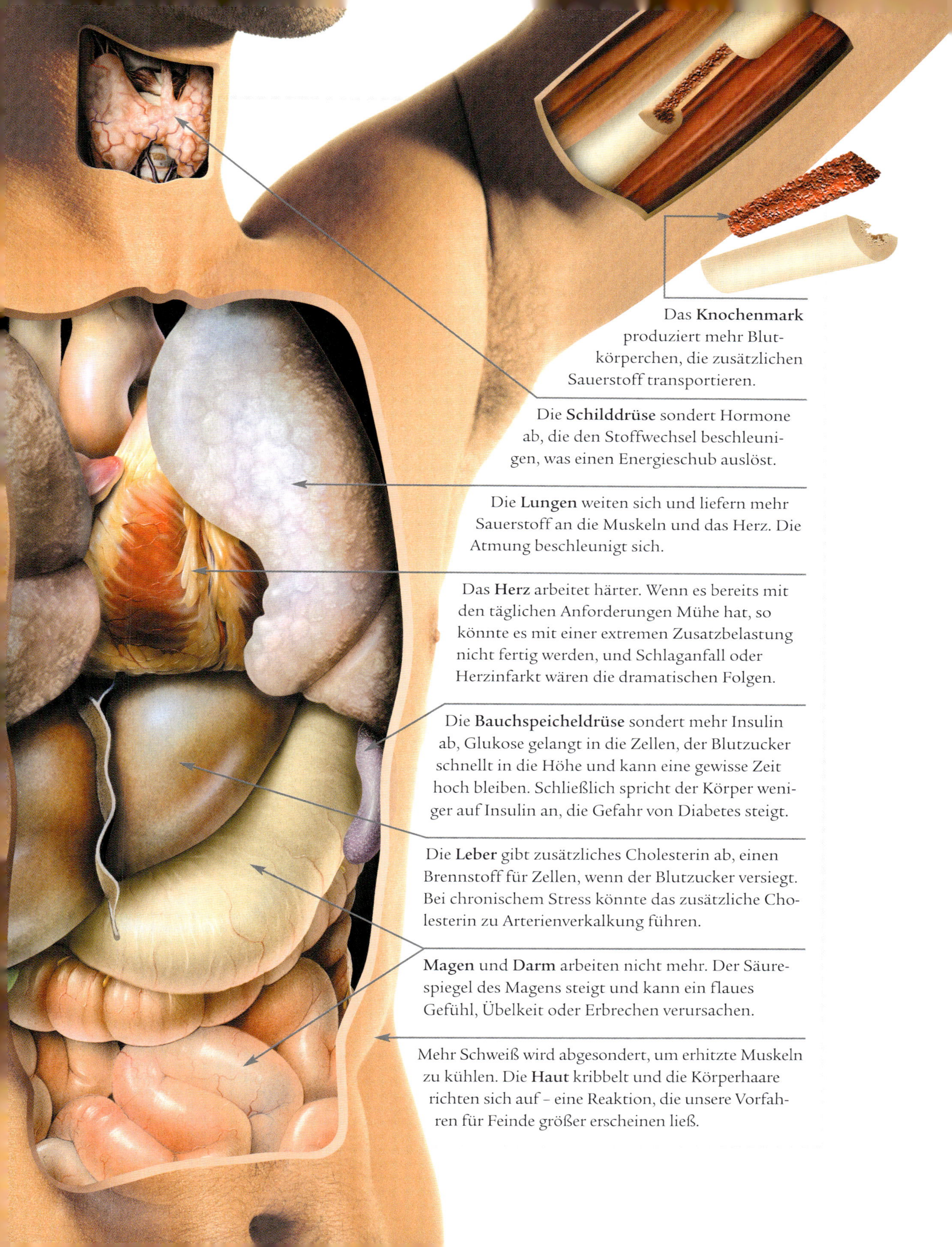

Das **Knochenmark** produziert mehr Blutkörperchen, die zusätzlichen Sauerstoff transportieren.

Die **Schilddrüse** sondert Hormone ab, die den Stoffwechsel beschleunigen, was einen Energieschub auslöst.

Die **Lungen** weiten sich und liefern mehr Sauerstoff an die Muskeln und das Herz. Die Atmung beschleunigt sich.

Das **Herz** arbeitet härter. Wenn es bereits mit den täglichen Anforderungen Mühe hat, so könnte es mit einer extremen Zusatzbelastung nicht fertig werden, und Schlaganfall oder Herzinfarkt wären die dramatischen Folgen.

Die **Bauchspeicheldrüse** sondert mehr Insulin ab, Glukose gelangt in die Zellen, der Blutzucker schnellt in die Höhe und kann eine gewisse Zeit hoch bleiben. Schließlich spricht der Körper weniger auf Insulin an, die Gefahr von Diabetes steigt.

Die **Leber** gibt zusätzliches Cholesterin ab, einen Brennstoff für Zellen, wenn der Blutzucker versiegt. Bei chronischem Stress könnte das zusätzliche Cholesterin zu Arterienverkalkung führen.

Magen und **Darm** arbeiten nicht mehr. Der Säurespiegel des Magens steigt und kann ein flaues Gefühl, Übelkeit oder Erbrechen verursachen.

Mehr Schweiß wird abgesondert, um erhitzte Muskeln zu kühlen. Die **Haut** kribbelt und die Körperhaare richten sich auf – eine Reaktion, die unsere Vorfahren für Feinde größer erscheinen ließ.

Entspannen

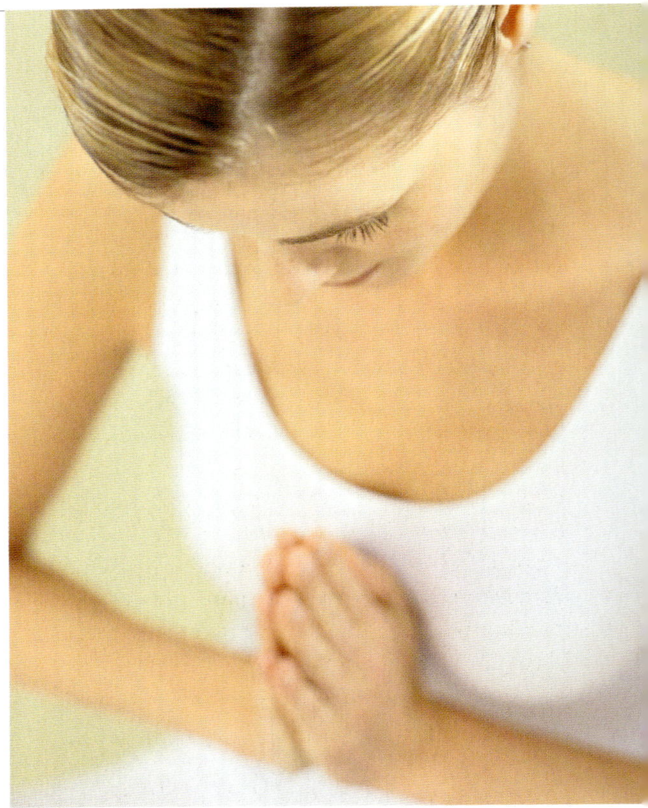

MEDITATION bietet eine sanfte Möglichkeit, zu mehr innerer Ruhe zu finden.

Zum Glück kann jeder lernen, wie man Stress und seine Folgen kontrolliert. Mithilfe erprobter Techniken zur Stressbekämpfung können Sie nicht nur Ihre Gesundheit verbessern, sondern auch eine positivere Einstellung zum Leben gewinnen.

Bei der Entscheidung, was Sie ausprobieren wollen, sollten Sie Folgendes bedenken: Keine Methode ist allein erfolgreich; im Allgemeinen wirkt eine Kombination mehrerer Methoden am besten. Was bei dem einen hilft, wirkt nicht unbedingt bei einem anderen. Und: Je häufiger Sie ausprobieren, desto eher werden Sie auch Methoden finden, die Ihnen am ehesten zusagen. Lassen Sie sich also Zeit, die Technik einzuüben, für die Sie sich entscheiden – je mehr Sie sie üben, desto leichter und wirksamer wird sie sein.

Den Teufelskreis durchbrechen

Die Angriff-oder-Flucht-Reaktion kann den Gedanken an Entspannung selbst bedrohlich erscheinen lassen – geben Sie dieser Einschätzung nicht nach: Ständiger Stress, etwa durch die Familie oder finanzielle Probleme, halten Sie in erhöhter Alarmbereitschaft. Mit der Zeit kann die ständige, aber eigentlich nutzlose Wachsamkeit ein Gefühl der Macht- und Hoffnungslosigkeit erzeugen – Symptome einer beginnenden Depression. Somit schwächen gleich zwei Kräfte Ihr Immunsystem: das ständige Sperrfeuer der Stresshormone und die Verlangsamung aller körperlichen Vorgänge, die mit einer Depression einhergeht. Die nachfolgend vorgestellten Techniken werden Ihnen helfen, Ihren ständigen Stressspiegel zu senken, damit Sie mehr Ruhe haben und beginnen können, die negativen Umstände zu verändern.

Kurztipp

Viel beschäftigte Menschen haben keine Zeit zum Aufräumen. Ständiges Suchen erhöht aber den Stress. Nehmen Sie sich regelmäßig Zeit, Überflüssiges wegzuwerfen. Was Sie ein Jahr lang nicht benutzt haben, brauchen Sie in der Regel nicht mehr.

Prompte Gelassenheit durch Meditation

Die am besten untersuchte und einfachste Methode der Stressbewältigung ist die Meditation, deren Kern in Konzentration und Entspannung liegt. Um Ihren Geist zu beruhigen und Ihren Körper in einen vollkommen entspannten Zustand versetzen zu können, brauchen Sie sich nur auf Ihre Atmung zu konzentrieren und aufdringliche Gedanken zu ignorieren. Physiologisch gesehen ist der meditative Zustand das genaue Gegenteil der Angriff-oder-Flucht-Reaktion.

Es gibt eine Fülle von Beweisen dafür, dass regelmäßig ausgeübte Meditation Stress und Angst mindert und dazu beiträgt, hohen Blutdruck zu bekämpfen. Erforscht wurde beispielsweise die Transzendentale Meditation (TM), bei der man ein

Wort oder einen kurzen Satz wiederholt, um zu geistiger Konzentration zu gelangen. Bei einem Experiment wurde eine Personengruppe, die regelmäßig TM ausübte, mit einer Gruppe verglichen, die das nicht tat. Die erste Gruppe meditierte einige Minuten lang, währenddessen die andere sich einfach entspannte. Unmittelbar danach hatte die „Meditationsgruppe" einen niedrigeren Blutdruck als die „Entspannungsgruppe", obwohl beide Gruppen ähnliche Herzfrequenzen hatten. Dieser Unterschied lässt darauf schließen, dass sich Blutgefäße durch Meditieren entspannen und dadurch der Blutdruck sinkt. Bei einer anderen Untersuchung hat sich gezeigt, dass die Auswirkungen regelmäßiger Meditation über mehrere Stunden anhalten können.

◆ **So geht's:** Machen Sie es sich bequem an einem Platz, wo Sie nicht gestört werden. Schließen Sie die Augen oder richten Sie sie vage auf einen Gegenstand vor Ihnen. Achten Sie auf Ihre Atmung. Konzentrieren Sie sich ganz darauf, wie Ihr Bauch sich beim Ein- und Ausatmen weitet und zusammenzieht. Machen Sie diese Übung jeden Tag etwa 20 Minuten lang.

Biofeedback: moderne Technik für die Gesundheit

Seit den 1970er-Jahren hat Biofeedback immer breitere Anwendung gefunden, beispielsweise können Migränepatienten Kopfschmerzen auslösenden Krämpfen in Arterien, die zum Gehirn führen, mit Biofeedback vorbeugen.

Zu Beginn einer Biofeedback-Sitzung schließt ein Techniker Sie an einen Computer an, der einen oder mehr Vorgänge überwacht: Herzfrequenz, Puls, Gehirnwellenmuster, Muskelaktivität, Hauttemperatur und Schweißbildung. Die Messungen werden als Klänge oder Videobilder dargestellt. Dabei sollen Sie erstens lernen, wie und woran Sie spüren, dass etwa Ihr Blutdruck steigt oder sich ein Asthmaanfall ankündigt. Zweitens sollen Sie lernen, diese körperlichen Reaktionen bewusst zu regulieren. In wiederholten Biofeedback-Sitzungen erwerben Sie so die Fähigkeit, Stresssymptomen ihren Schrecken zu nehmen und damit weiteren Stress zu verhindern.

Untersuchungen haben nachgewiesen, dass Biofeedback den Blutdruck deutlich senken kann. Bei Patienten mit diabetesbedingten Blutgefäßschäden trug das Verfahren zu einer 22%igen Verbesserung des Kreislaufs bei.

◆ **So geht's:** Im Allgemeinen sind 5–20 Sitzungen notwendig; eine Sitzung kostet mindestens 40–50 €, die Kosten werden u. U. von den Kassen übernommen. Eine billigere Alternative, die Herzfrequenz-Überwachung, beruht auf einer ähnlichen Technik. Herzfrequenz-Monitoren, die in Sportartikelgeschäften für 50–150 € verkauft werden, sind leichte Brustbänder, an denen Herzschlagsensoren angebracht sind. Der Sensor überträgt Ihre Herzfrequenz auf ein digitales Display, das

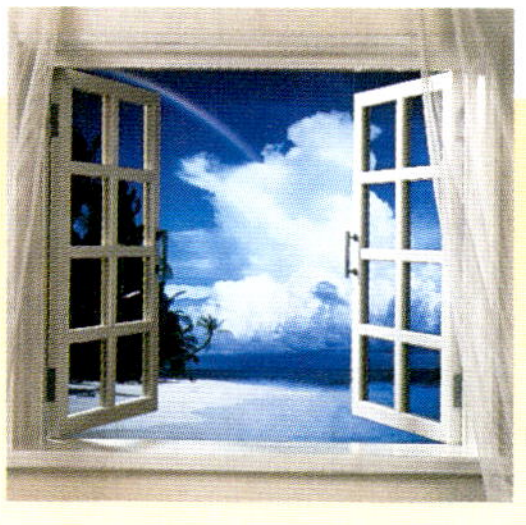

HÄTTEN SIE'S GEWUSST?

Kraft der Visualisierung

Visualisierung ist eine verbreitete Selbsthilfemethode für Menschen mit einer ganzen Reihe behandlungsbedürftiger Leiden. Dabei stellt man sich im Detail vor, wie der Körper gegen eine Krankheit kämpft. Befürworter glauben, wir können Veränderungen herbeiführen, wenn wir sie uns nur häufig und intensiv genug vorstellen. Bei der Simonton-Methode beispielsweise ergänzen Krebspatienten die konventionelle Behandlung, indem sie vor dem inneren Auge Bilder entstehen lassen, wie chemotherapeutische Wirkstoffe und weiße Blutkörperchen systematisch Krebszellen angreifen. Solche Techniken können zwar den Geist ebenso auf eine Sache konzentrieren wie Meditation, es ist jedoch nicht belegt, dass sie darüber hinaus etwas bewirken. Aber auch hier gilt: Der Glaube kann Berge versetzen. Ein möglicher Beruhigungs- und Entspannungseffekt kann auf keinen Fall schaden.

> „Ein fröhliches Herz tut dem Leib wohl, ein betrübtes Gemüt lässt die Glieder verdorren."
>
> SO HEISST ES IN DER BIBEL IM BUCH DER SPRICHWÖRTER 17,22

Sie wie eine Uhr am Handgelenk tragen: Kontrollieren Sie den Monitor, während Sie 10 Minuten lang ruhig sitzend ein- und ausatmen, und versuchen Sie in dieser Zeit, die Herzfrequenz so zu reduzieren. Nach einigen Sitzungen sollten Sie Erfolg haben.

Lachen ist gesund!

Menschen lachen gern, so gern, dass im Durchschnitt der Erwachsene 17-mal am Tag und ein 6-jähriges Kind 300-mal am Tag vor sich hinlacht. Auch suchen wir instinktiv im Humor Hilfe, um mit den täglichen Problemen fertig zu werden. Lachen befreit, entspannt und hebt unsere Stimmung.

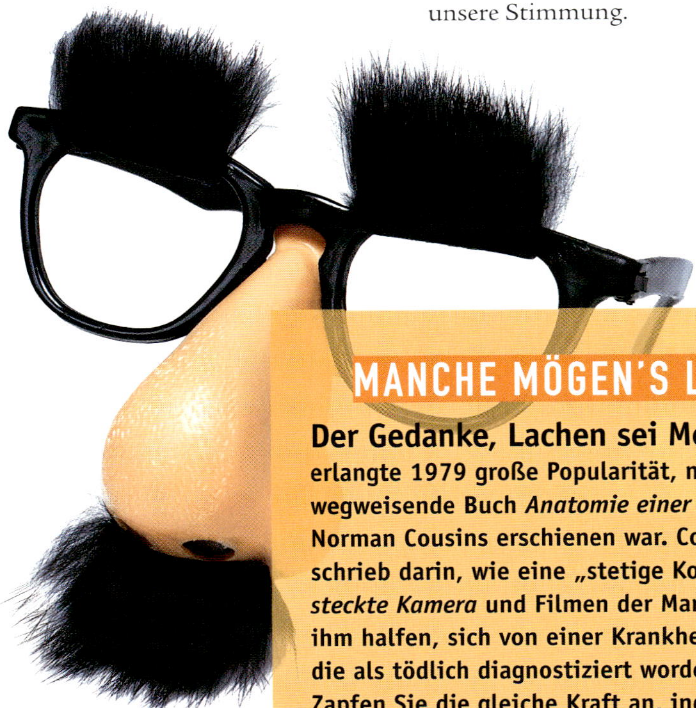

MANCHE MÖGEN'S LUSTIG

Der Gedanke, Lachen sei Medizin, erlangte 1979 große Popularität, nachdem das wegweisende Buch *Anatomie einer Krankheit* von Norman Cousins erschienen war. Cousins beschrieb darin, wie eine „stetige Kost" von *Versteckte Kamera* und Filmen der Marx Brothers ihm halfen, sich von einer Krankheit zu erholen, die als tödlich diagnostiziert worden war. Zapfen Sie die gleiche Kraft an, indem Sie sich je nach Geschmack die lustigsten Filme zu Gemüt führen von Loriot, Otto, Karl Valentin, Heinz Erhardt usw.

Zwar gibt es bisher kaum zuverlässige Beweise, dass Lachen dem Immunsystem direkt nutzt, doch ist der Gedanke so reizvoll, dass er Anlass für eine erste Studie ist: In der Untersuchung betrachten junge Aids- und Krebspatienten im Los Angeles Jonsson Cancer Center klassische Comics, Fernsehshows und lustige Filme; danach werden ihre Immunreaktionen geprüft. Sollte sich herausstellen, dass Lachen ihre Immunität stärkt, könnte eine tägliche Dosis Humor ein alltäglicher Teil der Krebsfürsorge werden.

◆ **So geht's:** Versuchen Sie, mehr die heiteren Aspekte des Alltags zu sehen, lassen Sie sich von Büchern, Filmen, Radio und Zeitschriften inspirieren oder lassen Sie sich von Ihren Kindern oder Enkeln zum Lachen bringen – denn jeder Tag ohne ein Lachen ist ein verlorener Tag!

Natur – die sanfte Alternative

Geht es Ihnen auch so, dass Ihre Sorgen zu schwinden scheinen, wenn Sie Wellen betrachten, die ans Ufer plätschern? Freuen Sie sich am Anblick eines flatternden Schmetterlings? Schon die Krieger der Antike flohen zu heiligen Quellen, wenn sie verwundet oder krank waren. Im Mittelalter wurden Klostergärten mit blühenden Bäumen und Brunnen genutzt, um die Leiden von Kranken zu lindern.

Die moderne Forschung bestätigt, dass Kontakt mit Pflanzen und Tieren besondere Kräfte der Heilung freisetzen kann. Schon das Betrachten von Naturfotos kann helfen, den Körper zu heilen, wie der Umweltpsychologe Roger S. Ulrich in einer wegweisenden Untersuchung 1984 herausgefunden hat. Ulrich stellte fest, dass

Die Macht der Berührung

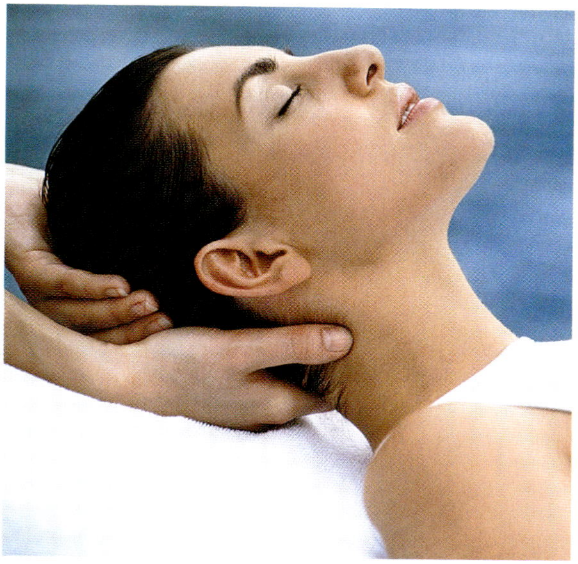

Kennen Sie das wunderbare Gefühl, wenn Ihnen jemand am Ende eines anstrengenden Tages die Schultern massiert? Untersuchungen zum Thema Massage zeigen, dass diese Gefühle des Loslassens und Vergnügens viele Vorteile für die Gesundheit bringen, auch eine gesteigerte Immunfunktion. Massage kann ferner Entzündungen infolge eines physischen Traumas lindern: Wenn beispielsweise Lymphknoten während einer Brustkrebsoperation entfernt werden, kann sich Lymphe im Arm sammeln und eine Schwellung verursachen – hier ist eine Massage die beste Behandlungsmethode.

Am besten für Sie geeignet ist die Massage, die Sie selbst am meisten schätzen. Glauben Sie nicht fälschlich, es sei gut, wenn die Massage möglichst schmerzhaft ist!

1 Akupressur Die Grundidee bei dieser Technik ist, dass eine Verletzung oder Krankheit den Energiefluss durch den Körper blockiert, was Muskelverspannungen und andere Beschwerden verursacht. Durch Pressen und Halten bestimmter „Energiepunkte" werden Energiefluss und Gesundheit wiederhergestellt.

2 Bindegewebsmassage Diese Methode behandelt über den Haut-Unterhaut-Komplex innere Organe, indem sie im Bindegewebe starke Zugreize auslöst. Die Massagestriche setzen am unteren Rücken an und werden allmählich in Richtung Schultern ausgedehnt.

3 Klassisch Diese Massagetechnik beruht auf fünf Grundhandgriffen – Kneten, Reiben, Drücken, Walken und leichtes Klopfen –, die Muskelversteifungen lösen, die Entspannung fördern und die Blut- und Lymphzirkulation verbessern.

4 Lymphdränage Hierbei wird rhythmisches Berühren und Drücken der Lymphdrüsen eingesetzt, um den Körper durch beschleunigte Ausscheidung von Abfallstoffen zu entgiften. Diese Technik soll auch Wasserstau mindern.

5 Reflexzonen Die Befürworter dieser Technik glauben, dass bestimmte Stellen an den Füßen, Händen und Ohren direkte Wege zu verschiedenen anderen Körperteilen und Organen bieten. Wenn diese Stellen gedrückt, umkreist, gekniffen und beklopft werden, wirke dies auf die entsprechenden Körperteile.

6 Shiatsu. Der Name kommt von shi (japanisch Finger) und atsu (drücken). Shiatsu ist eine traditionelle Form der Akupressurmassage.

7 Unterwasser-Druckstrahl Bei dieser Massagemethode liegt der Massierte in einer mit warmem Wasser gefüllten Wanne. Haut, Unterhaut und Muskulatur werden hierbei nicht mit der Hand, sondern mithilfe von Wasserdruck massiert. Das warme Wasser fördert die Entspannung und verbessert die Durchblutung.

8 Watsu Diese in den 1980er-Jahren entwickelte Form des Shiatsu findet in einem kleinen Schwimmbecken mit warmem Wasser statt. Seine frei fließenden, entspannenden und meditativen Eigenschaften sollen wohltuende Erinnerungen aus der frühen Kindheit wachrufen.

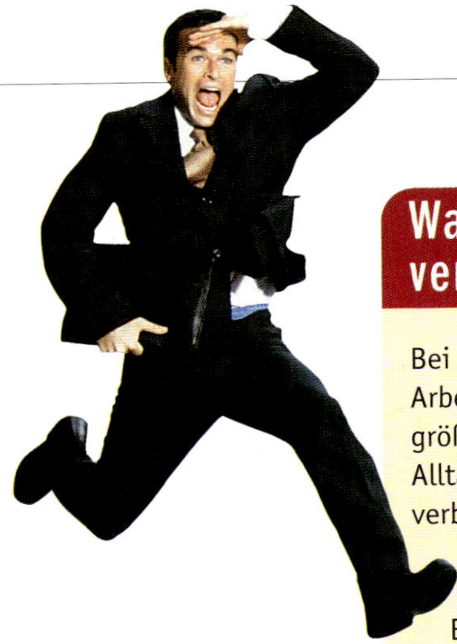

frisch operierte Patienten, die während der Erholungsphase auf Bäume blickten, kürzere Klinikaufenthalte hatten als vergleichbare Patienten, die auf eine triste Backsteinmauer blickten. Andere Studien haben ergeben, dass der Anblick von Naturszenen den systolischen Blutdruck in fünf Minuten oder weniger senken kann.

Nach einem Stress auslösenden Erlebnis kann die Vertiefung in die Natur dem Körper helfen, schneller in seinen Normalzustand zurückzukehren und seine Immunfunktion zu verbessern.

In einer neueren schwedischen Studie betrachteten 160 postoperative Herzpatienten entweder eine Landschaft, ein abstraktes Kunstwerk oder in einer Kontrollgruppe gar kein Kunstwerk. Die Betrachter der Landschaft fühlten sich weniger unruhig, brauchten weniger Schmerzmittel und blieben einen Tag weniger im Krankenhaus als die Patienten der Kontrollgruppe. Abstrakte Kunst dagegen erwies sich als am wenigsten hilfreich: Patienten, die abstrakte Kunst betrachtet hatten, waren unruhiger und benötigten auch mehr Schmerzmittel.

◆ **So geht's:** Wenn Sie die heilenden Kräfte der Natur nutzen wollen, brauchen Sie nicht unbedingt wandern zu gehen. Schon ein schönes Naturposter an Ihrer Wand wird wohltuend wirken. Sie können auch ein Futterhäuschen für Vögel vor das Fenster hängen, Pflanzen in jedes Zimmer Ihres Hauses stellen, auf einer Parkbank statt in der Kantine Ihrer Firma essen oder auf Landstraßen statt auf Schnellstraßen fahren.

Schreiben erleichtert

Wenn Sie jemals ein Tagebuch geführt haben, wissen Sie, dass es helfen kann, Probleme zu formulieren und zu Papier zu bringen. Jetzt hat eine Untersuchung gezeigt, dass man gesünder bleiben kann, indem man über seinen Kummer schreibt: Eine Gruppe von Studierenden schrieb dreimal in der Woche 20 Minuten lang über ihre Sorgen, während die anderen über alltägliche Ereignisse schrieben. In den Monaten nach dem Tagebuchschreiben war bei denjenigen, die über ihre Sorgen geschrieben hatten, die Wahrscheinlichkeit eines Arztbesuchs geringer als bei den anderen.

Anschließende Forschungen ergaben, dass das Aufschreiben von Stressreaktionen auf negative Ereignisse dazu beitrug, die Immunität zu stärken. Eine Gruppe von Erwachsenen schrieb über ihre Gefühle bei einem seelischen Schock. Eine andere Gruppe schrieb nur über ein emotional neutrales

Was Stress verursacht ...

Bei Erwachsenen im Arbeitsleben sind die größten Quellen für Alltagsstress damit verbunden, die vielfachen Anforderungen von Beruf und Familie erfüllen zu müssen.

STRESS-AUSLÖSER

1. **Zeitdruck**
2. **Das Gefühl, wenig im Griff zu haben**
3. **Sorgen um die äußere Erscheinung**
4. **Probleme am Arbeitsplatz**
5. **Sorgen um die Gesundheit**
6. **Mangel an Freude**
7. **Engagement in familiären Beziehungen**
8. **Zeit für Freunde/Geselligkeit**
9. **Mangel an Selbstwertgefühl**

Quelle: Lahey Clinic

GUTE FRAGE!
Ist es ratsam, Antistressmittel einzunehmen?

Nein. Einige Präparate gegen Stress enthalten ein Mehrfaches der empfohlenen Tagesdosis der Vitamine C und B_6. Der einzige Nachweis, dass dies die schädlichen Wirkungen von Stress lindern soll, stammt aus einer sehr speziellen Studie: Dabei ging es um die Art von Stress, die durch schwere Verbrennungen, größere Knochenbrüche und chirurgische Eingriffe verursacht wird. Da der meiste Stress ganz andere Ursachen hat, ist er mit diesen Medikamenten nicht zu bekämpfen.

Liebe ist gesund

Wer sich liebt, tut nicht nur was fürs Herz (im doppelten Sinn), sondern überhaupt für die Gesundheit.

Dies zeigt eine Studie, in der 44 Männer und 67 Frauen nach ihren sexuellen Gewohnheiten, der Häufigkeit von Sex, der Zufriedenheit in ihrer Liebesbeziehung und Dauer ihrer derzeitigen Verhältnisse befragt wurden. Gleichzeitig wurden den Probanden Speichelproben entnommen, um sie auf den Anteil an Immunoglobulin A (IgA) zu untersuchen, ein Protein des Immunsystems im Speichel und in der Schleimhaut, das den Mund und die oberen Atemwege gegen Erkältungs- und Grippeviren schützen hilft. Die Ergebnisse zeigten, dass Speichelproben aus der Gruppe, die in der Woche wenigstens einmal – aber nicht öfter als zweimal – Sex hatten, einen um 29 % höheren IgA-Spiegel aufwiesen. Daraus darf man allerdings nicht die Regel ableiten, je öfter, desto besser. Denn nach den Ergebnissen dieser Studie kann man von einer guten Sache auch zu viel bekommen.

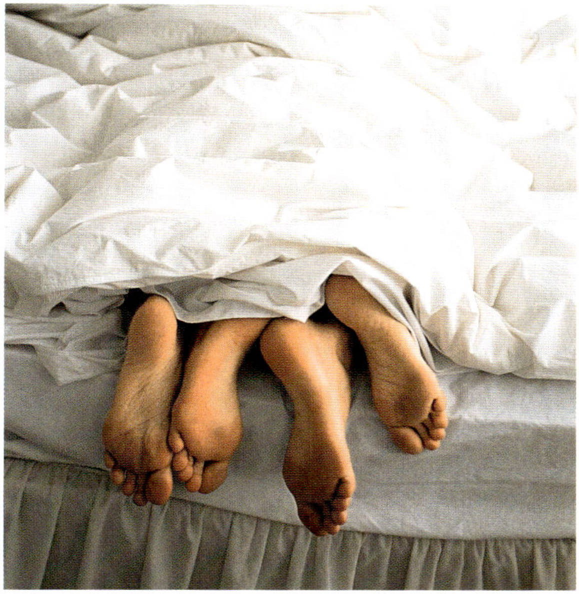

Die Teilnehmer mit dreimal oder häufiger Geschlechtsverkehr pro Woche hatten die niedrigsten IgA-Spiegel von allen – noch niedriger als die Personen, die überhaupt keinen Sex hatten.

Die Forscher vermuten, dass häufige sexuelle Aktivität ein Anzeichen unbefriedigender, stressiger oder zwanghafter Beziehungen sein könnte, was wiederum Ängstlichkeit erzeugen könnte, die ihrerseits das Immunsystem schwächt.

Thema. Über die nächsten 4 Monate zeigte die Gruppe, die über Stressreaktionen geschrieben hatte, eine erhöhte Immunfunktion.

Eine weitere, bahnbrechende Studie untersuchte, wie das Schreiben über emotional schwierige gegenüber emotional neutralen Themen die Symptome bei Asthma oder rheumaähnlicher Arthritis (RA) beeinflusste. Eine Gruppe aus 39 Asthmapatienten und 32 RA-Patienten wurde gebeten, an drei aufeinander folgenden Tagen 20 Minuten lang über die traumatischsten Erlebnisse ihres Lebens zu schreiben. Asthma- und RA-Patienten in einer Kontrollgruppe mit dem gleichen Schreibplan wurden im Glauben gelassen, an einer Zeit-Management-Übung teilzunehmen. Deshalb schrieben sie über nichtpersönliche Themen. 4 Monate später hatten die Patienten, die über traumatische Ereignisse geschrieben hatten, auffällig weniger Krankheitssymptome als die Kontrollpatienten.

◆ **So geht's:** Schreiben Sie dreimal in der Woche 10–20 Minuten lang in ein Tagebuch – und seien Sie sehr ehrlich zu sich selbst. Damit das Schreiben nützt, müssen Sie Ihre tiefsten Ängste erforschen. Kümmern Sie sich nicht um Rechtschreibung, Grammatik oder Stil: Sie sollen Ihre Gefühle ausdrücken und in sich hineinschauen, nicht mit anderen Gedanken austauschen. Haben Sie Angst, jemand könnte Ihre Aufzeichnungen lesen, zerreißen Sie sie – Sie werden sich dennoch besser fühlen, nachdem Sie alles aufgeschrieben haben.

Wie wichtig sind Freunde?

Wenn Sie Freunde besuchen, erfahren Sie nicht nur das Neueste über verpasste Fernsehshows oder genießen die Gelegenheit, sich über Gott und die Welt auszutauschen. Nein, der Kontakt mit Gleichgesinnten könnte durchaus Ihr Leben verlängern.

Viele von uns ahnen intuitiv, dass ein Freundeskreis zum Wohlbefinden beiträgt. Allerdings ist nicht so bekannt, dass dieser Zusammenhang seit Jahrzehnten Thema von Forschungen ist. Dabei hat sich gezeigt, dass kontaktfreudige Menschen eine längere Lebensdauer aufweisen als andere, die isoliert leben. Gesellige Menschen werden auch seltener krank bzw. erholen sich schneller.

Warum hat Freundschaft (oder, wie die Forscher sagen, sozialer Rückhalt) so eine positive Wirkung? Zunächst einmal kann ein Freund besser als viele andere Ihr Verhalten beeinflussen. Ein guter Freund könnte sogar auf gesundheitliche Probleme hinweisen, die Sie noch nicht bemerkt haben. Freunde können Sie auf Symptome wie Müdigkeit, Gewichtsverlust oder schlechteres Gehör oder Sehvermögen aufmerksam machen. Sie könnten Sie sogar drängen, endlich zu der Vorsorgeuntersuchung zu gehen, die Sie stets hinausschieben.

Spielen Sie die richtigen Karten aus

Sie sitzen mit Bekannten um einen Kartentisch und plaudern über Ihre Nachbarn, während Sie heimlich planen, wie Sie den nächsten Stich machen. Das macht Spaß – aber wie kann ein Kartenspiel Ihrer Gesundheit nutzen? Es könnte tatsächlich Ihre Immunität fördern. Zumindest lässt sich dies aus einer kleinen Studie ableiten, in der nachgewiesen wurde, dass Bridgespieler nach der Partie eine erhöhte Zahl an Immunzellen aufwiesen. Dabei wird diese vorläufige Studie zusammen mit früheren Arbeiten als Beweis dafür gewertet, dass ein Gehirnbereich, der sich als aktiv während des Bridgespielens erwiesen hat, offensichtlich die Thymusdrüse anregt, die wiederum T-Zellen produziert. Falls Untersuchungen diese Studie bestätigen, wird zum ersten Mal in der Forschung nachgewiesen, dass „Denken" direkten Einfluss auf das Immunsystem haben kann.

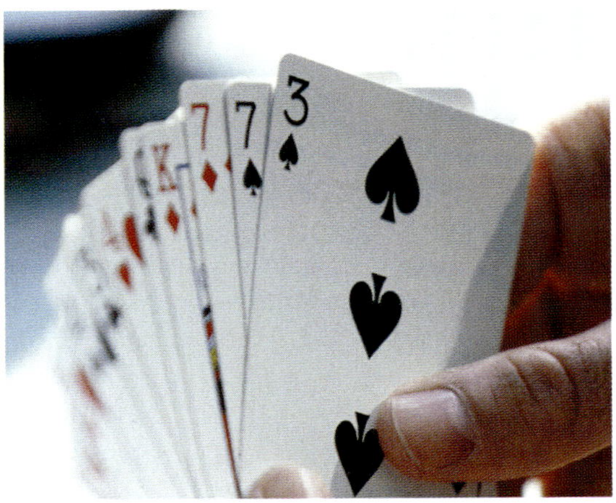

Messbare Vorteile

Ein zentraler Punkt ist jedoch, dass das bloße Kontakthalten mit anderen Menschen das Immunsystem stärkt, besonders bei älteren Menschen. Die Geselligkeit wirkt gegen die schädlichen Folgen von Einsamkeit und Isolation. Denn Einsamkeit ist ein ernst zu nehmender medizinischer Risikofaktor. Sie erhöht die Gefahr des vorzeitigen Todes etwa so sehr wie hoher Blutdruck, Mangel an Bewegung und Fettleibigkeit. Nach Schätzungen sterben innerhalb einer bestimmten Zeit Personen ohne soziales Netzwerk mit zwei- bis dreimal

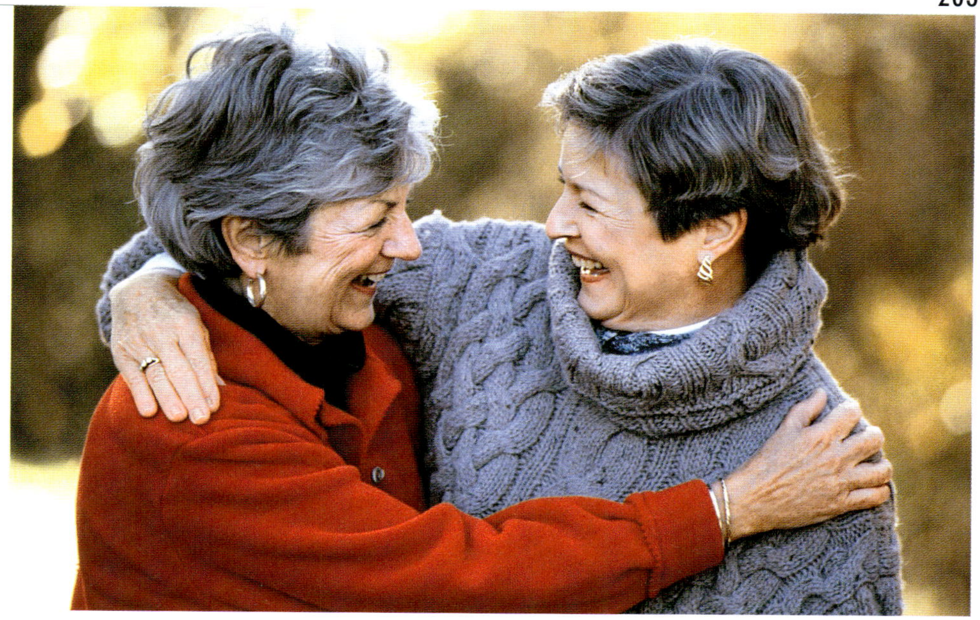

höherer Wahrscheinlichkeit an einer beliebigen Ursache als Menschen mit vielen Kontakten.

Einsamkeit ist so gefährlich, weil sie sich sozusagen selbst verstärkt: Je weniger Kontakt man zunächst hat, umso weniger entspannt ist man dann bei den wenigen Gelegenheiten. Man fühlt sich immer mehr fehl am Platz, und mit der Zeit wird man vielleicht so ängstlich, dass man den meisten Geselligkeiten aus dem Weg geht.

Gerade ältere Menschen, von denen viele ihre Ehepartner und Freunde überlebt haben, sind anfällig für Einsamkeit. Nach einem Umzug, der nach dem Ausscheiden aus dem Arbeitsleben immer häufiger wird, bleibt ein erheblicher Anteil der Älteren einsam, ohne Kontakt zu alten Freunden und nicht mehr in der Lage, neue zu finden.

HÄTTEN SIE'S GEWUSST?

Viel hilft auch viel

Gestalten Sie Ihre Beziehungen abwechslungsreich: Eine Studie zeigte, dass Personen mit mindestens sechserlei Bekanntschaften (enge Freunde, Kollegen, Sportkameraden usw.) mit 25 % geringerer Wahrscheinlichkeit eine Erkältung bekommen als jene mit drei oder weniger.

Der Einfluss von Trauer

Wie kann Einsamkeit eine so starke körperliche Wirkung ausüben, dass das Krankheits- und Todesrisiko steigt? Einsame Menschen scheiden eine übermäßige Menge an Kortisol aus, ein Stresshormon, das eine Unterdrückung des Immunsystems verursachen kann. Wenn zur Einsamkeit noch Alltagsprobleme kommen, wird der Kortisolspiegel noch höher, und dann steigt auch das Risiko, eine stressbezogene Krankheit zu entwickeln, z. B. hohen Blutdruck. Besonders schwer wiegt ein Todesfall: In den ersten beiden Jahren nach dem Tod des Ehepartners ist die Aktivität des Immunsystems bei Männern und Frauen niedriger als normal.

FREUNDSCHAFTEN sind für ein erfülltes Leben ebenso unentbehrlich wie für gute Gesundheit und starke Immunität.

Gehen Sie auf andere zu

Auf der anderen Seite kann sozialer Rückhalt das Immunsystem gegen Stress stärken, so eine Studie an Medizinstudenten: Während der Abschlussprüfungen wurden bestimmte Zellarten im Immunsystem der Studenten wirkungslos. Davon blieben diejenigen verschont, die starke Bindungen an Familie und Freunde hatten.

Haben Sie alte Schulfreunde oder eine Lieblingskusine, die Sie seit Jahren nicht mehr gesehen haben? Dann nehmen Sie Verbindung auf. Oder machen Sie aus einem Hobby wie Lesen oder Golf eine Gelegenheit, neue Leute mit denselben Interessen kennen zu lernen. Erkundigen Sie sich beispielsweise in Ihrer Stadtbücherei oder über das Internet, ob es einen Lesezirkel gibt, oder tun Sie sich mit anderen zusammen, die eine solche Gruppe bilden möchten.

14-mal Ruhe schaffen

Möchten Sie einen ruhigeren Gemütszustand erreichen und wissen nicht, wo Sie anfangen sollen? Beginnen Sie sofort, es bringt schon Gewinn, wenn Sie nur einen oder zwei Vorschläge befolgen!

Die meisten der folgenden Strategien beanspruchen nicht viel Zeit – Zeitmangel gilt also nicht als Ausrede. Allein durch ein häufigeres Lächeln kann sich Ihre Stimmung heben und Ihr Immunsystem gestärkt werden, ohne dass es Sie mehr als wenige Minuten täglich kostet.

1. Eile mit Weile. Wenn Sie einen Termin haben, brechen Sie 10 Minuten zu früh auf, anstatt bis zum letzten Augenblick zu warten. Dann müssen Sie nicht hetzen und haben weniger Stress. Bemühen Sie sich, sehr entspannt zu gehen und zu reden. Halten Sie sich beim Fahren an das Tempolimit; machen Sie eine Pause, bevor Sie auf eine Frage antworten; lassen Sie das Telefon mehrere Male klingeln, bevor Sie abheben. Und lehnen Sie sich täglich einige Minuten zurück, um einfach gar nichts zu tun.

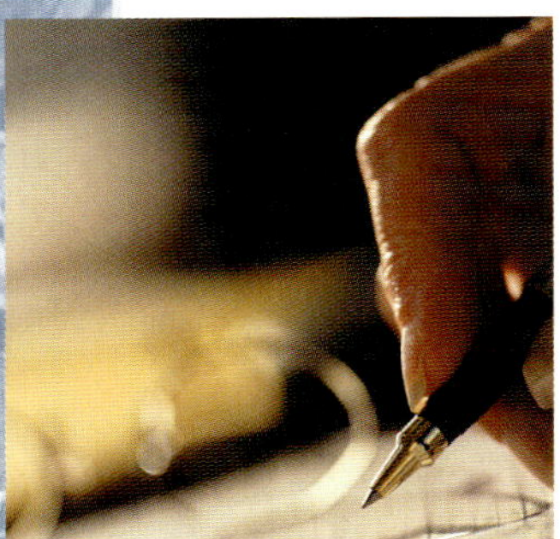

LEGEN SIE TÄGLICH EINE LISTE Ihrer Aufgaben an – wenigstens eine Sache dabei sollte auch Spaß machen!

2. Holen Sie sich Grün ins Haus. Anhänger von Fengshui (einer fernöstlichen Kunst harmonischer Lebensart mit dem Ziel des Wohlbefindens und Erfolgs) glauben, dass Pflanzen die eigene Vitalität steigern – der erste Schritt zum Glück.

3. Man kann es nicht allen recht machen. Sie sind nicht für das Glück aller zuständig. Und es gibt niemanden, der nicht ab und zu Fehler macht.

4. Mach' mal Pause. Damit sich keine Anspannung aufbaut, gilt die Regel: Nach 50 Arbeitsminuten kommen 5 Minuten Pause. Haben Sie kein schlechtes Gewissen: Auszeiten steigern nachweislich die Leistung.

5. Haustiere sind gut. Ein Hund, eine Katze, ein Vogel und auch ein Fisch können eine wichtige Rolle beim Stressabbau spielen. In einer Studie zeigte sich, dass 50 von 53 Haustierhaltern ein Jahr nach ihrem ersten Herzinfarkt noch lebten, während nur 17 von 39 Personen ohne Haustiere so lange am Leben blieben.

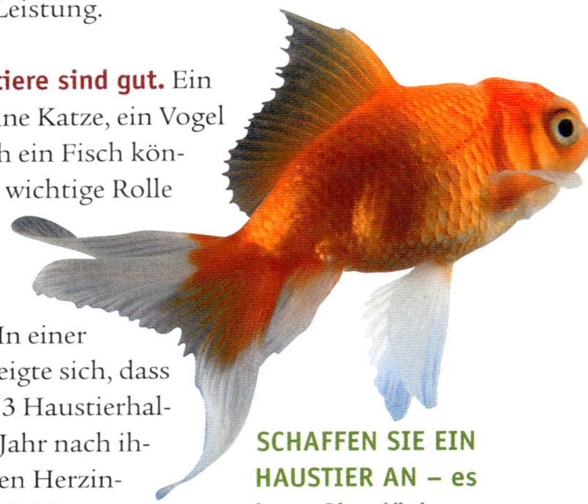

SCHAFFEN SIE EIN HAUSTIER AN – es kann Sie glücklicher und gesünder machen.

6. Nutzen Sie Ihren Urlaub. Österreichische Forscher zeigten vor kurzem, dass ein zweiwöchiger Urlaub auch die Gesundheit verbessert und den Stressspiegel für bis zu 5 Wochen senkt. Damit ein Urlaub heilend wirkt, sollte er auch ruhige Phasen enthalten und nicht zu sehr durchgeplant sein. Wer sich im Urlaub nicht auch einmal treiben lässt, hat wahrscheinlich nicht diesen großen Nutzen für die Gesundheit.

7. Suchen Sie sich ein Hobby. Sei es stricken, Steine sammeln oder Vögel beobachten – Hobbys geben Selbstvertrauen und fördern den Kontakt mit anderen Menschen. Wenn Sie mehreren

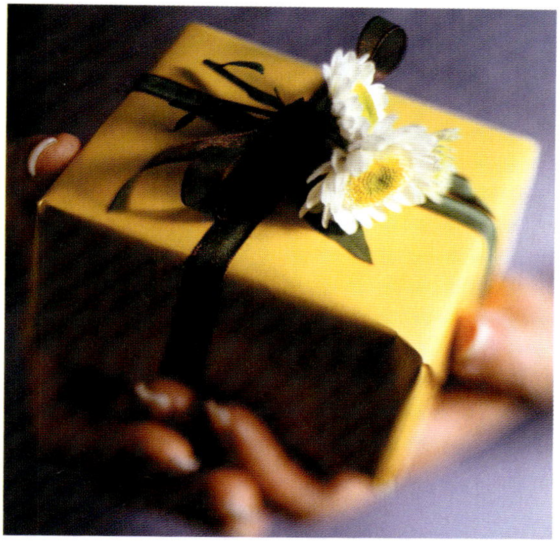

Hobbys nachgehen, schützen Sie sich damit auch gegen Depression. In einer Grundsatzstudie wurden Männer und Frauen gebeten, ihr Glücksgefühl mehrmals täglich über 6 Wochen zu bewerten. Die Ergebnisse zeigten, dass umfassendes Glück davon abhing, wie viel Zeit jede Person mit einer Tätigkeit verbrachte, bei der sie sich wohl fühlte.

KLEINE GESCHENKE erhalten die Freundschaft – das gilt auch in heutigen Zeiten noch.

8. Nutzen Sie die Macht der Listen. Versuchen Sie, täglich eine Liste anzulegen, wenn Sie zu Vergesslichkeit neigen oder wenn Sie sich dadurch organisierter fühlen. Setzen Sie Prioritäten und planen Sie realistische Zeiten ein. Wenn es gleich absehbar ist, dass etwas an diesem Tag nicht zu schaffen ist, verschieben Sie es auf den nächsten.

9. Lesen bildet nicht nur. Nichts lenkt die Gedanken von Ihren Sorgen schneller ab als ein gutes Buch. Lesen als eine stille Beschäftigung lässt Sie auch eine Weile dem Lärm – einem bekannten Stressfaktor – entkommen.

10. Bitten Sie um Hilfe. Wenn Sie völlig überlastet sind, nehmen Sie Hilfe in Anspruch. Haben Sie keine Angst, danach zu fragen: Gerade dafür sind Familie und Freunde ja da. Lernen Sie selbst aber auch „nein" zu sagen, wenn zu viele Verpflichtungen von Ihnen verlangt werden. Denken Sie daran, dass Ihre Gesundheit das Wichtigste ist und dass Sie Ihr Immunsystem gefährden, wenn Sie sich übernehmen.

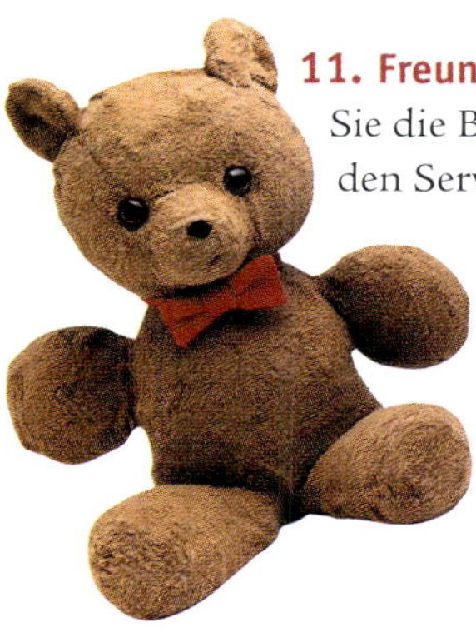

11. Freundlichkeit schenken. Loben Sie die Bedienung im Restaurant für den Service an Ihrem Tisch ... Rufen Sie einen kranken Freund an oder besuchen Sie ihn ... Backen Sie Plätzchen für ein Kind, das Sie kennen ... Schenken gibt Ihnen selbst ein gutes Gefühl, es hebt Ihren Selbstwert und schafft sofort einen positiven Kontakt zu Ihren Mitmenschen.

BEKENNEN SIE SICH auch zu Ihren kindlichen Gefühlen.

12. Übergehen Sie negative Gefühle nicht. Wie eine Warnlampe am Armaturenbrett Ihres Autos können Ihre Gefühle Sie alarmieren, dass etwas nicht in Ordnung ist. Wenn Sie verärgert, eifersüchtig, frustriert oder einfach reizbar sind, ist das ein Zeichen, dass Sie tief durchatmen und einen Weg finden müssen, der in eine andere Richtung führt.

13. Was kostet ein Lächeln? Bernie Siegel, ein Experte auf dem Gebiet der psychosomatischen Medizin, ist überzeugt davon, dass Ihr Körper weniger von dem Stresshormon Kortisol produziert, wenn Sie zumindest vorgeben, glücklich zu sein, indem Sie sich zu einem Lächeln oder sogar zu einem Lachen zwingen.

14. Belohnen Sie sich für Ihre Leistungen. Nehmen Sie sich Zeit nach einer erledigten Aufgabe, um sich selbst auf die Schulter zu klopfen und sich etwas zu gönnen, anstatt sofort die nächste Aufgabe in Angriff zu nehmen.

Stressfrei ohne Genussmittel

Schlimm genug ist es, dass unser Körper unter Stress zusätzlich belastet wird. Aber leider verschlimmern wir oft noch alles, indem wir glauben, die Anspannung durch Rauchen, übermäßiges Trinken, andere Rauschmittel oder Tablettenmissbrauch lösen zu können.

„Entspannen" mithilfe von Alkohol, Tabak und Drogen kann sich schnell zu einem richtigen Gesundheitsproblem entwickeln. Denn innere Angespanntheit gefährdet an sich schon das Immunsystem. Wenn man dann noch Substanzen wie Alkohol, Nikotin, Marihuana oder verschreibungspflichtige Medikamente einnimmt, um den Stress zu lindern, leidet das Immunsystem zusätzlich. Bald werden sich die Sorgen stärker und hartnäckiger zurückmelden. Also nochmals eine Zigarette anzünden? Und noch einen Drink einschenken? Oder den schweren Weg gehen und die eigentlichen Ursachen von Stress beseitigen?

Wir alle wissen, dass ein rascher Schluck kein tief sitzendes Problem lösen kann. Man sollte daher die kurzfristige Flucht aus der Realität nicht zu einer zusätzlichen Schwierigkeit werden lassen, die noch schwerer zu bewältigen ist.

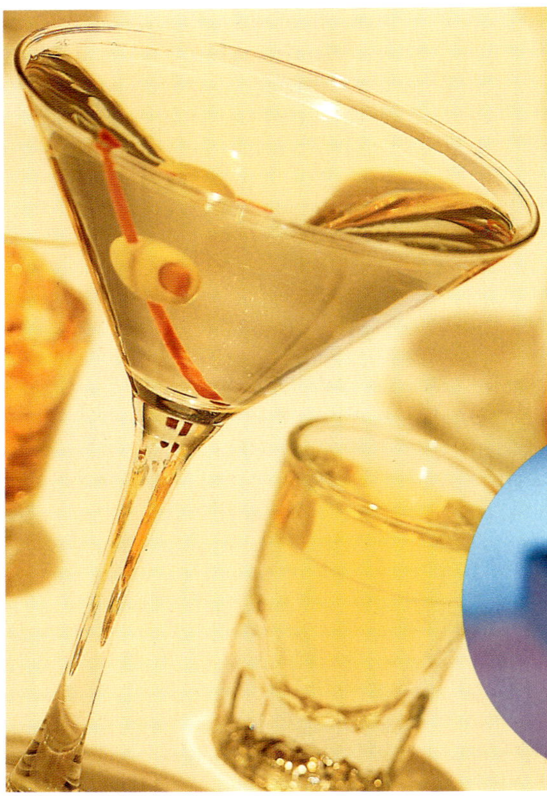

Weniger ist mehr

Menschen mit anstrengenden Berufen beenden einen harten Tag oft mit Alkoholgenuss, weil er zunächst entspannend und beruhigend wirkt. Zwar verstehen die Forscher noch nicht vollständig die Vorgänge, die der Alkohol im Gehirn auslöst, doch scheint er auf den Hippocampus zu wirken, einen sichelförmigen Wulst tief im Gehirn zwischen Großhirnrinde und Hirnstamm. Die Reizung dieses Gebildes ist verantwortlich für das euphorische Gefühl nach dem Genuss einiger Gläser.

WER VIEL TRINKT ODER RAUCHT, steht meist unter erheblichem Stress.

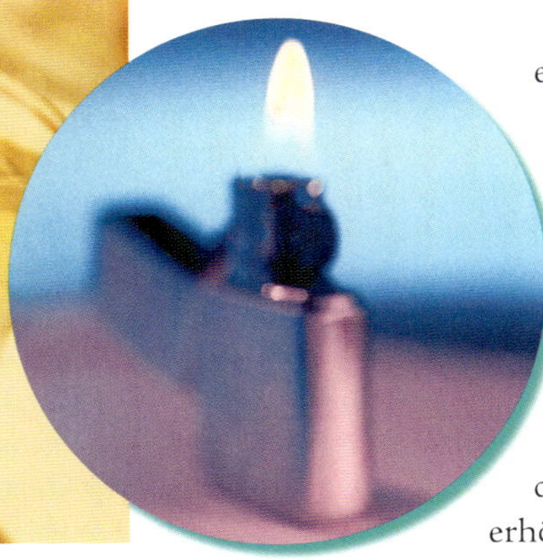

Nun ist Alkohol an sich nicht vollständig zu verdammen. Tatsächlich kann ein tägliches Glas Wein oder ein Cocktail ein wirksames Immunstimulans sein und sogar die Lebenserwartung erhöhen (siehe S. 54).

Aber es gibt auch genügend Beweise, dass zu viel Alkohol das Immunsystem schädigt. Starke Trinker haben ein überdurchschnittliches Risiko, Infektionen, Krebs und vor allem schwere Leberkrankheiten zu bekommen. Alkohol schwächt auch die Reaktion des Immunsystems auf Eindringlinge (wie Viren und Bakterien) und Impfstoffe, da er verschiedene Arten der weißen Blutkörperchen daran hindert, richtig zu arbeiten. Eine Studie ergab, dass Alkohol die Leistung Bakterien bekämpfender Lungenzellen bei Tieren herabsetzt.

Eine andere Gefahr ist, dass Ihre Motivation für eine gesündere Lebensweise nachlässt. Wer abends regelmäßig einige Gläser trinkt, wird sich weniger bewegen und mehr rauchen und essen als sonst. Schließlich ist die Gefahr der Abhängigkeit vom Alkohol ein kaum zu überschätzendes Risiko.

GESUNDHEITSTIPP

Weniger Kaffee

Vielen Menschen ist nicht klar, dass Koffein (in Kaffee, Tee, Schokolade und Cola) eine Art Droge ist – ein starkes Stimulans, das eine kräftige Stressreaktion im Körper erzeugt. Versuchen Sie, den Kaffee langsam abzusetzen (sonst kann es zu Entzugskopfschmerzen kommen). Nach 3 Wochen ganz ohne Kaffee werden Sie sich bestimmt viel ruhiger fühlen.

Schluss mit dem Rauchen

Nikotin an sich, nur eine von vielen gefährlichen Substanzen in Tabakrauch, ist ein tödliches Gift. Noch dazu ist es eine der verführerischsten Drogen für Menschen unter Stress, weil sie für eine unmittelbare Entspannung sorgt. Die Forscher glauben, dass Nikotin den Dopaminspiegel hebt, eine Substanz im Gehirn, die angenehme Gefühle hervorruft.

In Wahrheit jedoch ist die beruhigende Wirkung nur von kurzer Dauer. Nikotin ist tatsächlich ein anregender Stoff, der das Nervensystem auf Touren bringt. Und man gewöhnt sich erschreckend leicht daran, was bedeutet, dass man immer mehr rauchen muss, damit man die erwünschte Wirkung erzielt. Ein Raucher, dem täglich vier Zigaretten genügen, kann im Verlauf einer stressreichen Woche allmählich eine ganze Packung am Tag benötigen, um sich „normal" zu fühlen.

Rauchen schädigt das Immunsystem erheblich (siehe S. 32), aber auch andere Bereiche des Körpers, insbesondere natürlich die Atemwege. Darüber hinaus kann ein Raucher auch den nächsten Mitmenschen ernstlich schaden. Befindet sich ein Nichtraucher nur eine halbe Stunde in einem verrauchten Raum, kann dadurch das Niveau von gesundheitsfördernden Antioxidanzien wie Vitamin C im Blutkreislauf um ein Drittel absinken, so eine finnische Studie. Die finnischen Forscher entdeckten auch, dass passives Rauchen möglicherweise das Fortschreiten von Herzerkrankungen fördert. Schützen Sie also Ihre Liebsten, indem Sie mit dem Rauchen aufhören.

Tabletten und Drogen

Der Griff zu Tabletten sollte das letzte Mittel sein, um mit Stress fertig zu werden. In jedem Fall darf dies nur in Absprache mit dem Arzt und unter genau kontrollierten Bedingungen geschehen. Sonst handelt man sich neben dem Stress ein weiteres und viel größeres Problem ein, das oft zu Medikamentenabhängigkeit führt.

Noch verheerender ist der Konsum von Kokain, Marihuana oder anderen Drogen. Sie helfen nicht, machen abhängig und viele Studien belegen, dass all diese Substanzen bestimmte Arten von Immunzellen schädigen und schwächen. Ein solcher Schaden macht es bereits vorhandenen oder eindringenden Keimen leichter, Fuß zu fassen und Krankheiten zu verursachen.

Innere Einstellung

Wir haben alle von der Kraft des positiven Denkens gehört. In jeder Buchhandlung finden sich meterweise Selbsthilfebücher, die eine schnelle Wende fürs eigene Leben versprechen – man muss nur an sich selbst glauben. Doch was ist von solchen Versprechungen zu halten?

Selbst bei schweren Gesundheitsproblemen, behaupten manche dieser Bücher, verbessern eine „Ich-schaffe-es-Haltung" und eine gelassene Einstellung die Erholungschancen. Auch Religiosität wird ins Spiel gebracht: Glaube sei nicht bloß ein reiner Trost, wenn man krank ist, sondern stärke die eigene Gesundheit und sei ein machtvoller Verbündeter im Kampf gegen die Krankheit.

Wissenschaftler haben lange nach einem Beweis dafür gesucht, dass ein fröhliches Gemüt und ein fester Glaube eine positive Wirkung auf das Immunsystem haben. Die meisten Ergebnisse werfen jedoch mehr Fragen auf, als sie beantworten. Eines ist allerdings gewiss: Optimistisch zu sein verlängert nicht automatisch Ihr Leben, aber eine pessimistische Haltung verkürzt es sehr wahrscheinlich. Und ähnlich wie Stress kann Pessimismus Ihre Immunität stark strapazieren.

Die richtige Haltung macht den Unterschied

In einer umfassenden Langzeitstudie wurden 800 Patienten während ihrer Behandlung in der amerikanischen Mayo-Klinik gebeten, einen Persönlichkeitstest zu machen, der ihren Optimismus bzw. Pessimismus ausloten sollte. 30 Jahre später stellten die Forscher fest, dass die Optimisten aus der Gruppe länger gelebt hatten, als unter Berücksichtigung der üblichen Faktoren zu erwarten gewesen wäre. Noch aufschlussreicher war, dass die Pessimisten früher als erwartet gestorben waren: In den 30 Jahren zwischen dem Persönlichkeitstest und der Nachkontrolle lag bei den pessimistischen Patienten die Wahrscheinlichkeit, dass sie gestorben waren, um 40 % höher als bei der Gruppe der optimistischeren.

Kurztipp

Wenn Sie sich wieder einmal schlecht fühlen, versuchen Sie die „Vergleich-nach-unten-Methode" anzuwenden. Denken Sie an jemanden, der schlechter dran ist als Sie – nicht aus Schadenfreude, sondern damit Sie erkennen, wie Ihre Lage tatsächlich einzuschätzen ist.

Wie aber kann Optimismus die Gesundheit beeinflussen? Martin Seligman, Psychologieprofessor an der University of Pennsylvania und langjähriger Forscher auf diesem Gebiet, stellt hierzu drei Erklärungsmodelle auf:

- **Optimisten haben vielleicht einen biologischen Vorteil.** Studien mit Tieren haben gezeigt, dass die Hilf- und Hoffnungslosigkeit, die mit einer pessimistischen Haltung einhergehen, das Immunsystem schwächen. Das Gleiche trifft wohl auf Menschen zu: Eine Untersuchung von Jurastudenten im ersten Jahr ergab bei Optimisten höhere Spiegel an so genannten NK-Zellen (natürliche Killerzellen, eine Art von Lymphozyten) als bei Pessimisten.
- **Optimisten passen besser auf sich auf.** Im Allgemeinen tun sie eher Dinge, die gesundheitsfördernd sind (z. B. sportliche Betätigung), und suchen leichter ärztlichen Rat. Pessimisten dagegen neigen dazu, vorbeugende Maßnahmen wie Grippeimpfungen zu meiden und ärztlichen Rat nicht zu beachten, da sie glauben, es helfe ohnehin nichts.
- **Optimisten neigen weniger dazu, sich machtlos zu fühlen.** Sie bewältigen Stress wirksamer und haben eher das Gefühl, ihr Leben im Griff zu haben. Sie werden auch rascher als Pessimisten aktiv, um schlimme Ereignisse zu vermeiden. Pessimisten dagegen sind ihrem Lebensverlauf gegenüber passiver. Eine nicht unumstrittene Studie fragte, ob die innere Einstel-

lung Auswirkungen auf das Fortschreiten der Krankheit und die Überlebensdauer bei einer Gruppe von Männern mit Aids hatte. Die Männer, die einen „realistischen" Standpunkt hinsichtlich des wahrscheinlichen Krankheitsverlaufs angaben, starben 9 Monate früher als die, die zuversichtlicher hinsichtlich ihrer Lebensperspektive waren.

Man wird nicht als Optimist geboren

Vor Ihnen steht ein zur Hälfte gefülltes Glas Wein – ist es aus Ihrer Sicht halb voll oder halb leer? Und befürchten Sie gar, dass es gleich umfallen könnte oder der Wein nach Kork schmeckt? Lässt sich Ihr Standpunkt irgendwie ändern? Zwar schätzen Experten, dass wenigstens 25 % Ihrer Sicht des Lebens genetisch bedingt ist, doch eigentlich spielt das keine Rolle – warum? Immer wieder haben selbst hartnäckige Pessimisten ihr Denken verändert, indem sie optimistische Haltungen „imitiert" haben. Wenn Sie also einüben, wie ein Optimist zu denken, werden Sie allmählich tatsächlich einer.

Betrachten Sie die unterschiedlichen Reaktionen von Pessimisten und Optimisten auf den Lauf der Dinge. Pessimisten nehmen Probleme sehr persönlich („Es ist alles mein Fehler"), während Optimisten sie herunterspielen („Auch das wird vorbeigehen"). Wenn etwas gut läuft, schieben Pessimisten alles auf den Zufall („Ich hatte einfach Glück"), aber Optimisten klopfen sich auf die Schulter („Das habe ich gut gemacht"). Optimisten sehen auch die Zukunft positiv und fühlen sich zuversichtlich, nicht hilflos. Da sie erwarten, glücklich zu sein, richten sich ihre Fantasien auf Erfolg, und sie suchen erfreuliche Erfahrungen. Die positive Einstellung verdrängt Negatives, und sie verbessert auch die Gesundheit.

Um Pessimismus zu bekämpfen, empfiehlt der oben erwähnte Seligman die Methode des so genannten Disputierens: Der erste Schritt besteht darin, negative Gedanken zu beurteilen, sobald sie Ihnen in den Kopf kommen. Wenn Sie merken, dass Sie einen Rückschlag für eine Katastrophe halten, suchen Sie objektiv nach einem Beweis, dass Ihre Reaktion angemessen ist. Fragen Sie sich, ob es nicht eine andere, weniger düstere Betrachtungsweise gibt für das, was geschehen ist. Dann gehen Sie weiter und bewerten realistisch das Ereignis. Selbst wenn Ihre Annahmen richtig waren – ist die Situation wirklich katastrophal?

Nehmen wir an, Ihre beste Freundin antwortet nicht auf Ihre Telefonanrufe. Ihr erster Gedanke: „Sie ist offensichtlich doch keine so gute Freundin." Erinnerungen an frühere „Kränkungen" tauchen auf, sodass Sie vielleicht kurz und abweisend reagieren, wenn sich Ihre Freundin dann doch meldet. Dann kann das Verhängnis seinen Lauf nehmen ... Vielleicht hätten Sie anfangs objektiver sein sollen: „Ich weiß, sie macht diese Woche viele Überstunden. Ich schicke ihr eine E-Mail und frage nach, wie sie zurechtkommt."

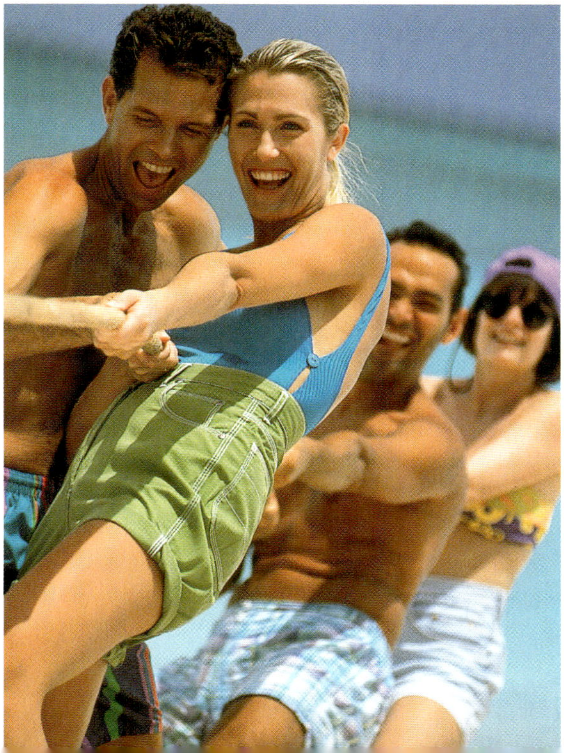

GUT GELAUNTE MENSCHEN sind ansteckend – suchen Sie also die Nähe von Optimisten.

Erlernter Optimismus bedeutet auch, dass man Verallgemeinerungen, nicht selten auch Vorurteile, aufgibt – pauschale Erklärungen, die in vielen Fällen ein Gefühl der Hilflosigkeit erzeugen. Anstatt zu sagen „Ich bin hässlich“, „Alle Chefs sind ungerecht“ oder „Ich kann nicht kochen“, sollten Sie erkennen, dass Sie nur ein einzelnes negatives Ereignis erleben: „Meine Frisur ist *heute* nicht gut“, „*Dieser* Chef ist ungerecht“ oder „*Das Soufflé* ist nicht gelungen“.

Sorge dich nicht, lebe einfach!

Auch wenn man kein eingefleischter Pessimist ist, bleibt der Blick in die Zukunft oft mit einem Gefühl der Unsicherheit behaftet. Der Angriff-oder-Flucht-Mechanismus, den uns die Natur mitgegeben hat, äußert sich im modernen Leben oft als nagendes Gefühl der Sorge, für das wir alle bis zu einem gewissen Grad anfällig sind. Allerdings hat diese Fähigkeit, negative Situationen quasi geistig vorwegzunehmen und entsprechende Gegenmaßnahmen zu planen, dazu beigetragen, dass die Menschheit überhaupt überlebt hat.

Leider jedoch gerät das natürliche Warnsystem durcheinander, da es keine adäquaten Lösungen hervorbringt, sondern nur ständige Angst produziert. Zu viele Sorgen beeinträchtigen aber die geistige und körperliche Gesundheit. Wenn Sie merken, dass Sie mehr grübeln, als notwendig scheint, zügeln Sie Ihre Gedanken mit folgenden Strategien:

◆ **Reden Sie mit jemandem.** Ein hilfreicher Freund kann eine dringend notwendige „Realitätskontrolle“ geben, indem er darauf hinweist, welche Sorgen begründet und welche unrealistisch sind. Wenn er Sie gut kennt, kann er auch sinnvolle Vorschläge und Ermutigung anbieten.

◆ **Im Keim ersticken.** Versuchen Sie die so genannte Stopp-Technik: Wenn Sie eine Sorge hochkommen spüren, lenken Sie sich mit dem Bild eines großen rot-weißen Stoppschilds ab. Unterbrechen Sie die gedankliche Vergrößerung Ihrer Sorge, indem Sie sich stumm den Befehl „Stopp!“ geben. Dann stellen Sie sich etwas vor, bei dem Sie Freude oder auch Trost empfinden.

◆ **Handeln Sie.** Wenn Sie sich wegen eines hartnäckigen Hustens Sorgen machen, sprechen Sie mit Ihrem Arzt darüber. Wenn Sie wegen einer wachsenden Kreditkartenschuld besorgt sind, durchbrechen Sie Ihr übliches Verhaltensmuster, indem Sie einen Haushaltsplan aufstellen – und zwar sofort. Wenn Sie Hilfe brauchen, damit Sie hinter einem Stapel von Rechnungen Land sehen, erkundigen Sie sich bei Ihrer Bank nach einem kurzfristigen Kredit oder gehen Sie zu einem Schuldberater.

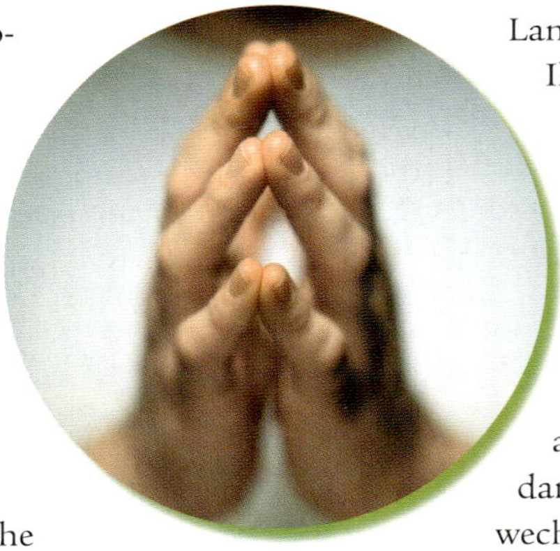

41 % der US-Amerikaner sagen, Beten habe ihnen während einer Krankheit oder bei der Genesung geholfen.

Glaube kann heilen

Seien Sie bei Ihrem nächsten Arztbesuch nicht unbedingt überrascht, wenn das Gespräch auf Gott kommt. Das liegt nicht daran, dass die Ärzte den Beruf gewechselt haben, aber einige von ihnen kennen mittlerweile die Forschungsergebnisse, die zum Großteil in führenden medizinischen Zeitschriften veröffentlicht wurden: Und die zeigen, dass der Glaube einen positiven Einfluss auf die Gesundheit ausüben kann.

Was eher bescheiden mit wenigen Studien für Zeitschriften begann, ist in den letzten Jahren zu einem Strom an Forschungen angewachsen, die mit wissenschaftlichen Methoden die Beziehung zwischen Religiosität und Gesundheit untersuchen. Die vorläufigen Ergebnisse legen nahe, dass Menschen, die aus dem Glauben Kraft schöpfen, gesünder sind und länger leben als andere.

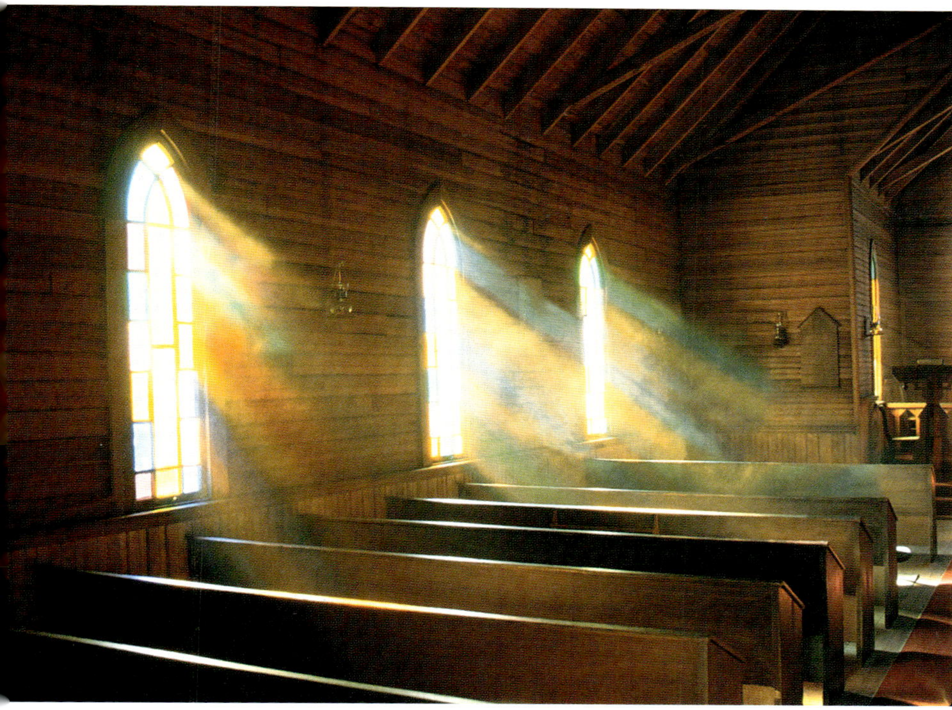

GLAUBE AN EINE HÖHERE MACHT kann Ihr Leben verlängern. Das liegt zum Teil an der nachgewiesenen positiven Wirkung auf das Immunsystem.

◆ **Göttliche Macht?** Warum leben religiöse Menschen aber länger? Die schützende Wirkung des Glaubens scheint über die nahe liegenden Vorteile, etwa das tröstliche Gefühl der Zugehörigkeit zu einer Gemeinschaft, hinauszugehen. Im Zusammenhang mit medizinischen Maßnahmen berichten religiöse Menschen über weniger Schmerzen als vergleichbare Menschen ohne religiöse Bindung. Die Religiösen ertragen auch Behandlungen besser und länger. Sie haben mit geringerer Wahrscheinlichkeit Nebenwirkungen durch Medikamente, und sie leiden während längerer Krankheiten weniger stark unter Depression und Angst.

Eine 12-Jahresstudie über 2000 ältere Erwachsene in den USA ergab, dass Personen, die häufig Gottesdienste besuchten, mit geringerer Wahrscheinlichkeit körperliche Gebrechen hatten als Personen, die selten in die Kirche gingen. Dieses Ergebnis hatte auch Bestand, nachdem die Forscher andere Faktoren, die das Befinden beeinflussen, berücksichtigt hatten.

◆ **Wie Glaube und Religion wirken.** Forscher vermuten, dass der Glaube hilft, Stress zu bewältigen und Depression zu vermeiden. Dies schützt den Körper vor Schaden durch aufwallende Stresshormone, was wiederum das Immunsystem stärkt.

Zahlreiche Forschungsergebnisse stützen diese Behauptung: Eine Studie beispielsweise ergab, dass Patienten mit Operationen am offenen Herzen mit dreimal größerer Wahrscheinlichkeit überlebten, wenn sie Beistand von einer höheren Macht such-

Der Zusammenhang zwischen langem Leben und Glaube an eine höhere Macht wurde zum ersten Mal in einer groß angelegten Untersuchung erkannt, die in den USA durchgeführt und in den 1970er-Jahren veröffentlicht wurde. Dabei wurde über mehrere Jahrzehnte die Gesundheit von tausenden willkürlich ausgewählten Personen in einem kalifornischen Verwaltungskreis verfolgt.

Die Verbindung zwischen Religiosität und langem Leben war bei weitem nicht alles, wonach die Forscher suchten, aber die Stärke dieses Zusammenhangs machte sie zu einer der bemerkenswertesten Entdeckungen der Studie. Die Forscher achteten genau darauf, dass sie die Einflüsse des Glaubens (oder seines Fehlens) maßen und nicht die Lebensgewohnheiten, die Kirchgänger möglicherweise von den Nichtreligiösen unterscheiden. Aus der Überlegung heraus, dass religiöse Menschen vermutlich geringere Gesundheitsrisiken haben dürften, weil sie mehr Verantwortung für ihr Leben empfinden, nahmen die Forscher als Kontrollgruppe nichtreligiöse Menschen mit ebenso gesunder Lebensweise. Das Ergebnis war eindeutig: Der wöchentliche Besuch eines Gottesdienstes hängt mit einem längeren Leben zusammen. Kirchgänger starben im Durchschnitt mit 83 Jahren, die Personen der Kontrollgruppe mit 73.

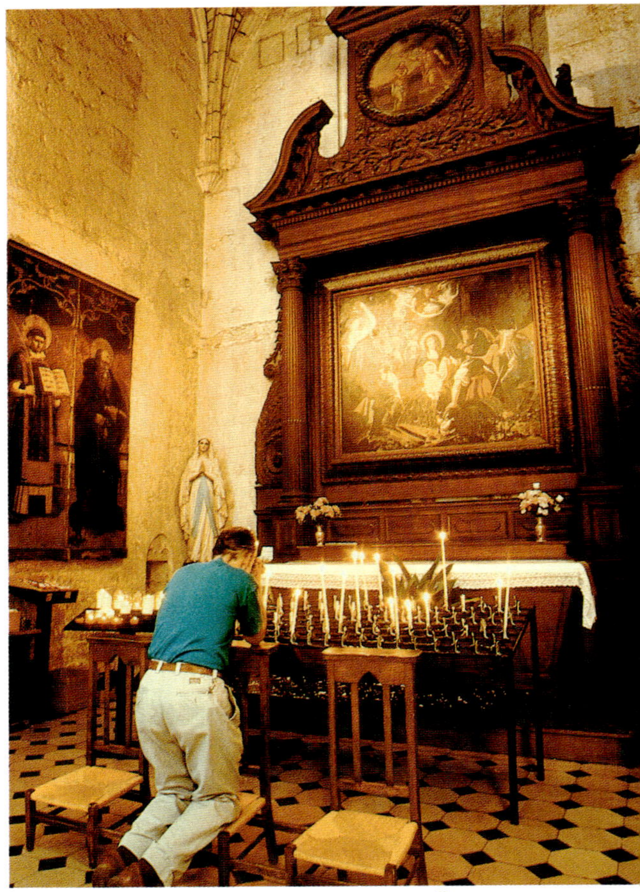

TIEF RELIGIÖSE MENSCHEN können mit Krankheiten oft besser umgehen.

ten. Eine andere Studie analysierte die Gewohnheiten von fast 4000 älteren Menschen über 6 Jahre hinweg – das erstaunliche Ergebnis: Diejenigen, die jede Woche Gottesdienste besuchten, starben während der Studie mit 46 %ig geringerer Wahrscheinlichkeit als andere, die selten oder nie in die Kirche gingen.

Der Leiter dieser Studie, Harold Koenig, hat es sich zur Aufgabe gemacht, der Verbindungen zwischen Glaube und Gesundheit im Detail nachzugehen. Seine Arbeiten machen deutlich, dass der Glaube nicht nur insgesamt die Gesundheit fördert, sondern auch zur Erholung von schwerer Krankheit beiträgt. Der Forscher hat die These aufgestellt, dass Menschen beim Beten an eine höhere Macht eine indirekte Form der Kontrolle über ihre Krankheit gewinnen. Das beruhigende Gefühl, dass sie in ihrem Kampf nicht allein sind und Gott persönlichen Anteil an ihrer Krankheit nimmt, scheint sie gegen Stress abzuschirmen und so Kräfte freizusetzen, um mit der Krankheit fertig zu werden. Aber Koenig gibt sich nicht damit zufrieden, die positiven Folgen des Glaube zu dokumentieren – er hofft, die biologischen Auswirkungen von Gebet und Religion genauer messen und schrittweise nachverfolgen zu können. Einen ersten, noch sehr vorläufigen Schritt auf dieses Ziel hin hat er schon getan: Koenig überprüfte bei Kirchgängern und Nichtkirchgängern die Menge eines bestimmten Botenstoffs des Immunsystems – Interleukin-6 (IL-6). Diese Substanz koordiniert die Funktionen verschiedener Zellen und Organe, die an der Immunreaktion beteiligt sind. Man nimmt an, dass IL-6 ansteigt, wenn das Immunsystem geschwächt ist. Koenig und seine Kollegen fanden heraus, dass Menschen, die häufig in die Kirche gingen, mit geringerer Wahrscheinlichkeit hohe IL-6-Spiegel hatten als diejenigen, die selten oder gar nicht in die Kirche gingen.

Obgleich viele Fragen hinsichtlich dieser Beobachtung noch offen bleiben, wird das ganze Thema von vielen Medizinern mit wachsender Aufmerksamkeit verfolgt.

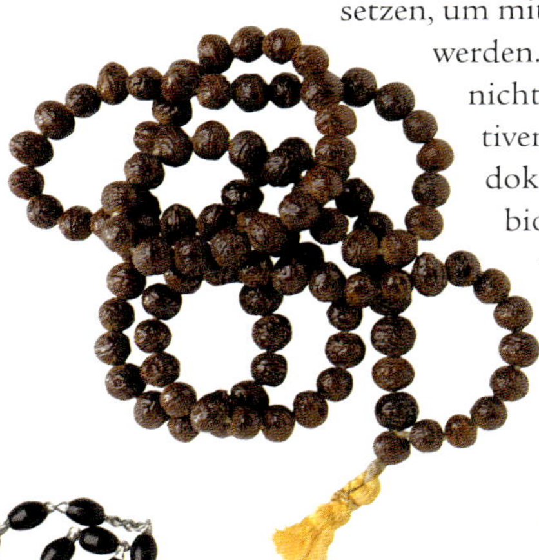

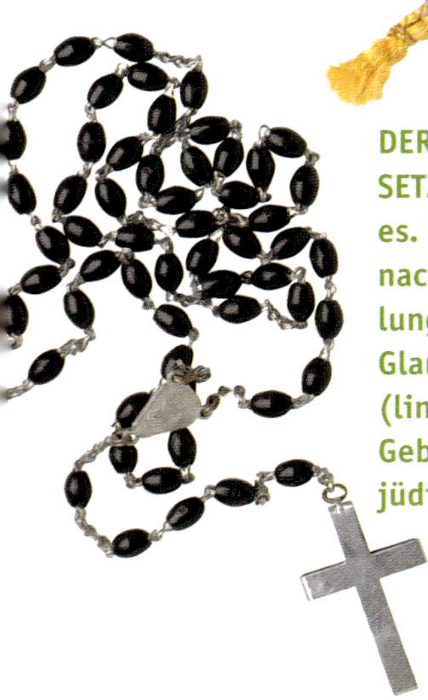

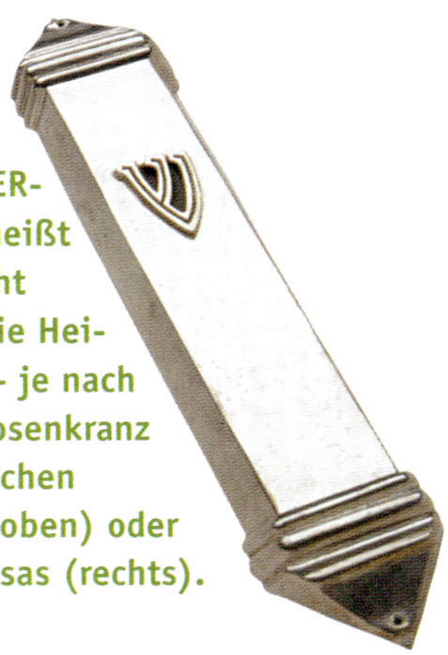

DER GLAUBE VERSETZE BERGE, heißt es. Beten erhöht nachweislich die Heilungschancen – je nach Glauben mit Rosenkranz (links), tibetischen Gebetsperlen (oben) oder jüdischer Mesusas (rechts).

„Ich suche die Nähe der Natur, um zur Ruhe zu kommen und geheilt zu werden und damit meine Sinne in Ordnung kommen."

JOHN BURROUGHS, NATURSCHRIFTSTELLER (1837–1921)

◆ **Glaube macht den Unterschied.** Wenn die Ergebnisse von Koenigs Studien und andere Arbeiten auf diesem Gebiet richtig interpretiert werden, kann eine intensive religiöse Bindung – unabhängig von der Glaubensrichtung – zur allgemeinen Gesundheit und zu einem langen Leben beitragen. Ein letztes, sehr interessantes Forschungsergebnis in diesem Zusammenhang: In einer über 16 Jahre dauernden Studie wurden Menschen, die in religiös orientierten Kibbuzim in Israel leben, mit Menschen in weltlichen Kibbuzim verglichen. Die gesundheitlichen Unterschiede zwischen religiösen und weltlichen Kibbuzbewohnern, die ansonsten sehr ähnliche Lebensweisen und Umfelder haben, sind in der Tat dramatisch: Es hat sich gezeigt, dass die Sterblichkeitsziffern in religiösen Kibbuzim um 50 % niedriger waren als in den Kontrolleinrichtungen.

◆ **Was sollen die anderen tun?** Glaube kann selbstverständlich nicht vorgetäuscht werden. Aber auch wenn Sie mit der institutionellen Kirche nichts zu tun haben oder nur sporadischer Kirchgänger sind, können Sie dennoch spirituellen Praktiken einen wichtigen Platz im Leben einräumen und sich darüber klar werden, auf welchen Werten und Überzeugungen Ihr Leben aufbaut. Denn darauf können Sie sich im Notfall dann auch stützen.

Aus der Forschung über den Zusammenhang von Gesundheit und Psyche ergeben sich viele Hinweise, wie man den Glauben ins alltägliche Leben einführen kann. Wer beispielsweise ein Gefühl der Hoffnung für die weitere Zukunft aufbaut, andererseits unabänderliche Lebensumstände akzeptiert und das innere Gespräch mit Gott sucht, hat schon sehr viel für ein gesundes, im Glauben ruhendes Leben getan.

Aber auch ganz andere Möglichkeiten bieten sich an: Treten Sie in einen nichtkonfessionellen Chor ein oder gründen Sie eine Lesegruppe, die sich mit philosophischen und ethischen Fragen befasst. Oder nehmen Sie sich Zeit für das tiefe Nachdenken über die großen Fragen unseres Lebens: „Woher komme ich?", „Wohin gehe ich?" und „Was ist meine Aufgabe in dieser Welt?" Sich als Teil eines größeren Plans zu sehen, kann Ihnen helfen, Probleme in die richtige Perspektive zu rücken. Und das kann Sie dem Ziel, glücklicher und empfänglicher für alle Ihre Möglichkeiten zu werden, ein großes Stück näher bringen.

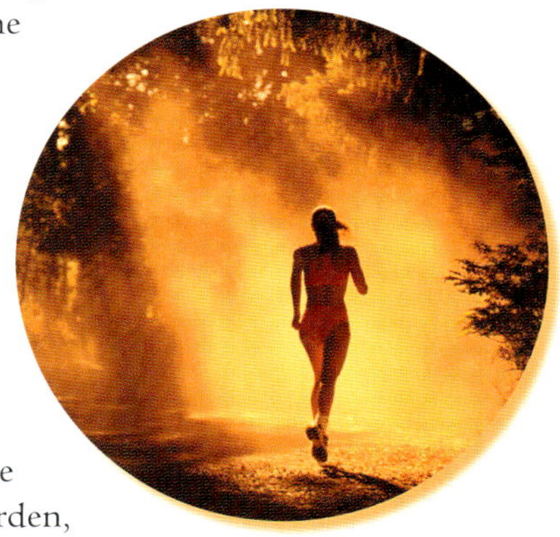

DIE NATUR ist für viele Menschen eine ständige Quelle der Inspiration.

Gefühle, die eine Belastung sind

Wie Freundschaft und Glaube positiv auf das Immunsystem wirken, können negative Gefühle und die damit verbundenen Verhaltensweisen zu seinen Lasten gehen. Zorn, Feindseligkeit und Hoffnungslosigkeit richten den größten Schaden an. Deshalb zahlt es sich aus, diese Emotionen in den Griff zu bekommen.

◆ **Zorn – die dunkle Seite der Seele** Wenn wir Zorn empfinden, strömen Stresshormone und andere Substanzen durch unseren Körper und setzen ihn in Aufruhr. Zorn und Stress haben dabei weitgehend ähnliche Auswirkungen. Doch das Gefühlsleben ist durch echten Zorn weit mehr betroffen, und dies verstärkt die schädlichen Wirkungen erheblich. Ausdrücke wie „in heller Wut sein, Blut sehen wollen, rot sehen" spiegeln diese heftige, manchmal unbeherrschbare Reaktion auch in unserer Alltagssprache.

Als Kinder lernen wir, uns für unseren Zorn zu schämen, weil wir bestraft werden, wenn wir ihn unbeherrscht ausleben. Dabei vergessen Eltern oft, dass Zorn eine normale Reaktion ist: Wenn uns jemand tief kränkt oder erniedrigt, liegt es in unserer Natur, uns körperlich und seelisch mit allen Mitteln verteidigen zu wollen. Wenn Sie Ihren Zorn also anerkennen, dann rational damit umgehen und zielgerichtet handeln, kann ein Zornesausbruch tatsächlich befreiend wirken.

Problematisch wird es, wenn Menschen ihren Zorn umleiten. Das klassische Beispiel ist der Mann, der seinen Hund tritt, wenn er nach Hause kommt, weil er gerade Streit mit seinem Chef hatte. Eine häufige Reaktion auf Zorn ist auch, dass man ihn unterdrückt – eine mehr als problematische Wahl in Hinblick auf die Gesundheit.

Unterdrückter Zorn beeinträchtigt den Körper ganz ähnlich wie chronischer Stress. Ihr Adrenalinspiegel steigt, dicht gefolgt vom Kortisolspiegel. Wenn Sie Ihren Zorn nicht verarbeiten, bleiben diese Spiegel erhöht, was zu Bluthochdruck, Kopfschmerzen, Hautkrankheiten und Verdauungsstörungen führen kann. Unterdrückter Zorn schwächt darüber hinaus auch unsere Fähigkeit, Infektionen und Krankheiten abzuwehren – dies führt zu einem negativen Regelkreis mit weiteren Gesundheitsproblemen.

GESUNDHEITSTIPP

Ihrem Zorn „Luft zu machen" ist unter bestimmten Bedingungen angemessen: Wenn der Zorn sich direkt gegen die beleidigende Person richtet, wenn Ihr Ausbruch eine Ungerechtigkeit korrigiert oder vermutlich das Verhalten der anderen Person ändern wird. Die Beherrschung dürfen Sie dennoch nicht verlieren.

◆ **Zorn und das Immunsystem** Über die negativen Folgen von Zorn auf das Immunsystem weiß man recht gut Bescheid. In einer Studie setzten Forscher eine Gruppe gesunder Männer einem Erkältungsvirus aus. Die Männer, die deprimiert, zornig und frustriert waren, erkrankten prompt an Erkältungen. Anschließend wurde eine Untergruppe der Teilnehmer gebeten, sich an ein zornig machendes Ereignis zu erinnern und es zu diskutieren. Diese Männer zeigten daraufhin wie diejenigen, die zu Beginn der Studie zornig waren, mit größerer Wahrscheinlichkeit Erkältungssymptome durch das Virus als die anderen, deren Stimmung neutral blieb.

Einige Untersuchungen lassen sogar vermuten, dass aufgestauter Zorn tatsächlich ein Faktor bei der Entstehung von Krebs ist. Eine Studie an Hautkrebspatienten beispielsweise ermittelte nur geringe Zahlen von Krebs abwehrenden Immunsystemzellen nahe den Tumoren, wenn die Patienten ihren Zorn unterdrückten. Die gute Nachricht lautet, dass Be-

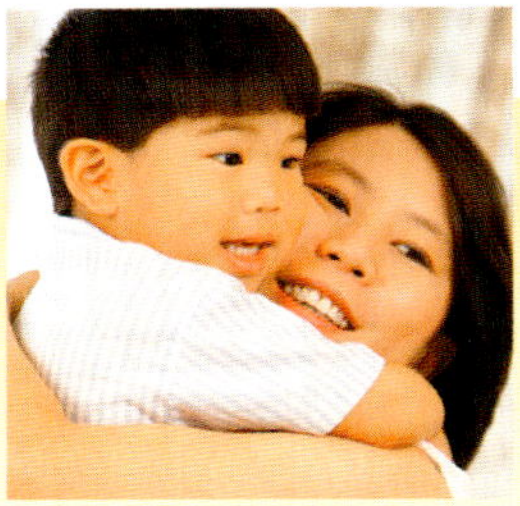

HÄTTEN SIE'S GEWUSST?

Liebe ist wichtig

Kindheitserlebnisse können darauf Einfluss haben, wie man mit Stress fertig wird. Eine schwedische Studie zeigte, dass familiäre Konflikte das Risiko erhöhen, später einen insulinabhängigen Diabetes zu entwickeln – vielleicht weil Stress auf einige Immunmechanismen wirkt, die für eine Schädigung der Bauchspeicheldrüse verantwortlich gemacht werden. Andere Forscher fanden heraus, dass die Erhöhung des Stresshormons Kortisol auch als Anzeichen dafür gewertet werden kann, ob ein Kind als Erwachsener für Alkoholmissbrauch anfällig wird. Andererseits haben schöne Erlebnisse in der Kindheit auch positive Wirkungen: Eine kanadische Studie zeigte, dass neugeborene Tiere, die gestreichelt und liebevoll behandelt wurden, geringere Mengen an Kortisol produzierten als Tiere einer Kontrollgruppe.

Zorn in den Griff bekommen

Wenn Sie das nächste Mal wütend werden, treten Sie innerlich einen Schritt zurück und benennen Sie Ihren Zorn. Nehmen Sie eine kurze Auszeit und sagen Sie sich „Auch das wird vorbeigehen". Manchmal hilft es, sich im wörtlichen Sinne abzukühlen: Waschen Sie Ihr Gesicht kalt ab. Hilfreich sind auch folgende Tipps:

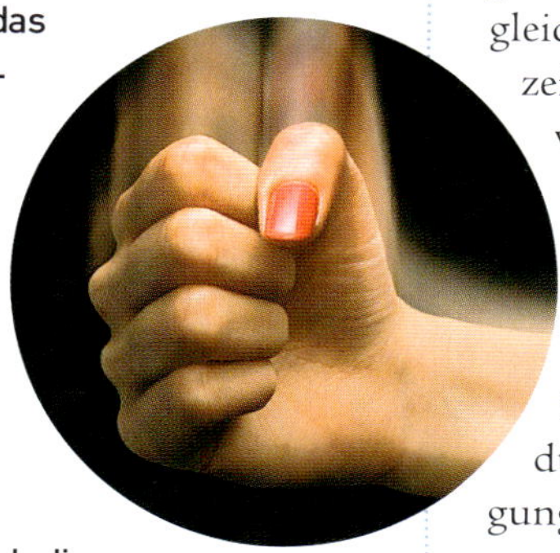

1. Atmen Sie ruhig. Es klingt allzu einfach, wirkt aber: Wenn Sie spüren, dass Sie gleich explodieren, atmen Sie zwei- oder dreimal tief durch und zählen dann bis zehn. Bringen Sie die zornige Miene weg, indem Sie Kinn, Stirn und Mund langsam und bewusst anspannen und entspannen – das verhindert wahrscheinlich, dass Sie etwas vorschnell tun oder sagen.
2. Lenken Sie Ihre Energie um. Spazieren, joggen, den Heimtrainer nutzen – all das kann Ihnen helfen, das Adrenalin im Kreislauf aufzubrauchen. Malen, zeichnen, modellieren oder andere befriedigende Tätigkeiten können ebenfalls zu Ihrer Beruhigung beitragen.
3. Schließen Sie Frieden mit Vergangenem. Zwingen Sie sich, auch mal zu verzeihen. Ein schwelender Groll kann für so viel Ärger sorgen, dass ein ständiger Zorn erhalten bleibt. Überwinden Sie die Verstimmung, dann können Sie Ihre negativen Gefühle auf Dauer loswerden.

troffene ihre Prognose umkehren konnten, wenn sie lernten, ihren Zorn in angemessener Weise auszudrücken: Die Hautkrebspatienten, die ihren Zorn unterdrückten und eine herabgesetzte Aktivität des Immunsystems im Kampf gegen den Krebs hatten, durchliefen ein Training, das ihnen half, ihre Gefühle zu erkennen und sich mit ihnen auseinander zu setzen. Als sie dann auch übten, ihrem Zorn auf gesunde Weise Luft zu machen, verlangsamte sich das Wachstum der Tumoren.

◆ **Feindseligkeit schlägt auf Sie zurück.** Die Begriffe „Zorn" und „Feindseligkeit" werden oft im gleichen Zusammenhang verwendet, aber sie bezeichnen nicht dieselben Emotionen: Zorn ist vorübergehend. Er flammt auf, flaut aber ab, wenn man richtig mit ihm umgeht. Auch die stressartige körperliche Reaktion lässt nach. Feindseligkeit ist keine vorübergehende Erscheinung. Sie ist eine Einstellung, die sich in aggressivem Verhalten ausdrückt – nicht durch eine konkrete Verletzung oder Beleidigung hervorgerufen, sondern durch den Dauerzustand starker Abneigung und tiefen Misstrauens. Feindselig eingestellte Menschen erwarten, auf Schritt und Tritt „Gegnern" zu begegnen. Feindselig eingestellte Menschen zeigen ihren Zorn ziemlich oft, und der Auslöser ist wahrscheinlich ein Problem, das andere geringfügig finden. Durch dieses Verhalten werden solche Personen oft isoliert und einsam.

Die Kombination von Misstrauen, Zorn und Isolation verursacht ernste Störungen im Körper, insbesondere auch im Immunsystem. Außerdem schwächt Feindseligkeit den Teil des Nervensystems, der den Körper nach stressigen Notfällen beruhigen soll. In einer amerikanischen Studie wurden Teilnehmer mit und ohne hohe Feindseligkeitspegel aufgefordert, Ereignisse zu schildern, die sie sehr zornig gemacht hatten. Die Erinnerung an den Zorn ließ den Blutdruck bei beiden Gruppen ansteigen. Danach brauchte aber der Blutdruck bei den „Feindseligen" doppelt so lang, bis er wieder im Normalzustand war, wie bei den „Normalen".

◆ **Feindseligkeit überwinden** Die Forschung hat einen engen Zusammenhang zwischen Feindseligkeit und Herzkrankheiten festgestellt. Feindselige Menschen neigen auch stärker zu Asthma und Arthritis. Glücklicherweise kann Feindseligkeit wie Zorn überwunden werden – es könnte nur etwas mehr Arbeit kosten, weil Feindseligkeit eine durchgängig negative Einstellung einschließt.

Ein möglicher Weg besteht darin, dass feindselig eingestellte Menschen in der Wahrnehmung ihrer

> „Bieten Sie Hindernissen die Stirn und tun Sie etwas dagegen. Sie werden merken, dass dies nur halb so schwer ist, wie Sie dachten."
>
> NORMAN VINCENT PEALE, PFARRER UND BUCHAUTOR (1898–1993)

Umgebung umlernen können, indem sie sozusagen vernünftig mit sich selbst argumentieren, wenn sich negative Ausbrüche ankündigen. Bevor man also Zorn und Groll außer Kontrolle geraten lässt, stellt man sich folgende Fragen: Ist diese Sache meine anhaltende Aufmerksamkeit wert? Ist meine Reaktion gerechtfertigt? Erhalte ich damit die gewünschte Wirkung, wird sich etwas positiv in der betreffenden Sache ändern?

Falls dieses Vorgehen die Situation nicht entschärft, versuchen Sie sich abzulenken – indem Sie beruhigende Musik hören, ein anspruchsvolles Buch lesen oder Ihre Energie auf eine anstrengende körperliche Aufgabe richten.

Depression: mehr als einfache Traurigkeit

Eine Depression ist nicht bloß Melancholie. Sie ist ein Zustand äußerster Hoffnungslosigkeit, der von chemischen Veränderungen im Gehirn und körperlichen Veränderungen (meist Richtung Trägheit) gekennzeichnet ist. Manche depressiven Menschen fühlen sich teilnahmslos, gelangweilt und unwohl. Andere empfinden tiefe Traurigkeit und Selbsthass, und viele stürzen sich in selbstmörderische Verzweiflung. Die Symptome der Depression (siehe S. 108) sind Appetitverlust oder -zunahme, Schlaflosigkeit oder übermäßiges Schlafbedürfnis, das Unvermögen, normalerweise erfreuliche Dinge zu genießen, Reizbarkeit, Schuldgefühle, unerklärliche Angstzustände und Gedanken an Selbstmord und Tod. Eine Depression beeinträchtigt Körper und Geist gleichermaßen. Depressive Menschen leiden mit größerer Wahrscheinlichkeit an chronischen Krankheiten, und sie brauchen längere Erholungsphasen. Auch liegt die Möglichkeit eines vorzeitigen Todes höher.

◆ **So bekommt man Hilfe.** Ärztliche Behandlung ist ein Muss, wenn man eine Depression in den Griff bekommen will. Da eine Depression auch an Initiative und Motivation zehrt, haben die Betroffenen oft nicht genügend Antrieb, Hilfe zu suchen. Dabei gibt es dank vieler neuer Medikamente, so genannter Antidepressiva, für die meisten depressiven Menschen Abhilfe. Der erste Schritt besteht darin, zum Arzt zu gehen und mit ihm über den eigenen Zustand zu sprechen. Der Arzt kann dann sofort ein Medikament verordnen oder einen Experten zu Rate ziehen, der auf die Behandlung von Depressionen spezialisiert ist.

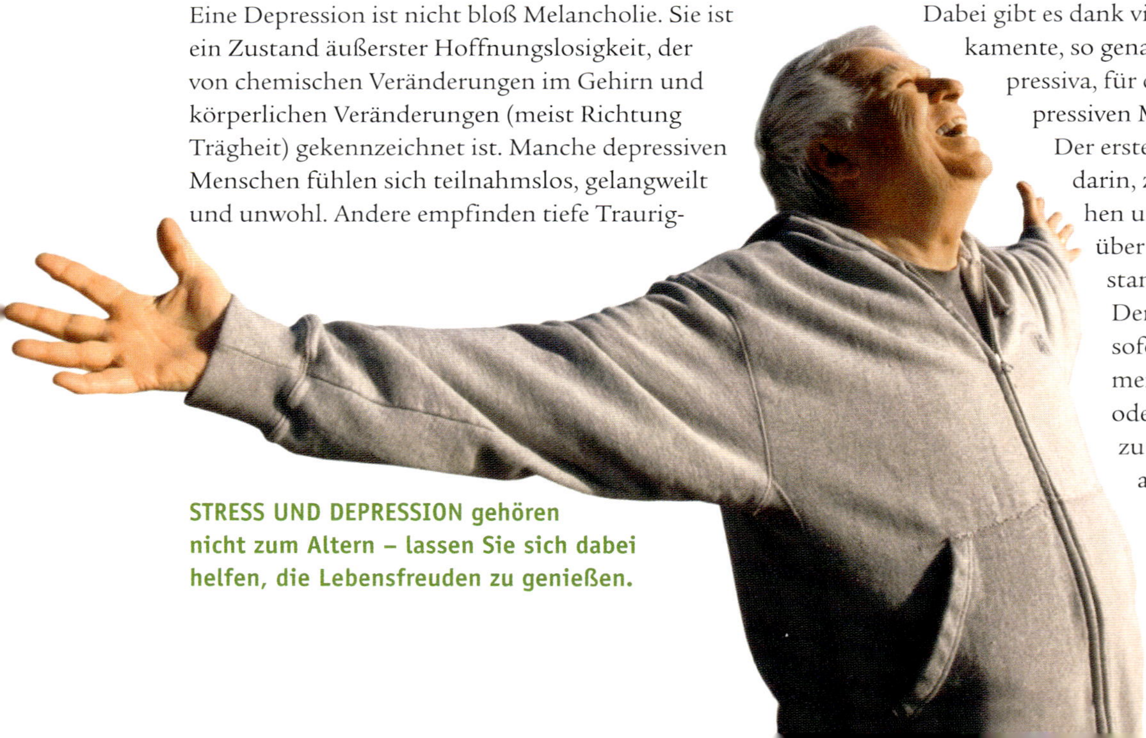

STRESS UND DEPRESSION gehören nicht zum Altern – lassen Sie sich dabei helfen, die Lebensfreuden zu genießen.

Genau betrachtet ... Essen gegen Stress

Sie wissen bestimmt, dass das Essen Einfluss auf Ihr Befinden haben kann – denken Sie an das Stimmungshoch nach dem Genuss einer Süßigkeit. Inzwischen haben Wissenschaftler herausgefunden, dass bestimmte Speisen, maßvoll genossen, zu einem ruhigen, entspannten Zustand verhelfen können. Nutzen Sie dieses Wissen im Umgang mit Stress.

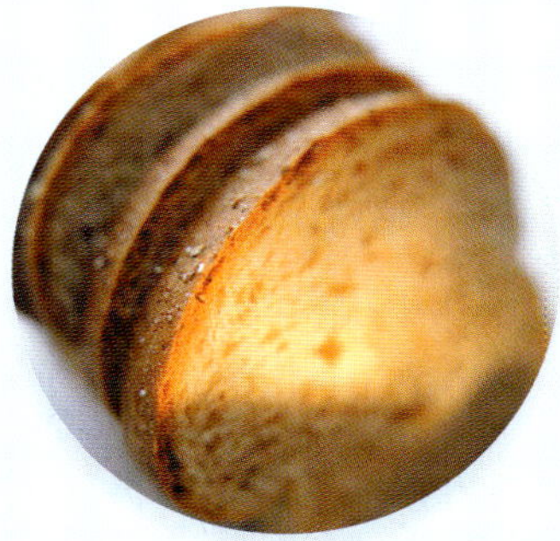

VOLLKORNNAHRUNG

Ganze Körner, z. B. in Vollkornbrot und bestimmten Müslis, sind reich an Selen, einem Mineral, das Angstzustände lösen kann – behauptet der amerikanische Forscher Penland. Er fand heraus, dass Männer, die das Selen in der Kost steigerten, sich weniger ängstlich und stattdessen tatkräftiger, selbstbewusster und zufriedener fühlten.

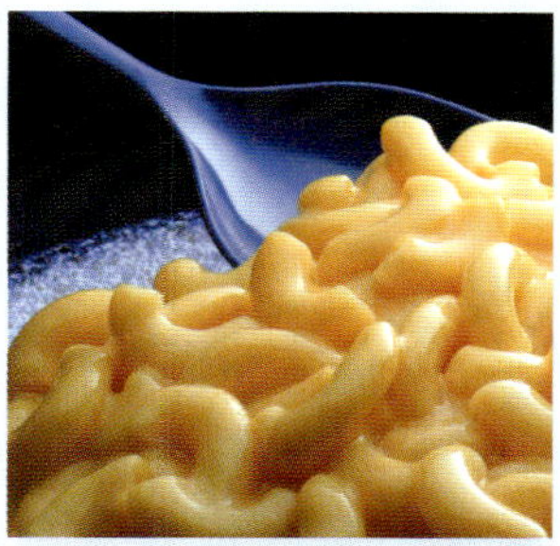

WOHLTUENDE KOST

Wenn Sie das nächste Mal in einer schwierigen Situation sind und Ablenkung brauchen, greifen Sie zu Speisen, mit denen Sie glückliche Gefühle und Erinnerungen verbinden. Forschungen haben gezeigt, dass viele Menschen Speisen aus der Vergangenheit unbewusst mit positiven Erfahrungen verbinden: „Meine Mama setzte mir immer Makkaroni mit Käse vor, wenn ich aus der Schule kam.“ (Wenn Ihr Lieblingsessen sehr fettreich ist, suchen Sie sich eine fettarme Alternative.)

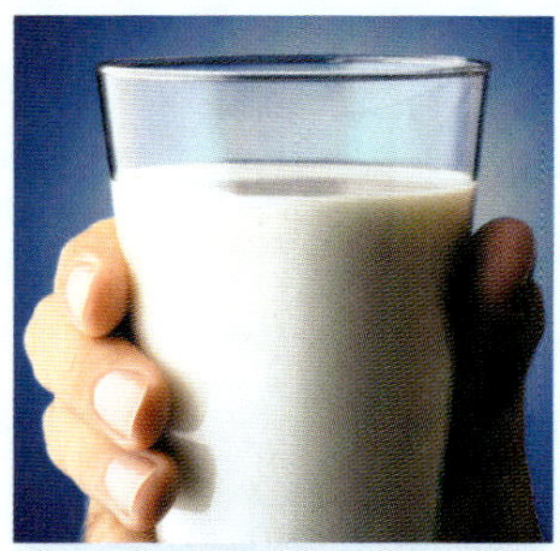

MILCH

Kalzium ist nicht nur für den Knochenaufbau wichtig, sondern auch an dem Vorgang beteiligt, wie Blutgefäße Spannung auf- und abbauen. So hilft es den Arterien, den Auswirkungen der Stresshormone Kortisol und Adrenalin zu widerstehen. Ein Glas warme Milch, der altbewährte Schlaftrunk, liefert eine schnelle und beträchtliche Dosis Kalzium (300 mg) und zusätzlich die Nährstoffe, die der Körper zur Kalziumaufnahme braucht. Genauso gut ist ein Glas kühle Milch zum Mittagessen.

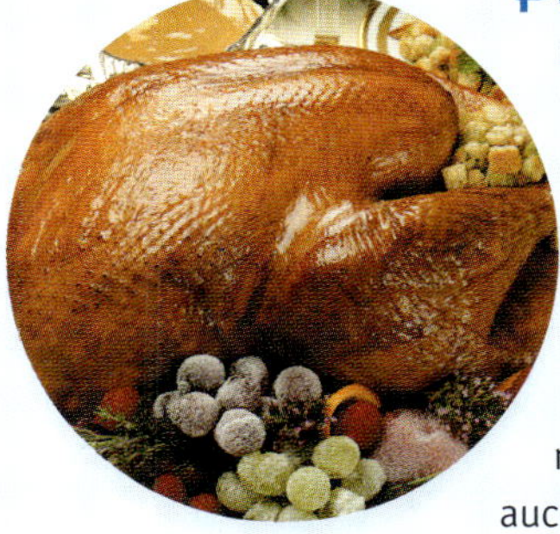

PUTE

Wenn Sie einen richtig gesunden Muntermacher brauchen, essen Sie ein Putensandwich mit Vollkornbrot: Das Protein im Putenfleisch hilft dem Körper, Dopamin und Norepinephrin zu erzeugen, zwei Substanzen, die sich positiv auf die Stimmungslage auswirken. Da Proteine auch langsamer verdaut werden als Kohlenhydrate, beugen sie einem bald wiederkehrenden Hungergefühl vor. Außerdem hat Putenfleisch einen hohen Tryptophangehalt. Diese Aminosäure erhöht das Niveau an Serotonin, einem Stoff im Gehirn, der gegen Angstgefühle wirkt. Schließlich vermindert auch das Selen im Vollkornbrot Angstzustände (siehe oben Vollkornnahrung).

Wie viel Einfluss hat der Beruf?

Arbeit und Beruf haben in unserer Kultur schon lange einen sehr hohen Stellenwert. Doch mittlerweile verhalten sich viele Menschen im Beruf wie eine Art Märtyrer – auch aus Sorge um den Arbeitsplatz. Aber welchen Preis zahlen sie dafür?

Mit mehr als nur einem Anflug von Stolz „klagen" manche über ihre aufreibenden Arbeitspläne. Andere brauchen dringend Urlaub, kommen aber einfach nicht vom Büro los. Ein ausfüllender Beruf ist an sich nichts Schlechtes, aber „Arbeitssucht" kann katastrophale Auswirkungen haben.

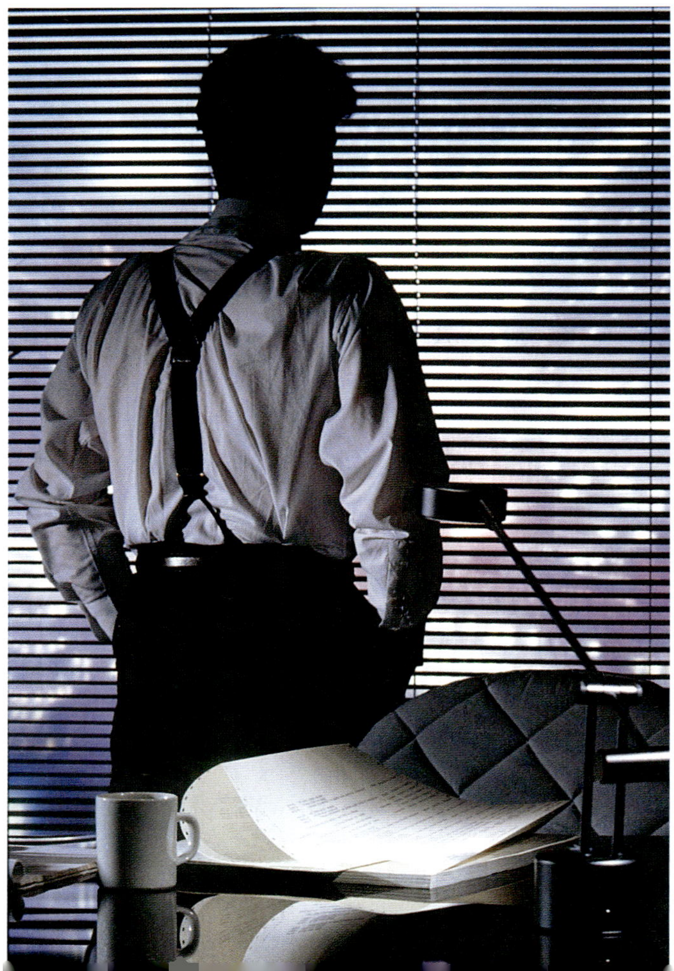

Ständiges Arbeiten an den Grenzen der Belastbarkeit erzeugt Adrenalin- und Kortisolwallungen im Körper, und erhöhte Spiegel dieser Stresshormone sind eindeutig mit koronarer Herzkrankheit und anderen gesundheitlichen Problemen verknüpft. Auch Jüngere sind dagegen nicht immun. Eine Beobachtung von Koronarpatienten unter 40 Jahren in den USA ergab, dass 70 % von ihnen über 60 Stunden wöchentlich arbeiteten. Eine andere Analyse zeigte, dass Personen, die mehr als 48 Stunden wöchentlich arbeiteten, mit doppelter Wahrscheinlichkeit an koronarer Herzkrankheit starben als andere, die unter 40 Wochenstunden blieben. Hierzu einige weitere Zahlen:

- **Rund 15 % der Deutschen** arbeiten regelmäßig mehr als 41 Stunden pro Woche.
- **In jedem zweiten Haushalt** steht ein Computer – er wird aber nicht nur für private Dinge gebraucht, sondern auch, um Arbeit aus dem Büro zu Hause zu erledigen.
- **Fast die Hälfte der amerikanischen Arbeitnehmer** klagt über Symptome starker Überlastung, beispielsweise Probleme mit Kollegen oder Alkoholmissbrauch oder Ähnliches.
- **Stress ist heute die führende Ursache** für häufiges Fehlen am Arbeitsplatz. Er hat die „übliche" Erkältung überholt.
- **40 % der Arbeitnehmer in den USA,** die ihre Stelle aufgeben, nennen Arbeitsstress als Grund.

Zu den üblichen Problemen von Arbeitnehmern mit knappen Terminen, schwierigen Chefs, streitsüchtigen Mitarbeitern und anstrengenden Kunden kommt der technische Fortschritt, der den Informationsfluss beschleunigt hat – und das Tempo, das von uns bei der Arbeit erwartet wird. Selbst unsere Freizeit ist betroffen: Kaum ein Theater, ein Film oder ein Sportereignis, das nicht durch Handygespräche gestört wird, weil jeder immer überall erreichbar sein will.

ÜBERANSTRENGUNG IM BERUF erlebt man, wenn man eine Stelle mit hohen Anforderungen, aber wenig Kontrolle über die Arbeitsbedingungen hat.

Aus dem Gleichgewicht?

Obgleich offiziell kein psychisches Leiden, wird „Workaholismus“ als zwanghaftes Verhalten betrachtet. Auch am heutigen Arbeitsplatz gibt es einen deutlichen Unterschied zwischen dem gewissenhaften Angestellten, der manchmal bis spät in die Nacht arbeitet, und dem getriebenen Individuum, das nie aufhören kann.

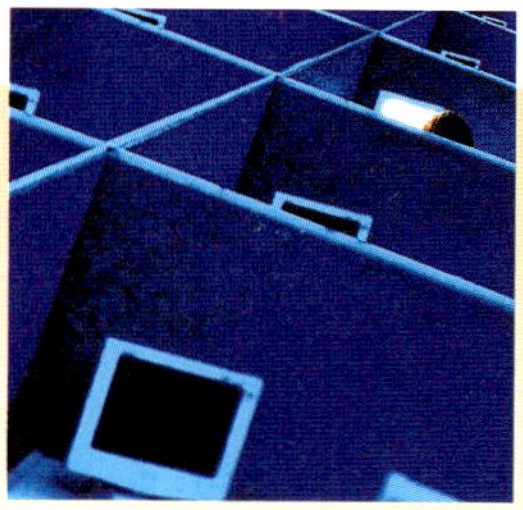

HÄTTEN SIE'S GEWUSST?

Für die Arbeit sterben

Japanische Forscher wissen es schon seit vielen Jahren: Es gibt eine klare Beziehung zwischen hoher Arbeitsbelastung und gesundheitlichen Problemen. Jedes Jahr sterben zwischen 10 000 und 30 000 japanische Arbeiter an ihren Schreibtischen an Stress, eine spezifische Todesursache namens *karoshi*. Das erste *karoshi*-Opfer war 1969 ein 29-jähriger Mann, der während der Arbeit bei Japans größter Zeitung einen tödlichen Schlaganfall erlitt. Mittlerweile hat das Problem epidemische Ausmaße angenommen – wann wird das bei uns der Fall sein?

„Workaholics“ erklären typischerweise die Übernahme von immer mehr Arbeit mit einer Vielzahl von Gründen, angefangen vom Wunsch, mehr Geld zu verdienen und befördert zu werden, bis zur Aussage, es einfach dem Vorgesetzten recht machen zu wollen.

Die Arbeitssüchtigen werden durch ihr Verhalten auch mit größerer Wahrscheinlichkeit krank: Die Internationale Arbeitsorganisation schätzt, dass durch Stress am Arbeitsplatz entstandene Gesundheitsprobleme Kosten von weltweit über 200 Mrd. Dollar im Jahr für die Arbeitgeber verursachen. Die Weltgesundheitsorganisation berichtet, dass rund 75 % der Personen, die psychiatrische Hilfe suchen, Symptome haben, die entweder mit fehlender Zufriedenheit im Beruf oder mit der Unfähigkeit zu entspannen zusammenhängen.

Arbeit macht einen großen Teil unseres Lebens aus, ob wir wollen oder nicht. Aber das heißt nicht, dass Überstunden zum eigentlichen Lebenszweck werden müssen. Die richtige Balance zwischen Beruf und Privatleben zu definieren ist der erste Schritt. Bei der Umsetzung werden Ihnen die folgenden Tipps sicher helfen.

◆ **Machen Sie sich Ihre Ziele klar.** Manche Leute fragen sich ständig, warum sie gerade diese Arbeit machen und keine andere. Zu welchem Zweck arbeiten Sie so hart? Ist das der Berufsweg, den Sie wirklich wünschen? Wenn nicht, was möchten Sie machen und wie können Sie es ermöglichen? Eine Befragung von 8000 Personen ergab, dass die Erfüllung im Beruf ein wesentlicher Schlüssel zum Glück ist – üben Sie Ihren Beruf gern aus?

◆ **Schalten Sie einen Gang zurück.** Zwingen Sie sich, Ihr Privatleben zurückzufordern. Verabreden Sie sich mit Ihren Freunden und Ihrem Partner. Rufen Sie Familienangehörige an, einfach um mitten am Tag einen kurzen Gruß zu sagen. Planen Sie gesellige Ausflüge im Voraus und behandeln Sie solche Verpflichtungen ebenso ernst wie eine geschäftliche Sitzung.

◆ **Lassen Sie sich von Bildern leiten.** Ein Bild von jemandem, den Sie lieben, in Ihrer Brieftasche oder auf dem Schreibtisch ermöglicht es Ihnen, in stressigen Momenten den Blick für die wirklich wichtigen Dinge im Leben zu bewahren und etwas Abstand zu gewinnen.

◆ **Legen Sie ein Erfolgs-Tagebuch an.** Notieren Sie am Ende jedes Tages eine Sache, die Sie im Beruf erfolgreich erledigt haben, und eine Sache, die Sie für sich oder mit Freunden und Familie mit Freude gemacht haben. Wenn Sie in diesem Tagebuch blättern, können Sie leicht feststellen, was Sie glücklich macht und was nicht. Die Kriterien, die Sie entdecken, werden Ihnen helfen, in Zukunft bessere Entscheidungen zu treffen.

◆ **Besorgen Sie sich Hilfe.** Ständige Arbeitsüberlastung kann sehr ernst sein – in manchen Fällen eine Sache von Leben oder Tod. Wenn es Ihnen also

Auf der Straße gilt: Immer mit der Ruhe

Millionen von Pendlern beginnen und beenden ihren Arbeitstag mit 30 bis 90 Minuten Lärm, Auspuffgasen und entnervenden Staus, umgeben von anderen, die den gleichen Stress erleben. Leider kann eine aufreibende Pendlerfahrt einen sehr negativen Einfluss auf Ihr Befinden haben und Ihre Stresshormone himmelhoch steigen lassen, noch bevor Sie ins Büro kommen. Lindern Sie die Anspannung mit den folgenden Tipps:

1. **Nehmen Sie sich Zeit.** Stehen Sie eine Stunde früher auf, damit Sie genügend Zeit für die Körperpflege und ein gutes Frühstück mit der Familie haben. Spät aufzuwachen, unter die Dusche zu springen und mit einem Becher Kaffee im Magen aus dem Haus zu rennen, ist kein guter Start in einen möglichst stressfreien Tag.

2. **Entspannt sein am Steuer.** Bevor Sie den Motor anlassen, atmen Sie mehrmals tief und langsam durch. Malen Sie sich aus, wie die Anspannung mit jedem Atemzug aus Ihrem Körper weicht. Wiederholen Sie dies, wann immer dichter Verkehr oder ein unvernünftiger Verkehrsrowdy Ihnen „den Kamm schwellen lässt". Wenn sich Nacken und Schultern verspannen, ziehen Sie bewusst die Muskeln zusammen und lösen sie wieder im Wechsel.

3. **Sitzen Sie bequem.** Sitzen Sie so nah an den Pedalen, dass die Unterschenkel einen 45-Grad-Winkel mit den Oberschenkeln bilden und die Ellbogen leicht gebeugt sind. Stellen Sie die Rücklehne in eine möglichst aufrechte Position – probieren Sie es mit einer Rückenstütze, wenn Ihr Rücken ermüdet.

4. **Halten Sie sicheren Abstand.** Lassen Sie einen angemessenen Abstand zwischen sich und dem Auto vor Ihnen – ungefähr eine Autolänge je 15 km/h Geschwindigkeit. Dichtes Auffahren ist ein sicheres Rezept für Unfälle, und es erhöht nur den Stress beim Fahren – Sie müssen ständig bremsen und beschleunigen. Wenn jemand hinter Ihnen zu dicht auffährt, lassen Sie ihn einfach überholen.

5. **Benutzen Sie Ihr Auto weniger.** Für manche Leute vermindert eine Fahrgemeinschaft oder das Umsteigen auf Bus und Bahn den Stress des Pendelns. Die Vorteile sind klar: Weniger Luftverschmutzung und Lärm, weniger Staus und in vielen Fällen kürzere Pendelzeit.

6. **Muss es von 9 bis 17 Uhr sein?** Sprechen Sie mit Ihrem Arbeitgeber über flexible Arbeitszeiten, oder bieten Sie an, einen Teil Ihres Jobs zu Hause als Telearbeit zu erledigen, anstatt gleichzeitig mit dem Rest der arbeitenden Welt auf der Straße zu sein. Viele Firmen ermöglichen heute flexible Arbeitszeiten.

7. **Lenken Sie sich ab.** Wenn Sie unbedingt fahren müssen, sollten Sie eine neue Route auf einer Nebenstraße ausprobieren, die nicht so oft verstopft ist wie die Hauptverkehrsstraße. Nehmen Sie ein Hörbuch oder eine CD mit beruhigender Musik mit – das verkürzt die Zeit.

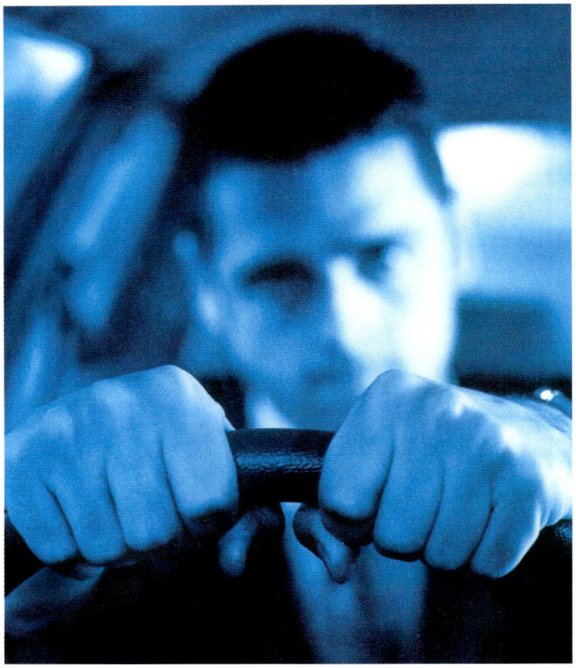

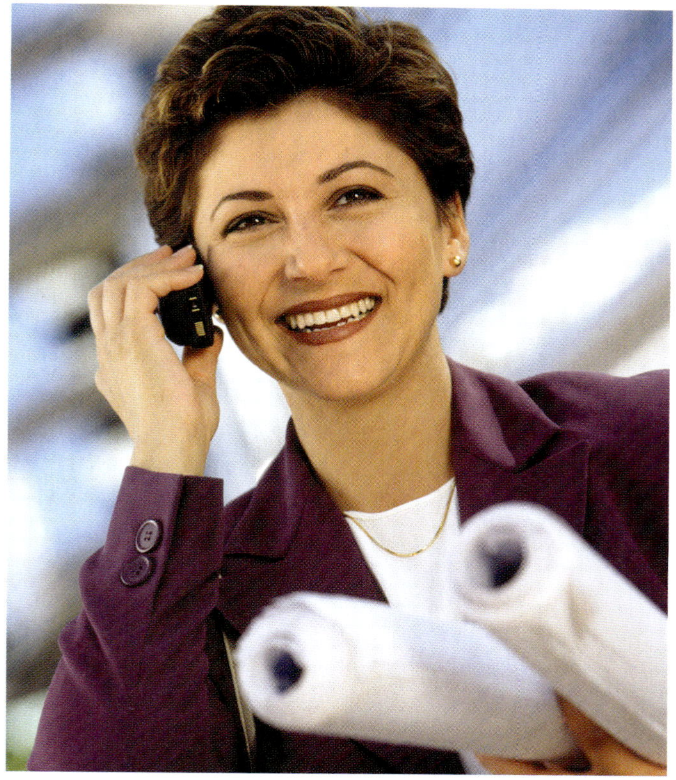

schwer fällt, diese Schritte allein zu gehen, suchen Sie Hilfe bei einem Berater, Psychotherapeuten oder einem vergleichbaren Ansprechpartner in Ihrer Firma. Oder Sie wenden sich an so genannte Anonyme Workaholics. Nach dem Vorbild der Anonymen Alkoholiker wollen die Mitglieder dieser Vereinigung Menschen helfen, mit dem zwanghaften Arbeiten aufzuhören.

TECHNIK RICHTIG NUTZEN: Sie sollte Ihnen das Leben leichter machen – nicht schwerer.

Cleverer arbeiten, nicht härter

Für viele Menschen ist es ein großes Problem, zu viel Arbeit und zu wenig Zeit zu haben. Betrachten Sie Ihr Zeitbudget genau – wenn es Ihnen gelingt, Ihre Arbeitsstunden rationeller zu nutzen, geben Sie dem Stress keine Chance: Sie werden produktiver und deshalb sicherer in Ihrem Beruf. Dann schöpfen Sie auch mehr Befriedigung aus Ihrer Tätigkeit. Der vielleicht wichtigste Punkt ist aber, dass Sie sich selbst mehr Zeit dafür geben, zu entspannen und das Leben zu genießen.

Auch wenn Sie noch so sehr mit Ihrem Zeitplan jonglieren, die Stundenzahl eines Tages bleibt immer gleich! Aber es ist möglich, Ihre Gewohnheiten anzupassen, damit Sie mehr Zeit für die wichtigsten Dinge gewinnen.

Erstaunlich!

Eine Studie ergab, dass 87 % der Arbeitnehmer, die ihre Wochenstundenzahl freiwillig reduzierten, glücklich über die Entscheidung waren – sie hatten weniger Stress und dafür mehr Zeit für die Familie.

1. Planen Sie regelmäßig. Schreiben Sie jeden Abend eine Liste mit allen unerledigten Aufgaben, setzen Sie Prioritäten und entscheiden Sie, wie viel Zeit Sie jeweils brauchen. Verwenden Sie einen Terminkalender mit Wochenübersicht.

2. Setzen Sie Prioritäten im Büro. Das Pareto-Prinzip, ein bekannter Begriff der Management-Theorie, erklärt, dass 80 % Ihrer Leistungen von nur 20 % Ihrer Anstrengungen herrühren. Denken Sie also strategisch: Welche 20 % Ihrer Arbeit sind am wertvollsten – für Sie und für Ihren Arbeitgeber? Versuchen Sie dann, den Löwenanteil Ihrer Zeit und Energie in diese Richtung zu konzentrieren. Lernen Sie, unwesentliche Forderungen abzulehnen; verschwenden Sie keine Zeit damit, jeden internen Vermerk zu perfektionieren, wenn Sie die Zeit besser verwenden könnten.

3. Delegieren Sie mehr. Geben Sie Projekte an Untergebene weiter, tragen Sie Ihren Kindern Aufgaben im Haushalt auf, und lassen Sie Ihren Rasen von einem Schüler oder Nachbarjungen mähen.

4. Legen Sie Endtermine für Projekte fest. Dann konzentrieren Sie sich auf die jeweiligen Einzelschritte: Teilen Sie große Projekte in handliche Abschnitte auf und nehmen sich jeweils nur einen Teil vor. Oft hängt die mangelnde Einhaltung von Terminen mit unrealistischen Vorstellungen über Perfektion zusammen – aber gute Qualität ist nicht identisch mit zwanghafter Perfektion.

FRAGE: SIND SIE EIN WORKAHOLIC?

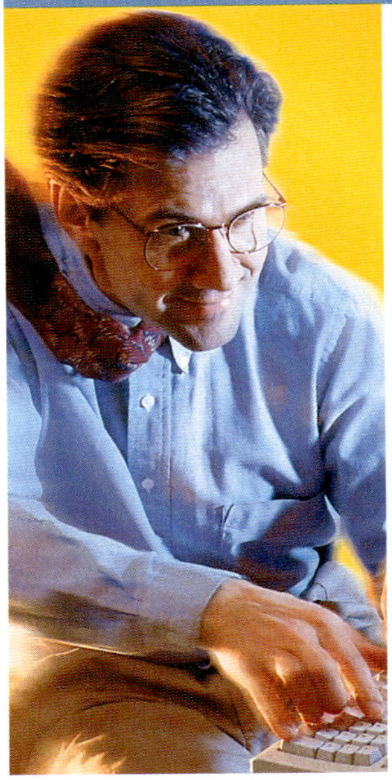

1 Ich träume selten, wenn überhaupt, von der Arbeit. ❍ WAHR ❍ FALSCH

2 Ich arbeite fast nie mehr als 40 Stunden in der Woche. ❍ WAHR ❍ FALSCH

3 Hobbys sind ein fester Bestandteil meines Lebens. ❍ WAHR ❍ FALSCH

4 Ich kümmere mich im Urlaub selten um meine E-Mails oder den Anrufbeantworter. ❍ WAHR ❍ FALSCH

5 Wichtige gesellige Ereignisse wegen der Arbeit zu versäumen ist im Allgemeinen undenkbar. ❍ WAHR ❍ FALSCH

6 Meine Arbeit ist kein Problem für die Familie. ❍ WAHR ❍ FALSCH

Zählen Sie, wie oft Sie mit „falsch" geantwortet haben.

EINMAL ODER WENIGER Herzlichen Glückwunsch! Sie sind eine ausgeglichene Person, die in vielen Aspekten des Lebens Befriedigung findet.

ZWEIMAL ODER MEHR Vermutlich treiben Sie sich zu sehr an, und manche würden Sie als Workaholic bezeichnen. Denken Sie über Ihre Einstellungen nach – sonst sind Ihre Gesundheit und Ihre persönlichen Beziehungen gefährdet.

5. Nehmen Sie sich Zeit für konzentriertes Arbeiten. Reservieren Sie jeden Tag etwas Zeit, zu der Sie sich nicht stören lassen, und verwenden Sie diese für die Erledigung der wichtigsten Aufgaben des Tages. Wenn Sie jemand unterbricht, antworten Sie höflich, aber ehrlich: „Tut mir leid, ich stecke gerade mitten in einer Arbeit und kann Ihnen nicht meine volle Aufmerksamkeit widmen." Schließen Sie Ihre Bürotür, wenn es geht.

6. Organisieren Sie sich ständig. Überfliegen Sie die Post und jede Notiz oder E-Mail-Nachricht, die Sie erhalten. Was potenziell wichtig aussieht, heften Sie sofort in einem Ordner mit der Aufschrift UNERLEDIGT ab oder delegieren es an einen anderen. Ist es unwichtig oder mit einmal Lesen erledigt, werfen Sie es weg. Verfahren Sie genauso mit Ihrer Post zu Hause – ablegen, weiterleiten oder wegwerfen.

7. Erledigen Sie Telefonate kompakt. Reservieren Sie einen Teil des Tages zum Telefonieren, vielleicht eine halbe Stunde am späten Nachmittag. Lassen Sie andere wissen, dass dies die beste Zeit ist, um Sie telefonisch zu erreichen. Die Leute werden damit rechnen, zu ganz bestimmten Zeiten von Ihnen zu hören, und Sie nicht so oft während des restlichen Tages belästigen.

8. Knüpfen Sie ein Netzwerk. Ein Plausch kann sehr wichtig sein, weil er Beziehungen aufbaut und Informationen so nebenbei vermittelt. Nutzen Sie die Chance, während Sie am Fotokopierer stehen oder auf den Beginn einer Sitzung warten. Nehmen Sie Ihre Kaffeepause gemeinsam mit einem Kollegen. Überlegen Sie auch, ob Sie sich der Fußball-Mannschaft Ihrer Firma anschließen oder beim Weihnachtsbasar für bedürftige Kinder helfen.

9. Bleiben Sie flexibel. Alles Planen wird Ihnen wenig nützen, wenn Sie denken, dass Sie von dem selbst bestimmten Zeitplan nicht abweichen dürfen. Vielleicht brauchen Sie ja Zeit, um Krisen zu bewältigen. Oder Sie sind vielleicht richtig in Fahrt mit einem Angebot, das Sie schreiben, und da wäre es ein Fehler aufzuhören, bloß weil Sie nur eine Stunde dafür angesetzt haben. Überlegen Sie sich immer: „Ist das Aufschieben der nächsten geplanten Aufgabe zugunsten dessen, was ich gerade tue, klug oder nur eine Verzögerungstaktik?"

10. Beginnen Sie Ihren Arbeitstag zu Hause – am Abend zuvor. Richten Sie nach dem Abendessen Ihr Lunchpaket her, legen Sie Ihre Kleider bereit, und packen Sie Ihre Aktentasche. Dann haben Sie am nächsten Morgen keinen Stress und können den Abend frei von Vorbereitungen genießen.

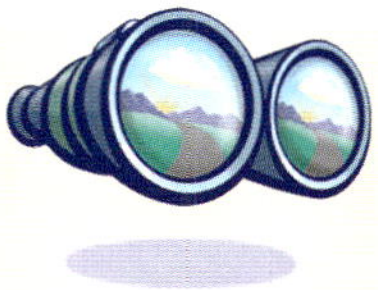

Ausblick ... Was Computer leisten könnten

Wissenschaftler in aller Welt arbeiten daran, aus dem Computer weit mehr als ein Kommunikations- und Arbeitsmittel zu machen. Ob all diese Visionen Wirklichkeit werden und ob sie in dieser Form überhaupt wünschenswert sind, muss die Zukunft zeigen.

PSYCHOLOGISCHE HILFE AUS DEM PC

Kann ein Computer leisten, was ein professioneller Therapeut macht: Ihnen helfen, sich im freien Gespräch durch Ihre Probleme zu arbeiten? Es gibt bereits *Eliza*, ein Programm, das in einfachster Form dieses Frage-und-Antwort-Muster erfüllt. Zurzeit wird eine anspruchsvollere Version entwickelt, allerdings sind die linguistischen Probleme erheblich und der menschliche Faktor bei solchen Gesprächen ist kaum zu überschätzen.

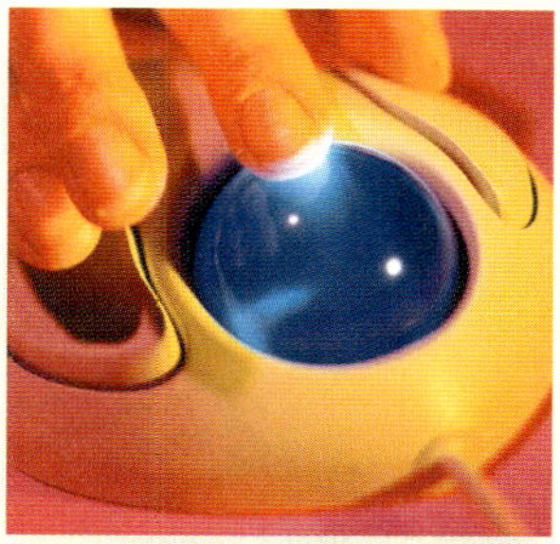

EINE MAUS, DIE FÜHLT

Forscher bei IBM entwickeln eine Computermaus, die Herzfrequenz, Temperatur, Schweißabsonderung und den vom Benutzer ausgeübten Druck beim Schieben und Klicken messen kann. Wenn die Maus Anzeichen von Stress entdeckt, wird sie automatisch einen Anti-Stress-Bildschirmschoner starten, der beruhigend auf Ihre Nerven wirken soll.

COMPUTER ZUM ANZIEHEN

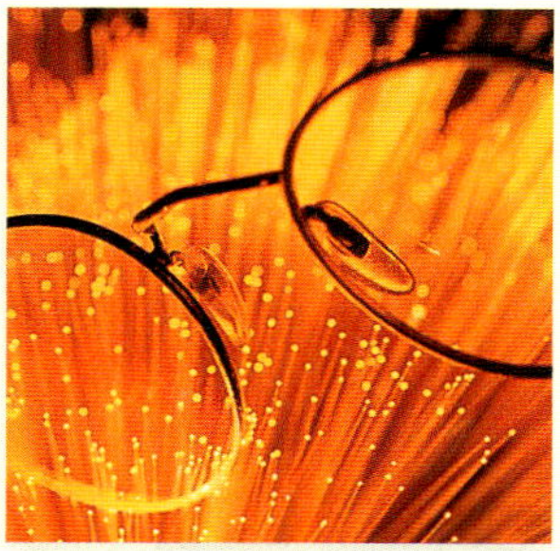

Im Moment klingt es eher wie Science-Fiction, aber einige Elektroniktüftler sagen voraus, dass Mini-Computer irgendwann in Brillen eingebaut, in Schmuck eingeschweißt oder in Textilien eingenäht werden. Diese könnten dann Daten über Ihren Gemütszustand und Ihre körperlichen Funktionen sammeln. Über Kopfhörer erhielten Sie auch wichtige Informationen über Ihre Umgebung, beispielsweise um sich in einer fremden Stadt zurechtzufinden. Menschen mit Behinderungen könnten mit den PC-Hilfen ihre Einschränkungen überwinden.

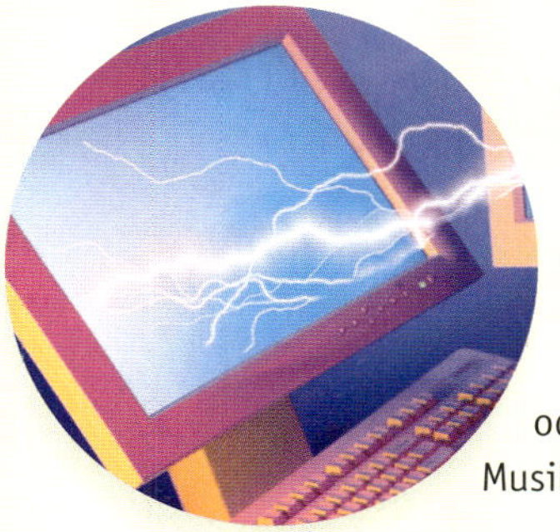

MONITORE, DIE STIMMUNGEN LESEN

Verschiedene Firmen arbeiten an der Entwicklung von Computerbildschirmen, die am Gesichtsausdruck des Benutzers seine Stimmung erkennen sollen. Wie das möglich ist? Während der Arbeit analysiert eine spezielle Software über optische Geräte die Bewegung Ihrer Gesichtsmuskeln. Aus den Mustern lässt sich schlussfolgern, ob Sie angespannt, gelangweilt oder müde sind. Je nach Analyse könnte der PC dann eine beruhigende Musik abspielen, ein Spiel laden oder Sie zu einer Pause animieren.

Erneuern Sie Ihre Reserven

Wenn Sie jemals eine Kur gemacht haben, erinnern Sie sich vermutlich, wie Ihre Anspannungen sich lösten und der Stress zu schwinden schien. Lassen Sie sich auf diesen Seiten zeigen, wie Sie auch zu Hause in den Genuss dieses schönen Gefühls kommen.

Machen Sie sich zunächst die richtige Grundeinstellung zu Eigen – sich Zeit für die Entspannung zu nehmen, heißt keineswegs, Zeit zu verschwenden! Sehr beschäftigte Menschen steigern ihre Produktivität, wenn sie innehalten und die täglichen Prioritäten neu bewerten, sich auf gesunde Aktivitäten einlassen und ihre Energiespeicher auffüllen. Die Experten sind sich darin einig, dass es mit zunehmendem Alter immer wichtiger wird, Strategien zu entwickeln, die den Einfluss von Stress auf ein Mindestmaß herabsetzen. Denn die Immunität sinkt im Sturzflug, wenn wir nur über geringe Fähigkeiten verfügen, mit plötzlich auftretendem Stress umzugehen. Schalten Sie also das Telefon aus und den Anrufbeantworter ein und sagen Sie Ihrer Familie, dass Sie ein paar Minuten für sich brauchen.

Heißes Wasser wirkt Wunder

Lassen Sie ein Bad ein, das wärmer als die Körpertemperatur ist, also etwa 38 °C. Während das Wasser einläuft, streuen Sie eine Tasse Epsomer Bittersalz für ein beruhigendes, die Muskeln entspannendes Bad ein. Das warme Wasser lockert die Muskeln, die Blutgefäße weiten sich, was den Blutdruck senkt und den Kreislauf verbessert.

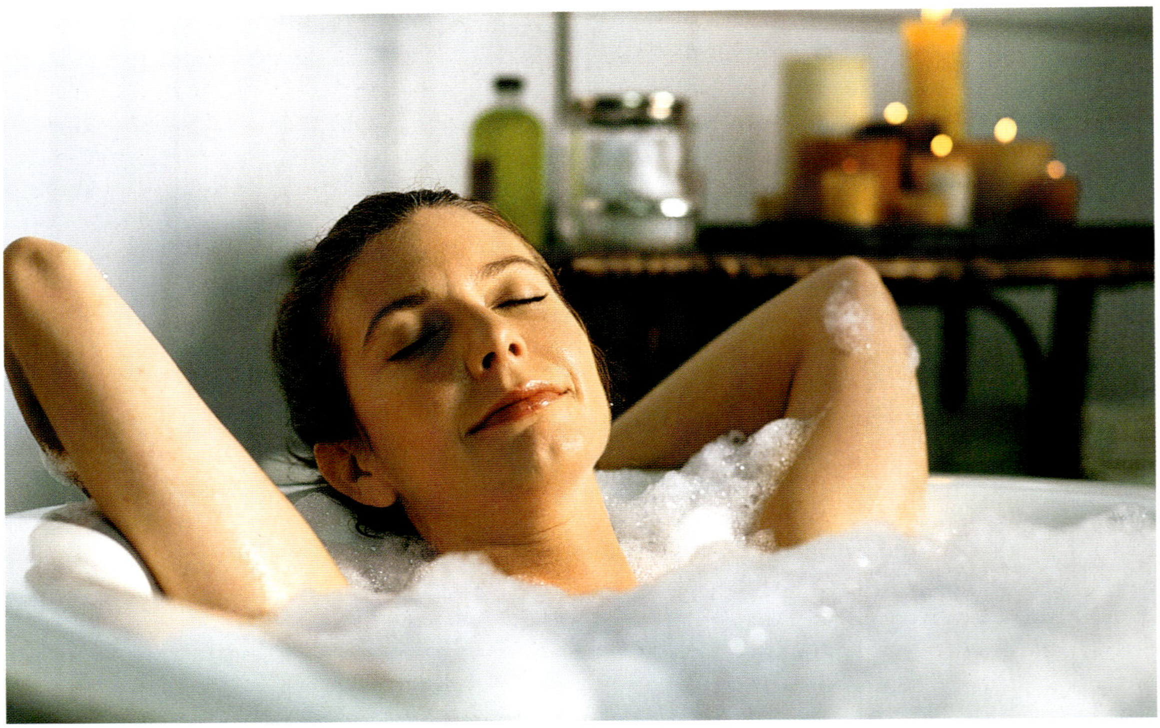

FÜR EINE BADEKUR ZU HAUSE brauchen Sie nur heißes Wasser und etwas Zeit für sich.

Es fördert auch die Freisetzung von Endorphinen im Gehirn, die Sie entspannen und in eine positive Stimmung versetzen. Forscher vermuten, dass Endorphine auch die Fähigkeit haben, die negativen Auswirkungen von Stresshormonen auf verschiedene Immunzellen zu verringern.

Bleiben Sie etwa 30 Minuten in der Badewanne, und lassen Sie ab und zu heißes Wasser nachlaufen, damit die Temperatur konstant bleibt.

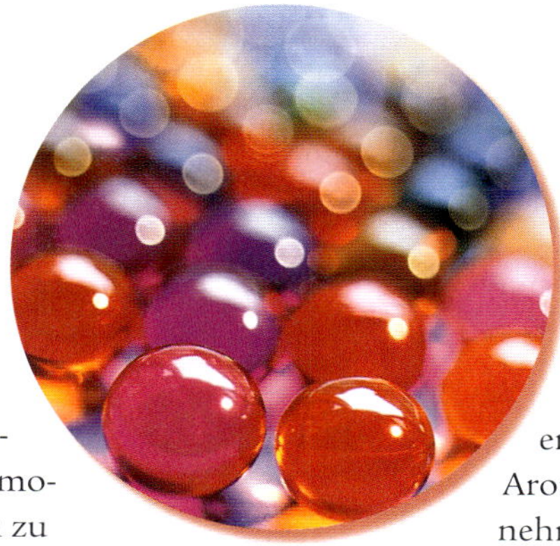

MIT DUFTENDEN BADEÖLPERLEN nutzen Sie die vielen Vorteile der Aromatherapie.

Entspannung für alle Sinne

Setzen Sie alle fünf Sinne während Ihres Badeerlebnisses angenehmen Reizen aus. Diese Maßnahmen verschönern Ihr warmes, beruhigendes Bad – sind aber auch außerhalb der Wanne angenehm.

◆ **Sehen** Die meisten Badezimmerlampen sind hell und grell. Für eine angenehmere Atmosphäre lassen Sie die Deckenlampe aus und stellen um die Badewanne oder auf den Toilettentisch Kerzen, die ein weiches Licht werfen. In der Wanne schließen Sie die Augen und stellen sich ein wogendes Meer, einen Sandstrand oder eine Bergkette vor. Ein anderer, gut funktionierender Trick: Konzentrieren Sie sich auf eine Kerzenflamme, so erreichen Sie einen entspannten meditativen Zustand.

◆ **Hören** Wohltuende Musik – sei es gregorianischer Gesang, ein Bachkonzert oder sanfter Jazz – wird seit langem wegen der beruhigenden Wirkung geschätzt, aber neue Forschungen zeigen, dass sie auch dazu beitragen kann, gesund zu bleiben: Nach einer Untersuchung in New York hebt meditative Musik den Spiegel von Interleukin-1, einem Gradmesser für die Stärke des Immunsystems, um bis zu 15 % an. Sie steigert auch den Immunoglobulin-Spiegel erheblich. Schließlich reduziert beruhigende Musik nachweislich den Spiegel des Stresshormons Kortisol um nicht weniger als 25 %, senkt den Blutdruck um bis zu 5 % und mäßigt die Herzfrequenz.

◆ **Riechen** Ätherische Öle als Badezusatz, besonders Zitrone, Kamille, Lavendel oder Sandelholz, können die beruhigende Wirkung des warmen Wassers erhöhen. Wenn Sie die von diesen Aromen erfüllte Luft tief einatmen, nehmen die Härchen in der Nase den Duft auf. Er wandert dann durch das Geruchssystem über Nervenimpulse direkt zum Gehirn. Eindrucksvoll nachgewiesen wurde die Kraft des Duftes an Patienten während einer Kernspintomographie: Diejenigen, die Vanillearoma einatmeten, erlebten 63 % weniger Angst als Patienten, die dies nicht taten. Etwa 30 Tropfen ätherisches Öl sollten genügen, damit Ihr Badewasser duftet. Sie können das ätherische Öl aber auch mit einem Zerstäuber im Raum verteilen.

◆ **Schmecken** Knabbern Sie während des Bades einen Riegel Bitterschokolade, der nachgesagt wird, dass sie die Stimmung hebt. Oder genießen Sie frische Trauben, Orangenschnitze oder andere Früchte, die nicht nur wertvolle Nährstoffe liefern, sondern auch helfen, die Flüssigkeit aufzufüllen, die Sie durch Schwitzen im heißen Bad verlieren.

◆ **Fühlen** Bitten Sie Ihren Partner um eine Rückenmassage oder massieren Sie sich selbst die Füße: Fassen Sie mit der rechten Hand den rechten Fuß über dem Knöchel. Drehen Sie den Fuß fünfmal nach rechts, dann fünfmal nach links. Ziehen Sie die Zehen zurück, dann klopfen Sie mit der Faust dreimal die Sohle auf und ab. Danach kneten Sie die Sohle von der Ferse zu den Zehen. Zum Schluss nehmen Sie die rechte große Zehe und drehen sie behutsam um ihr Gelenk. Drücken Sie sie am Ansatz und streichen Sie mit den Fingern zur Spitze hin. Wiederholen Sie dies mit den anderen vier Zehen. Dann massieren Sie genauso den linken Fuß.

Nach dem Bad trocknen Sie sich mit Ihrem weichsten Handtuch ab und schlüpfen in einen dicken, weichen Bademantel, damit das Gefühl der Entspannung noch eine Weile anhält.

Mehr Liebe, längeres Leben

Ein weiser Mensch bemerkte einmal, das wahre Ziel des Lebens sei, „so spät wie möglich jung zu sterben". Es gibt überzeugende Beweise dafür, dass Sie es in der Hand haben, ein reifes Alter zu erreichen und sich dabei immer noch jung zu fühlen. Der Schlüssel dazu ist der lebendige Kontakt zu möglichst vielen Menschen.

Eine liebevolle Beziehung zwischen Eheleuten oder Lebensgefährten ist die eine Möglichkeit, die Chancen auf eine gesunde Zukunft zu erhöhen. Zahlreiche Untersuchungen belegen die gesundheitlichen Vorteile einer guten Ehe und die negativen Folgen einer Ehe, die von Streit erfüllt oder durch Gleichgültigkeit ruiniert ist. Aber Sie brauchen mehr als nur eine zentrale Beziehung, um den größten Nutzen aus sozialen Kontakten zu ziehen.

Ebenso wichtig ist es, Freunde zu haben, deren Interessen und Lebensansichten den Ihren ähnlich sind. Versuchen Sie auch, am Gemeindeleben teilzuhaben – das bereichert Ihr Leben und hebt Ihr Selbstwertgefühl.

Forscher beobachteten, dass Menschen im Ruhestand, die im Jahr etwa 40 Stunden ehrenamtlich bei sozialen Projekten mitarbeiteten, ein 30 % geringeres Risiko hatten, während der siebenjährigen Untersuchung zu sterben, als sozial weniger engagierte Vergleichspersonen. Für andere Gutes zu tun, tut eindeutig auch eine Menge Gutes für Sie selbst.

Eine aktive Freizeitgestaltung wird Ihren Freundeskreis vergrößern. Ob Sie einen Computerkurs machen wollen oder Hilfe brauchen, damit das Schokoladensoufflé gelingt – Sie werden sicher einen Kurs oder Club finden, der Ihre Bedürfnisse erfüllt und Sie gleichzeitig mit Menschen mit ähnlichen Interessen zusammenbringt. Selbst wenn Sie in einer kleineren Stadt wohnen, werden Sie eine Volkshochschule mit einem breit gefächerten Kursangebot finden. Ein Wanderverein oder ein Lesezirkel bringt Sie mit Leuten zusammen, die ebenfalls sozialen Kontakt suchen.

Wie Experten meinen, sind Menschen „genetisch programmiert, sich durch zwischenmenschliches Verhalten zu entwickeln und zu funktionieren. Reden, Berühren und Zugehörigkeit zu anderen sind unentbehrlich für unser Wohlbefinden. Dies gilt nicht nur für Kinder oder ältere Erwachsene, sondern für uns alle von der Geburt bis zum Tod." Also denken wir immer daran, dass wir Freunde ebenso sehr brauchen wie Essen, Wasser und Licht.

Dafür sind Freunde da

Sozialer Rückhalt ist der Schlüssel zu einem langen und glücklichen Leben. Aber was ist damit gemeint? Je mehr eine Person in eine Gemeinschaft eingebunden und in ihr verwurzelt ist, desto mehr werden ihre Bedürfnisse nach Nähe und Geborgenheit erfüllt werden:

- Umsorgt und geliebt werden
- Gemeinsame Werte und Vorstellungen
- Geschätzt werden: den eigenen Wert bestätigt bekommen
- Kameradschaft, Gedankenaustausch und das Gefühl dazuzugehören
- Leichter Zugang zu Informationen, Rat und Anleitung durch andere
- Materieller und finanzieller Beistand in schlechten Zeiten

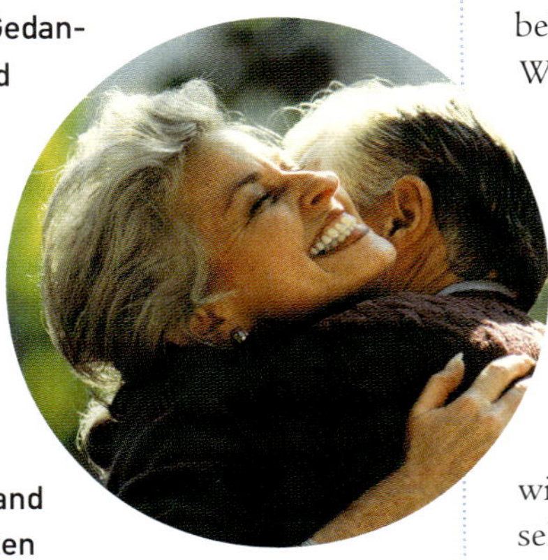

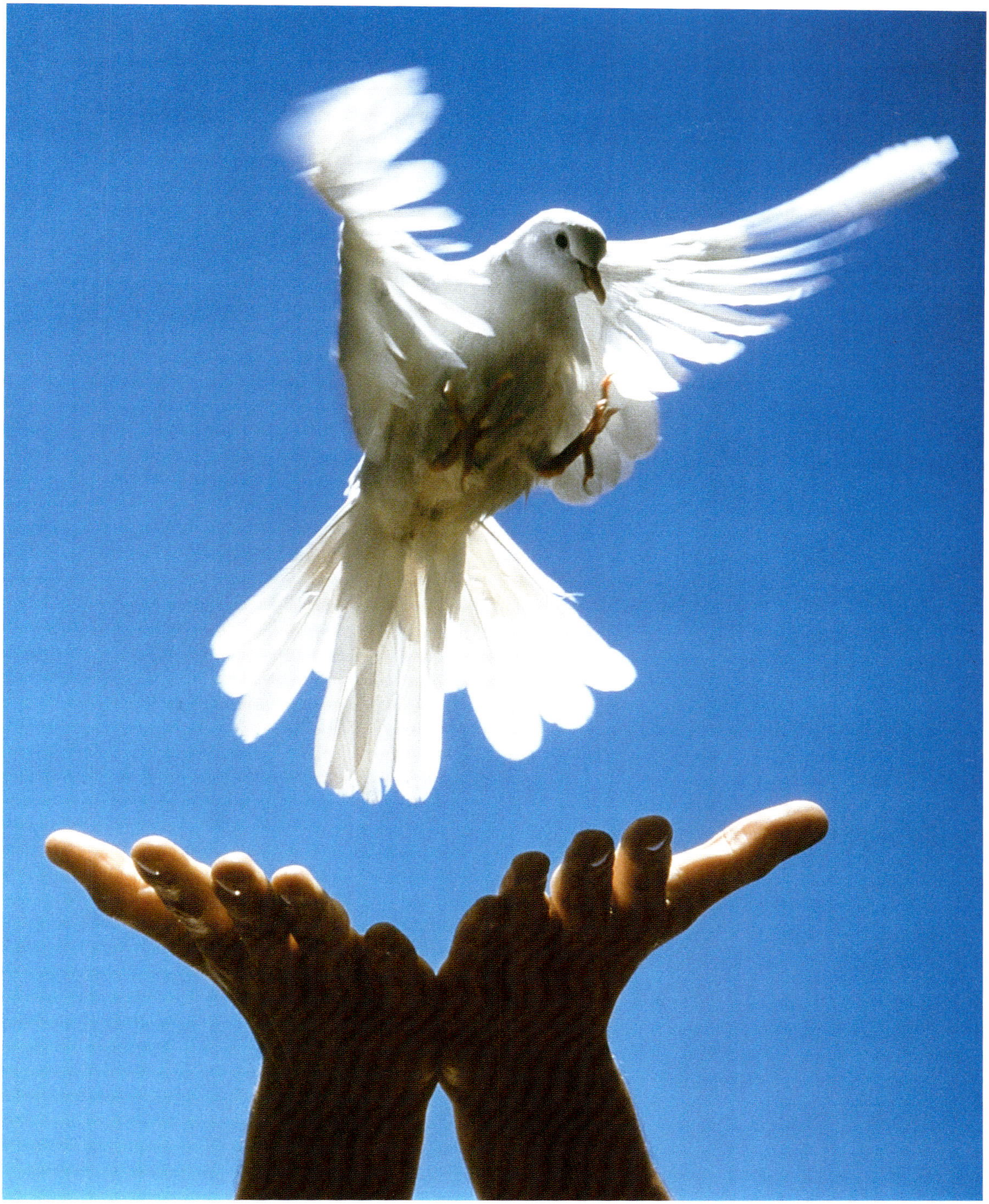

„Keine Arznei ist besser als Hoffnung, kein Anreiz so groß und kein Mittel so stark wie die Erwartung, morgen komme etwas Besseres."

ORISON SWETT MARDEN, MOTIVATIONSLEHRER (1848–1924)

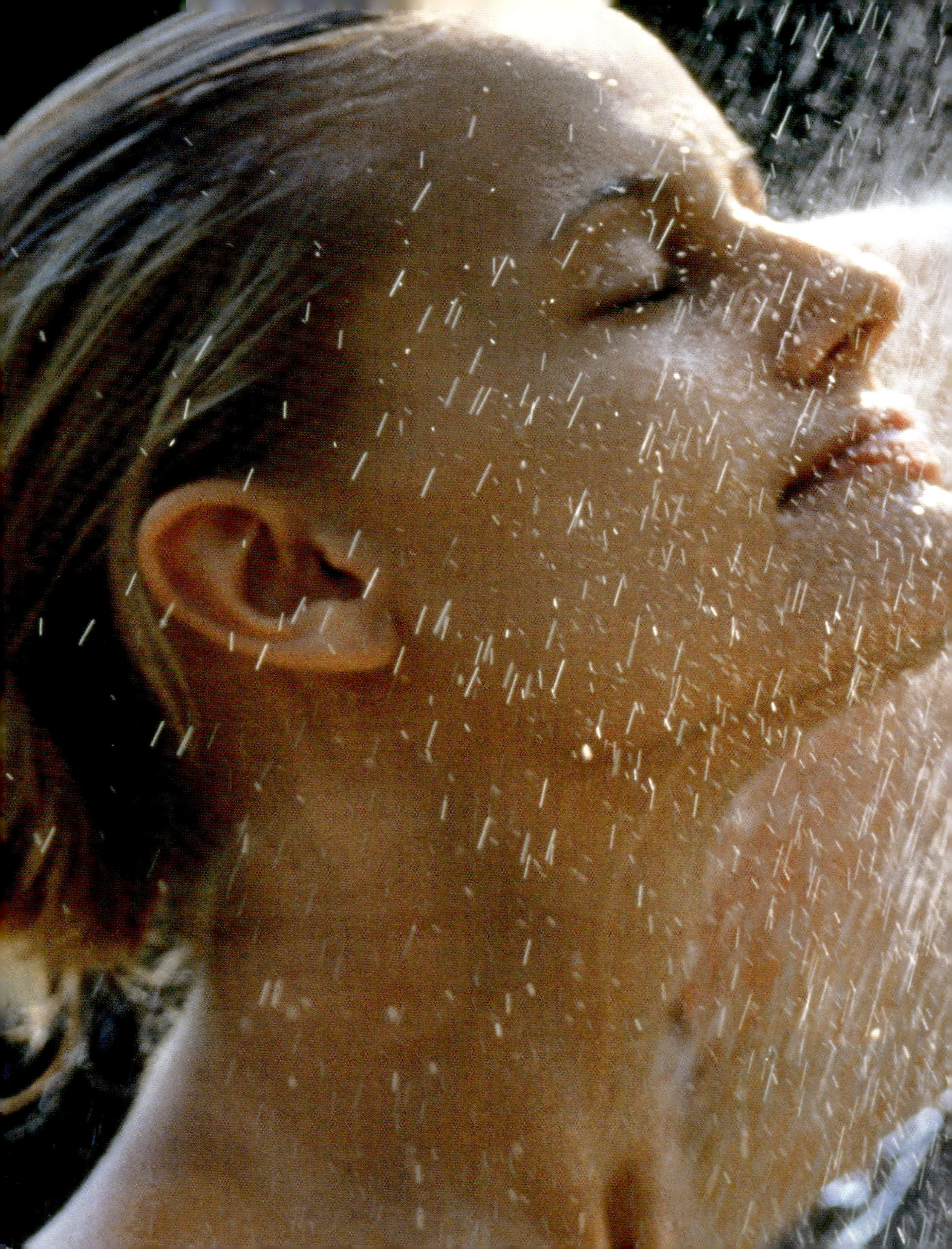

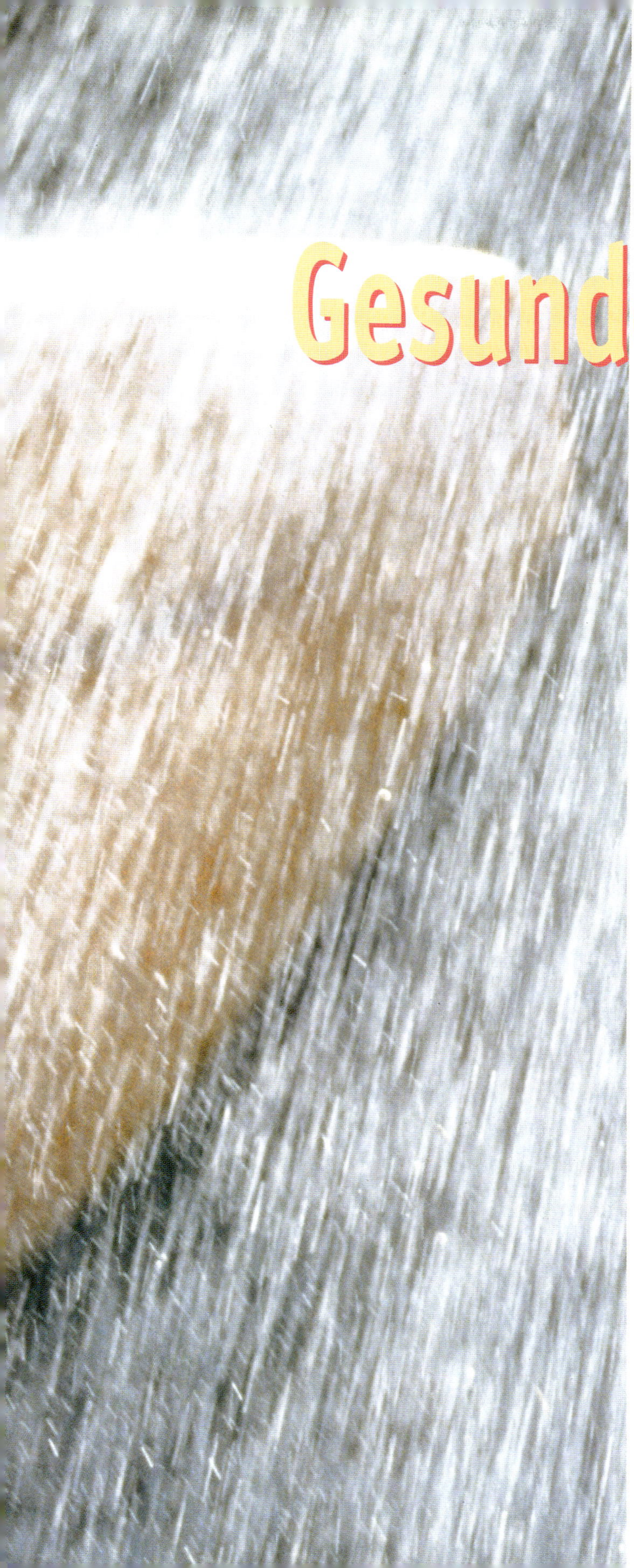

Gesunde Umwelt

Luftverschmutzung, Ozon und Elektrosmog, aber auch Schadstoffe und Bakterien zu Hause oder am Arbeitsplatz können das Immunsystem schwächen und Krankheiten verursachen.
Die gute Nachricht: Sie können selbst viel dafür tun, damit Sie gesund bleiben.

Sorgen Sie sich krank?

Kaum ein Tag vergeht, ohne dass uns nicht Berichte aus den Medien erreichen, dass wieder einmal belastetes Grundwasser, zweifelhafte Lebensmittel und gefährliche Keime unsere Gesundheit bedrohen oder uns sogar krank machen. Was hat es damit wirklich auf sich?

Die Überflutung mit Nachrichten von allen möglichen Gefahren aus der Umwelt hat einen merkwürdigen Effekt: Obwohl die Lebenserwartung der Menschen in den westlichen Industrieländern nie höher war als heute, hat das Gefühl des eigenen Wohlbefindens abgenommen. In Umfragen des Robert-Koch-Instituts Mitte der 1980er-Jahre bzw. Anfang der 1990er-Jahre bescheinigten nur 42–46 % der Befragten sich selbst einen guten bis sehr guten Gesundheitszustand. Dabei nahm die Zufriedenheit mit zunehmendem Alter ab: Zwei Drittel der unter 30-Jährigen schätzten ihre Gesundheit als gut bis sehr gut ein, bei den 60- bis 70-Jährigen waren es dagegen nur noch etwa 25 %. Diese Zahlen lassen sich zumindest teilweise auf immer neue Berichte aus den Medien zurückführen, die oft widersprüchlich und mitunter auch schwer verständlich sind.

Dieses Kapitel kann Ihnen helfen, potenzielle Gefahren für die Gesundheit frühzeitig zu erkennen und richtig einzuschätzen.

Die Informationsflut filtern

Was tun, wenn beispielsweise in einem Bericht nächste Woche behauptet würde, Soja sei nicht gut für die Gesundheit? Soll man dann seine Ernährung sofort umstellen?

Wenn Sie medizinische Erkenntnisse richtig beurteilen wollen, stellen Sie am besten zunächst vier Schlüsselfragen:

MEDIZINISCHE BERICHTE können unnötige Ängste wecken, wenn man die Hintergründe nicht genau kennt.

1. Wo sind die Studienergebnisse erschienen? Wurden sie in einer Fachzeitschrift bzw. in einer seriösen Tageszeitung veröffentlicht oder sind sie in der Regenbogenpresse verbreitet worden?

2. Wo wurde die Studie durchgeführt? Seien Sie vorsichtig, wenn sie nicht von einer großen Universität oder einem Forschungszentrum kommt.

3. Wurde die Studie mit Versuchspersonen oder mit Tieren durchgeführt? Studien an Tieren sind zwar wertvoll, aber was für Tiere gilt, lässt sich nicht unbedingt auf den Menschen anwenden.

4. Sind die Ergebnisse für mich wichtig? Um zu entscheiden, ob die Studie Sie betrifft, fragen Sie Ihren Arzt, der Ihre Krankengeschichte kennt.

Bei Berichten über medizinische Studien achten Sie auch auf folgende Begriffe, denn sie beziehen

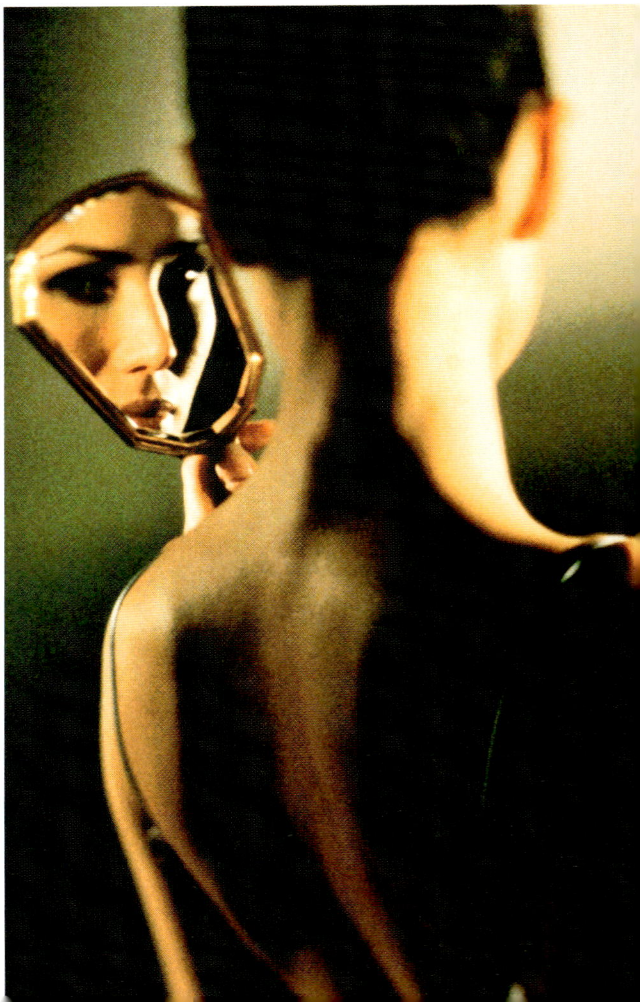

sich auf seriöse Forschungsmethoden, die zu verlässlichen Ergebnissen führen:

◆ **Placebo-Kontrolle** Sie bedeutet, dass eine Patientengruppe die zu untersuchende Behandlung erhält, während eine gleichartige Kontrollgruppe nur ein Placebo bekommt, d. h., ein Scheinpräparat – häufig in Form einer Zuckerpille –, das wie das zu untersuchende Medikament aussieht.

◆ **Doppelblind-Studie** In diesem Fall wissen weder die Patienten noch die an der Studie beteiligten Ärzte, welche Studienteilnehmer die „richtige“ Behandlung und welche Testpersonen ein unwirksames Placebo erhalten.

◆ **Zufallsprinzip (randomisiert)** Hier werden die Patienten nach dem Zufallsprinzip verschiedenen Testgruppen zugeteilt (z. B. Behandlungsgruppe A, Behandlungsgruppe B oder Placebogruppe), wobei die Auswahl meistens computergesteuert erfolgt.

ZAHLEN UND FAKTEN: GESUNDHEIT

34 Prozent
aller Österreicher sagen, ihre Gesundheit stehe an erster Stelle ihrer persönlichen Wunschliste

25 Prozent
aller Deutschen zwischen 60 und 70 Jahren bewerten ihre Gesundheit als gut bis sehr gut

25 000
Menschen sterben alljährlich in Deutschland infolge verkehrsbedingter Luftverschmutzung

2 Milliarden Euro
wurden 1999 in Deutschland für biologische Lebensmittel ausgegeben

Wann sollten Sie aufhorchen?

Erscheinen die Ergebnisse einer Studie glaubwürdig und belegen sie ein Risiko, das Sie betrifft, ist es sinnvoll, sich danach zu richten.

WO LIEGEN DIE GEFAHREN?

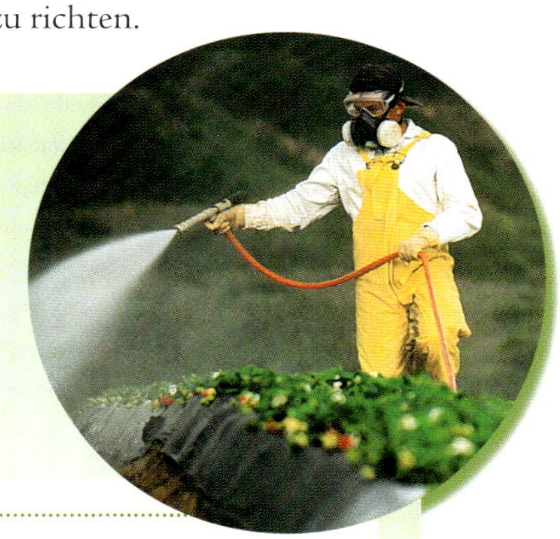

Die meisten Menschen wissen um den schädlichen Einfluss von Rauchen und Alkohol, viele fürchten aber auch den Einfluss von Umweltfaktoren auf die Gesundheit. Bei der Beurteilung der Gesundheitsrisiken im Jahr 2001 wurden bei einer Umfrage der I+G München im Auftrag des Bundesamts für Strahlenschutz 2000 Teilnehmer um ihre Einschätzung gebeten.

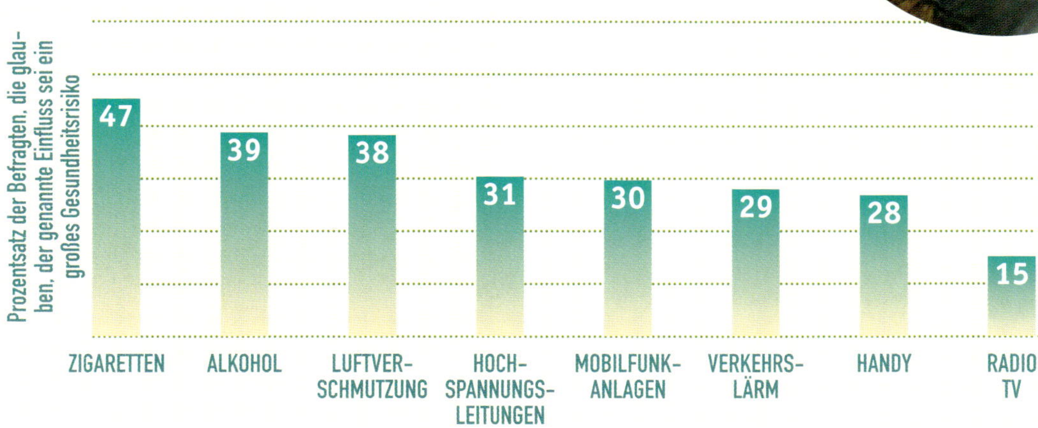

Quelle: I+G München/Bundesamt für Strahlenschutz

Gefahren im Alltag

Mutter Natur stellt das Immunsystem tagtäglich vor viele Herausforderungen – Bakterien, Viren, Pilze, UV-Strahlen, natürliche Schadstoffe in der Nahrung und einiges mehr. Aber es gibt auch eine Reihe anderer Gesundheitsrisiken, die Sie meiden sollten.

Damit Ihr Immunsystem intakt bleibt, sollten Sie zusätzliche Belastungen möglichst gering halten. Einige der schädlichsten Immuntoxine, z. B. Rauchen und Luftverschmutzung, haben Sie bereits kennen gelernt (siehe Seite 32–33), aber auch andere Schadstoffe stellen unter bestimmten Umständen mögliche Gefahren dar.

Antibiotika in Lebensmitteln

Die modernen Methoden der Bodenbearbeitung und der Tierzucht haben dazu geführt, dass wir heute über die Lebensmittel zahlreiche Hormone, Pestizide und Herbizide zu uns nehmen. Allerdings ist die Menge dieser Substanzen meist so gering, dass die Leber sie abbauen kann, ehe sie den Organismus schädigen können.

Eine echte Gefahr sind dagegen die Antibiotika in Fleisch und Geflügel bzw. in Fleisch- und Geflügelerzeugnissen, die in der Tiermast zur Krankheitsvorbeugung unter das Futter gemischt werden und Ihr Krankheitsrisiko erhöhen, wenn Sie diese Produkte häufig konsumieren.

So enthält beispielsweise Geflügelfleisch Bakterien wie Salmonellen, die inzwischen gegen diese Antibiotika resistent sind. Wenn Sie dann mit Geflügel in Berührung kommen oder nicht ausreichend durchgegartes Geflügel essen, kann eine mögliche Salmonellenvergiftung nicht richtig behandelt werden, weil die herkömmlichen Antibiotika nicht mehr helfen – eine Gefahr, die vor allem für ältere Menschen und Kinder, aber auch für Menschen mit geschwächten Abwehrkräften lebensbedrohlich sein kann.

◆ **Was können Sie tun?** Unbelastete Produkte bekommen Sie in Naturkostläden und in zahlreichen Supermärkten, wobei Sie auf das neue Bio-Siegel achten sollten, das der EG-Ökoverordnung entspricht, wonach der Einsatz jeglicher Antibiotika verboten ist. Meiden Sie Produkte mit Garnelen, Shrimps und Krabben aus Südostasien, die durch ihren hohen Antibiotika-Gehalt aufgefallen sind.

Erstaunlich!

Immer mehr Bakterien reagieren nicht mehr auf die Medikamente, mit denen sie bekämpft werden. Bei einigen Infektionen, darunter bestimmte Formen der Tuberkulose, sind die Ärzte ratlos. Längst wird fieberhaft an der Entwicklung neuer Antibiotika gearbeitet, wobei ein neues Medikament (Zyvox) bei mehreren resistenten Bakterienstämmen zu helfen scheint.

Grillfleisch

Die geschwärzte Oberfläche von gegrilltem Fleisch und Fleischerzeugnissen enthält Krebs erregende Verbindungen, so genannte heterozyklische Amine, die entstehen, wenn die Aminosäuren und der Zucker im Fleisch hohen Temperaturen ausgesetzt sind. Tropft dann außerdem noch heißes Fett auf die Grillkohle, entstehen polyzyklische Amine, eine weitere Gruppe karzinogener Substanzen, die über den Rauch in das Grillgut gelangen.

◆ **Was können Sie tun?** Grillen Sie Gemüse statt Fleisch, denn Gemüse erzeugt beim Grillen keine Karzinogene. Auch Fisch ist besser geeignet als Fleisch, da er weniger Fett enthält und dadurch weniger polyzyklische Amine entstehen. Beim Fleischgrillen sollten Sie die Zeit auf dem Grill verkürzen, indem Sie das Fleisch auf dem Herd vorgaren und nur so lange auf den Grillrost legen, bis es den typischen Grillgeschmack hat. Legen Sie den Grillrost außerdem so hoch wie möglich über die Glut, damit

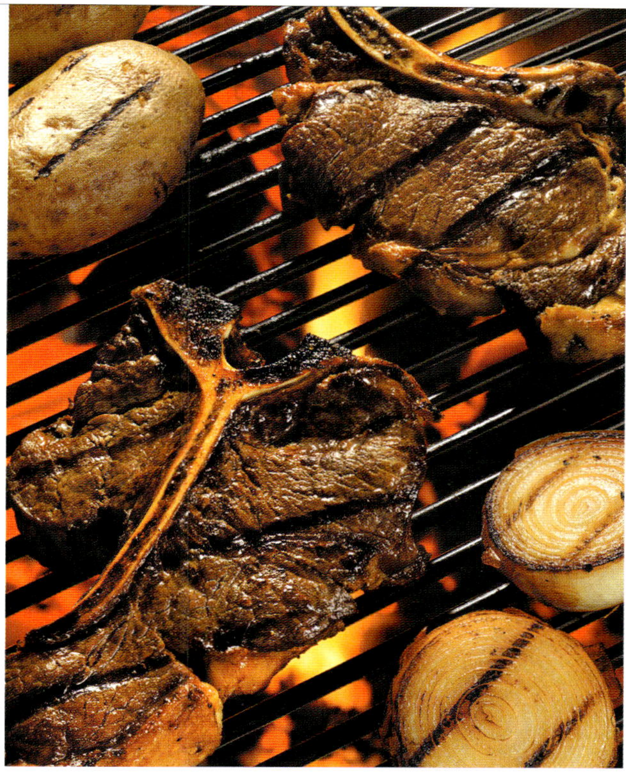

MIT MARINIERTEM Grillfleisch lässt sich die Bildung Krebs erregender Substanzen um bis zu 99 % verringern.

das Grillgut möglichst weit von der Kohle entfernt ist, bzw. reduzieren Sie bei einem Gasgrill die Hitze, und wenden Sie das Fleisch mit einer Zange anstatt mit einer Gabel, damit möglichst wenig Fett in die Glut tropft.

Wissenschaftler des amerikanischen Krebsforschungsinstituts empfehlen zudem, das Fleisch vor dem Grillen zu marinieren. Studien zeigen, dass dies die wirksamste Methode ist, um die Bildung karzinogener Stoffe beim Grillen zu reduzieren.

Elektrosmog

1979 erschien die erste Studie, die einen Zusammenhang zwischen elektromagnetischen Feldern (EMF) aus Starkstromleitungen und verschiedenen Krebsarten bei Kindern herstellte. Seitdem gibt es immer wieder Berichte, wonach Geräte mit elektromagnetischer Strahlung – vom Handy über den Computer bis zum Funkwecker – ein Gesundheitsrisiko darstellen. Die Sorge dabei ist, dass die Einwirkung mancher EMF die Temperatur im Gewebe erhöhen könnte, womit die Voraussetzung für verschiedene Krankheiten oder sogar eine Veränderung der DNS gegeben wäre.

Leider sind die bisherigen Forschungsergebnisse über die Gesundheitsrisiken von Elektrosmog nur wenig überzeugend. Zwar gab das amerikanische Umweltinstitut NIEHS 1999 bekannt, dass keine belegbaren Beweise für ein Gesundheitsrisiko durch EMF bei Menschen im Umkreis von Sendeanlagen vorlägen, sagt aber auch, dass mögliche Gefahren von EMF „nicht völlig ausgeschlossen" werden können.

◆ **Was können Sie tun?** In Deutschland gibt es in Bezug auf die elektromagnetische Belastung festgeschriebene Grenzwerte. Wenn Sie wissen wollen, wie stark die Elektrosmog-Belastung an Ihrem Wohn- oder Arbeitsplatz ist, können Sie sich an Ihre zuständigen Stromversorgungsbetriebe, das kommunale Umweltamt und die Regulierungsbehörde für Telekommunikation und Post wenden oder in den Gelben Seiten unter „Elektrosmogberatung" nachschlagen.

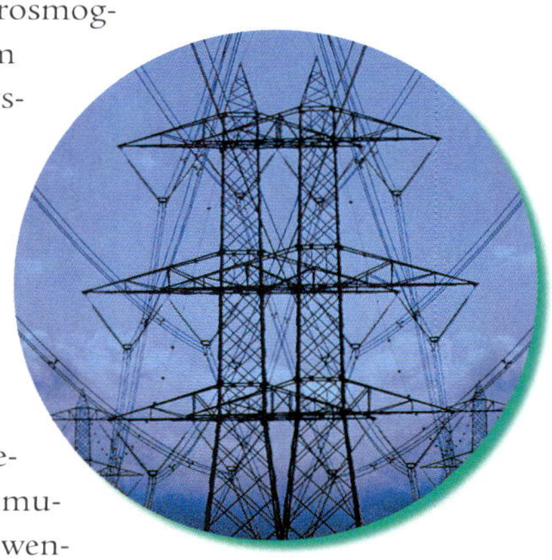

SCHÄDLICHER ELEKTROSMOG tritt vor allem in der Nähe von Starkstromleitungen auf.

> „Der menschliche Körper ist so angelegt, dass er den zahllosen Veränderungen und Angriffen aus der Umwelt standhalten kann."
>
> HARRY J. JOHNSON, ARZT, PÄDAGOGE

Wenn Sie sich zu Hause vor zu viel Elektrosmog schützen wollen, stellen Sie den Funkwecker mindestens eine Armlänge von Ihrem Kopf entfernt auf. Arbeiten Sie möglichst mit einem Laptop anstelle eines Desktop-Computers und tragen Sie Ihr Mobiltelefon und Handy nicht lange am Körper.

Plastik/Kunststoff

Heute ist Kunststoff aus dem Alltag nicht mehr wegzudenken: Wir verwenden Plastikfolie zum Frischhalten von Lebensmitteln, trinken aus Plastikflaschen und lagern Lebensmittel in Plastik-

Was bringt eine Entgiftung wirklich?

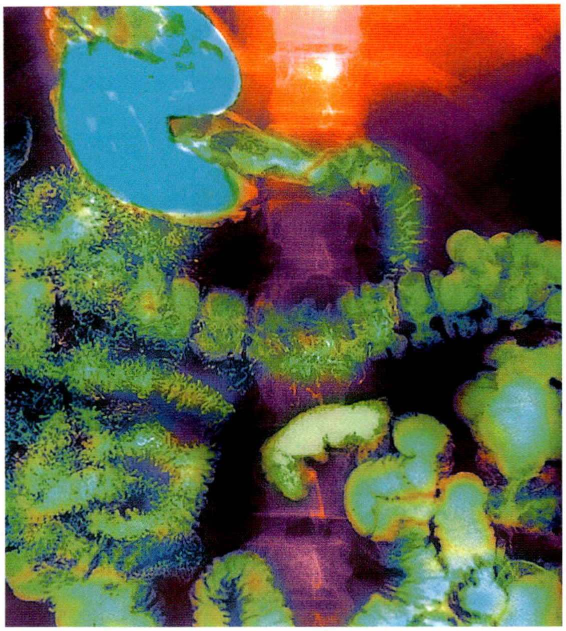

Entgiftung ist heutzutage eine relativ weit verbreitete Methode zur Gesundheitsvorsorge. Dahinter steht der Gedanke, dass wir durch Essen, Trinken und die Umwelt so viele giftige Substanzen aufnehmen, dass unser Immunsystem durch diese Toxine überlastet wird. Zur Wiederherstellung der Gesundheit sollen die Giftstoffe deshalb durch verschiedene Methoden wie Fasten oder Darmspülungen wieder aus dem Körper entfernt werden. Allerdings gibt es bisher noch keine gesicherten Beweise, dass beispielsweise eine Entgiftungsdiät diese Arbeit auch leistet.

Obwohl Fastenkuren zur Entgiftung des Körpers schon seit Jahrtausenden praktiziert werden, sagt die moderne Medizin, dass es vor allem für Nieren- oder Leberkranke gefährlich sein kann, länger als 24 Stunden ohne ärztliche Überwachung nur Wasser oder Saft zu sich zu nehmen.

Auch ein Klistier, das die Bakterien und Gifte aus dem Dickdarm entfernen soll, um Gesundheitsprobleme – von Allergien über chronische Müdigkeit bis hin zu Pickeln – zum Verschwinden zu bringen, sollte bei ansonsten Gesunden nur unter ärztlicher Aufsicht durchgeführt werden.

Es gibt zwar gute Gründe für einen gelegentlichen Einlauf (etwa vor einer Darmspiegelung, um den Darm zu entleeren), eine Entgiftung zählt jedoch nicht dazu, da sich die Zellen im Magen-Darm-Trakt ohnehin alle 2–3 Tage neu bilden, sodass sich Gifte dort gar nicht ansammeln können. Aber es gibt noch mehr Gründe gegen eine Darmspülung:

1. Der Puls kann unregelmäßig werden, und Herzfrequenz und Blutdruck können abfallen.
2. Darmspülungen können akute Beschwerden verursachen wie Divertikulitis (eine Entzündung der kleinen Dickdarmwandtaschen) oder das Reizkolon-Syndrom.
3. Es kann zu einer Perforation oder Infektion kommen.
4. Regelmäßige Spülungen können Darmträgheit verursachen und zu einer Abhängigkeit führen.

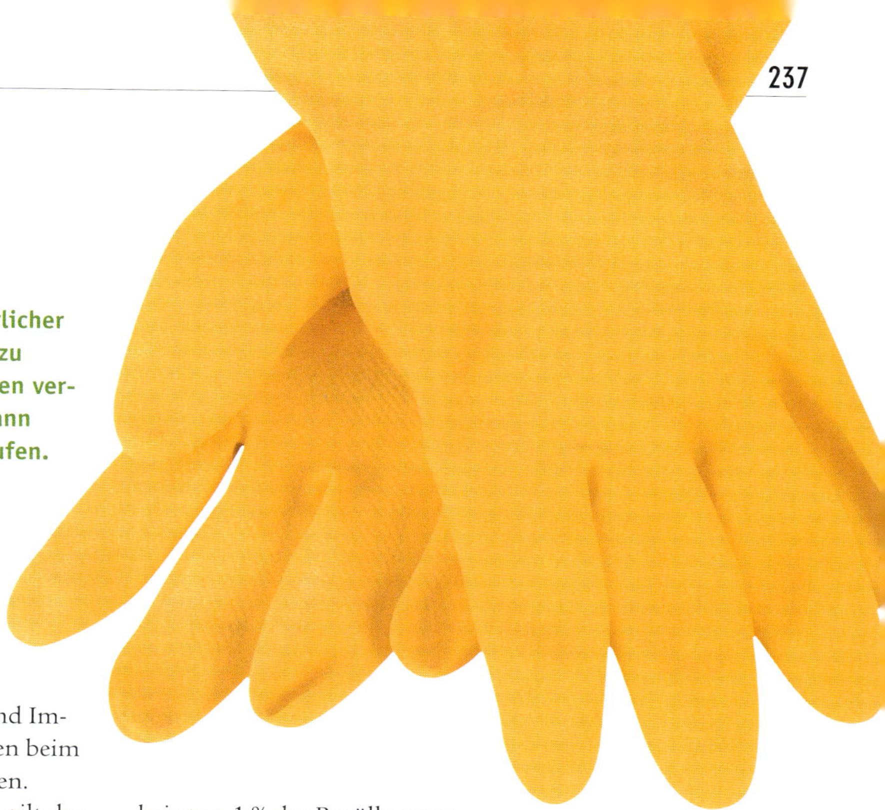

LATEX – ein natürlicher Gummi, der u. a. zu Plastikhandschuhen verarbeitet wird – kann Allergien hervorrufen.

behältern. Doch es mehren sich Stimmen, die behaupten, so mancher Kunststoff sei nicht ganz ungefährlich. Als bedenklich gilt mittlerweile das Aufwärmen von Speisen in der Mikrowelle in Plastikbehältern, die nicht dafür geeignet sind. Dadurch sollen nämlich chemische Verbindungen entstehen, die den Hormonhaushalt durcheinander bringen, was in Tierversuchen zu Krebs, Missbildungen und Immunschwäche führte, während diese Folgen beim Menschen noch nicht nachgewiesen wurden.

◆ **Was können Sie tun?** Als unbedenklich gilt das Erhitzen von Speisen in Plastikgeschirr, das ausdrücklich als mikrowellengeeignet ausgewiesen ist. Dagegen sollten übliche Plastikbehälter nicht in die Mikrowelle gestellt werden. Wenn Sie mit Plastikfolie bedeckte Speisen in der Mikrowelle erhitzen wollen, sollte die Folie nicht mit der Nahrung in Berührung kommen. Trinken Sie heiße Getränke außerdem möglichst nicht aus Styroporbechern, sondern verwenden Sie Glas- oder Porzellangefäße.

Erstaunlich!

Wer eine Latexallergie hat, kann auch allergisch auf manche Lebensmittel reagieren, da auch Bananen, Aprikosen, Avocados, Karotten, Sellerie, Feigen, Kiwis, Papayas, Maracuja, Pfirsiche, Tomaten und Paranüsse latexähnliche Proteine enthalten. Allergien, die durch ähnliche Proteine in scheinbar nicht verwandten Lebensmitteln ausgelöst werden, nennt man Kreuzreaktionen.

Latex

Die meisten Gummihandschuhe, die man beim Putzen oder zum Geschirrspülen überstreift, enthalten Latex – ein natürlich vorkommender Kautschuk, der bei etwa 1 % der Bevölkerung allergische Reaktionen auslöst, wobei die Zahl der Betroffenen in den letzten Jahren infolge des häufigeren Gebrauchs von Latexhandschuhen zum Schutz vor einer möglichen Ansteckung mit Aids und Hepatitis B sprunghaft angestiegen ist.

Die Ursache für diese Immunstörung liegt bei manchen Menschen daran, dass sie IgE-Antikörper entwickeln, die zu einer Überreaktion gegen die in Latex enthaltenen Proteine führen. Andere sind allergisch gegen Substanzen, die dem Gummi bei der Verarbeitung zugefügt werden. Verstärkt wird die Allergie häufig noch durch den Puder, der vor allem von (Zahn-)Ärzten, Krankenpflegern und anderem medizinischem Personal in die Latexhandschuhe gegeben wird, damit sie sich leichter anziehen lassen, und der die Allergene aus dem Latex aufnimmt. Wenn die Handschuhe dann rasch übergestreift werden, verteilt sich der allergengetränkte Puderstaub auf der Haut und den medizinischen Instrumenten.

Eine Latexallergie kann sich einerseits in Form von juckenden roten Hautstellen äußern, die auch Kontaktdermatitis genannt wird. Sie tritt in der Regel 12–36 Stunden nach dem Kontakt mit Latex auf und verschwindet meist innerhalb eines Tages wieder. Beim zweiten Reaktionstypus kann es zu einem Nesselausschlag kommen; aber auch andere

Ausschläge, eine laufende Nase, Atembeschwerden und tränende Augen können die Folge sein. Sehr selten kann es zu lebensbedrohlichen Symptomen wie Blutdruckabfall, Schwellungen im Hals oder Atemnot kommen, wobei es in den vergangenen Jahren sogar einige Todesfälle gab.

◆ **Was können Sie tun?** Je weniger Sie mit Latex in Berührung kommen, desto geringer ist die Wahrscheinlichkeit, eine Allergie dagegen zu entwickeln. Verwenden Sie deshalb möglichst nur synthetische Haushaltshandschuhe und meiden Sie alle Artikel, die Latex enthalten, z. B. manche Arten von Kaugummi, Gummibänder, Ballons, Tennisschlägergriffe und Kleidung mit Lycrafasern. Wenn Sie mit Kondomen verhüten, sollten Sie synthetische Kondome anstelle von Latexkondomen verwenden.

Bitten Sie Ihren Zahnarzt, Arzt oder andere Personen im Gesundheitsbereich, die mit Ihnen in Berührung kommen, latexfreie Handschuhe zu tragen. Steht eine Operation an, sollte sie am frühen Morgen erfolgen, wenn der Latexallergen-Spiegel am niedrigsten ist. Außerdem sollte jeder, der schon einmal eine schwere Latexallergie hatte, immer eine SOS-Plakette und eine (verschreibungspflichtige) Adrenalinspritze sowie latexfreie Handschuhe bei sich tragen.

Wenn Sie glauben, gegen Latex allergisch zu sein, sollten Sie Ihren Arzt oder einen Allergologen aufsuchen. Weitere Informationen erhalten Sie im Internet unter www.laiv.de.

Flüchtige organische Verbindungen

Viele Haushaltsprodukte, darunter Teppich- und Herdreiniger, aber auch andere Reinigungsmittel, Farben, Farbverdünner, Lacke, Parfüm und Haarspray geben flüchtige organische Verbindungen ab – chemische Verbindungen, die direkt vom flüssigen in den gasförmigen Zustand übergehen. Diese Verbindungen, die auch in Holzpolituren, Sperrholz, Holzfaserplatten, Spanplatten, Teppichen, Möbeln, synthetischen Textilien, Vorhängen und Matratzen enthalten sind, können sich in gut isolierten Gebäuden ansammeln und so zu der Erscheinung beitragen, die als Sick-Building-Syndrom (Krankes-Haus-Syndrom) bezeichnet wird. Eine der verbreitetsten Substanzen ist Formaldehyd, das auch als mögliches Karzinogen eingestuft wird und bei Versuchstieren Nasenkrebs verursacht, während es beim Menschen zu Augen-, Nasen-, Hals- und Lungenreizungen führt. Eine andere häufige Substanz ist Chloroform, das u. a. in Wasseraufbereitungsanlagen verwendet wird.

◆ **Was können Sie tun?** Viele Produkte mit flüchtigen organischen Verbindungen sind entsprechend gekennzeichnet. Lassen Sie Teppichböden annageln und nicht verkleben, da Klebstoffe viele flüchtige organische Verbindungen abgeben. Neue Möbel sollten Sie zunächst in einen leeren Raum stellen und bei offenem Fenster gründlich auslüften. Bei Innenanstrichen sollten Sie umweltfreundliche Farben verwenden bzw. Arbeiten mit herkömmlichen Lacken oder Lösungsmitteln möglichst ins Freie verlegen.

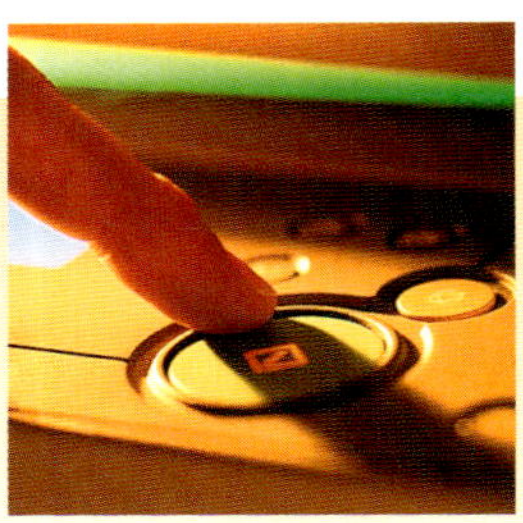

HÄTTEN SIE'S GEWUSST?

Krankheitsrisiken im Büro

Auch alltägliche Arbeiten im Büro wie Fotokopieren und die Verwendung von kohlenstofffreiem NCR-Papier (no carbon required = kein Kohlepapier erforderlich) können laut den Ergebnissen einer kürzlich durchgeführten Studie der Johns-Hopkins-University die Gesundheit beeinträchtigen: Fotokopierer geben bestimmte Substanzen ab, die in manchen Fällen zu einer Reizung der Nasenschleimhäute führen, und die Beschichtung von NCR-Papier für Bank- und Kreditkartenquittungen, die Formaldehyd und geruchloses Kerosin enthält, können bei einigen Menschen Haut- und Schleimhautreizungen verursachen.

Gefahren im Flugzeug?

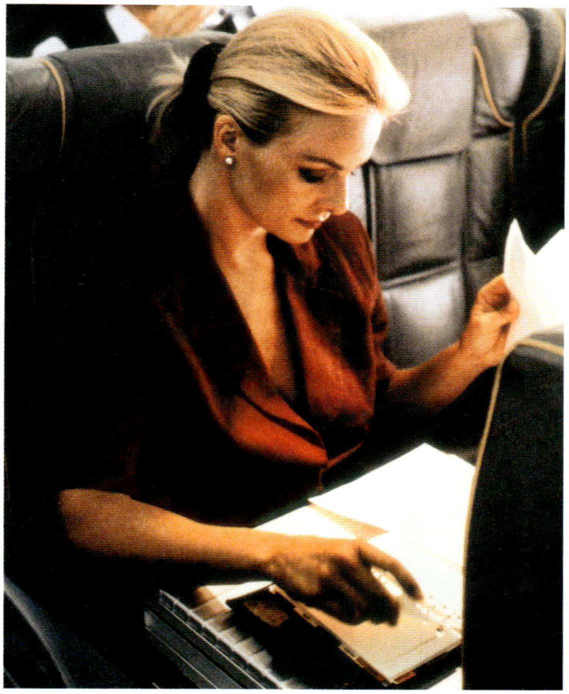

Das Sick-Building-Syndrom wird immer bekannter, denn Forschungen ergaben, dass die gleichen flüchtigen organischen Verbindungen, aber auch andere Umweltgifte und Allergene, die sich in isolierten Häusern sammeln, in den Kabinen der Düsenflugzeuge vorkommen.

Das war nicht immer so, denn bis in die 1970er-Jahre bekamen die Fluggäste noch viel frische Luft, die durch die Motoren angesaugt und in die Kabinen gepumpt wurde. Dann wurde die Frischluftzufuhr reduziert, um die Treibstoffkosten zu senken, und auch das generelle Rauchverbot in Flugzeugen führte dazu, dass die Kabinenluft nicht mehr so häufig erneuert werden muss.

Als Folge sammeln sich in den Flugkabinen farb- und häufig auch geruchlose flüchtige organische Verbindungen durch Kosmetika, Parfüms, Speisen, Plastik, Polymere, Lösungsmittel, Treibstoff und Schmiermittel (besonders hydraulische Flüssigkeiten), bodennahe Auspuffgase, Reinigungsmittel und andere Verbindungen.

Daneben kommt es in den ungenügend belüfteten Flugkabinen zu einem Sauerstoffdefizit und einem Überschuss an Kohlendioxid, was zu einem erheblichen Anstieg von Beschwerden wie Kopfschmerzen, Müdigkeit, Herzklopfen, Schwindel und Atembeschwerden bei der Crew wie auch bei den Passagieren führt. In einem kürzlich ausgetragenen Rechtsstreit erklärte sich eine amerikanische Fluggesellschaft zu einer größeren Schadensersatzsumme bereit, den ihre Flugbegleiter gefordert hatten, weil sie sich durch die ungesunden Kabinendämpfe in ihrer Gesundheit beeinträchtigt sahen. Was aber können Sie selbst unternehmen, um sich vor schädlicher Kabinenluft zu schützen?

1 Setzen Sie sich in den vorderen Teil des Flugzeugs. In den meisten Flugzeugen zieht die Luft von vorn nach hinten, sodass sich die sauerstoffreichste Luft vor den Tragflächen befindet. Die abgestandene Luft weiter hinten enthält zudem mehr Bakterien und Viren, weshalb viele Langstreckenpassagiere rund 48 Stunden nach dem Flug Infektionen wie etwa eine Erkältung bekommen.

2 Richten Sie die Luftdüse nicht auf Ihr Gesicht. Viele Passagiere glauben zwar, bei der Luftzufuhr aus der kleinen Luftdüse über ihnen handele es sich um frische Luft, aber laut eines kanadischen Experten für Kabinenluftqualität ist dies nicht der Fall.

3 Bitten Sie das Flugpersonal um zusätzliche Belüftung. Die Mischung aus frischer und umgewälzter Luft in der Kabine kann nämlich problemlos reguliert werden.

4 Bringen Sie Ihre eigene Frischluft mit. Air Supply ist der weltweit erste tragbare Luftreiniger: Er saugt die verbrauchte Luft an, filtert sie und leitet die unbelastete Frischluft in Mund und Nase. Diesen neuen Luftreiniger können Sie im Internet unter www.magellans.com bestellen (er kostet derzeit etwa 100 Euro).

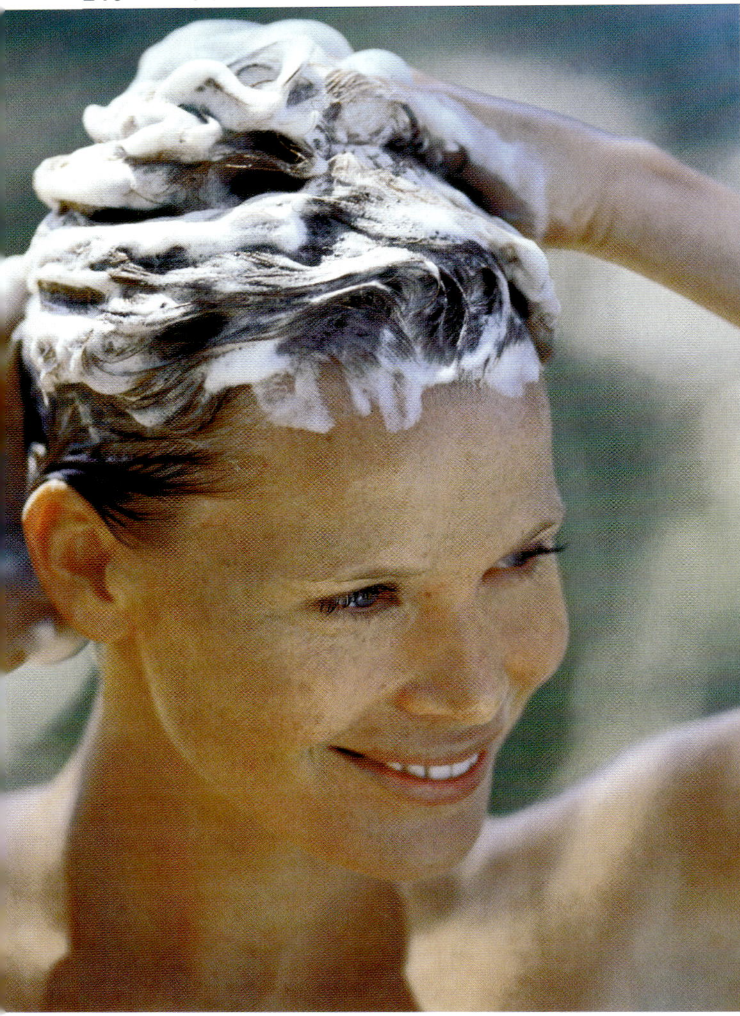

Kein Grund zur Sorge

Der Informationsflut mit immer neuen Gefahren für die Gesundheit stehen viele Menschen recht hilflos gegenüber. Aber nehmen Sie nicht alles für bare Münze, was Sie in den Medien hören oder lesen, denn die meisten Berichte sind völliger Unsinn, und wenn Sie unsicher sind, bitten Sie am besten Ihren Arzt oder Apotheker um genauere Informationen.

Im Folgenden finden Sie zehn Behauptungen, die bereits widerlegt werden konnten oder bei denen der Nachweis noch aussteht.

1. Shampoo gefährdet die Gesundheit. Jahrelang hielten sich die Gerüchte, dass Natriumlaurylsulfat (SLS), eine Reinigungs- und Schaumsubstanz, die in den meisten Shampoos und Zahnpasten enthalten ist, Krebs verursachen könnte.

DAS HAAREWASCHEN mit Shampoos, die Natriumlaurylsulfat enthalten, ist völlig ungefährlich.

◆ **Die Wahrheit** Laut Aussage dreier großer amerikanischer Gesundheitsbehörden hat sich SLS als nicht karzinogen erwiesen.

2. Deodorants verursachen Brustkrebs. Hartnäckige Gerüchte behaupten, dass Deodorants die Schweißdrüsen des Körpers daran hindern, sich von Giften zu befreien, die sich dann in den Lymphknoten festsetzen und Brustkrebs auslösen.

◆ **Die Wahrheit** Das ist absolut falsch, behaupten Wissenschaftler der amerikanischen Krebsforschungsgesellschaft, denn die meisten potenziellen Karzinogene werden nicht ausgeschwitzt, sondern von den Nieren und der Leber verarbeitet. Die Achselschweißdrüsen liegen zwar in der Nähe der Lymphknoten, stehen aber nicht in Beziehung zu ihnen.

3. Mikrowellengeräte sind gefährlich wegen der Strahlung. Viele Menschen behaupten, dass Mikrowellenherde Krebs erregende Strahlen aussenden.

◆ **Die Wahrheit** Mikrowellenherde verwenden nicht radioaktive, sondern elektromagnetische Wellen, welche die Wassermoleküle in Bewegung versetzen, wodurch die Hitze zum Garen der Speisen erzeugt wird. Das einzige Gesundheitsrisiko bei der Verwendung der Mikrowelle besteht darin, dass die Speisen ungleichmäßig garen und kalte Stellen übrig bleiben, an denen mögliche Bakterien überleben könnten. Wenn Sie die Speisen zudecken und während des Garens öfter einmal umrühren, lässt sich diese Gefahr umgehen.

4. Aluminiumgeschirr verursacht Alzheimer. Die ersten Warnungen über das Kochen in Aluminiumtöpfen tauchten vor etwa 25 Jahren auf, nachdem Untersuchungen an verstorbenen Alzheimerpatienten überhöhte Aluminiumkonzentrationen im Gehirn ergeben hatten. Manche sahen darin einen direkten Zusammenhang zwischen der Krankheit und dem Gebrauch von Aluminiumgeschirr.

◆ **Die Wahrheit** Aluminium ist eines jener Elemente, das am häufigsten in unserer Umwelt vor-

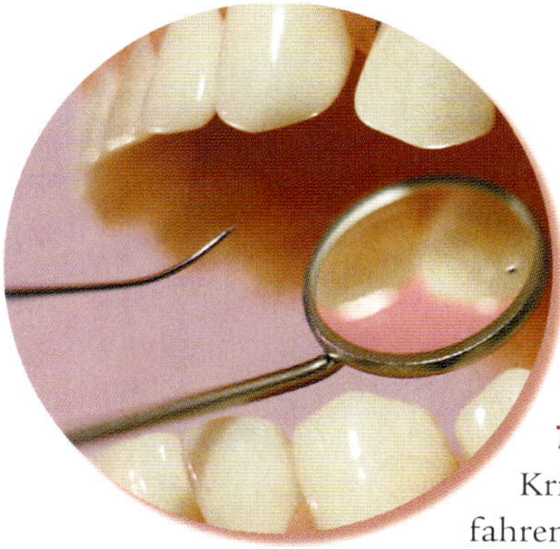

ZAHNFÜLLUNGEN MIT AMALGAM sind oft so klein, dass viele Wissenschaftler meinen, die darin enthaltene Quecksilbermenge sei ungefährlich.

kommt, weshalb man diesem Metall im Alltag zwangsläufig ausgesetzt ist, ohne dass dies zur Alzheimerkrankheit führt. Vielmehr scheint sich das Aluminium als Folge der Krankheit im Gehirn verstärkt anzusammeln.

5. Pestizidhaltiges Obst ist gefährlich. Ein Aufsehen erregender Bericht einer amerikanischen Verbraucherorganisation verkündete, schon eine einzige Portion pestizidbelasteter Früchte führe bei Kindern zu gefährlichen toxischen Rückständen im Blut.

◆ **Die Wahrheit** Nach Überprüfung von 4500 wissenschaftlichen Studien erklärte das amerikanische Krebsforschungsinstitut, dass geringe Pestizidspuren in der Nahrung noch kein Krebsrisiko darstellen. Als gesundheitsgefährdend gilt dagegen das Einatmen von Pestiziddämpfen.

6. Süßstoffe verursachen multiple Sklerose. Es wird immer wieder behauptet, dass sich der künstliche Süßstoff Aspartam im Körper in Methanol umwandelt – eine giftige Substanz, die multiple Sklerose (MS) auslösen soll.

◆ **Die Wahrheit** Die amerikanische multiple-Sklerose-Gesellschaft wie auch die amerikanischen Gesundheitsbehörde erklärten, dass es keine Beweise für einen Zusammenhang zwischen Aspartam und MS gibt.

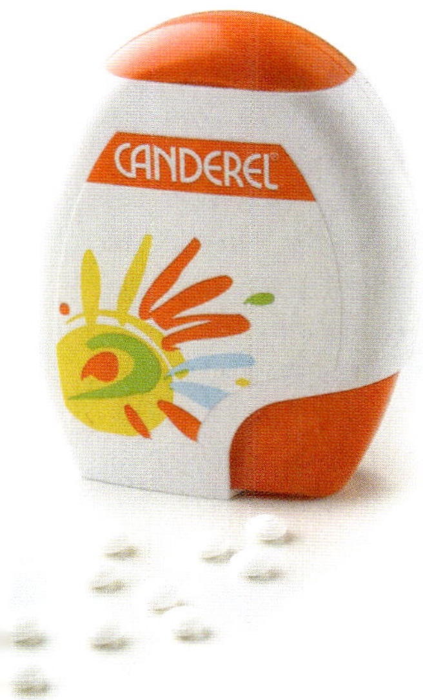

ASPARTAM, ein zuckerfreier Süßstoff, der in manchen Süßigkeiten und anderen Lebensmitteln enthalten ist, stellt kein Risiko für die Gesundheit dar.

7. Bestrahlte Nahrung ist gefährlich. Kritiker laufen Sturm gegen das Verfahren der Bestrahlung von Lebensmitteln, da ihnen zufolge bereits winzige Strahlenmengen genügen, um gesunde Bakterien zu zerstören und Krebs erregende Verbindungen herzustellen. Außerdem sollen sie die Chromosomen schädigen und der Nahrung Nährstoffe entziehen.

◆ **Die Wahrheit** Die Strahlungsmenge ist so gering, dass die Lebensmittel weder beschädigt noch chemisch oder radioaktiv verändert werden, setzt die amerikanische Gesundheitsbehörde dagegen.

8. Quecksilberfüllungen sind giftig. Viele Kritiker behaupten, das in Amalgamfüllungen enthaltene Quecksilber vergifte das Immunsystem und verursache Krankheiten wie chronisches Erschöpfungssyndrom, multiple Sklerose und Alzheimer.

◆ **Die Wahrheit** Verseuchte Fische und Muscheln, nicht aber Amalgamfüllungen sind die Hauptursache für Quecksilbervergiftungen, meint dagegen die amerikanische Gesundheitsbehörde wie auch die Weltgesundheitsorganisation (WHO). Allerdings sind individuelle Unverträglichkeiten von Amalgamfüllungen nicht auszuschließen.

9. Handys lösen Hirntumoren aus. Viele meinen, dass Mobiltelefone Hirntumoren verursachen.

◆ **Die Wahrheit** Mehrere neue Untersuchungen hinsichtlich der Häufigkeit von Hirntumoren bei Handynutzern fanden dafür noch keine Beweise.

10. Brustimplantate verursachen Krankheiten. Tausende von Frauen behaupten, dass Silikonimplantate krank machen.

◆ **Die Wahrheit** Bisher hat keine Studie ergeben, dass Brustimplantate Krankheiten verursachen. Allerdings können die Implantate reißen, was zu Schmerzen und Infektionen führen kann. Wie bei jeder Operation besteht zudem die Gefahr von Komplikationen bei der Anästhesie sowie von inneren Blutungen und bei der Narbenbildung.

Gesundes Wohnen

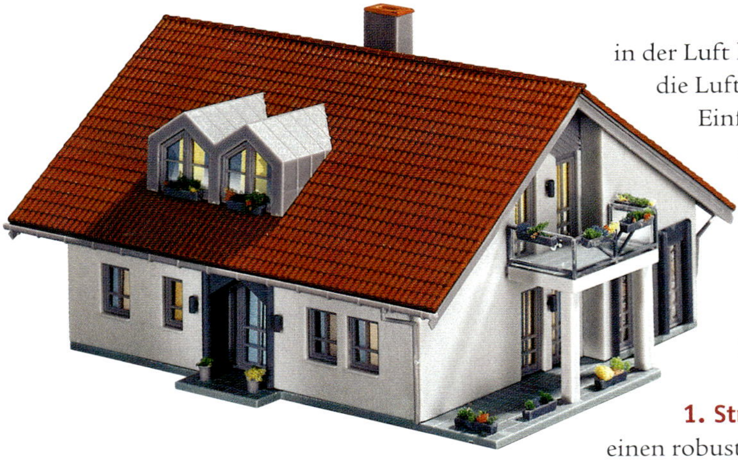

Wenn Sie sich an Ihrem Arbeitsplatz nicht wohl fühlen und immer wieder unter seelischen oder körperlichen Beschwerden leiden, könnte die Klimaanlage daran schuld sein.

Das Forschungsprojekt „Positive und negative Wirkungen raumlufttechnischer Anlagen auf Befindlichkeit, Leistungsfähigkeit und Gesundheit" unter der Leitung der Erfurter Arbeitsgruppe Raumklimatologie der Universität Jena kam zu dem Ergebnis, dass in klimatisierten Räumen das Wohlbefinden der Beschäftigten deutlich von der Qualität der Anlage und deren Wartung beeinflusst wird. In klimatisierten Räumen fand man etwas höhere Formaldehydkonzentrationen und einen höheren Luftwechsel; in natürlich belüfteten Gebäuden war dagegen sowohl die Konzentration an Kohlenmonoxid und flüchtigen organischen Verbindungen als auch der Schimmelpilzgehalt in der Luft höher. Doch selbst wenn wir auf die Luft an unserem Arbeitsplatz keinen Einfluss nehmen können, lässt sich die Qualität der Luft unter dem eigenen Dach sehr wohl verbessern. Im Folgenden finden Sie die Plätze im Haus oder in der Wohnung, wo sich mögliche Schadstoffe verstecken, die die Raumluft beeinträchtigen.

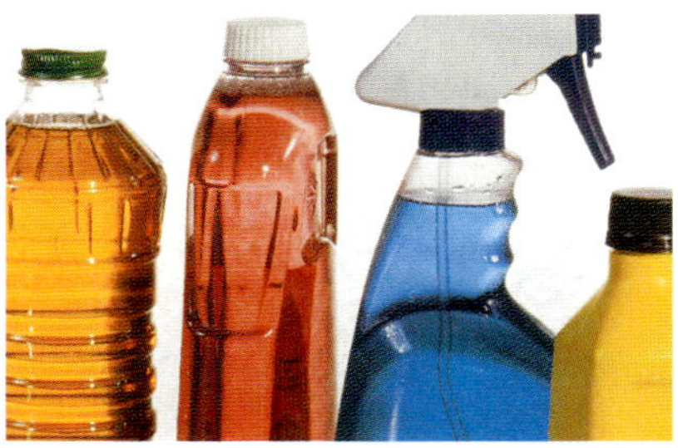

1. Straßenschmutz Verwenden Sie einen robusten Abtreter für die Eingangstür, damit weniger Straßenschmutz ins Haus getragen wird. Legen Sie die Matte senkrecht zur Türschwelle, sodass der Eintretende besonders fest darauf treten muss.

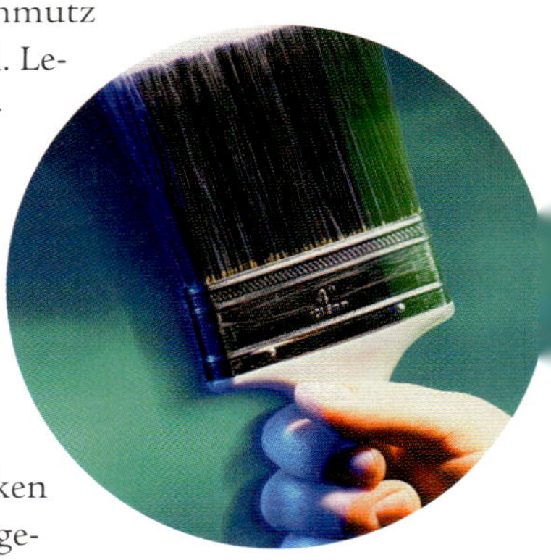

BLEIHALTIGE FARBE ist oft in älteren Häusern zu finden.

2. Bleihaltige Farbe
Auf Dauer kann das Einatmen oder Schlucken von Farbstaub oder abgeblätterten Resten von Farben auf Bleigrundlage zu Hirnschädigungen führen. Wenn Sie glauben, dass ältere Farbanstriche in Ihrem Haus oder Ihrer Wohnung Bleizusätze enthalten könnten, lassen Sie die Farbe durch einen Fachmann überprüfen und gegebenenfalls auch durch ihn entfernen, oder decken Sie die betreffenden Stellen mit einer Tapete oder (Holz-)Verkleidung ab.

REINIGER UND LÖSUNGSMITTEL sollten nur bei guter Lüftung verwendet werden.

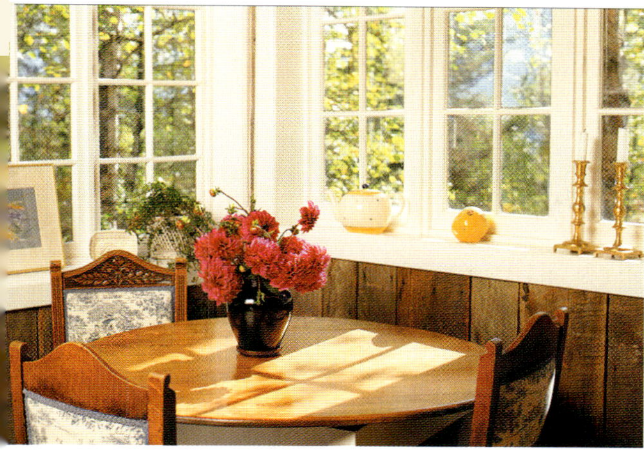

GESCHLOSSENE FENSTER halten Frischluft fern und fördern höhere Schadstoffkonzentrationen.

3. Haushaltsreiniger, Pestizide, Farben und Lösungsmittel Verbannen Sie potenziell schädliche Chemikalien aus Ihrer Wohnumgebung, indem Sie biologisch abbaubare Produkte verwenden, die keine Warnhinweise wie „Gefährlich“, „Vorsicht“ oder „Brennbar“ enthalten.

4. Fenster Lassen Sie im Sommer einige Fenster ständig gekippt bzw. lüften Sie die Wohnräume im Winter täglich mehrfach kurz, aber gründlich, damit Dämpfe scharfer Reinigungsmittel abziehen können und Schimmel bildende Feuchtigkeit reduziert wird. Wenn Sie an Allergien leiden, kann es sinnvoll sein, sich einen HEPA-Luftfilter (**H**igh **E**fficiency **P**articulate **A**rresting) anzuschaffen; zur Reinigung der Luft von Tabakrauch ist ein Luftfilter mit Aktivkohle geeignet.

5. Pressholzprodukte (Sperrholz, Spanplatten) Baumaterialien, Regalbretter, verschiedene Möbel, Wandverkleidungen und andere Produkte aus diesen Hölzern sind nicht ungefährlich, denn Presshölzer werden meist mit Leim auf Formaldehydbasis verklebt, der nach neuesten Erkenntnissen sehr wahrscheinlich Krebs erregend ist. Außerdem reizt Formaldehyd die Atemwege und kann, vor allem bei empfindlichen Personen, Allergien auslösen oder verstärken.

Verwenden Sie daher möglichst nur Möbel oder Baumaterialien aus Hartholz oder Pressholz, das für den Außenbereich geeignet ist, da es keine Formaldehydstoffe, sondern Phenolharze enthält, dessen Dämpfe ungefährlich sind. Lüften Sie die Wohnung gründlich, wenn Sie neue Möbel bekommen, die Formaldehyd enthalten könnten, vor allem wenn sie im Schlafzimmer stehen.

6. Holzöfen, Kamine Verwenden Sie nur Massivhölzer aus Ahorn, Eiche, Buche, Ulme oder Esche bzw. Fichte- und Kiefernscheite. Andere Materialien können nicht nur giftige und die Atemwege reizende Abfallprodukte erzeugen, sondern die Luft auch mit gesundheitsgefährdenden Rußteilchen belasten. Verwenden Sie außerdem nur trockenes Brennholz; feuchte Holzscheite können Schimmelsporen freisetzen.

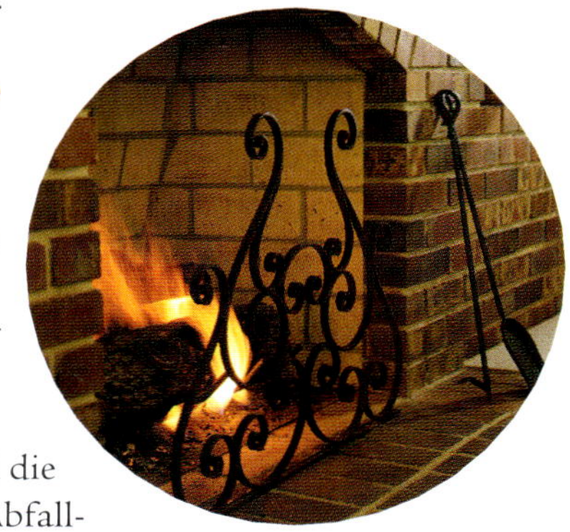

KAMINE setzen Kohlenmonoxid, Stickstoffdioxid und Rußteilchen frei.

7. Kleiderschränke Chemische Reinigungsmittel sollten möglichst wenig Perchloräthylen enthalten, ein Krebs erregendes Lösungsmittel, das auch in Fleckenentfernern vorkommt. Entfernen Sie die Plastikhülle chemisch gereinigter Kleidungsstücke am besten noch im Geschäft, damit die Kleidung auf dem Heimweg lüften kann.

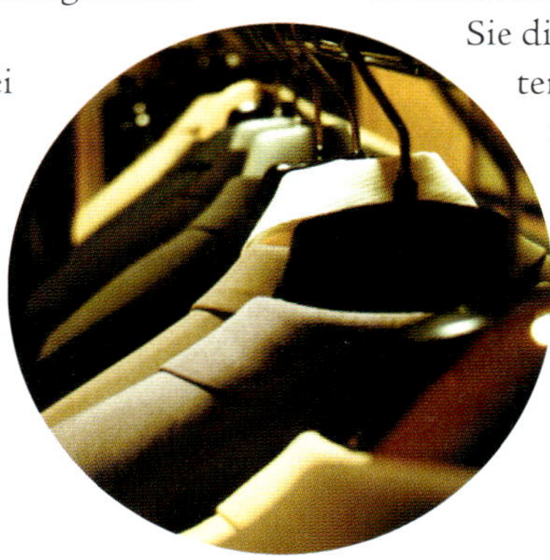

MOTTENKUGELN in Schränken sondern gesundheitsgefährdende Dämpfe ab.

Gesundes Wohnen

Schützen Sie Ihre Wolltextilien nicht mit Mottenkugeln, die giftige Dämpfe ausdünsten. Als natürlicher Mottenschutz sind Zedernholzstücke oder Kräutersäckchen mit Eukalyptus- und Lorbeerblättern viel geeigneter.

8. Klimaanlagen vor allem in Büroräumen können Schimmelpilzsporen enthalten, besonders wenn die Anlagen nicht benutzt werden. Leeren Sie die Wasserschalen häufig und wechseln Sie die Filter regelmäßig.

9. Teppichböden sind eine der Hauptquellen für schlechte Raumluft, da sich hier Schimmelsporen, Staubmilben und ungesunde Dämpfe fangen können, vor allem wenn im Haus geraucht wird. Synthetische Teppichböden dünsten zudem giftige flüchtige organische Verbindungen aus. Wesentlich gesündere Alternativen sind hingegen Holzparkett oder Laminat, Linoleum und Keramikfliesen.

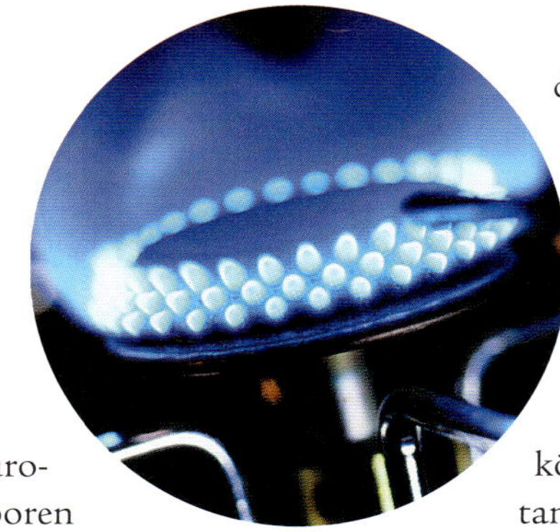

BEI GASFLAMMEN, die häufig ausgehen, ist oft der Gasring verschmutzt.

10. Raumsprays Starke Düfte können den Geruch anderer Substanzen überdecken, sodass Sie gefährliche Dämpfe einatmen, ohne es zu merken. Außerdem setzen die Duftsprays flüchtige organische Verbindungen frei, die bei manchen Menschen zu Asthma und Hautreizungen führen. In der Regel genügt gründliches Lüften, um schlechte Gerüche zu vertreiben.

11. Gasherd Kontrollieren Sie regelmäßig die Gasflammen – sie sollten blau sein und nur eine kleine gelbe Spitze haben. Sind die Flammen vorwiegend gelb oder orangefarben, sollten Sie den Herd von einem Fachmann überprüfen lassen.

12. Abfalleimer Leeren Sie Ihren Mülleimer regelmäßig. Bei einer niederländischen Studie zeigte sich nämlich, dass Küchenabfälle im Haus die Anzahl der Bakterien und Pilze in der Luft erheblich ansteigen lassen.

13. Spüle und Toilette Undichte Siphons und Wasserrohre können die Luftfeuchtigkeit erhöhen, was wiederum das Wachstum von Schwarzschimmel *(Stachybotrys chartarum)* fördert, der erst in den letzten 10 Jahren als Gesundheitsrisiko erkannt wurde.

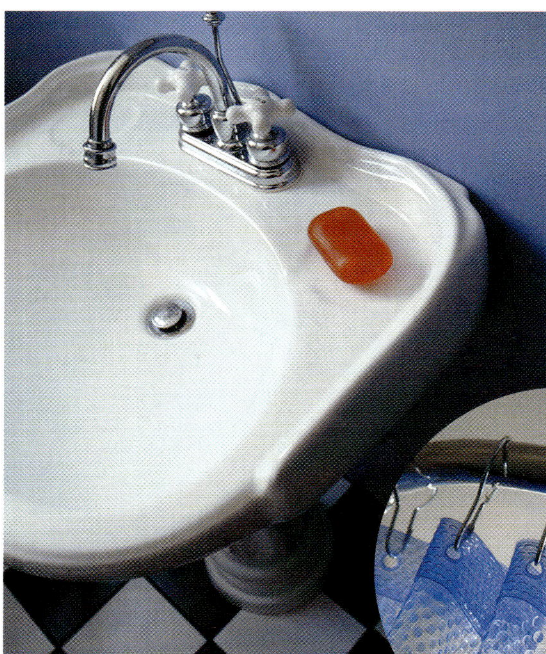

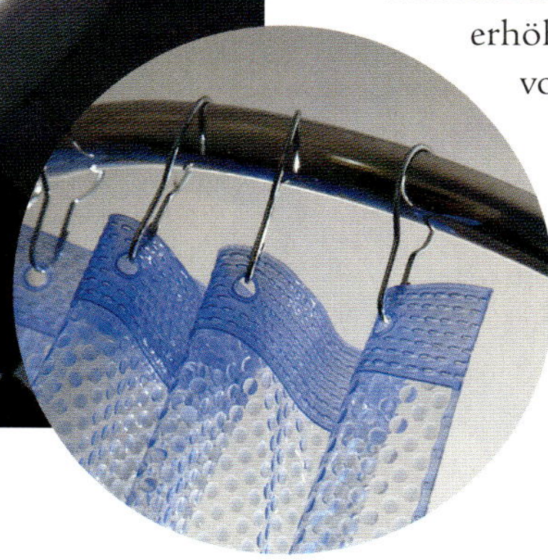

WASCHBECKEN UND DUSCHVORHÄNGE sind schimmelanfällig und sollten oft gereinigt werden.

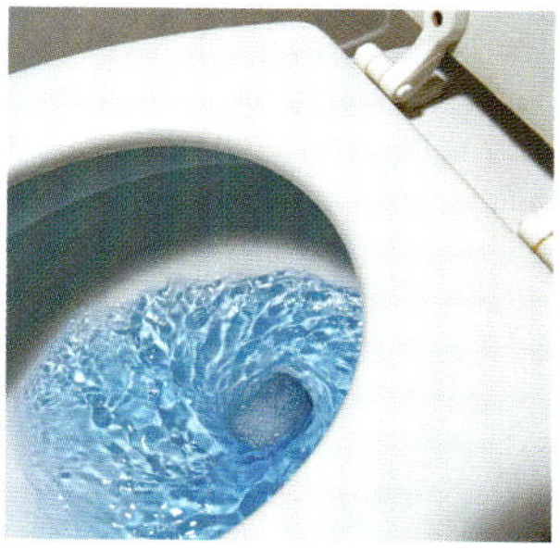

DA ES BEIM SPÜLEN oft spritzt, den Toilettendeckel vorher schließen.

Schwarzschimmel ist jedoch nicht das, was sich auf den Fugen an der Badewanne oder der Dusche festsetzt, sondern er entsteht auf Teppichen, Wänden und Decken. Er kann zu extremer Müdigkeit führen und Beschwerden an Augen, Haut, Lunge und Nervensystem verursachen; bei Kleinkindern ist er sogar mit tödlich verlaufenden Lungenblutungen in Verbindung gebracht worden. Feuchtigkeit kann man vermeiden, wenn man Bad, Toilette, Keller und Küche gut lüftet und lecke Wasserrohre repariert.

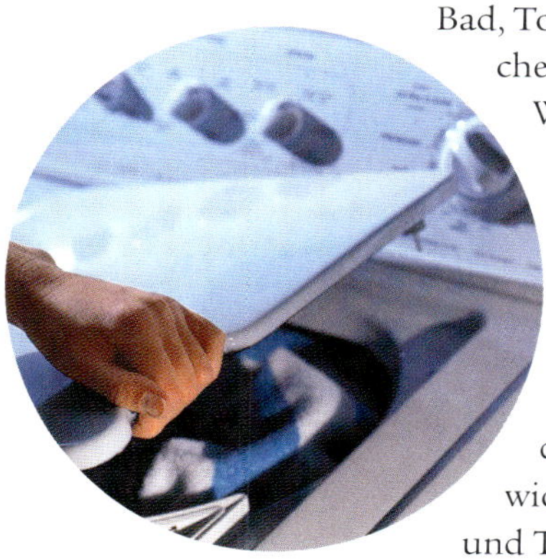

WASCHMASCHINEN-WASSER enthält in der Regel zahlreiche Keime.

14. Geschirrspüler, Waschmaschine

Geschirrspülreiniger enthalten chemische Substanzen, die über die Hitzeentwicklung beim Reinigen und Trocknen freigesetzt werden. Öffnen Sie die Maschine erst, wenn der Trockenvorgang beendet und das Geschirr wieder kalt ist, und lüften Sie gut.

Studien ergaben, dass Bakterien und Viren wie *Hepatitis A* und *E. coli* den Waschvorgang überleben und zu Infektionen führen können, wenn mit der feuchten Wäsche hantiert wird. Waschen Sie deshalb Unterwäsche, die aus Naturfasern bestehen sollte, bei möglichst hohen Temperaturen und/oder benutzen Sie einen Wäschetrockner.

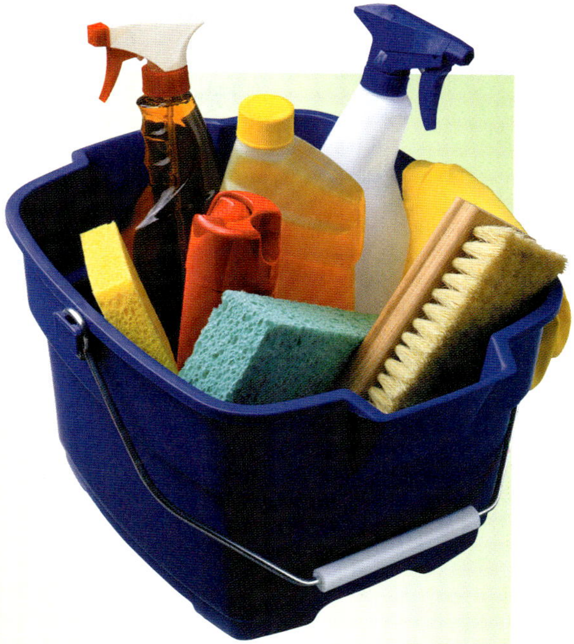

GESUNDE BIOREINIGER

Beim Hausputz können Sie auch völlig ungiftige Reinigungsmittel verwenden, die keine schädlichen Rückstände hinterlassen, indem Sie etwa Ihre Fenster und Fliesen mit Essigwasser putzen. Für andere abwaschbare Flächen in Küche und Bad eignet sich das folgende natürliche Reinigungsmittel mit ätherischen Ölen, die seine desinfizierende Wirkung noch verstärken und darüber hinaus einen angenehm frischen Duft verbreiten:

225 ml Wasser
225 ml einfacher Essig
2 TL flüssige Olivenölseife (aus dem Reformhaus)
25 Tropfen ätherisches Öl: Thymian, Eukalyptus, Zitrone, Orange oder Teatree (Teebaum)

Alle Zutaten in einer großen Sprühflasche mit etwa 1 Liter Fassungsvermögen mischen und die Flüssigkeit vor Gebrauch gut schütteln.

Versteckte Keime

Sie können Keime weder sehen noch hören oder fühlen, aber Milliarden dieser Mikroorganismen – von Bakterien und Viren bis hin zu Pilzen und Parasiten – umgeben uns rund um die Uhr.

Sie sind in der Luft, die wir einatmen, und im Wasser, das wir täglich trinken, in der Kleidung, die wir tragen, aber auch an den Gegenständen, mit denen wir unweigerlich fortwährend in Kontakt kommen. Diese unsichtbaren Kleinstlebewesen haften an nahezu jeder Oberfläche, egal, ob am Lenkrad Ihres neuen Autos oder auf den frisch gewaschenen Laken, die Sie gerade aus dem Trockner genommen haben. Und Mikroorganismen finden fast überall Lebensbedingungen vor, die ihr Überleben ermöglichen oder ihre Vermehrung fördern. Mit Vorliebe gedeihen sie in feucht-nasser Umgebung, z. B. in nassen Küchenschwämmen oder feuchten Küchenhandtüchern. So ergab eine Studie, dass täglich mehr als eine Milliarde Keime in einem feuchten Schwamm wachsen kann! Dennoch muss uns dies nicht in Angst und Schrecken versetzen, denn es gibt auch eine gute Nachricht: Weniger als 1 % dieser Kleinstlebewesen sind für unsere Gesundheit bedrohlich und sollten dennoch krank machende Keime in den Körper gelangen, so kann das Immunsystem ihre Ausbreitung in der Regel verhindern. Sind allerdings besonders aggressive Mikroorganismen darunter oder greifen sie den menschlichen Körper in großer Zahl an, so können sie diese natürliche Abwehrschranke überwinden und eine Erkrankung hervorrufen. Aber selbst in einem solchen Fall lässt sich dieses Risiko zum Glück eingrenzen, wie Sie auf den folgenden Seiten sehen können.

KLEINE KINDER übertragen nicht selten Krankheitskeime auf andere Familienmitglieder und Betreuer, ohne selbst krank zu werden.

Erstaunlich!

Bei Untersuchungen der am stärksten mit Keimen behafteten Stellen im Haus nahm man Proben an 14 Stellen in Küche und Bad. Ein Platz war stets der sauberste: der Toilettensitz! Er hatte dreimal weniger Bakterien als Schneidebretter und fast eine Million Mal weniger als das Wasser nasser Küchentücher.

Kinder

Gäbe es einen Preis für die beste Verbreitung von Keimen, so wären Kinder die Gewinner – sie fassen alles an, was sie sehen, und reiben sich ständig Augen, Nase und Mund, was den aufgelesenen Bazillen genau die warmen und feuchten Plätze bietet, die sie für ihr Wachstum brauchen. Hinzu kommt, dass Kinder im Kindergarten, in der Schule oder im Hort tagtäglich mit vielen anderen

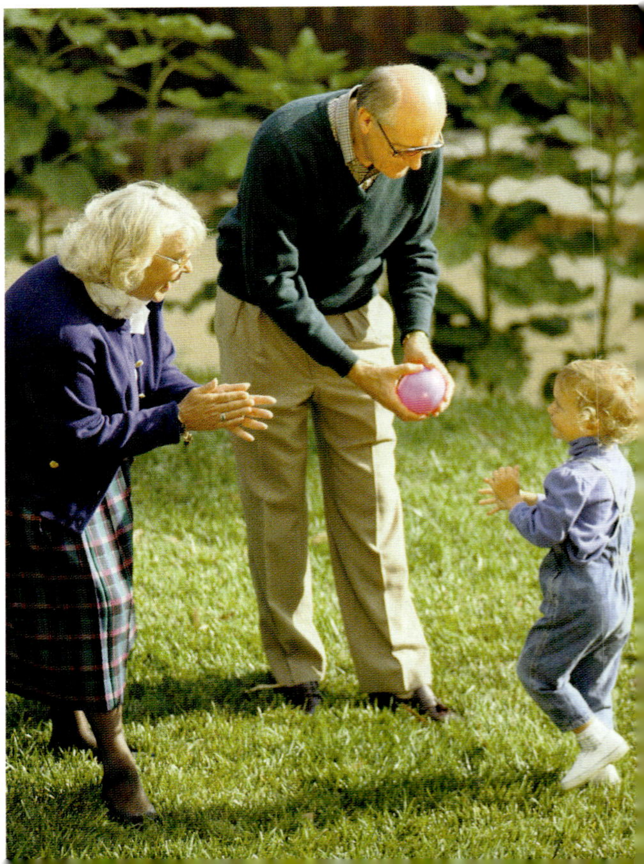

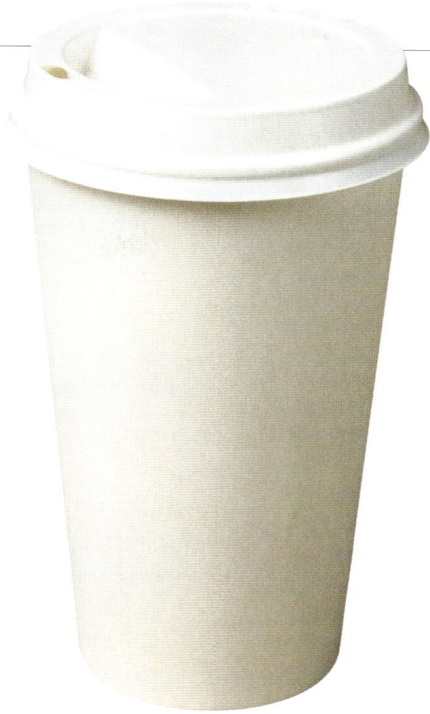

Altersgenossen in Kontakt kommen, die ihrerseits ihre eigenen Keime „verteilen". So nimmt es denn nicht wunder, dass 36 % der Spielplätze und 46 % der Flächen in Kindergärten und -horten mit Keimen belastet sind.

Die Folge ist, dass die Kinder, die oft mit vielen anderen Kindern zusammen sind, durch den Kontakt mit zahllosen Mikroorganismen ein besonders robustes Immunsystem entwickeln: Forscher der University of Arizona begleiteten über 1000 Kinder von der Geburt bis zum Alter von 13 Jahren, um herauszufinden, ob der Kontakt mit anderen Kindern Einfluss auf die Anfälligkeit für Asthma und Allergien hatte. Dabei zeigte sich, dass Vorschulkinder, die viel Zeit mit Spielkameraden oder im Kindergarten verbrachten, bei der Einschulung ein um 50 % geringeres Asthmarisiko besaßen als Gleichaltrige, die nur begrenzten Kontakt zu anderen Kindern hatten. Bei Kindern mit vielen Kontakten reduzierte sich zudem die Anfälligkeit für Allergien um 20 %.

Natürlich kann die Aufnahme unterschiedlicher Keime gelegentlich auch zu Erkrankungen führen, wobei Durchfall die häufigste Infektion ist, die von Kind zu Kind – und anschließend oft auch auf Erwachsene – übertragen wird. Außerdem erkranken Erwachsene in Familien mit Kindern mindestens doppelt so häufig an Erkältungen wie Kinderlose.

◆ **Was können Sie tun?** Anstatt Ihr Kind von anderen Kinden fern zu halten, sollten Sie darauf achten, dass Spielsachen, Telefone, Türgriffe, Arbeitsflächen in Küche und Bad oder andere potenziell keimbelastete Gegenstände bzw. Bereiche im Haus und im Kindergarten regelmäßig alle paar Tage mit Essigwasser gereinigt werden.

PAPPBECHER sind eine gute Alternative zu Kantinentassen, die oft voller Krankheitskeime stecken, wie Studien gezeigt haben.

Eine neuere Untersuchung in Kindergärten ergab nämlich, dass die regelmäßige Reinigung der Spielsachen die Zahl der Atemwegsinfektionen bei Kindern erheblich reduzieren kann.

Kaffeetassen im Büro

Entsprechend den Studienergebnissen der Mikrobiologen an der University of Arizona wimmelt es auf den meisten Kaffeetassen im Büro nur so vor Durchfall verursachenden Bakterien. Es wurde festgestellt, dass 60 % der Kaffeetassen in Bürokantinen, aus denen die Angestellten Kaffee trinken, *Escherichia-coli*-Bakterien enthielten, die über unhygienische Lappen bzw. Schwämme, mit denen sie ausgespült wurden, auf die Tassen gelangen.

◆ **Was können Sie tun?** Beugen Sie vor, indem Sie Ihre eigene Tasse von zu Hause mitbringen, die Sie nach Gebrauch mit heißem Wasser und Spülmittel gründlich auswaschen und mit einem frischen Papiertuch sorgfältig abtrocknen (oder nehmen Sie gleich einen praktischen Pappbecher). Achten Sie außerdem darauf, dass Rand und Deckel der Tasse nicht mit der Kantinentheke oder den Tischen in der Büroküche in Berührung kommen.

Gute Frage!
Warum verursachen so viele Keime ausgerechnet Durchfall?

Vor allem deshalb, weil die verschiedenen Keime alle in den Darm gelangen. Wer etwa mit ungewaschenen Händen isst, riskiert die Aufnahme von Bakterien, die rasch in den Darm wandern, sich dort unglaublich schnell vermehren und ihre Gifte absondern, die den Wasserentzug behindern. Die Folge ist Durchfall.

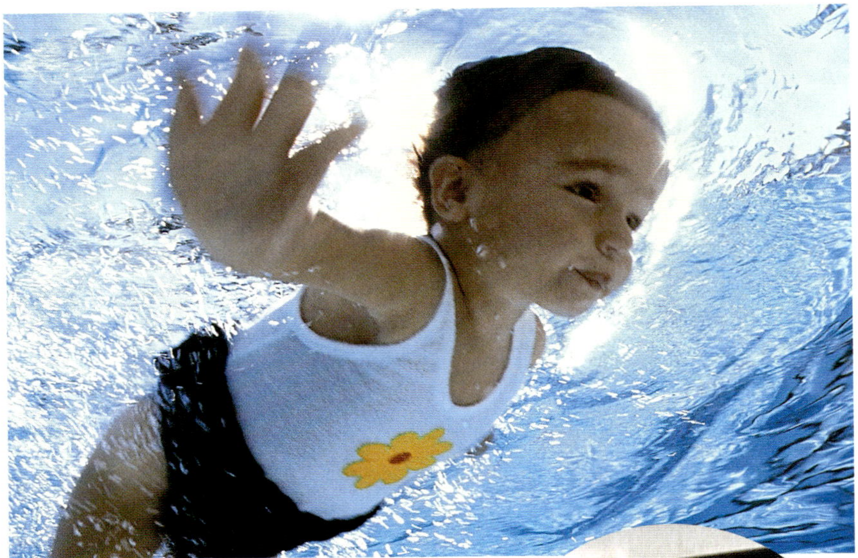

Ärzte

Allein in Deutschland könnten jährlich rund 900 000 Erkrankungen und etwa 40 000 Todesfälle vermieden werden, wenn sich alle im Gesundheitswesen Beschäftigten – vom Arzt bis zur Krankenschwester – vor und nach jedem Patientenkontakt 30 Sekunden lang die Hände waschen würden.

Doch in einer Studie, die in der Notaufnahme einer US-Klinik durchgeführt wurde, wuschen sich weniger als 20 % der Ärzte vor oder nach der Untersuchung ihrer Patienten die Hände. Neueren Berichten zufolge sind außerdem zwei medizinische Standardgeräte – das Stethoskop und die Einmalspritze – häufig stark mit Keimen belastet: Als man in einem amerikanischen Krankenhaus 150 Stethoskope überprüfte, stellten die Forscher fest, dass fast 90 % aller Abhörgeräte mit Staphylokokken belastet waren – gefährliche Bakterien, die Abszesse, Geschwüre und lebensbedrohliche Organinfektionen verursachen können. Eine ähnliche Analyse von Einmalspritzen in Österreich ergab, dass 71 % der Spritzen mit Staphylokokken besiedelt waren.

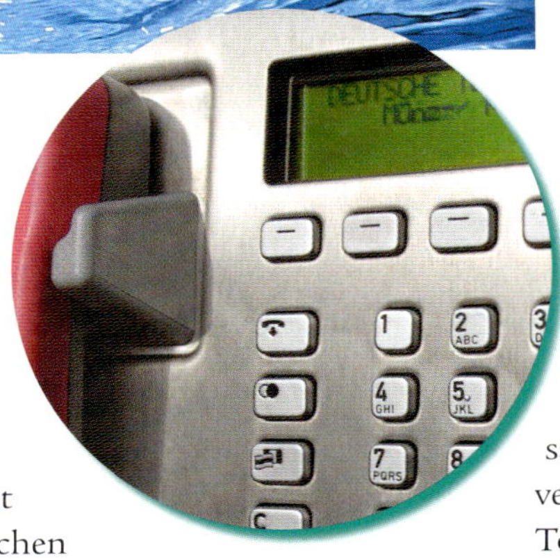

VIREN können zwar auch im Chlorwasser überleben, aber wesentlich häufiger können Sie ihnen bei öffentlichen Fernsprechern begegnen.

◆ **Was Sie tun können?** Vergewissern Sie sich, dass Ihr Arzt sich vor der Untersuchung die Hände wäscht und das Stethoskop mit Alkohol desinfiziert.

Münztelefone

In öffentlichen Fernsprechern siedeln Erkältungsviren oft auf Hörer, Knöpfen und Sprechmuschel.
◆ **Was können Sie tun?** Umfassen Sie den Hörer mit einem Papiertaschentuch und halten Sie die Muschel beim Sprechen nicht zu dicht an den Mund.

Öffentliche Toiletten

Sie gelten als fruchtbarer Boden für Keime, wobei Untersuchungen der University of Arizona ergaben, dass auch scheinbar saubere Toiletten stark bakterienverseucht waren. Zwar waren die Toiletten in Bereichen mit viel Publikumsverkehr wie etwa an Flughäfen und Bahnhöfen erwartungsgemäß am meisten belastet, aber auch bei den Krankenhaus-Toiletten war die Situation nicht viel besser, wobei die Waschbecken mehr Keime enthielten als die Toiletten.
◆ **Was können Sie tun?** Wählen Sie die Kabine, die der Tür am nächsten liegt, da sie meist am wenigsten benutzt wird und deshalb am saubersten ist. Waschen Sie die Hände mit Warmwasser und Seife (mehr zum Händewaschen auf Seite 254–255), und verwenden Sie Papiertücher statt eines Lufttrockners, da die Bakterien in der Heißluft besonders gut gedeihen. Legen Sie ein Papierhandtuch über den Wasserhahn, wenn Sie ihn zudrehen, und ebenso ein Papiertuch auf den Türgriff, wenn Sie die Toilette wieder verlassen.

Ausblick ... Neue antibakterielle Erfindungen

Obwohl Experten ihre Vorteile anzweifeln, gehören Kleidung, Büromaterial, Haushaltsgeräte und Autozubehör, die als „keimfrei" angeboten werden, in Japan schon zum Alltag.

ANTIBAKTERIELLER GUMMI

Inzwischen gibt es den ersten antibakteriellen Gummi, der nicht nur Bakterien, sondern auch Viren und Pilze abtötet und dessen Wirkung auch bei Dauergebrauch nicht nachlässt. Mögliche Anwendungsbereiche umfassen medizinische Artikel wie Handschuhe und Katheter oder Konsumgüter wie Babyflaschen, Sauger und Schnuller sowie Kondome.

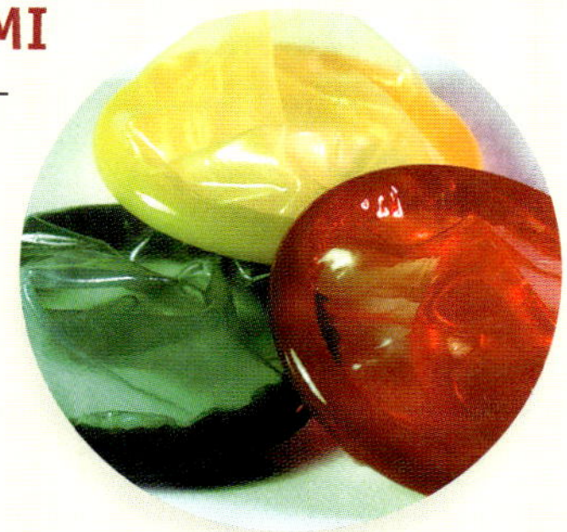

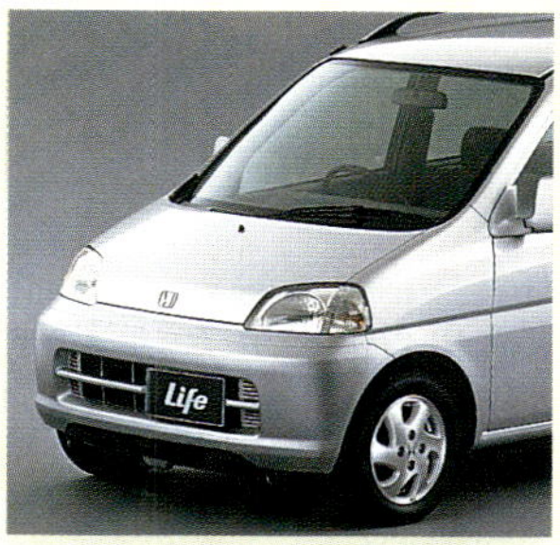

KEIMFREIES LENKRAD

Bald könnte ein keimresistentes Lenkrad zur Standardausstattung neuer Autos gehören. Dieses Lenkrad, das in Asien bereits serienmäßig in den Toyota Logo eingebaut wird, erwies sich dort nach kurzer Zeit als solcher Verkaufsschlager, dass man jetzt an der Entwicklung weiterer antibakterieller Autozubehörteile arbeitet, darunter auch keimfreie Heizungsregelungs- und Gangschaltungsknöpfe sowie sterile Innentürgriffe.

STERILE ARBEITSKLEIDUNG

Wissenschaftler prüfen die Möglichkeit, Triclosan – eine in den meisten antibakteriellen Seifen und Reinigungsmitteln enthaltene Substanz – in Stofffasern einzuarbeiten, um eine pilz- und bakterienabweisende Arbeitskleidung für Personal in Krankenhäusern, Altersheimen und der Gastronomie herzustellen. Eine Studie der Cornell University belegte, dass vor allem Berufskleidung aus Baumwolle oft Sporen des Pilzes *Aspergillus* enthält, der für Patienten mit schwachem Immunsystem tödlich sein kann.

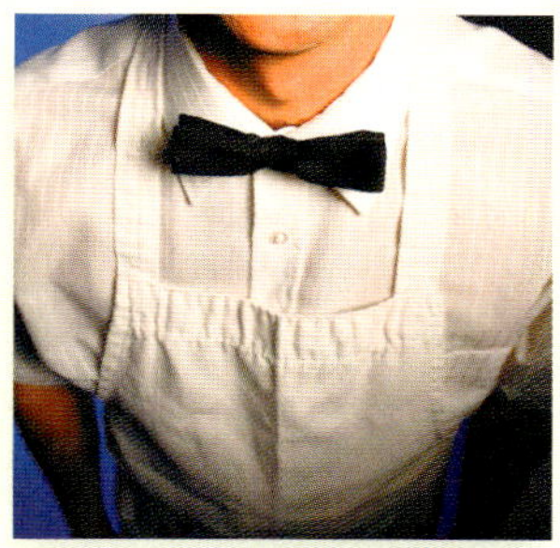

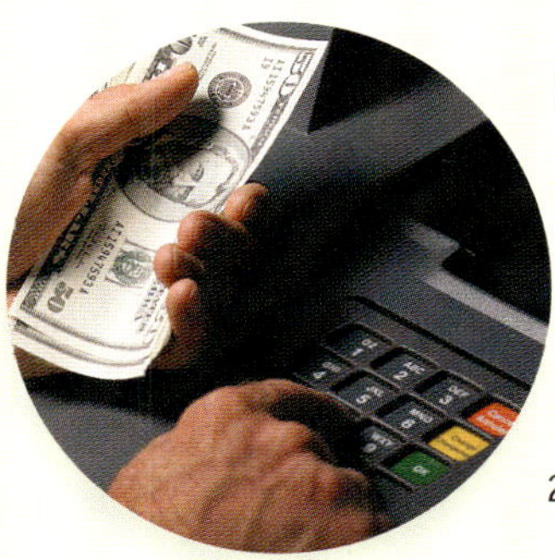

SAUBERER TOUCHSCREEN

Können Touchscreens, wie sie etwa bei Bankautomaten üblich sind, krank machen? Ob die Sorge berechtigt ist oder nicht – eine amerikanische Technologiefirma hat jetzt jedenfalls eine mögliche Lösung vorgelegt: den CleanScreen, der mit einer keimtötenden Substanz beschichtet ist, wodurch die Zellmembranen von Bakterien und anderen Krankheitskeimen abgetötet werden. Bei ersten Tests hielt der CleanScreen mehr als 200 Millionen Berührungen stand.

Genau betrachtet … Gefährliche Haustiere?

Auch wenn man es nicht gern hört: Haustiere sind potenzielle Krankheitsüberträger. In Deutschland werden jährlich etwa 160 000 so genannte Zoonose-Infektionen gemeldet, wobei die Dunkelziffer weit höher liegt, da die Ursache bei leichten Infektionen nicht immer erkannt wird.

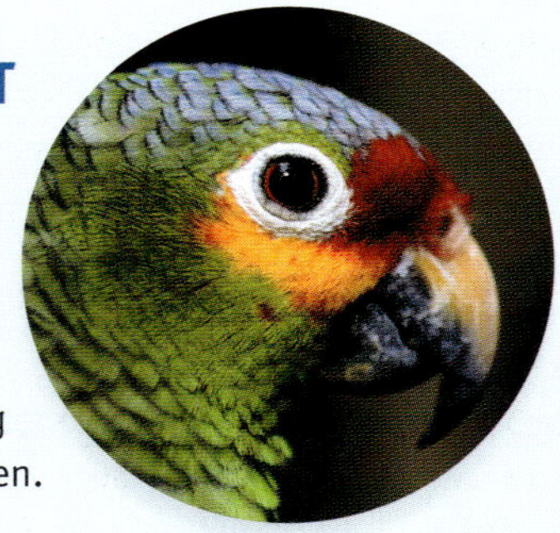

PAPAGEIENKRANKHEIT

Die Papageienkrankheit (Psittakose) wird vom Bakterium *Chlamydia psittaci* verursacht, das in den Federn oder dem getrockneten Kot infizierter Papageien, Sittiche, Tauben, Finken, Hühner oder Truthähne nistet und über die Luft eingeatmet wird. Bei Menschen verursacht diese Krankheit, die mit Tetracyclin behandelt wird, grippeähnliche Symptome, während infizierte Vögel nur selten erkranken. Anhand einer Vogelkotuntersuchung lässt sich die Infektion leicht feststellen.

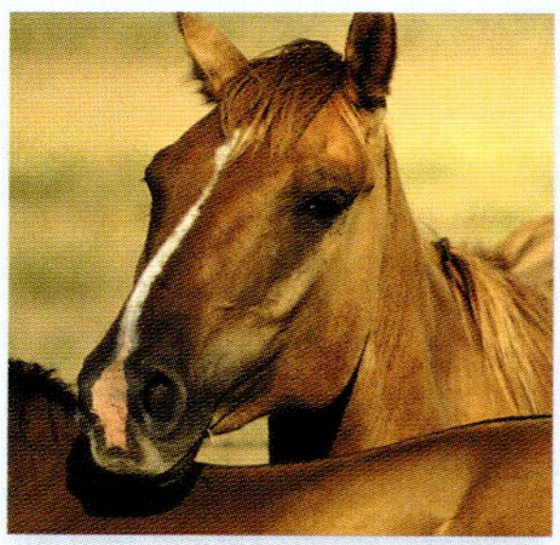

SCHERPILZFLECHTE

Sie ist eine Hautkrankheit, die durch einen Pilz verursacht wird und von Hunden, Pferden, Kühen und Katzen übertragen wird. Die Infektion, die vor allem bei Kleinkindern auftritt, zeigt sich meist in Form entzündeter schuppiger Flecken an unbedeckten Körperstellen oder auf der Kopfhaut. Hier hilft eine Salbe gegen Pilzbefall.

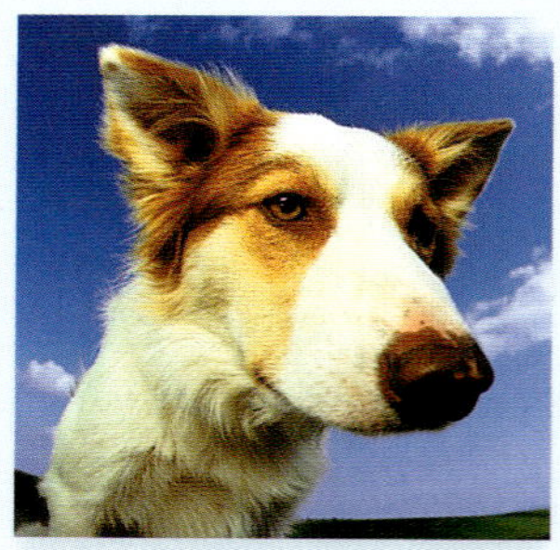

SPULWÜRMER

Dieser Parasit kommt häufig bei Hunden vor, kann aber auch im Darm von Katzen und Pferden überleben. Seine Eier, die mit dem Kot infizierter Tiere ausgeschieden werden, setzen sich im Fell fest und werden so auf den Menschen übertragen. Die meisten Infektionen sind harmlos, in seltenen Fällen kann es jedoch zu Blindheit kommen. Wichtig ist deshalb regelmäßiges Händewaschen nach dem Streicheln von Hund, Katze oder Pferd.

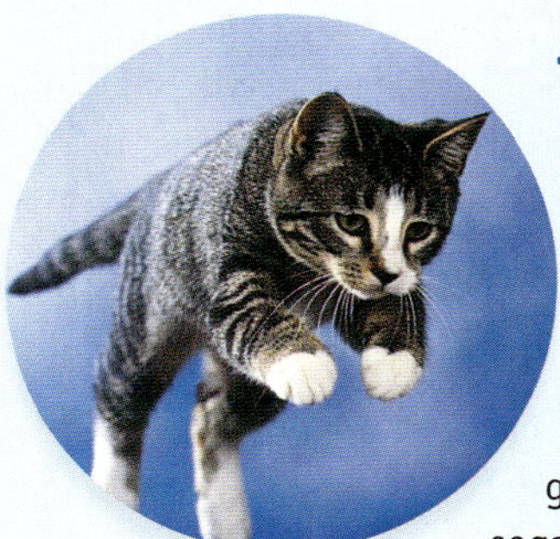

TOXOPLASMOSE

Etwa 60 % aller Menschen sind schon mit Toxoplasma, einem Parasiten, der meist über Katzenkot übertragen wird, in Berührung gekommen. Die dadurch entstehende Infektion – Toxoplasmose – bleibt allerdings oft unbemerkt, und die meisten Katzenhalter entwickeln Antikörper dagegen, die sie vor neuen Infektionen schützt. Bei Babys, Kleinkindern und Menschen mit geschwächtem Immunsystem kann Toxoplasmose dagegen ernste Folgen haben, ebenso bei schwangeren Frauen, da Toxoplasmose sogar zu Missbildungen oder Totgeburten führen kann.

Badeplätze

Schwimmen ist zwar ein beliebtes Freizeitvergnügen, aber nicht wenige Menschen schrecken vor unsauberen Stränden mit oft zweifelhafter Wasserqualität sowie vor gechlorten Hallenbädern zurück, in denen sich auf oft engem Raum zahlreiche Mitschwimmer tummeln, von denen man nicht weiß, welche Keime sie in sich tragen.

Es stimmt zwar, dass auch das Wasser in Hallenbädern Keime enthält, die Darm-, Haut-, Ohr- und Atemwegsinfektionen verursachen können, aber die öffentlichen Hallenbäder sind trotzdem immer noch wesentlich sauberer als die meisten Meeresstrände, wie eine Untersuchung der amerikanischen Umweltschutzbehörde aus dem Jahr 1999 ergab. Von den knapp 1900 getesteten Stränden in den USA waren fast 25 % überdurchschnittlich stark mit ansteckenden Keimen belastet, wofür menschliche und tierische Fäkalien sowie andere Ablagerungen aufgrund von Unwettern verantwortlich gemacht werden. Weitere Untersuchungen ergaben, dass die Menschen, die in belastetem Meerwasser schwimmen, häufiger Magen-Darm-Infektionen bekommen als Hallenbadschwimmer und überdurchschnittlich oft an Ohr-, Augen-, Hals- und Hautinfektionen sowie an Hepatitis und Blasenentzündungen erkranken. Das liegt einerseits daran, dass manche Viren wochenlang im kalten Salzwasser bzw. noch länger im Bodensediment überleben können, zum anderen mischen sich die Abwässer nur langsam mit dem Meerwasser, sodass sie sich an der Oberfläche nahe der Küste sammeln. Auch Teiche, Seen und Bäche sind nicht unbedingt sauberer, da sie ebenfalls verschiedene Parasiten und potenziell gefährliche Mikroorganismen enthalten können, die durch Abwässer und illegale Müllentsorgung verursacht werden.

Bakterienfänger?

Es gibt Menschen die glauben, dass viele Gegenstände Keime übertragen, aber das ist falsch:

1. **Geld** Münzen und Scheine sind zu trocken für Mikroorganismen.

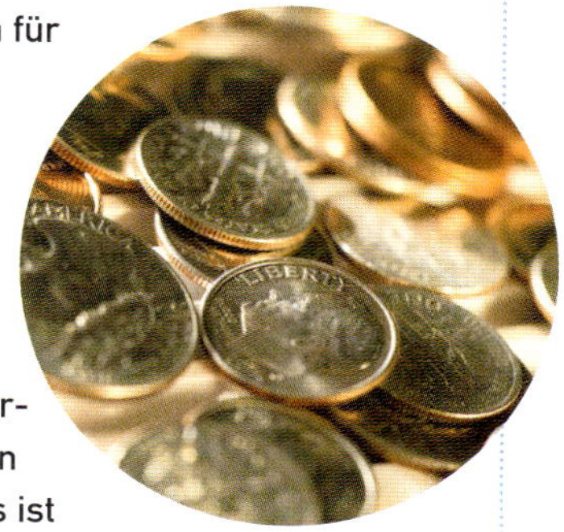

2. **Kuss auf die Wange** Theoretisch können Sie Bakterien und Viren mit einem Wangenkuss hin und her übertragen, aber selbst ein flüchtiger Lippenkuss ist weit weniger riskant als Händeschütteln.
3. **Bonbongläser im Restaurant** Auch wenn unsaubere Hände vor Ihnen ins Glas gefasst haben könnten, ist die Wahrscheinlichkeit gering, dass die Bonbons neben der Kasse im Lokal Sie krank machen – erst recht nicht, wenn sie eingewickelt sind. Allerdings steigt das Risiko, wenn Sie Antacida einnehmen, da diese die antibakteriell wirkende Magensäure reduzieren.
4. **Urinspuren auf Toilettensitzen** Sie sind zwar unangenehm, aber Urin ist steril und enthält keinerlei Keime – außer denen, die sich ohnehin auf dem Toilettensitz befinden.
5. **Gartenerde** Im Boden sind so viele nützliche Organismen enthalten (bis zu 6 Milliarden pro Teelöffel!), dass Krankheitskeime hier keine lange Überlebenschance haben.

◆ **Was können Sie tun?** Erkundigen Sie sich beim ADAC oder im Internet nach der Qualität der deutschen oder der europäischen Badestrände und -seen; diese Informationen entsprechen dem jeweils aktuellsten Stand.

> „Wenn es um die Gesundheit geht, empfehle ich häufig eine Dosis jenes Medikaments, das selten ist: gesunden Menschenverstand."
>
> DR. E. VINCENT ASKEY, EHEMALIGER PRÄSIDENT DER AMERICAN MEDICAL ASSOCIATION (1895–1974)

Warum der Mund krank machen kann

Jeder weiß, dass gute Zahnpflege Sie noch strahlender lächeln lässt, aber die Vorteile einer regelmäßigen Reinigung mit Bürste und Zahnseide gehen weit über das Sichtbare hinaus: Was im Mund geschieht, ist eng mit einem intakten Immunsystem und dem allgemeinen Wohlbefinden verbunden.

Fast 20 Jahre liegen zwischen den ersten Forschungen über den Zusammenhang zwischen Mundhygiene und Gesundheit und ihrer endgültigen wissenschaftlichen Anerkennung. Seither haben mehrere Studien belegt, dass eine enge Verbindung zwischen einer Reihe von Krankheiten und einer Zahnfleischentzündung (Parodontitis) besteht, die als die häufigste chronische Krankheit der Welt rund 80 % aller Erwachsenen zu irgendeinem Zeitpunkt betrifft. Sie wird durch Zahnbelag verursacht, der auch für Karies verantwortlich ist, indem die Belag bildenden Bakterien unter den Zahnfleischrand gelangen und dort eine Zahnfleischentzündung auslösen können. Seelische Belastungen können eine Parodontitis noch beschleunigen, da sie die Freisetzung von Hormonen auslösen, die wiederum das Bakterienwachstum fördern. Zunächst zeigen sich keine deutlichen Symptome, mit der Zeit kann die Krankheit jedoch Mundgeruch, lockere Zähne und geschwollenes Zahnfleisch verursachen, das vor allem beim Zähneputzen rasch blutet.

◆ **Weitere Folgen** Über 400 Bakterienarten können in Zahnbelag vorkommen. Gebietet man ihnen keinen Einhalt, entstehen kleine Taschen zwischen Zähnen und Zahnfleisch, die nach 8–12 Wochen bis 3 mm unter den Zahnfleischrand reichen können, wodurch die aggressiven Keime immer zerstörerischer werden: Die Bakterien, aber auch die Gifte, die sie freisetzen, gelangen in den Blutkreislauf, wo sie zur Verstopfung der Arterien beitragen können und das Risiko eines Herzinfarkts oder Schlaganfalls steigern. Zahnbelag enthält aber auch Bakterien, die zu Atemwegsinfektionen führen und sogar eine bakterielle Lungenentzündung auslösen können. Ein intaktes

Erstaunlich!

Eine Studie, bei der 128 Teilnehmer ihre Zähne 6 Monate mit einer trockenen Zahnbürste ohne Zahnpasta putzten, belegt, dass das Trockenbürsten den Zahnbelag am wirkungsvollsten entfernt. Putzen Sie Ihre Zähne zuerst 90 Sekunden trocken, dann weitere 30 Sekunden mit Zahnpasta, die den Atem erfrischt, die Flecken entfernt und durch den Fluorzusatz den Zahnschmelz stärkt.

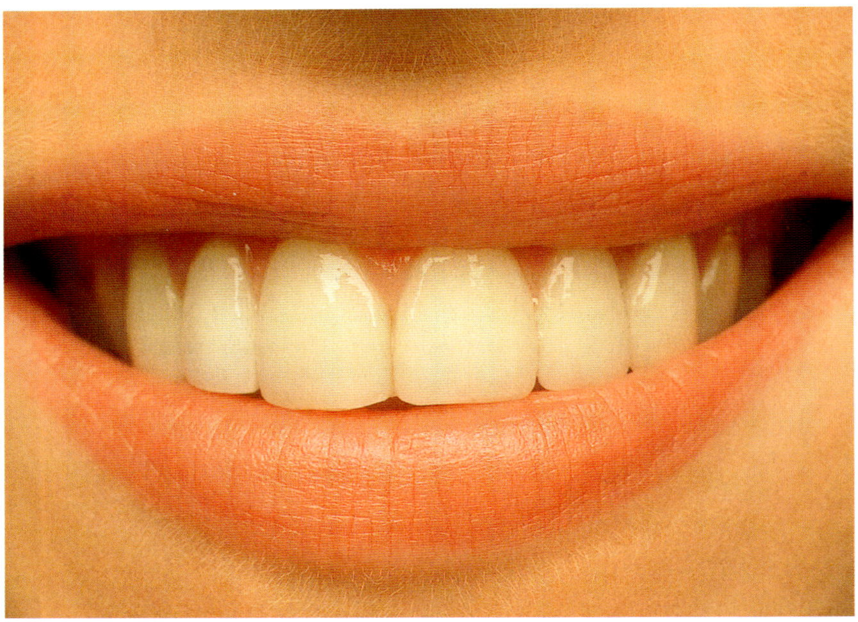

BAKTERIEN IM MUND können den Immunschutz gegen Herzkrankheit herabsetzen.

QUIZ: WIE STEHT ES UM IHREN ZAHN-IQ?

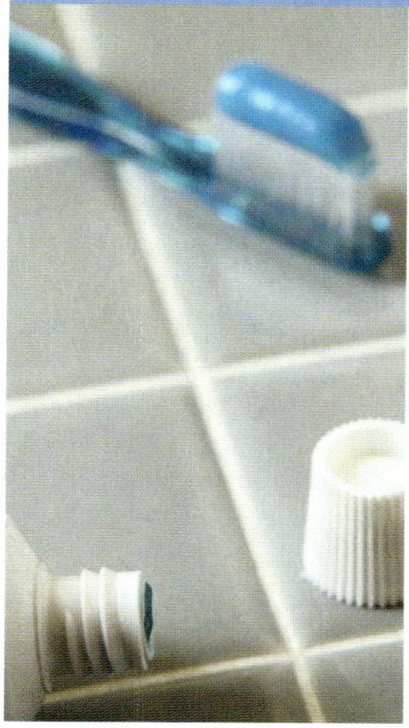

1 Je mehr Zucker man isst, desto mehr Belag und Karies verursachende Säure entwickelt sich im Mund. ❍ JA ❍ NEIN

2 Kaugummikauen erzeugt mehr Speichel, der als antibakterielles Mittel die Säure neutralisiert. ❍ JA ❍ NEIN

3 Zahnseide kann das Zahnfleisch verletzen, wenn sie nicht richtig angewendet wird. ❍ JA ❍ NEIN

4 Sich in Lippe und Wangen beißen erhöht das Mundkrebsrisiko. ❍ JA ❍ NEIN

5 Mundgeruch wird durch Bakterien verursacht. ❍ JA ❍ NEIN

6 Zähne und Zahnfleisch brauchen Übung wie etwa kräftiges Kauen, damit sie gesund bleiben. ❍ JA ❍ NEIN

Zählen Sie nach, wie oft Sie mit „Ja" geantwortet haben, denn alles stimmt.
VIER ODER MEHR: Ihr Lächeln muss wunderschön sein! Bürsten Sie die Zähne weiterhin zweimal täglich und verwenden Sie einmal täglich Zahnseide.
DREI ODER WENIGER: Sie sollten sich besser vor Bakterien im Mund schützen.

Immunsystem kann einer solchen Gefahr im Normalfall zwar begegnen, bei Menschen mit geschwächter Abwehrkraft, wie etwa nach einer Operation, kann sich die Infektion dagegen leicht ausbreiten.

Zahnbelag wurde sogar mit Fehl- und Frühgeburten in Zusammenhang gebracht. Amerikanische Forscher fanden heraus, dass bei Frauen, die an einer Zahnfleischerkrankung leiden, die Rate der unreif oder zu früh geborenen Babys drei- bis achtmal höher ist als bei anderen Müttern. Man vermutet, dass Bakteriengifte im Zahnbelag die Entwicklung des Fötus stören bzw. die Freisetzung von Substanzen fördern, die den Gebärmutterhals erweitern und vorzeitige Wehen auslösen.

Außerdem gibt es Hinweise, dass sich in Zahnbelag *Helicobacter-pylori*-Bakterien, eine der Ursachen für Magengeschwüre, festsetzen und von dort in den Magen gelangen können.

Vorbeugende Zahnhygiene

Sorgfältige und regelmäßige Zahnhygiene ist also die beste Waffe gegen Keime, die das Zahnfleisch angreifen. Deshalb:

◆ **Bürsten Sie Ihre Zähne richtig.** Um alle Zahnflächen zu bürsten, braucht man 2–3 Minuten; die meisten Menschen verwenden darauf jedoch nur etwa 30 Sekunden oder noch weniger, sodass viele Stellen gar nicht erreicht werden.

◆ **Zunge** Reinigen Sie täglich mit einem stumpfen Plastikschaber auch die Zunge, denn sie beherbergt mehr Bakterien als jede andere Stelle im Mund.

◆ **Zahnseide** Meistens beginnt eine Parodontitis in den Bereichen zwischen den Zähnen, die von den Borsten der Zahnbürste nicht erreicht werden (fast 40 % der Zahnflächen werden beim Putzen ausgelassen!). Verwenden Sie deshalb einmal täglich – am besten abends – ungewachste Zahnseide: Schieben Sie die Zahnseide zunächst zwischen die Zähne und dann vorsichtig unter den Zahnfleischrand, zuerst vor die Zähne, dann auf die Rückseite.

◆ **Trockener Mund** Bei regelmäßiger Medikamenteneinnahme – vor allem bei manchen Antidepressiva, Blutdruck senkenden Mitteln, Antihistaminen und abschwellenden Medikamenten – kann es zu Mundtrockenheit kommen. Das lässt sich vermeiden, indem Sie zuckerfreien Kaugummi kauen.

◆ **Zahnbürste** Wenn Sie zwei Bürsten verwenden, können beide wieder trocknen, wodurch die Viren und Bakterien abgetötet werden, die Feuchtigkeit benötigen. Ersetzen Sie die Bürsten alle paar Monate oder wenn die Borsten sich zu spreizen beginnen.

Das ABC des Händewaschens

Viele Menschen haben eine der elementarsten Ermahnungen ihrer Mütter vergessen: Wasch dir die Hände. Zwar sagen rund 95 % aller Erwachsenen, dass sie sich die Hände nach jedem Toilettengang waschen, aber Forscher fanden heraus, dass nur 67 % dies auch wirklich tun.

Es mag zwar vielleicht etwas übertrieben erscheinen, wenn sich seriöse Wissenschaftler mit einer Nebensache wie dem Händewaschen befassen, aber dieses Thema ist alles andere als nebensächlich: Wenn Sie z. B. krank sind und sich nicht oft genug die Hände waschen, wird die warme Feuchtigkeit in Ihren Handflächen zur idealen Brutstätte für Krankheitskeime, die leicht auf andere Menschen oder Gegenstände übertragen werden.

◆ **Sie haben es in der Hand.** Wichtig zu wissen ist, dass einige ernste Krankheiten wie etwa Hepatitis A, Meningitis und infektiöser Durchfall leicht vermieden werden können, wenn man sich regelmäßig die Hände wäscht, denn mit Seife und und warmem Wasser lässt sich die Ansteckungsgefahr weitgehend beseitigen.

Jeder weiß, dass man sich die Hände wäscht, wenn sie schmutzig sind. Aber genauso wichtig ist das Händewaschen auch nach dem Husten, Niesen oder Naseschnäuzen sowie nach dem Rauchen, dem Toilettengang und dem Windelwechseln oder wenn Sie Hausputz gemacht, Tiere gestreichelt oder gekocht haben. Denn wie einige Studien belegt haben, kann Händewaschen die Übertragung von krankheitserregenden Keimen erheblich verringern.

Gute Frage!
Sind antibakterielle Lotionen ein gleichwertiger Ersatz für Wasser?

Mit antibakteriellen Waschlotionen kann man die Hände auch dann säubern, wenn Wasser und Seife nicht greifbar sind. Aber die Forschung zeigt, dass dadurch die Anzahl der Bakterien auf den Händen nicht erheblich reduziert und in manchen Fällen sogar erhöht wird. Eine häufige Reinigungssubstanz ist Alkohol, der jedoch die natürliche Schutzschicht der Haut verletzt, die das Eindringen von Bakterien in die Haut verhindert.

Kurztipp

Wenn Sie Ihr Gesicht weniger oft mit den Händen berühren, werden auch weniger Keime direkt in Augen und Nase übertragen: Eine Studie ergab, dass jeder Mensch pro Stunde etwa 15-mal sein Gesicht berührt.

So fördern Sie Gesundheit und Wohlbefinden

Richtiges Händewaschen ist wirksamer und schützt besser vor Ansteckung, als wenn Sie sich lediglich kurz die Hände anfeuchten:

1. Nehmen Sie warmes Wasser. Ein Umfrage ergab, dass 30 % aller Amerikaner nicht wissen, dass warmes Wasser zwischen 38 und 42 °C, d. h., wenn das Wasser sich angenehm warm anfühlt, die Keime wirksamer beseitigt als kaltes Wasser.

2. Legen Sie Ihren Schmuck ab. In einer Studie wurden die Bakterien an den Händen analysiert, wobei eine Testgruppe aus Ringträgern bestand, während die andere Gruppe keinerlei Ringe trug. Dabei stellte sich heraus, dass die Ringträger sowohl vor als auch nach dem Händewaschen mehr Staphylokokken an den Händen hatten als die ringlose Gruppe. Das Händewaschen senkte

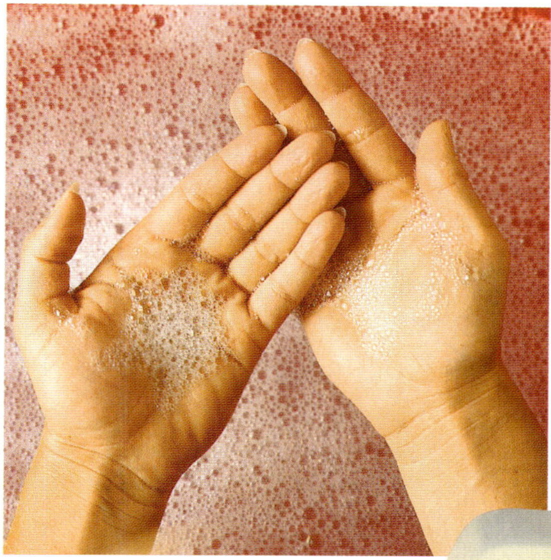

die Zahl der Staphylokokken um 46 % bei den Menschen, die keinen Ring trugen, aber nur um 29 % bei den Ringträgern.

Legen Sie also vor dem Waschen möglichst Ihren Schmuck ab und waschen Sie Hände und Schmuck.

3. Nehmen Sie die richtige Seife. Verwenden Sie keine antibakteriellen Reinigungslotionen, es sei denn, Sie oder Ihre Familienmitglieder sind krank oder haben ein geschwächtes Immunsystem, sondern nehmen Sie eine milde, feuchtigkeitsregulierende Seife. An öffentlichen Plätzen ist ein Flüssigseifenspender besser geeignet, da auch Seife keimbelastet sein kann. Wesentlich ist, dass man sich die Hände gründlich einseift.

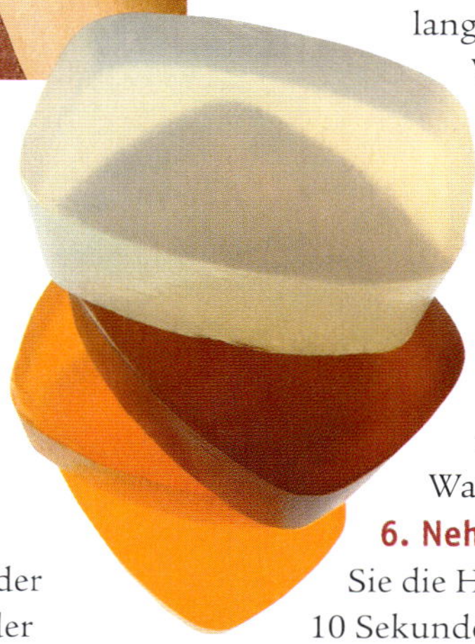

FINGERNÄGEL sollten kurz und sauber sein, denn Bakterien verstecken sich gern unter Nagelbett und Nägeln.

4. Lassen Sie sich Zeit. Wenn Sie Ihre Hände eingeseift haben, nehmen Sie sich Zeit! In einer Studie wurde nachgewiesen, dass eine Fünf-Sekunden-Spülung ohne Seife den Bakterien an den Fingerspitzen nicht viel anhaben kann, während eine gründliche 30-Sekunden-Wäsche mit Wasser und Seife alle Keime beseitigte.

Wenn Sie keine Uhr haben, waschen Sie die Hände etwa so lange, wie es dauert, einmal langsam das ABC aufzusagen.

Wichtig ist ferner, dass Sie die Handrücken, Handinnenflächen sowie die Zwischenräume zwischen den Fingern und das Weiße unter den Fingernägeln waschen.

5. Spülen Sie gründlich. Zum Abspülen genügt kaltes Wasser, mit dem Sie die Seife nach dem Waschen wieder entfernen.

6. Nehmen Sie Papiertücher. Trocknen Sie die Hände mit einem Papiertuch etwa 10 Sekunden lang ab, da das Rubbeln auch die meisten der noch verbliebenen Keime entfernt. Ein durchgeführter Test ergab, dass jene Personen, die mit gewaschenen, aber noch nassen Händen Haut und Nahrung berührten, über 60 000 Keime auf die Haut bzw. über 30 000 Keime auf die Speisen übertrugen.

„Händewaschen ist das mit Abstand wichtigste Mittel, um die Ausbreitung von Infektionen zu verhindern.“

ZENTRUM FÜR KRANKHEITSVORSORGE UND -KONTROLLE (USA)

Gesundheit aus dem Kochtopf

Keime sind überall, und früher oder später wird jeder einmal krank. Greifen Sie in diesem Fall auf altbewährte Zutaten und Rezepte zurück – sie könnnen helfen, die Symptome zu lindern.

Schon im 12. Jahrhundert empfahl der Arzt Moses Maimonides eine Hühnersuppe als Mittel gegen Atembeschwerden, aber erst acht Jahrhunderte später verstanden die Wissenschaftler, warum er von diesem Mittel so angetan war. Ein erster Hinweis für die heilende Eigenschaft einer Hühnersuppe bei Erkältungen erfolgte 1978, als ein US-Lungenspezialist berichtete, dass das Trinken heißer Hühnerbrühe einen Sekretstau besser lösen kann als heißes Wasser.

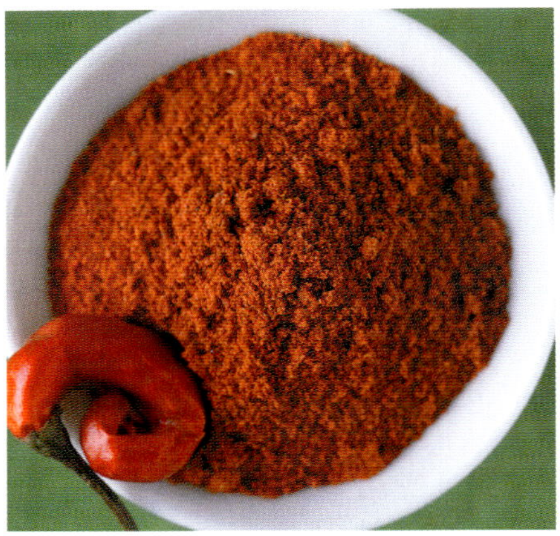

CAYENNEPFEFFER reinigt durch seine wärmenden Wirkstoffe die Nebenhöhlen und erleichtert das Atmen.

Diese Aussage wurde später auch von der Medizinischen Abteilung der University of Nebraska bestätigt, wonach Hühnersuppe einige entzündliche Prozesse verlangsamt, die zur Verschlimmerung einer Erkältung führen. Man stellte fest, dass sie eine direkte Wirkung auf das Immunsystem hat, indem sich unter ihrem Einfluss die Neutrophilen – das sind weiße Blutkörperchen, die in großer Zahl freigesetzt werden, um Virusinfektionen zu bekämpfen – weniger leicht in den Bronchien ansammeln können, wo sie zu Schwellungen und starker Schleimbildung führen.

Außerdem fand man heraus, dass in Hühnerbrühe arzneiartige Verbindungen enthalten sind, die auch in Medikamenten gegen Erkältungen vorkommen. So ähnelt beispielsweise Cystein, eine Aminosäure, die beim Kochen von Hühnerfleisch freigesetzt wird, in ihrer chemischen Zusammensetzung Acetylcystein – eine Substanz, die bei Erkrankungen der Atemwege gegeben wird.

Gutes noch besser machen

Weitere Forschungen ergaben, dass folgende Zutaten die Heilkräfte einer Hühnersuppe verstärken können:

◆ **Cayennepfeffer** Er enthält viel Capsaicin, eine Verbindung, die in ihrer chemischen Zusammensetzung Guaienesin ähnelt, einer schleimlösenden Substanz, die in Medikamenten wie Robitussin enthalten ist.

◆ **Knoblauch** Er stärkt die Abwehr mehrfach, vor allem, weil er die natürlichen Killerzellen unterstützt, die die von Viren infizierten Zellen auf den Schleimhäuten abtöten. Außerdem enthält Knoblauch den Wirkstoff Allicin, der ähnlich wirkt wie das in Erkältungsmedikamenten enthaltene Carbocistein.

◆ **Ingwer** Diese süß-scharfe Wurzel hilft die Produktion von Prostaglandinen zu stoppen. Das sind entzündungsfördernde Substanzen, die von den Makrophagen freigesetzt werden und in der Folge die Schmerzen verursachen, die oft mit Erkältungen oder grippalen Infekten einhergehen. Darüber hinaus hilft Ingwer gegen Übelkeit und Erbrechen.

ANTI-ERKÄLTUNGS-HÜHNERSUPPE

Frieren Sie die Suppe portionsweise ein, damit Sie immer eine wirksame Erkältungsmedizin im Haus haben.

- 1 Suppenhuhn (etwa 1,5 kg, siehe Tipp), in acht Teile zerlegt, Hals und Innereien bis auf die Leber beiseite legen
- 6 große Karotten, in Scheiben geschnitten
- 6 Pastinaken (etwa 750 g), in 2 cm große Stücke geschnitten
- 4 mittelgroße Zwiebeln, in 2 cm große Stücke geschnitten
- 4 Stangen Sellerie, in 2 cm große Stücke geschnitten
- 1 weiße Rübe (etwa 400 g), geschält und in fingerdicke Würfel geschnitten
- 3 Pfefferkörner
- 1 Bund Koriander, fein gehackt
- 1 Bund Petersilie, fein gehackt
- 4 EL Olivenöl
- 2 EL Currypulver
- 4 Knoblauchzehen, klein gehackt
- 2 TL Cayennepfefferflocken
- 1 EL frischer Ingwer, gehackt
- 1 TL Salz
- 400 g Tiefkühlerbsen
- 4 Schalotten, fein geschnitten
- 2 EL Limonensaft

1. In einem großen Suppentopf 2 Esslöffel Olivenöl erhitzen. Huhn, Hals und Innereien darin bei mittlerer Hitze etwa 15 Minuten anbräunen, herausnehmen und beiseite stellen.

2. Die Flüssigkeit bis auf 2 Esslöffel abgießen. Die Hälfte der Karotten-, Pastinaken-, Zwiebel-, Sellerie- und Rübenstücke zufügen und 15 Minuten schmoren. Das Huhn, 4 Liter Wasser, Pfefferkörner, Koriander (bis auf 1 Esslöffel) und Petersilie zugeben. Alles zugedeckt aufkochen, dabei den sich bildenden Schaum immer wieder abschöpfen; bei mittlerer Hitze zugedeckt gut 2 Stunden kochen, bis das Fleisch gar ist.

3. Das Fleisch in der Brühe abkühlen lassen, herausnehmen und von den Knochen lösen, die Haut wegwerfen. Das Fleisch zerkleinern und zugedeckt in den Kühlschrank stellen.

4. Die Brühe durch ein Sieb gießen und für 8 Stunden oder über Nacht in den Kühlschrank stellen.

5. In einer großen Pfanne das restliche Öl erhitzen. Die restlichen Karotten, Pastinaken, Zwiebeln, Sellerie- und Rübenstücke sowie Curry, Knoblauch, Cayennepfeffer, Ingwer und Salz dazugeben. Alles zugedeckt bei mittlerer Hitze unter gelegentlichem Rühren 15 Minuten kochen, bis das Gemüse gerade eben bissfest ist.

6. Inzwischen das erstarrte Fett von der Brühe abschöpfen und die Brühe zugedeckt zum Kochen bringen. Gemüse, Fleisch, Erbsen und Schalotten zufügen und alles zugedeckt etwa 10 Minuten garen, bis das Gemüse weich ist. Den restlichen Koriander und den Limonensaft unterrühren und die Suppe sofort servieren.

TIPP: Wenn Sie kein Suppenhuhn finden, können Sie auch eine Poularde nehmen (dann verkürzt sich die Garzeit auf gut 1 Stunde!)

ERGIBT 16 PORTIONEN
PRO PORTION: 143 Kalorien, 13 g Eiweiß, 9 g Kohlenhydrate, 6 g Fett, 15 mg Cholesterin, 718 mg Natrium

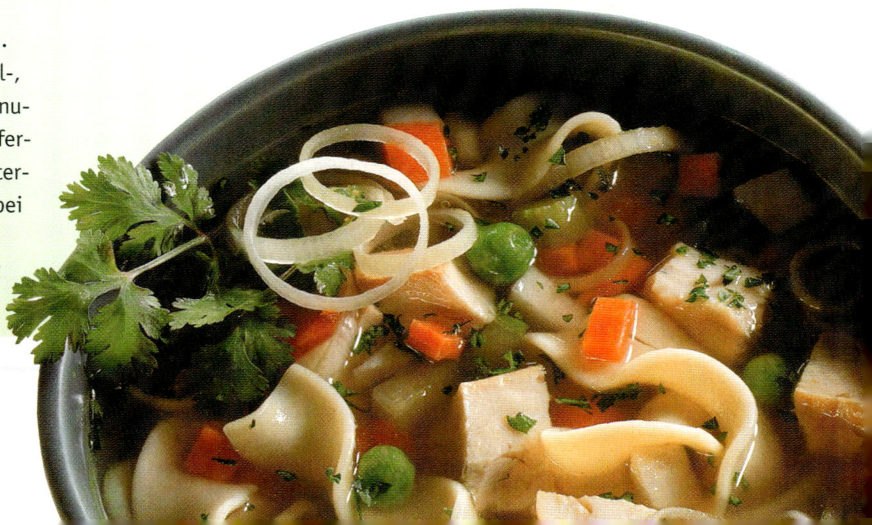

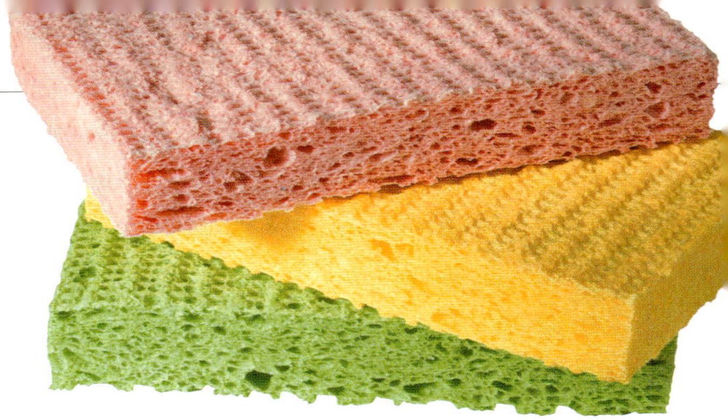

Saubere Küche

Sie sind überall – an den Händen, auf der Arbeitsfläche, in der Luft: Bakterien und andere Mikroorganismen, die Krankheiten verursachen können, wenn Lebensmittel nicht richtig zubereitet und gelagert werden.

Im Allgemeinen sind die Lebensmittel, die wir im Supermarkt, beim Metzger oder beim Bäcker kaufen, völlig unbedenklich, denn andernfalls wären wir ständig krank. Die Gefahr, verseuchte Lebensmittel zu kaufen bzw. im Restaurant oder am Würstchenstand serviert zu bekommen, ist relativ gering, da die Lebensmittelkontrolleure sowohl die Herstellung als auch die Zubereitung in den Fabriken und Restaurants ständig überwachen. Ihre Aufgabe ist es zu gewährleisten, dass alles, was mit Lebensmitteln in Berührung kommt, so sauber wie möglich ist und den strengen gesetzlichen Richtlinien entspricht.

◆ **Kochen genügt nicht.** Zu Hause hängt die richtige Zubereitung der Lebensmittel dagegen allein von Ihnen ab, und wenn Sie für sich, die Familie und die Gäste kochen und backen, gehört natürlich auch eine hygienisch einwandfreie Küche dazu.

Sauberkeit: das A und O

◆ **Vermeiden Sie Bakterienfänger.** Welcher Gegenstand in der Küche ist am schmutzigsten? Der Schwamm oder Küchenlappen – weil er Tag für Tag die Speisereste aufnimmt und sich die Keime in der feuchten Umgebung rasch vermehren. Wenn Sie ihn dann für verschiedene Aufgaben verwenden, etwa damit Geschirr spülen und die Arbeitsflächen abwischen, verbreiten sich die Keime bald überall.

JEDER SCHWAMM von durchschnittlicher Größe kann bis zu 1 Milliarde Bakterien enthalten.

Als Gegenmaßnahme raten manche Experten, den Schwamm einfach in der Spülmaschine mitzuwaschen. Aber Geschirrspüler sind dafür da, Essensreste von harten Flächen abzulösen und nicht aus winzigen Löchern herauszuwaschen. Auch wenn das Wasser in der Spülmaschine sehr heiß wird, ist nicht garantiert, dass die Keime im Schwamm wirklich abgetötet werden. Außerdem trocknet ein Schwamm nach dem Spülen nicht vollständig aus, sodass die restliche Feuchtigkeit noch Bakterien enthält und auch noch auf das saubere Geschirr tropft.

Wechseln Sie Schwämme und Lappen daher möglichst jede Woche, und wenn einmal Fleisch- oder Geflügelsaft auf die Arbeitsfläche oder das Kühlschrankfach tropft, wischen Sie ihn nicht mit dem Schwamm ab, sondern nehmen Sie Küchenpapier (danach Händewaschen mit warmem Wasser und Seife nicht vergessen!).

◆ **Lassen Sie Ihre Katze nicht auf die Arbeitsfläche.** Manchen Menschen macht es nichts aus, wenn die Katze sich auf der Arbeitsfläche in der Küche niederlässt. Das ist allerdings nicht unbedenklich, denn Pfoten, Fell und Speichel der Katze sind mit zahlreichen Bakterien belastet.

Die richtige Gartemperatur

Mit einem Speisethermometer können Sie sehr gut überprüfen, ob Gegartes auch wirklich gar ist.

GERICHT/TEMPERATUR
Stücke von Rind, Kalb, Lamm, Schwein 63 °C
Gehacktes von Rind, Kalb, Lamm, Schwein oder Aufläufe mit Ei 71 °C
Reste vom Vortag und Heimservice-Gerichte 74 °C
Hähnchenbrust 77 °C
Geflügel und Geflügelschenkel 82 °C

Richtig einkaufen

◆ **Prüfen Sie das Verfallsdatum.** Lebensmittel mit abgelaufenem Verfallsdatum können nicht nur gesundheitsgefährdend sein, sondern haben in der Regel auch ihr frisches Aroma schon lange verloren.

Erstaunlich!

Wenn Sie regelmäßig Antacida einnehmen, sollten Sie sich ganz besonders vor verdorbenen Lebensmitteln hüten, da sie die keimtötende Magensäure reduzieren. Diese Säure ist jedoch eine der wichtigsten Verteidigungssysteme des Körpers gegen eine mögliche Nahrungsmittelvergiftung.

◆ **Prüfen Sie Fertigware.** Vergewissern Sie sich, dass Kühlprodukte auch wirklich kalt sind und Tiefgekühltes frei von Eiskristallen ist (Gefrierbrand). Wählen Sie nur unversehrte Packungen. Lebensmittelkonserven sollten keine Dellen, Sprünge oder gewölbte Deckel haben.

◆ **Halten Sie die richtige Reihenfolge ein.** Kaufen Sie Fleisch, Fisch und Molkereiprodukte immer erst am Ende Ihres Einkaufs und legen Sie leicht verderbliche Ware vor allem an heißen Tagen zu Hause sofort in den Kühlschrank. Wenn Sie eine lange Heimfahrt haben, packen Sie Empfindliches unterwegs in eine Kühltasche.

Richtig lagern

◆ **Überprüfen Sie die Kühlung.** Stellen Sie den Kühlschrank so kalt wie möglich ein, ohne dass die Lebensmittel gefrieren. Prüfen Sie die Genauigkeit der Temperaturanzeige von Zeit zu Zeit, indem Sie ein Thermometer in eine verschlossene Plastikdose legen und den Thermostat auf 5 °C stellen. Dann sollten warme Gerichte nach etwa 6 Stunden, zimmerwarme Speisen nach etwa 4 Stunden auf 5 °C abgekühlt sein. Dauert es länger, stellen Sie den Thermostat auf 3 °C. Das Tiefkühlfach muss dagegen immer -18 °C anzeigen.

◆ **Packen Sie Fleisch und Fisch richtig ein.** Damit keine Bakterien auf frisches Fleisch, Geflügel, Fisch und Meeresfrüchte gelangen, packen Sie diese Lebensmittel gut ein, z. B. in einen Klippverschlussbeutel. Legen Sie den Beutel auf einen tiefen Teller und stellen Sie den Teller in den Kühlschrank.

◆ **Tauen Sie Tiefgefrorenes richtig auf.** Bei Fleisch oder Geflügel, das bei Zimmertemperatur auftaut, können sich die Bakterien sehr schnell vermehren, sodass es sicherer ist, das Fleisch über Nacht in den Kühlschrank zu legen. Wollen Sie Gefriergut rasch auftauen, können Sie die Packung auch in einem wasserdichten Beutel in kaltes Wasser legen, das Sie immer wieder erneuern. Durch das kalte Wasser wird das Bakterienwachstum in den bereits angetauten äußeren Bereichen verlangsamt, während der noch gefrorene innere Teil auftaut.

Vorbeugen ist besser

Womit lassen sich die Arbeitsflächen in der Küche am besten reinigen? Dafür gibt es einige ganz einfache Methoden:

1. Heißes Wasser In Verbindung mit einem fettlöslichen Reinigungsmittel ist es nach wie vor die einfachste und billigste Methode, um Schmutz und Keime zu entfernen. Ein anderer wirksamer Reiniger ist Borax, ein natürlich vorkommender Mineralstoff, der desinfiziert, Gerüche und Flecken entfernt und Schimmelpilzen vorbeugt.

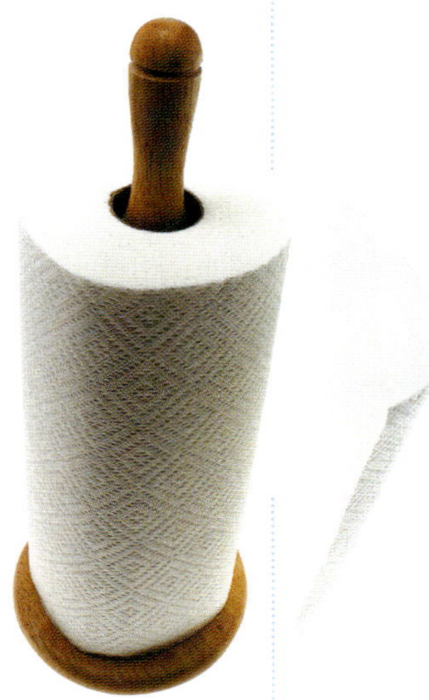

2. Keine antibakteriellen Reinigungsmittel Sie sind ungeeignet, weil sie für den täglichen Gebrauch im Haushalt zu stark sind und bei falscher Anwendung sogar gefährlich sein können.
3. Papiertücher Sie eignen sich bestens zum gründlichen Trockenreiben der Arbeitsflächen.
4. Hände waschen Dies ist auch dann ratsam, wenn Sie Handschuhe tragen.
5. Kein Putzmittel-Mix Die Kombination verschiedener Mittel kann giftige Dämpfe freisetzen.

Lebensmittel zubereiten

◆ **Gründlich waschen** Waschen Sie Obst und Gemüse, auch biologisches, sehr sorgfältig, vor allem, wenn sie roh verwendet werden (entfernen Sie die Stiele bei empfindlichen Früchten wie Erdbeeren aber erst nach dem Waschen, damit sie sich nicht mit Wasser voll saugen). Wurzelgemüse sollten Sie auch dann waschen, wenn Sie es danach schälen, und Kräuter und Salatblätter einzeln unter fließen-

WAS HÄLT WIE LANGE?

Wie lange kann man Dosensuppe lagern? Ist der Käse, der seit einer Woche im Kühlschrank liegt, noch essbar? Diese Übersicht zeigt, was wie lange haltbar ist und was Sie wegwerfen sollten.

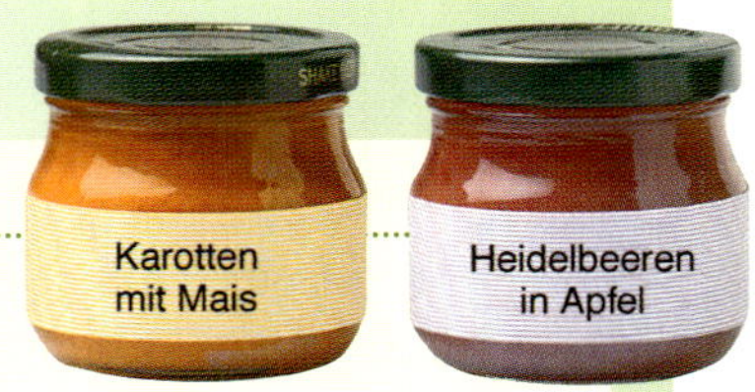

LEBENSMITTELKATEGORIE	LAGERUNGSDAUER
BABYNAHRUNG	Geöffnet im Kühlschrank 2 Tage haltbar.
SÄUREREICHE KONSERVEN Z. B. Tomaten, Obst, Sauerkraut	An einem kühlen, trockenen Ort 12–18 Monate haltbar.
SÄUREARME KONSERVEN Z. B. Fisch, Fleisch, Eintöpfe, Suppen (außer Tomatensuppe), Mais, Karotten, Bohnen, Erbsen, Kürbis	An einem kühlen, trockenen Ort 2–5 Jahre haltbar.
AUFSCHNITT UND SPECK	Vakuumverpackt im Kühlschrank bis zu 2 Wochen haltbar, aber nicht länger als bis zum Verfallsdatum; geöffneten Aufschnitt innerhalb von 3–5 Tagen, geöffneten Speck innerhalb einer Woche verbrauchen.
HACKFLEISCH	Im Kühlschrank lagern und innerhalb von 24 Stunden verbrauchen; tiefgefroren bis zu 4 Monate haltbar.
FLEISCHGERICHTE (RIND, SCHWEIN, LAMM)	Im Kühlschrank lagern und innerhalb von 3–5 Tagen verbrauchen; tiefgefroren bis zu einem Jahr haltbar.
GEFLÜGEL	Im Kühlschrank lagern und innerhalb von 2 Tagen verbrauchen; tiefgefroren bis zu 9 Monate haltbar.
EIER	Im Kühlschrank 3–5 Wochen haltbar.
HARTKÄSE	Im Kühlschrank luftdicht verpackt mehrere Monate haltbar.
WEICHKÄSE	Im Kühlschrank luftdicht verpackt 1–3 Wochen nach dem Öffnen der Packung haltbar.
MILCH	Im Kühlschrank bei 5 °C mitunter noch bis zu einer Woche nach dem Verfallsdatum verwendbar.

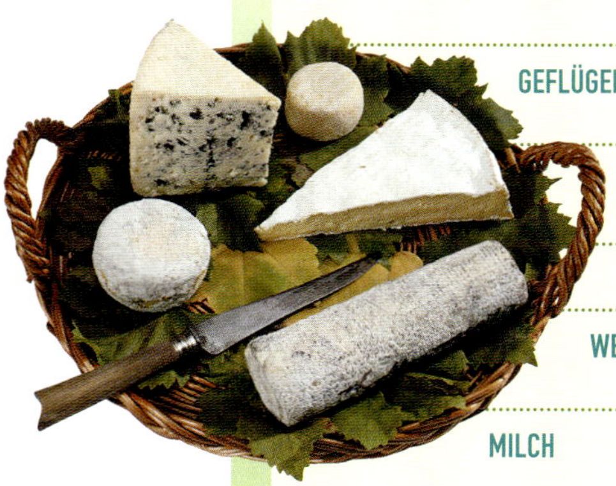

SICHERE GARMETHODEN

Fast jeder ist schon irgendwann einmal durch den Verzehr verdorbener Lebensmittel krank geworden, was nicht selten daran liegt, dass das Gericht nur unzureichend durchgegart war. Wenn Sie sich an diese Richtlinien halten, können sich keine Salmonellen oder andere Keime entwickeln.

LEBENSMITTEL – WAS IST SICHER?

EIER	• Kochen Sie Eier, bis das Eiweiß fest und nicht mehr flüssig ist. • Essen Sie keine rohen Eier oder Speisen, die rohe Eier enthalten.
GEFLÜGEL	• Garen Sie Geflügel bis zu einer Innentemperatur von 82 °C. Es ist gar, wenn der austretende Saft klar und das Fleisch auch in der Mitte weiß ist. • Essen Sie niemals rohes Geflügel oder rohe Geflügelprodukte.
FISCH	• Garen Sie Fisch, bis er nicht mehr durchscheinend oder weiß und flockig ist.
FLEISCH	• Garen Sie Hackfleisch bis zu einer Innentemperatur von 71 °C. Es ist gar, wenn es auch innen braun und nicht mehr rosa ist.

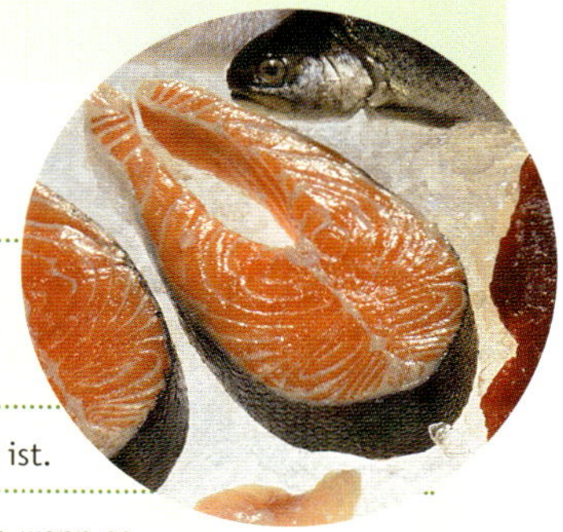

Quelle: Zentrum für Krankheitsvorsorge und -kontrolle (USA)

dem kaltem Wasser waschen. Reinigen Sie nach jedem Gebrauch auch alle Geräte und Arbeitsflächen mit warmem Wasser und einem Reinigungsmittel. Besonders wichtig ist das gründliche Säubern von Geräten und Arbeitsflächen, auf denen Fleisch, Geflügel oder Meeresfrüchte zubereitet wurden, ehe sie mit gegarten Speisen in Berührung kommen. Dies verhindert, dass das fertige Gericht durch mögliche Bakterien an den frischen Lebensmitteln verdorben wird.

◆ **Achten Sie auf Schneidebretter.** Studien haben gezeigt, dass auch Schneidebretter oft stark bakteriell belastet sind: Auf Schneidebrettern befinden sich durchschnittlich 200-mal mehr *Escherichia-coli*-Bakterien (vor allem von Frischfleisch) als auf Toilettensitzen! Reinigen Sie Ihr Schneidebrett möglichst nach jedem Gebrauch in der Spülmaschine, und überlegen Sie, ob Sie Ihr Holzbrett nicht durch ein Glasbrett ersetzen, da das porösere Holz den Keimen zu viele Stellen zum Wachsen und Gedeihen bietet. Wenn Ihr Schneidebrett sehr tiefe, nur schwer zu reinigende Kerben auf der Oberfläche hat, kaufen Sie ein neues Brett. Am besten ist es, zwei Bretter zur Hand zu haben: eines für Frischfleisch und -geflügel, das andere für Obst, Gemüse, Kräuter und alle gegarten Lebensmittel.

◆ **Garen Sie Fleisch auf einmal durch.** Garen Sie Fleisch und Geflügel nicht an einem Tag vor, um es erst am nächsten Tag fertig zu kochen.

◆ **Lesen Sie die Anweisung.** Halten Sie sich bei der Zubereitung von Tiefkühlkost und Fertiggerichten an die Packungsanweisung.

Speisen richtig aufbewahren

◆ **Halten Sie warme Speisen warm und kalte Speisen kalt.** Bei warmen Temperaturen sind fertig zubereitete Gerichte die ideale Brutstätte für das Auftreten und die Vermehrung von Bakterien. Damit sich keine Keime entwickeln, stellen Sie kalte Gerichte wie Salate bei 5 °C in den Kühlschrank und halten Sie warme Speisen wie Aufläufe bei 90–120 °C im Ofen oder auf einer Wärmeplatte warm.

◆ **Schauen Sie auf die Uhr.** Lassen Sie Gerichte nicht länger als 2 Stunden stehen (an heißen Tagen oder in sehr warmen Räumen nur eine Stunde!).

Reste richtig lagern

◆ **Wählen Sie kleine Behälter.** Heben Sie Reste in mehreren kleinen Behältern auf anstatt in einem großen. So kühlen die Speisen schneller ab und das Wachstum der Bakterien verlangsamt sich.

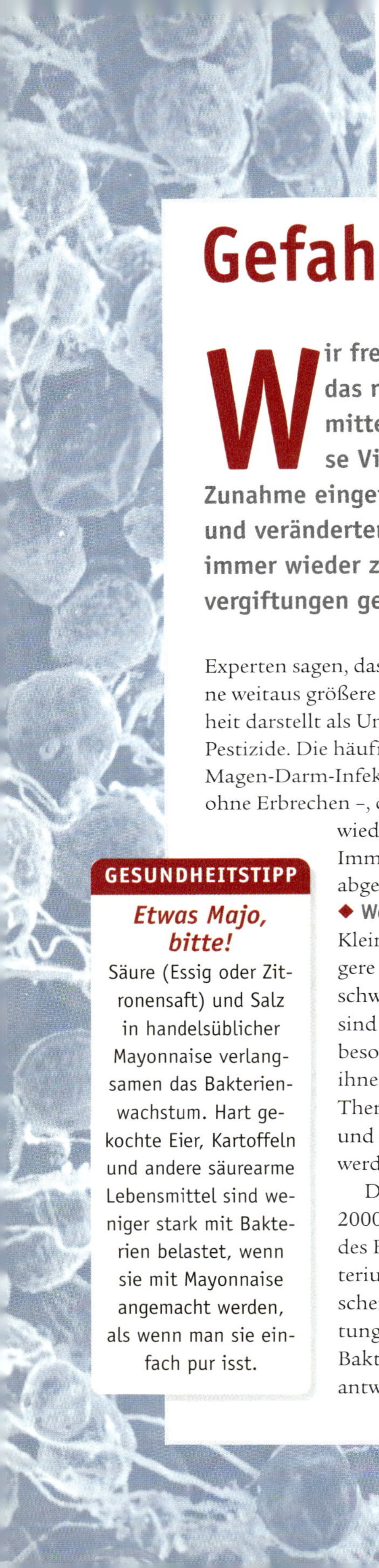

Gefahren aus der Nahrung

Wir freuen uns zwar über das reichhaltige Lebensmittelangebot, aber diese Vielfalt hat durch die Zunahme eingeführter Lebensmittel und veränderter Essgewohnheiten immer wieder zu Lebensmittelvergiftungen geführt.

Experten sagen, dass verseuchte Nahrung eine weitaus größere Gefahr für die Gesundheit darstellt als Umweltverschmutzung und Pestizide. Die häufigste Erkrankung ist eine Magen-Darm-Infektion – Durchfall mit oder ohne Erbrechen –, die meist nach 1–2 Tagen wieder abklingt, sobald das Immunsystem die Bakterien abgewehrt hat.

◆ **Wer ist betroffen?** Für Kleinkinder, Ältere, Schwangere und Personen mit geschwächtem Immunsystem sind Keime in der Nahrung besonders gefährlich, da bei ihnen die Bakterien auf eine Therapie oft nicht ansprechen und diese wiederholt aktiv werden können.

Die Folge: Allein im Jahr 2000 zogen sich laut Auskunft des Bundesgesundheitsministeriums rund 190 000 Menschen eine Lebensmittelvergiftung zu, wofür vor allem sechs Bakterien- und Virenarten verantwortlich gemacht werden.

GESUNDHEITSTIPP

Etwas Majo, bitte!

Säure (Essig oder Zitronensaft) und Salz in handelsüblicher Mayonnaise verlangsamen das Bakterienwachstum. Hart gekochte Eier, Kartoffeln und andere säurearme Lebensmittel sind weniger stark mit Bakterien belastet, wenn sie mit Mayonnaise angemacht werden, als wenn man sie einfach pur isst.

KEIME, DIE KRANK MACHEN

ART

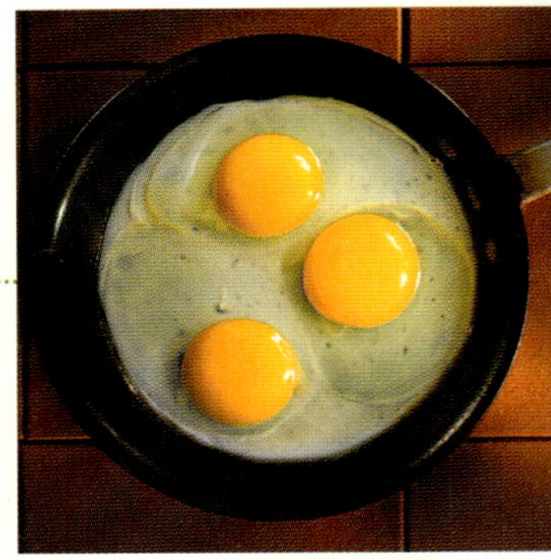

SALMONELLEN
Sie sind in nicht ausreichend gegartem Fleisch und Geflügel, rohen Eiern und Rohmilchprodukten enthalten.

CAMPYLOBACTER
Die Bakterien gelangen über verseuchtes Wasser, Rohmilch und rohes oder ungenügend gegartes Fleisch und Geflügel in den Körper.

ESCHERICHIA COLI (E. COLI)
Die meisten Erkrankungen aufgrund von *Escherichia-coli*-Bakterien, auch als EHEC bekannt, gehen auf den Verzehr von nicht ausreichend durchgegartem Hackfleisch oder anderen verunreinigten Lebensmitteln zurück. Zu einer Infektion kann es aber auch durch nicht pasteurisierte Milch und verunreinigtes Wasser kommen.

HEPATITIS-A-VIRUS (HAV)
Wasser, Krustentiere und Salate sind die häufigsten Quellen für dieses Virus, es kann aber auch durch nicht einwandfreien Aufschnitt, Sandwiches, Obst, Obstsäfte, Milch, Milchprodukte, Gemüse und Eisgetränke übertragen werden.

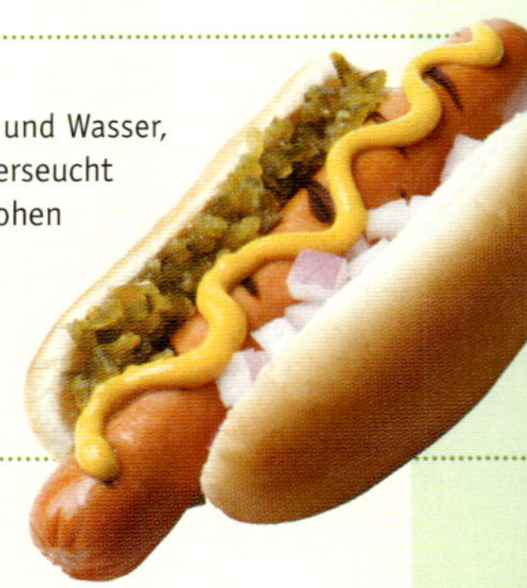

LISTERIA
Diese Bakterien siedeln in Boden und Wasser, sodass vor allem Gemüse damit verseucht ist. Sie wurden auch in anderen rohen Lebensmitteln entdeckt, etwa in Fleisch und Fisch, sowie in Lebensmitteln, die bei der Verarbeitung infiziert wurden, wie Weichkäse, Wurst und Aufschnitt.

NORWALK VIRUS (VIBRIO VULNIFICUS. E)
Dieses Virus versteckt sich in rohen Austern, Zuckerguss und Salaten sowie in verschmutztem Trinkwasser.

SYMPTOME	MÖGLICHE RISIKEN
Anzeichen für eine Salmonelleninfektion sind Durchfall, Fieber und Unterleibskrämpfe, die nach 12–72 Stunden auftreten. Die Krankheit dauert gewöhnlich 4–7 Tage; man erholt sich meistens auch ohne Behandlung wieder.	Mäßig; infizierte Speisen lassen sich weder am Aussehen noch am Geruch erkennen. **Ihr Schutz:** Eier, Geflügel und Fleisch müssen gut durchgegart sein; auch Hackfleisch darf nach dem Garen in der Mitte nicht mehr rosa sein; Tatar muss frisch durchgedreht sein; Obst und Gemüse sollten gründlich gewaschen werden.
Eine Infektion, die gewöhnlich in 2–10 Tagen nach Aufnahme der Bakterien auftritt, kann Fieber, Kopf- und Muskelschmerzen verursachen, gefolgt von Durchfall, Magenschmerzen und Übelkeit. Manchmal, vor allem bei starkem Durchfall, werden Antibiotika gegeben.	Hoch; im Jahr 2000 wurden aus elf Bundesländern 30 876 Fälle mit *Campylobacter*-Durchfall gemeldet. **Ihr Schutz:** Die Bakterien werden durch gründliches Kochen vollständig vernichtet. Eventuell verseuchtes Wasser vor dem Trinken abkochen und keine Rohmilch verwenden.
Schwere Unterleibskrämpfe und wässriger, blutiger Durchfall sind die häufigsten Symptome. Meist mit geringem oder gar keinem Fieber verbunden, ist die Krankheit nach 5–10 Tagen vorbei. Vor allem bei Kindern unter 5 Jahren und älteren Menschen kann die Infektion das hämolytisch-urämische Syndrom verursachen, bei dem die roten Blutkörperchen zerstört werden und die Nieren versagen.	Hoch; schon weniger als 10 *E.-coli*-Bakterien können eine Infektion verursachen; im Jahr 2000 wurden in Deutschland über 1000 Fälle gemeldet, wobei dies aber schätzungsweise nur $^{1}/_{10}$ aller Infektionen waren. **Ihr Schutz:** Hackfleisch an der dicksten Stelle bei 71 °C garen (mit dem Fleischthermometer!); keine Rohmilch verwenden; Obst und Gemüse gut waschen; nach der Toilette die Hände waschen.
Bis zu 4 Wochen können zwischen Infektion und Ausbruch der Krankheit liegen, bei der es zu Fieber, Müdigkeit, Übelkeit, Gelbsucht, Appetitlosigkeit und Unterleibsschmerzen kommt.	Hoch. **Ihr Schutz:** Die Hände nach jedem Toilettengang sowie vor dem Kochen und Essen gründlich waschen. Krustentiere gut durchgaren; Obst und Gemüse gründlich waschen.
Eine Infektion kann grippeartige Symptome wie anhaltendes Fieber und Nackensteifheit verursachen, denen Übelkeit, Erbrechen und Durchfall vorausgehen. Die Symptome zeigen sich meist 3 Wochen nach der Infektion, können aber schon nach 11 oder auch erst nach 70 Tagen auftreten. Bei schwangeren Frauen kann es zu einer Fehl- oder Totgeburt kommen.	Gering; im Jahr 2000 wurden in Deutschland 1088 Fälle gemeldet; betrifft fast nur Schwangere, Babys und Kleinkinder, Senioren und Personen mit geschwächter Abwehr. **Ihr Schutz:** Wenn Sie einer Risikogruppe angehören, nur pasteurisierte Milchprodukte und hochwertige Säfte verwenden; keine Lebensmittel nach Verfallsdatum verzehren; Würstchen und Dips auf 75 °C erhitzen; Obst und Gemüse gut waschen (Kühlung stoppt nicht die Vermehrung der Bakterien!).
Häufige Symptome sind kurze leichte Übelkeit, Erbrechen, Durchfall und/oder Unterleibsschmerzen; es können auch Kopfschmerzen und leichtes Fieber auftreten. Schwere Erkrankungen, die einen Krankenhausaufenthalt erfordern, sind sehr selten.	Hoch; besonders bei Austern aus warmen Gewässern. **Ihr Schutz:** Nur gut durchgegarte Muscheln verzehren und alle Exemplare wegwerfen, die sich vor dem Garen bereits geöffnet haben bzw. die sich beim Kochen nicht öffnen.

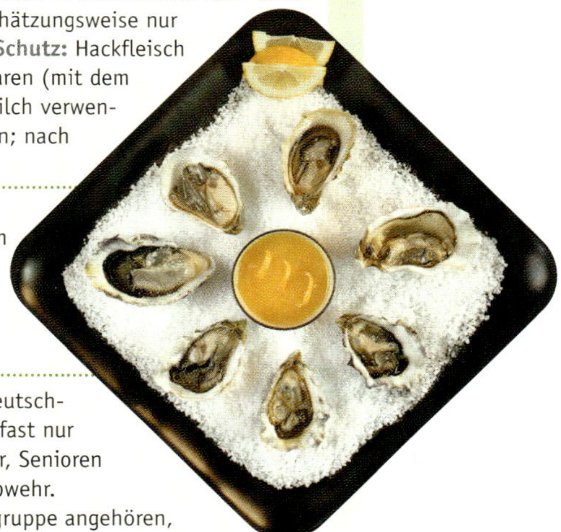

Quellen: Zentrum für Krankheitsvorsorge und -kontrolle (USA)/Bundeszentrale für gesundheitlichen Verbraucherschutz und Veterinärmedizin.

Allergien auf dem Vormarsch

Ein gesundes Immunsystem hebt sich seine Munition gewöhnlich für gefährliche Eindringlinge wie Viren und Bakterien auf, aber manchmal verwechselt es im Eifer des Gefechts die Guten mit den Bösen. In diesem Fall kommt es zu einer der häufigsten Immunstörungen – der Allergie.

Eine allergische Reaktion ist der übertriebene Angriff des Immunsystems auf etwas an sich völlig Harmloses. Wenn man beispielsweise empfindlich auf Pollen reagiert und an der entsprechenden Pflanze riecht, reagiert das Immunsystem darauf mit „schützenden" Antikörpern, um die Reizstoffe zu zerstören. Diese Antikörper bewirken, dass stark wirkende Substanzen freigesetzt werden, die u. a. die Blutgefäße in der Nase anschwellen lassen.

Ungeachtet der Art der allergischen Reaktion – ob in den Atemwegen, auf der Haut oder im Magen-Darm-Bereich – sind die grundlegenden Mechanismen immer die gleichen:

◆ **Heuschnupfen** Er tritt auf, wenn Bäume, Blumen und Gräser ihre Pollen freisetzen, die eine Reaktion in der Nase auslösen, indem so genannte Mastzellen Histamine ausschütten. Dadurch schwellen die Nasenschleimhaut und die Augenlider an, und es kommt zu laufender Nase, Niesen und Jucken in Augen und Nase.

◆ **Nesselausschlag** Diese allergische Hautreaktion, auch Urticaria genannt, zeigt sich in Form juckender roter Quaddeln mit einem Durchmesser von 1–5 cm, die am ganzen Körper auftreten können.

◆ **Asthma** Allergene wie etwa Katzenhaare können Krämpfe der weichen Muskeln rund um die Bronchien auslösen, durch die der Sauerstoff in die Lunge gelangt und das Kohlendioxid ausgestoßen wird. Die Folge sind Atembeschwerden, wobei vor allem das Ausatmen erschwert wird.

◆ **Anaphylaxie** Sie ist die gefährlichste Allergie, bei der es zu einem raschen Anschwellen des Halses kommt. Sie wird durch Insektenstiche (Bienen, Wespen), Allergene in Speisen, Latex oder Medikamente ausgelöst und kann tödlich verlaufen, wenn nicht gleich Adrenalin (Epinephrin) gespritzt wird.

Der große Schnupfen

Die Zahl der Menschen, die an einer Allergie leiden, nimmt ständig zu, mittlerweile sind es 25 % der Erwachsenen und 25–30 % aller Kinder und Jugendlichen, wobei etwa 33 % der Betroffenen an Heuschnupfen leiden. Damit ist die Zahl der Heuschnupfen-Allergiker seit 1992

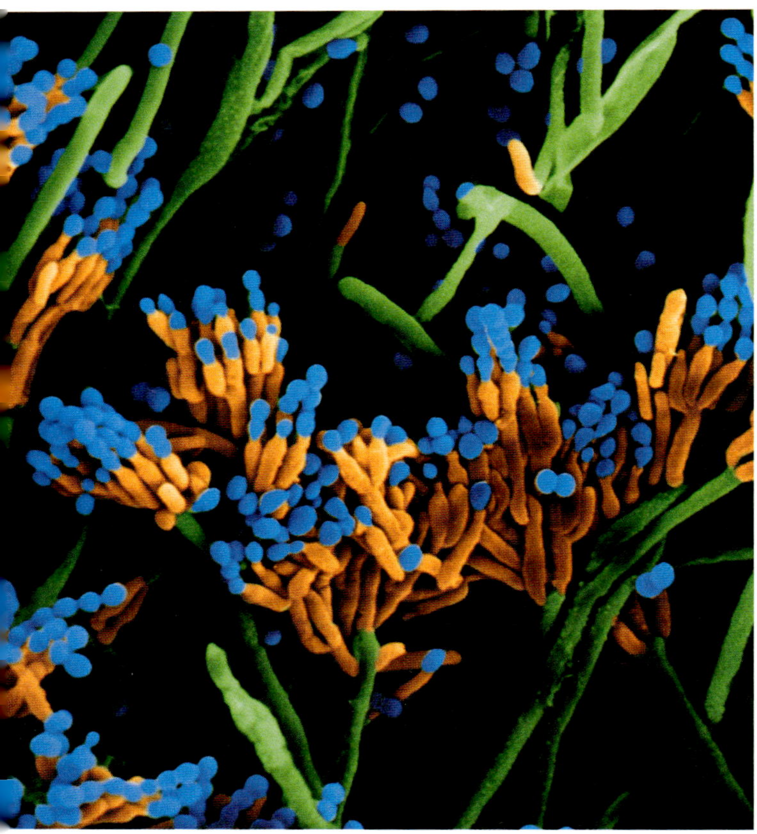

PENICILLIUM **(LINKS), ein Schimmelpilz, ist ein häufiges Allergen. Er gedeiht auf feuchten Wänden, in verdorbener Nahrung und findet sich in Hausstaub.**

um 70 % gestiegen. Bisher weiß man nicht, woher diese Zunahme kommt, und niemand kann sagen, warum manche Menschen schon als Kind mehrere Allergien bekommen, während andere ganz davon verschont bleiben. Als gesichert gilt zwar, dass erbliche Veranlagung eine Rolle spielt, aber sie erklärt nicht die starke Zunahme in den vergangenen 30 Jahren.

Als mögliche Auslöser für eine Allergie kommen viele Ursachen infrage – von der Umweltverschmutzung bis zu chemischen Lebensmittelzusätzen. Nach der so genannten „Hygiene-Hypothese“ fordert unsere moderne, klinisch saubere Lebensweise das Immunsystem in jungen Jahren zudem nicht mehr genügend heraus, sodass es schädliche Substanzen nicht von harmlosen unterscheiden kann und beide mit denselben Waffen angreift.

Allergien zählen zu den zehn häufigsten Gründen für einen Arztbesuch. Bisher gibt es zwar noch kein Heilmittel dagegen, aber Medikamente können die Symptome zumindest lindern, wobei die neuesten Wirkstoffe, die zur Gruppe der Anti-Leukotriene gehören, ursprünglich zur Behandlung von Asthma entwickelt wurden. Diese Medikamente, darunter etwa Montelukast (Singulair), bekämpfen die entzündungsauslösenden Leukotriene, die von den weißen Blutkörperchen produziert werden und die allergischen Symptome auslösen. An neuen Therapien, die ein breiteres Spektrum von Leukotrienen sowie den IgE-Antikörper ausschalten sollen, wird derzeit noch gearbeitet.

Den Feind erkennen

Wenn Sie immer wieder an unerklärlichen Niesanfällen und/oder Atembeschwerden leiden, können verschiedene Substanzen die Ursache sein:

Staubmilben

Staubmilben (siehe Bild) sind allgegenwärtige Allergene, die zu Tausenden nicht nur in der Bettwäsche, sondern auch in jedem Häufchen Staub leben. Sie lassen sich zum größten Teil dadurch abtöten, dass man die Laken, Kissen- und Bettbezüge wöchentlich bzw. die Überdecken monatlich bei 60 °C wäscht, aber diese Methode ist relativ aufwändig.

Jetzt gibt es eine einfachere Möglichkeit, Hausstaubmilben loszuwerden. Eine Studie der Universität Sydney in Australien fand nämlich heraus, dass Eukalyptusöl (in Bioläden, Apotheken und Reformhäusern erhältlich) im Waschwasser – ob heiß, warm oder kalt – die meisten Milben besiegt. Das Rezept: 1 Teil Flüssigwaschmittel mit 4 Teilen Eukalyptusöl mischen. Die Mischung in die Waschmaschine gießen und die Bettwäsche 30 Minuten lang einweichen, bevor sie wie gewohnt gewaschen wird. Bettwäsche sollte wöchentlich, Überdecken sollten jeden zweiten Monat gewaschen werden. Verwenden Sie außerdem möglichst einen Luftentfeuchter im Schlafzimmer und leeren Sie die Auffangwanne täglich.

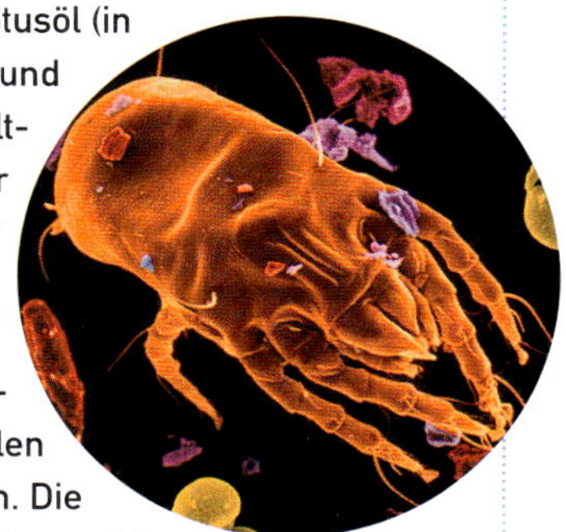

◆ **Tierische Allergene** Eine klebrige Substanz namens Fel d1, die in Speichel, Hautschuppen und Urin von Katzen, Hunden und anderen Tieren mit Fell oder Gefieder enthalten ist, ruft bei 15 % aller Menschen Allergien hervor und kann auch noch im Haus sein, wenn die betreffenden Tiere längst nicht mehr da sind. Eine Studie fand heraus, dass

> „Heilung ist eine Frage der Zeit, manchmal aber auch eine Frage der Möglichkeiten.“
>
> HIPPOKRATES, GRIECHISCHER ARZT UND BEGRÜNDER DER MODERNEN MEDIZIN (460–375 V. CHR.)

Allergien rechtzeitig vorbeugen

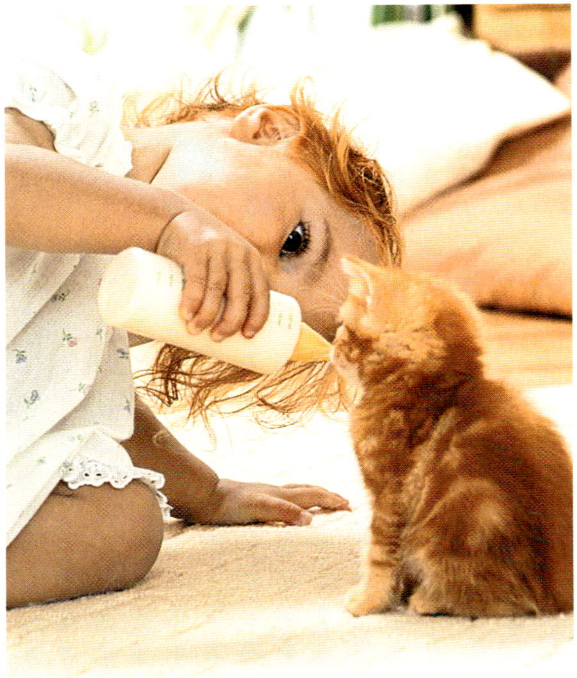

1 **Öffnen Sie im Frühjahr die Fenster nicht zu oft.** Wenn Sie an einer Heuschnupfen-Allergie leiden, sollten Sie die Fenster während der Zeit des Pollenflugs nicht zu lange geöffnet halten, damit keine Pollen ins Haus geweht werden.

2 **Schränken Sie die Aufenthalte im Freien ein,** wobei die Spitzenzeiten für den Pollenflug in der Regel zwischen 14 und 16 Uhr liegen. Halten Sie sich während der Pollenzeit auch an windigen Tagen nicht zu lange draußen auf. Augenreizungen lassen sich mildern, indem Sie eine dicht anliegende Sonnenbrille tragen.

3 **Machen Sie Urlaub am Meer,** denn in der feuchten Seeluft ist die Anzahl der Allergie verursachenden Pollen in der Regel viel niedriger.

4 **Duschen Sie und wechseln Sie Kleidung und Schuhe, wenn Sie von draußen kommen,** denn die umherfliegenden Pollen bleiben an der Haut, den Haaren und in der Kleidung hängen und werden dann auf Hände, Augen und Bettzeug übertragen.

5 **Überlassen Sie die Gartenarbeit anderen,** denn dabei kommen Sie mit hohen Pollenkonzentrationen in Berührung. Lassen Sie Bäume und Büsche in Tür- und Fensternähe regelmäßig zurückschneiden und verwenden Sie kein Laubgebläse, das die Pollen noch stärker im Garten verbreitet.

6 **Halten Sie Zimmerpflanzen trocken,** denn nasse Erde fördert die Bildung von Schimmelpilzen. Legen Sie Kiesel in die Töpfe.

7 **Schenken Sie Ihrem Kind ein Haustier,** denn der Kontakt mit einem Haustier scheint das kindliche Immunsystem vor möglichen Allergien gegen Tierhaare zu schützen. Studien zeigen, dass Kinder, die auf dem Bauernhof leben und ständig mit Tieren zu tun haben, viermal weniger Heuschnupfen oder Asthma bekommen als Stadtkinder.

8 **Beziehen Sie Ihre Matratze** sowie Decke und Kopfkissen mit speziellen Antiallergiebezügen, um Staubmilben vorzubeugen.

9 **Nehmen Sie ein Federbett,** denn Forschungen ergaben, dass synthetische Fasern im Bettzeug und Schaumstoffmatratzen mehr Staubmilben enthalten können als Federbetten, da die dicht gewebten Bezüge, die wegen der Federkiele notwendig sind, gleichzeitig auch die Allergene abhalten.

10 **Wischen Sie seltener Staub.** Ihren Kindern zuliebe könnte es klug sein, gelegentliche Wollflusen unter dem Bett zu lassen, denn amerikanische Studien haben ergeben, dass eine Substanz namens Endotoxin, die sich in gewöhnlichem Hausstaub befindet, Kinder wahrscheinlich vor Allergien und Asthma schützt.

11 **Entfernen Sie alle Teppiche,** denn Staubmilben überleben nicht auf bloßem Boden. Saugen Sie Teppiche oft.

12 **Legen Sie nicht waschbare Textilien** mehrere Stunden in die Kühltruhe, um Staubmilben abzutöten.

Erstaunlich!

Kinder, die an schweren Allergien leiden, fallen etwa 10 % häufiger durch Verhaltensprobleme auf wie Reizbarkeit, Aggressivität und Depressionen als Kinder, die keine Allergien haben. Das ergaben die Forschungen des amerikanischen National Jewish Medical and Research Centers.

6-monatiges tägliches Scheuern nötig ist, bis ein Haus von Katzenallergenen befreit ist.

Was können Sie tun? Wenn Sie allergisch auf Haustiere reagieren, sollten Sie auf ihre Haltung verzichten. Um tierische Allergene zu beseitigen, sollten Sie Läufer, Teppiche und Vorhänge in die chemische Reinigung geben und alle Polstermöbel einschließlich der Unterseiten und der Rahmen mit Wasserdampf gründlich säubern. Saugen Sie auch alle Bereiche hinter und unter den Möbeln ab.

◆ **Staubmilben** Nach einer Studie des amerikanischen Umweltinstituts (National Institute of Environmental Health Sciences) enthält das Bettzeug von Millionen Amerikanern so viele Staubmilben, dass sie bei anfälligen Menschen Allergien auslösen. Obwohl winzig klein, stellen die spinnenartigen Staubmilben wegen ihrer Ausscheidungen ein erhebliches Risiko für die Ausbreitung von Asthma dar.

Was können Sie tun? Schlagen Sie bei den Tipps unter „Staubmilben" nach (siehe Seite 265), wobei Sie die gleiche Methode auch bei allen anderen waschbaren Textilien anwenden können. Vermeiden Sie Staubfänger wie Plüschtiere oder Nippes und Bücher in offenen Regalen.

◆ **Schimmelpilze** Jeder feuchte Bereich im Haus oder in der Wohnung, etwa lecke Rohre, die Heizungsanlage im Keller oder Wände und Bodenbeläge in schlecht belüfteten Feuchträumen wie Bad, Küche und Waschraum, bietet Schimmelpilzen beste Wachstumsbedingungen, wobei ständig mikroskopisch kleine Sporen in die Luft gelangen.

Was können Sie tun? Dichten Sie leck gewordene Rohre, Fenster und Dächer beim ersten Anzeichen von Feuchtigkeit ab. Achten Sie außerdem auf eine ausreichende Belüftung in Feuchträumen. Wenn Ihr Keller feucht ist, stellen Sie am besten ein Entfeuchtungsgerät auf.

◆ **Pollen** ist ein anderer Begriff für Blütenstaub, der in unseren Breitengraden vorwiegend im Frühjahr auftritt. Er ist so leicht, dass er mühelos auch große Entfernungen überbrücken kann – er wurde sogar schon in 600 km Entfernung von der Küste auf dem Meer gefunden!

Was können Sie tun? Wenn Sie sich an die Hinweise auf Seite 266 halten, können Sie die Pollenbelastung reduzieren.

Asthma – die neue Epidemie

In den letzten 10 Jahren hat sich die Zahl der Asthmatiker in Deutschland verdoppelt, sodass hierzulande inzwischen etwa 5 Millionen Menschen davon betroffen sind und rund 6000 jährlich daran sterben. Die Experten des weltweiten Forschungsprojekts „Asthma und Allergie im Kindesalter" vermuten, dass die Luftverschmutzung und

Haben Sie Asthma?

Allergien, Infektionen, körperliche Aktivität und sogar Lachen oder Weinen können Asthma auslösen. Viele Menschen beachten die Anzeichen jedoch nicht oder schieben sie auf eine Erkältung. Folgende Symptome weisen auf Asthma hin:

- Chronischer trockener Husten
- Pfeifender Atem
- Häufige Kurzatmigkeit oder die Unfähigkeit, die Luft anzuhalten
- Brustbeklemmung
- Beschwerden, die sich in der Nacht oder nach körperlicher Anstrengung verstärken

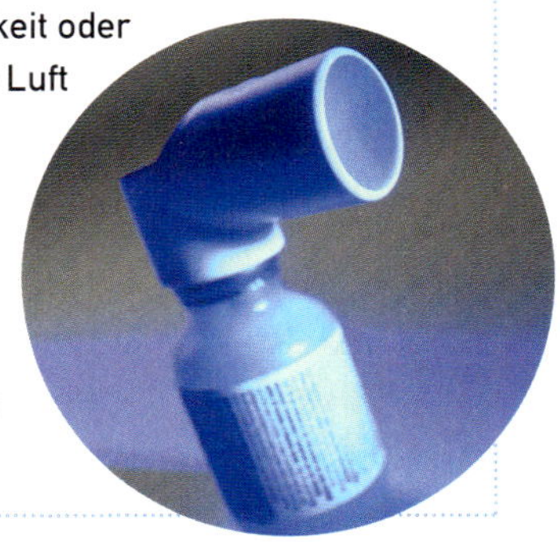

der sinkende Widerstand gegen Bakterien die Hauptgründe sind: Da die heutigen Kinder weniger Bakterien ausgesetzt sind als die Kinder vor einer Generation, kommt es bei fremden Substanzen rasch zu einer Überreaktion des Immunsystems.

Der Allergie-Zusammenhang

Obwohl Asthma Kleinkinder am häufigsten befällt, kann die Krankheit in jedem Alter auftreten, vor allem bei Menschen mit Allergien. Beide sind nämlich eng mit dem Immunsystem, besonders mit dem Immunprotein IgE (auch Allergie-Antikörper genannt) verbunden, das bei rund 90 % der Kinder und 50 % der Erwachsenen einen Asthmaanfall auslöst.

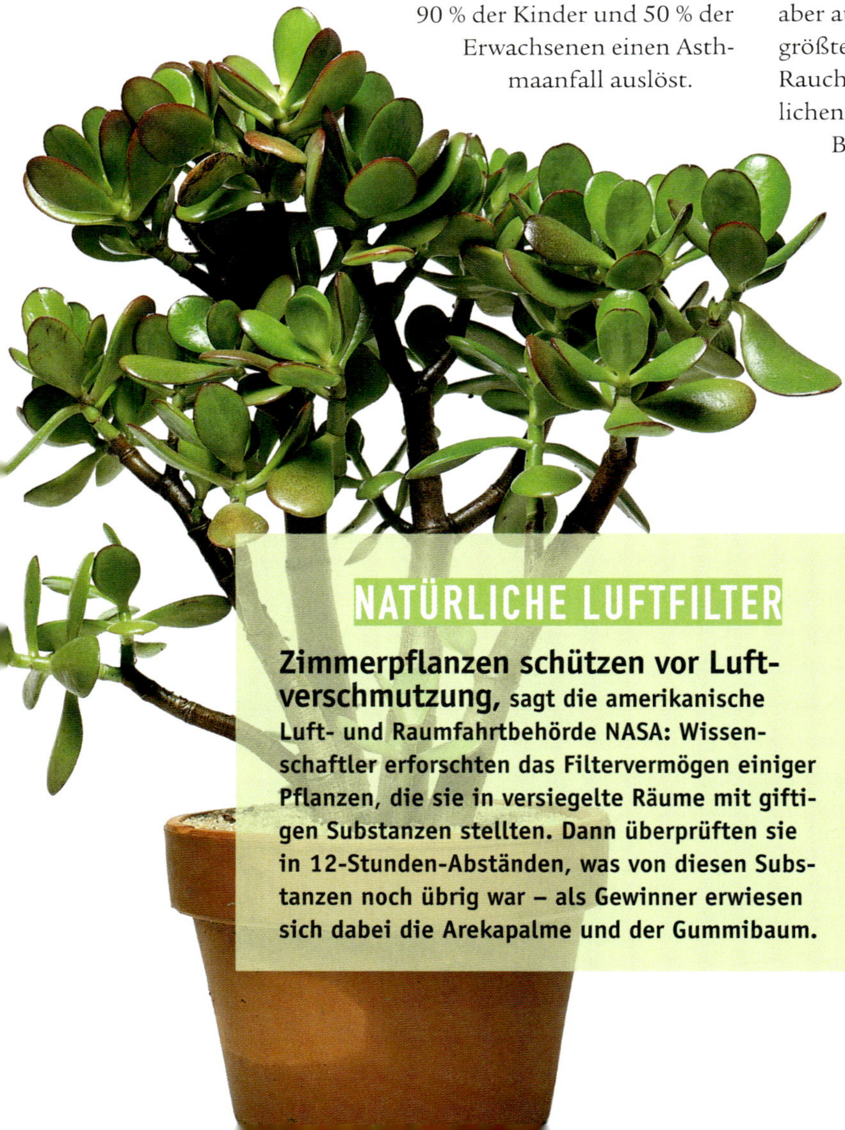

NATÜRLICHE LUFTFILTER

Zimmerpflanzen schützen vor Luftverschmutzung, sagt die amerikanische Luft- und Raumfahrtbehörde NASA: Wissenschaftler erforschten das Filtervermögen einiger Pflanzen, die sie in versiegelte Räume mit giftigen Substanzen stellten. Dann überprüften sie in 12-Stunden-Abständen, was von diesen Substanzen noch übrig war – als Gewinner erwiesen sich dabei die Arekapalme und der Gummibaum.

Das Immunsystem bestimmt auch weitgehend über die Schwere und Dauer eines Asthmaanfalls. Ob Sie asthmagefährdet sind, hängt von mehreren Faktoren ab: Wenn in Ihrer Familie bereits Allergien und Asthma vorgekommen sind, besteht ein größeres Risiko für Asthma, ebenso, wenn Sie in der Stadt und/ oder in einem Altbau leben.

Rechtzeitig vorbeugen

Wenn Sie zu Asthma neigen, können Sie einiges tun, um das Risiko eines Anfalls zu verringern:

- **Verbannen Sie Tabak aus Ihrer Umgebung.** Tabakrauch, der lange in Möbeln und Teppichen, aber auch in der Kleidung hängen bleibt, ist der größte Risikofaktor für Asthma. Gehen Sie daher Rauchern aus dem Weg, sei es im Auto, an öffentlichen Plätzen, im Restaurant, im Büro oder beim Besuch von Verwandten und Freunden.
- **Entgiften Sie Ihre Möbel.** Formaldehyd setzt ungesunde Dämpfe frei, die zu einer Atemreizung führen können. Versiegeln Sie deshalb alle Möbel, die unlackiertes Pressspanholz enthalten, etwa die Unterseiten von Arbeitsflächen oder die Innenseiten von Schubladen, die häufig starke Formaldehyddämpfe abgeben, mit einem entsprechenden Isoliermittel.
- **Gehen Sie zum Arzt.** Wenn Sie glauben, Asthma zu haben, sollten Sie sich gründlich untersuchen lassen. Der Arzt wird Ihnen auch sagen, was Sie gegebenenfalls vorbeugend tun sollten und mit welchen Medikamenten Sie einen akuten Asthmaanfall schon bei den ersten Anzeichen stoppen können. Außerdem wird er vermutlich einen Lungenfunktionstest veranlassen, mit dem überprüft wird, wie viel Luft Ihre Lungen „hergeben". Mit solchen Messungen, die in regelmäßigen Abständen durchgeführt werden sollten, kann der Arzt einen möglichen Asthmaanfall rechtzeitig erkennen und entsprechende Gegenmaßnahmen treffen.

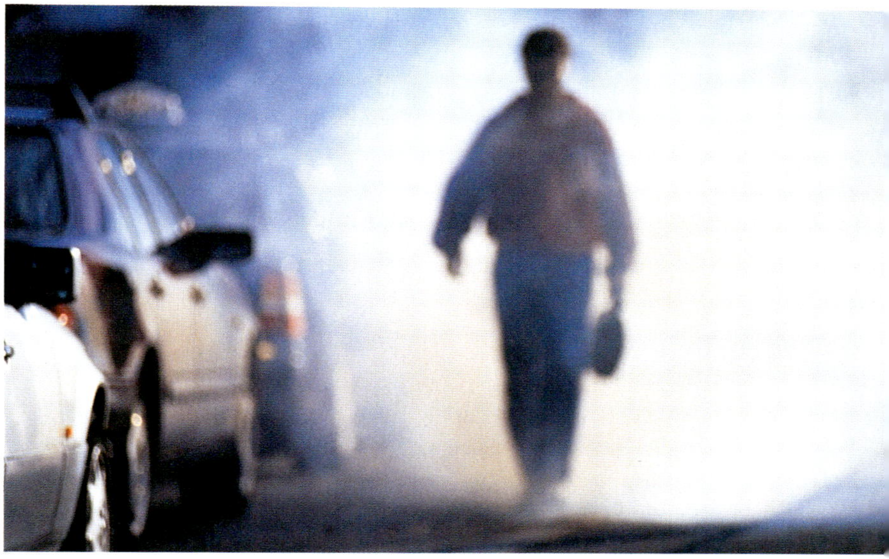

KOHLENMONOXID in Autoabgasen reduziert den Sauerstofftransport im Blut.

Luftverschmutzung

Die Experten sind sich einig, dass die Luftschadstoffe nicht nur zur wachsenden Zahl der Asthmakranken beitragen, sondern auch chronische Bronchitis, Lungenkrebs und andere Atemwegserkrankungen fördern.

80–90 % der Schadstoffe, die direkt in Atemhöhe abgegeben werden, stammen von Kraftfahrzeugen, wobei Menschen, Tiere, Pflanzen und die Atmosphäre mit unterschiedlichen Substanzen belastet werden. Dazu gehören vor allem Kohlenmonoxid (CO), Stickoxide (NO_x), Kohlenwasserstoffe (vor allem Benzol), Schwefeldioxid (SO_2) und Feinstaub (vor allem Rußpartikel). Dazu kommt Kohlendioxid (CO_2), das für den Treibhauseffekt verantwortlich ist.

Laut Aussage des Umwelt-Prognose-Instituts in Heidelberg (UPI) sterben jährlich in Deutschland rund 25 500 Menschen infolge verkehrsbedingter Luftschadstoffe. Dieselruß und Benzol aus Autoabgasen werden jährlich für 8000 Lungenkrebsfälle, rund 530 000 Fälle von chronischer Bronchitis und etwa 14 Millionen Asthmaattacken verantwortlich gemacht.

Im Folgenden finden Sie einige der wichtigsten Luftschadstoffe sowie Maßnahmen, mit denen Sie sich davor schützen können.

LUFTSCHADSTOFFE

Selbst niedrige Werte können die Gesundheit gleich mehrfach beeinträchtigen:

Reizung der Augen und Atemwege

Brennende Augen, Husten und ein Beklemmungsgefühl in der Brust

Verminderte Lungenfunktion

Schwierigkeit, tief und kräftig zu atmen; schnelleres und flacheres Atmen als üblich

Verstärktes Asthma

Zunahme schwerer Asthmaanfälle

Erhöhte Infektionsanfälligkeit

Verminderte Fähigkeit, Erkältungen, Grippe, Bronchitis und Lungenentzündung abzuwehren, da die Schutzmembranen in Nase und Hals austrocknen und so das Immunsystem schwächen

Kohlenmonoxid

Kohlenmonoxid (CO) ist ein farb- und geruchloses Stickgas, das leichter als Luft ist und selbst bei größter Verdünnung, d. h. schon in geringster Konzentration, äußerst giftig ist. Es bildet sich bei der Verbrennung von Kohlenstoff oder kohlenstoffhaltigen Brennstoffen sowie in den Abgasen von Verbrennungsmotoren, die als die Hauptverursacher für die CO-Belastung gelten.

Kohlenmonoxid bindet sich an den roten Blutfarbstoff (Hämoglobin), der für den Sauerstofftransport zuständig ist. Dadurch kann es zu Funktionsstörungen oder Schädigungen an Gehirn, Herz oder Blutgefäßen kommen. Besonders gefährdet sind Menschen, die bereits an einer Beeinträchtigung der Sauerstoffzufuhr bestimmter Organe wie beispielsweise an einer Herzkranzgefäßverengung leiden.

◆ **Was können Sie tun?** Da Kohlenmonoxid auch aus defekten Dichtungsmanschetten und Auspuffrohren entweicht, sind regelmäßige Autoinspektionen wichtig.

Lassen Sie das Auto in geschlossenen Räumen, wie z. B. Garagen, nicht bei laufendem Motor stehen und halten Sie die Autofenster in Tunnels und Parkhäusern geschlossen. Auch Tabakrauch weist eine hohe CO-Konzentration auf.

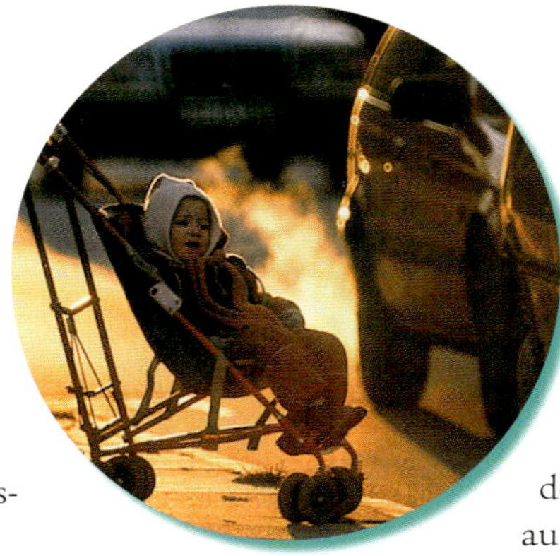

DIESELKRAFTSTOFF ist besonders schädlich, da er mikroskopisch kleine Rußpartikel enthält, die tief in die Lunge eindringen.

Ozon

Bei Ozon unterscheidet man zwischen dem gesundheitsschädigenden Ozon in der unteren Atmosphäre (Troposphäre) und der schützenden Ozonschicht in der oberen Atmosphäre (Stratosphäre), die vor den schädlichen ultravioletten Strahlen schützt. Der gesundheitsschädigende Ozon gehört zur Gruppe der „photochemischen Oxidanten", die aus Stickstoffoxidanzien, Kohlenwasserstoffen und Sauerstoff in bodennahen Schichten unter dem Einfluss von Sonneneinstrahlung entstehen. Dabei spielt Stickstoffdioxid die wichtigste Rolle, das durch die UV-Strahlen in Stickstoffmonoxid (NO) und Sauerstoffatome zerfällt, die sich danach sofort mit dem molekularen Sauerstoff der Luft zu Ozon verbinden.

Je nach Belastungsdauer und Konzentration kann Ozon nicht nur zu einer Reizung der Augen, sondern vor allem zu Atemwegsbeschwerden führen und Husten, Halsschmerzen und Atemnot verursachen. Außerdem kann es zu Zellschädigungen im Bereich der Bronchien und der Lungenbläschen bis hin zu irreversiblen emphysemähnlichen und fibrotischen Veränderungen der Lunge kommen. Häufig betroffen sind Asthmatiker, aber auch Gesunde können bei hohen Ozonwerten – als Richtlinienwert gilt eine 30 Minuten lang gemessene maximale Ozonkonzentration von 120 Mikrogramm/m^3 – Atembeschwerden bekommen, vor allem bei körperlicher Belastung oder sportlicher Betätigung.

◆ **Was können Sie tun?** Halten Sie sich an Tagen mit hoher Ozonbelastung (siehe Seite 271) möglichst nicht im Freien, sondern in einem kühlen, luftigen Raum auf. Da Babys und Kinder noch empfindlicher auf Ozon reagieren als Erwachsene, sollten sie bei hohen Ozonwerten zwischen 12 und 16 Uhr nicht im Freien sein, weil die Belastung dann am höchsten ist.

Feinstaub

Als Feinstaub werden zahlreiche Staubpartikel verschiedenster Herkunft bezeichnet. So beinhalten beispielsweise Dieselabgase reichlich Feinstaub in Form von Rußpartikeln, die über die Atemluft nicht nur in Mund- und Rachenraum, sondern auch in die Lungen gelangen. Vor allem bei Rauchern, die oft stark staub- und schadstoffbelastet sind, ist der Selbstreinigungsmechanismus der Bronchien meist so gestört, dass die Feinstaubpartikel häufig jahrelang in den Lungen bleiben und zu erheblichen Schädigungen führen können.

Wie groß die Gefahr ist, die von den mikroskopisch kleinen Feinstaubpartikeln in der Luft ausgeht, zeigt eine amerikanische Studie, bei der 552 138 Teilnehmer in 151 Städten über einen Zeitraum von 7 Jahren beobachtet wurden. Dabei stellte sich heraus, dass die Bewohner in den Regionen mit hohen Feinstaubkonzentrationen eine 16 % höhere Sterberate aufwiesen als diejenigen, die in den am wenigsten belasteten Gebieten lebten, wobei die Rate der tödlich verlaufenden Herz- und Lungenkrankheiten in den belasteten Orten besonders hoch war. Interessant bei diesen Ergebnissen war, dass die Werte gleichermaßen auf die Raucher wie auf die Nichtraucher zutrafen und dass die Raucher, die in den „sauberen" Gebieten lebten, eine geringere Sterberate aufwiesen als die Nichtraucher in den stark belasteten Regionen.

◆ **Was können Sie tun?** Sie können sich zwar Ihre Atemluft nicht aussuchen, aber Sie können selbst einiges dafür tun, um die Umwelt nicht unnötig zu belasten: Verzichten Sie so oft wie möglich auf Ihr Auto und benutzen Sie öffentliche Verkehrsmittel oder das Fahrrad. Ist das nicht möglich, verwenden Sie ein schadstoffarmes Auto oder bilden Sie Fahrgemeinschaften für den Weg in die Schule, den Kindergarten oder zur Arbeit. Lassen Sie Ihr Auto außerdem regelmäßig auf Schadstoffemissionen überprüfen. Überlegen Sie auch, ob Sie für den nächsten Urlaub wirklich das Flugzeug brauchen. Nutzen Sie ökologische Energiequellen wie Solarstrom und Wasserkraft und meiden Sie im Haus schädliche Stoffe wie Farben, Lacke und Reinigungsmittel auf Lösungsmittelbasis.

BELASTUNGSWERTE

Wenn Sie sich über die Luftqualität Ihrer Region informieren wollen: Das Umweltbundesamt misst mehrmals täglich an hunderten von Messstationen die Konzentration von Schwefeldioxid, Stickoxid und Ozon, die in Mikrogramm pro Kubikmeter Luft angegeben werden (µg/m³) und im Internet aktuell unter www. umweltbundesamt.de oder www.georisk-umweltinfo.de abrufbar sind.

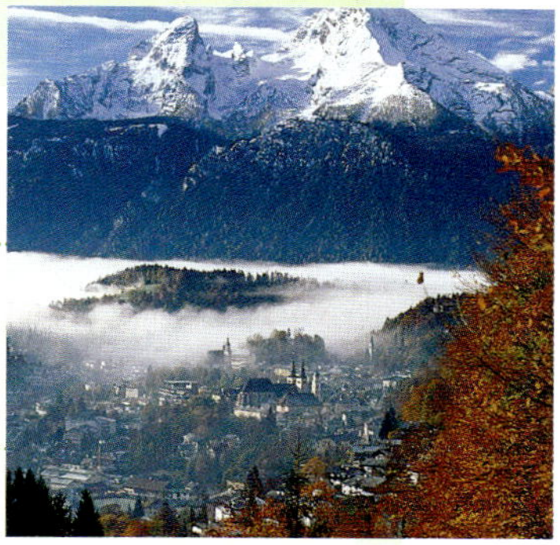

GRENZWERTE	BELASTUNGSSTUFE	MÖGLICHE BEEINTRÄCHTIGUNG
AB 160 MG/M³	Mittlere Belastung	Es kann zu einer Beeinträchtigung der Atmung und entzündlichen Reaktionen des Gewebes kommen.
AB 200 MG/M³	Hohe Belastung	Es können Reizungen der Schleimhäute und der Atemwege sowie Husten und Kopfschmerzen auftreten.
AB 240 MG/M³	Sehr hohe Belastung	Es kann zu einer eingeschränkten Lungenfunktion und in der Folge zu einer Einschränkung der körperlichen Leistungsfähigkeit und – bei entsprechender Veranlagung – zu einer Zunahme von Asthmaanfällen kommen.

Anmerkung: Jeder reagiert unterschiedlich auf die Belastung durch Sommersmog, wobei 10–20 % aller Menschen extrem anfällig für mittlere bis hohe Ozonwerte sind. Besonders starke Auswirkungen hat das bodennahe Ozon auf Personen, die über mehrere Stunden großer körperlicher Belastung im Freien ausgesetzt sind, wie beispielsweise Bauarbeiter, Maurer oder Dachdecker. Auch Kinder, die über längere Zeit draußen spielen und sich dabei körperlich anstrengen, können unter mittleren und hohen Ozonwerten leiden, ebenso Kleinkinder und Säuglinge, da sie eine höhere Atemfrequenz und demzufolge einen höheren Sauerstoffbedarf haben, wodurch sie wesentlich mehr Ozon aufnehmen als Erwachsene bei starker körperlicher Belastung.

Quelle: Umweltbundesamt/www.georisk-umweltinfo.de/IKK).

Allergene im Essen

Einer Studie des Robert-Koch-Instituts zufolge leiden heutzutage 6 % der Deutschen an einer Lebensmittelallergie, wobei in besonders schweren Fällen schon ein einziger Bissen der Allergie auslösenden Speise lebensgefährlich sein kann.

◆ **Was verursacht Allergien?** Erstaunlicherweise sind nur etwa elf Lebensmittel für rund 90 % aller Lebensmittelallergien verantwortlich: Erdnüsse, Nüsse und Kerne (Mandeln, Cashewkerne, Pekannüsse, Walnüsse), Fisch, Krustentiere (Krabben, Garnelen, Hummer, Langusten), Eier (vor allem Eiweiß), Milch, Soja, Weizen, Sellerie, Sesam und Senf. Die meisten Formen von Lebensmittelallergien entwickeln sich bereits in der Kindheit, während einige wenige Allergien – vor allem gegen Fisch, Krustentiere und Nüsse – mitunter erst im dritten und vierten Lebensjahrzehnt oder noch später auftreten.

◆ **Was geschieht hierbei?** Bei einer Lebensmittelallergie nimmt das Immunsystem eine Substanz (meist ein Protein) in der Nahrung als Feind wahr und reagiert darauf mit der Bildung eines Antikörpers, dem so genannten Immunoglobulin E (IgE), mit dem er das Allergen bekämpft. Bei einer Erdnussallergie beispielsweise geschieht Folgendes: Wenn die betreffende Person zum ersten Mal Erdnüsse isst, produziert das Immunsystem ein IgE, um das Erdnusseiweiß anzugreifen. Wenn der Allergiker nun zu einem späteren Zeitpunkt auch nur den Bruchteil einer Erdnuss zu sich nimmt, wird das Immunsystem sofort aktiv, um den Organismus vor der vermeintlichen Gefahr zu schützen. Innerhalb von 2 Minuten bis zu 2 Stunden erscheinen dann die ersten Symptome dieser Überreaktion in Form von Nesselausschlag, Übelkeit, Durchfall, Erbrechen, laufender Nase, Magenkrämpfen, Kribbeln oder Schwellung des Mundes oder Halses. In manchen Fällen erzeugt eine Allergie auf ein bestimmtes Lebensmittel sogar ein starkes Angstgefühl – ähnlich dem, das oft mit einem Herzanfall einhergeht.

Glücklicherweise sind die meisten Nahrungsmittelallergien nicht lebensbedrohlich. Aber anders als bei Allergien gegen Pollen und Tiere, die mitunter durch eine Desensibilisierung gemildert werden können, besteht die einzige sichere Therapie in diesem Fall darin, dass man die entsprechende Speise meidet. Als Durchbruch könnten sich nun die Forschungsergebnisse am Mount Sinai Medical Center

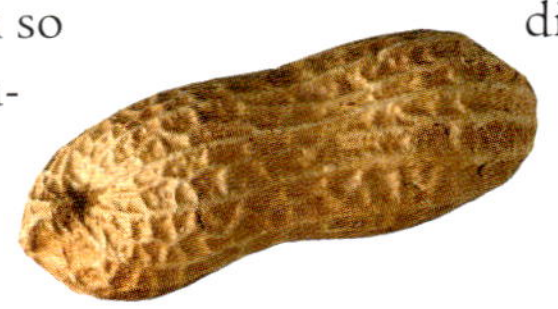

GESUNDHEITSTIPP

Inhaltsstoffe

Stellt der Arzt fest, dass Sie eine Lebensmittelallergie haben, fragen Sie ihn nach weiteren möglichen Allergenen, die mit dem Hauptallergen zu tun haben. Sind Sie z. B. auf Milch allergisch, müssen Sie beim Einkauf auch die Etiketten auf Kasein, Kaseinat und Molke prüfen. Bei Eierallergie müssen Sie Lezithin meiden, und bei Weizenallergie ist Gluten problematisch.

Erstaunlich!

Da wir vor allem auf häufig gegessene Speisen allergisch reagieren, gibt es in anderen Ländern auch andere Lebensmittelallergien. In Japan etwa treten mehr Reis-, in Skandinavien mehr Kabeljauallergien auf.

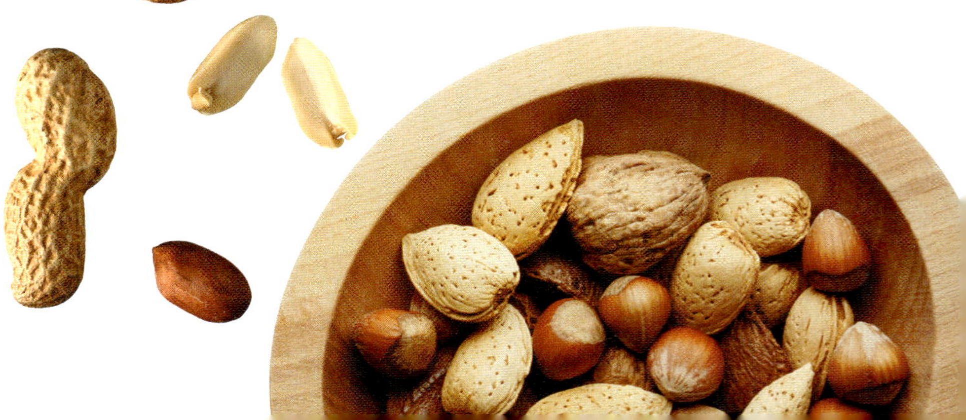

ERDNÜSSE UND NÜSSE stehen auf der Liste der wichtigsten Lebensmittelallergene ganz oben, auch wenn sie überhaupt nicht miteinander verwandt sind.

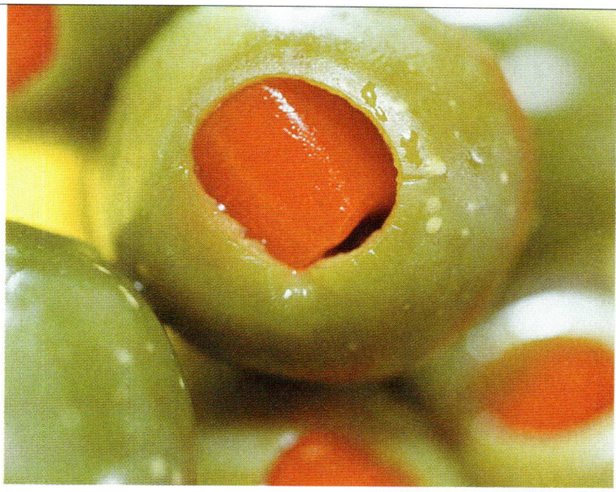

AUCH OLIVEN UND PICKLES können für Menschen mit einer Schimmelpilzallergie problematisch sein.

in New York erweisen, denn hier wurde ein erster Erdnussimpfstoff erfolgreich an Menschen getestet, die auf Erdnüsse allergisch waren. Nachdem die Forscher das für die allergische Reaktion verantwortliche Protein identifiziert und isoliert hatten, veränderten sie es so, dass die IgE-Antikörper es nicht mehr binden konnten. Sollte sich dieser Impfstoff in weiteren Studien erfolgreich zeigen, könnte er zum Vorreiter für die Behandlung auch anderer Lebensmittelallergien werden.

Unverträglich oder nur überempfindlich?

Eine Reaktion auf ein bestimmtes Lebensmittel muss nicht immer eine Allergie sein, vielmehr kann sie eine Unverträglichkeit oder Überempfindlichkeit der Immunabwehr anzeigen.

◆ **Unverträglichkeit** Die häufigsten Lebensmittelunverträglichkeiten sind Verdauungsstörungen wie Blähungen oder Durchfall, die bei empfindlichen Menschen meist nach dem Genuss sehr ballaststoffreicher Lebensmittel wie Kleie oder Hülsenfrüchte und Gemüse wie Brokkoli, Rosenkohl, Weißkohl oder Blumenkohl auftreten.

Eine andere Unverträglichkeit ist die Laktoseintoleranz. Sie tritt auf, wenn der Körper nicht genügend Laktase produziert, ein Enzym, das zur Verdauung der Kohlenhydrate in der Milch (Laktose) erforderlich ist, sodass es zu Bauchkrämpfen und Durchfall kommt. Eine Laktoseintoleranz lässt sich nur dadurch vermeiden, indem man auf Milch verzichtet oder nur geringe Mengen trinkt. (Die meisten Menschen produzieren genügend Laktase, um kleine Laktosemengen bewältigen zu können.) Außerdem ist die Laktoseintoleranz eine normale Erscheinung bei manchen Völkern wie etwa jenen aus Asien. Die Beschwerden lassen sich auch dadurch vermeiden, indem man Milchprodukte wie Joghurt wählt, in dem die Bakterien die Laktose bereits teilweise aufgespalten haben.

◆ **Überempfindlichkeit** Mitunter können natürliche Substanzen oder chemische Lebensmittelzusätze Reaktionen auslösen, die an eine Allergie denken lassen, wie etwa Niesen, Kopfschmerzen oder Übelkeit, ohne dass jedoch eine echte Allergie vorliegt, weil das Immunsystem dabei keine Rolle spielt. Zu den häufigsten Substanzen, die bei empfindlichen Menschen solche Reaktionen auslösen können, zählen Tyramin in altem Käse, Sulfite in Rotwein, Bier und Dörrobst, Phenyläthylamin in Schokolade, Nitrite in Wurst, eingelegten Produkten wie Oliven und Sauerkraut oder Fruktose (Fruchtzucker), der in Limonade, Obstsäften und anderen Getränken enthalten ist.

◆ **Lebensmittelvergiftung** Nicht richtig zubereitete oder gelagerte Lebensmittel, vor allem ungenügend gegartes Fleisch (siehe Seite 260–261), können ebenfalls ernste Magen-Darm-Beschwerden wie Übelkeit, Bauchschmerzen und Durchfall verursachen. Manchmal werden diese Symptome dann mit einer Lebensmittelallergie verwechselt.

Allergietests

Bei Verdacht auf eine Lebensmittelallergie sollten Sie einen Allergologen aufsuchen. Da Allergien vererbt werden können, wird der Arzt Sie u. a. nach einer Vorbelastung in der Familie fragen. Außerdem wird er den Kratztest und/oder den RAST (Radioallergosorbent-Test) bei Ihnen durchführen, die beide auf der folgenden Seite beschrieben werden. Sie bilden die Grundlage für eine genauere Diagnose, egal welche Allergie Sie haben könnten – ob Heuschnupfen, Nesselsucht, Asthma oder auch eine Lebensmittelallergie.

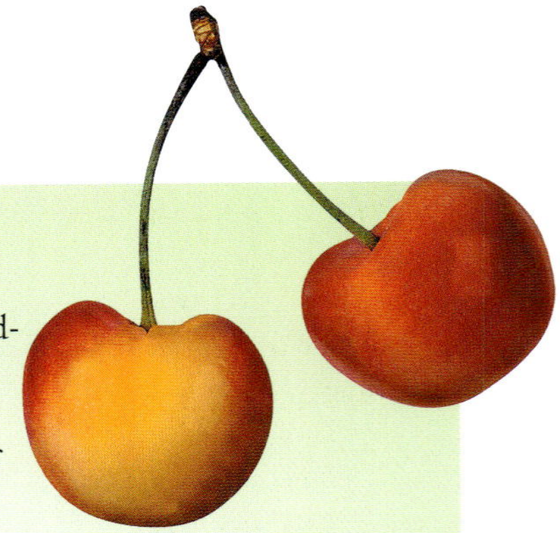

ALLERGIE IM MUND?

Wenn Sie auf Pollen allergisch sind, reagieren Sie vielleicht auch empfindlich auf bestimmte Früchte, Gemüse, Nüsse oder Kerne. Eine solche Mundallergie beruht auf einer Kreuzreaktion von nahezu identischen Allergenen, die sowohl in Obst als auch in Pollen enthalten sind und auf die das Immunsystem mit Jucken oder einer Schwellung der Lippen, der Zunge, des Gaumens oder des Halses reagiert. Die Allergene werden allerdings meist beim Kochen zerstört: Wenn Sie beispielsweise keine rohen Äpfel vertragen, können Apfelmus, Apfelkuchen oder Bratäpfel völlig harmlos sein.

POLLENALLERGIE	LEBENSMITTEL MIT MÖGLICHEN KREUZREAKTIONEN
BAUM- UND STRÄUCHERPOLLEN (ERLE, BIRKE, HASEL)	Apfel, Birne, Zwetsche, Pflaume, Pfirsich, Aprikose, Kirsche, Haselnuss, Paranuss, Walnuss, Erdnuss, Mandel, Sellerie, Karotte, Tomate, Kiwi, Maracuja, Curry, Anis. Selten: Litchi, Avocado
GRÄSER- UND GETREIDEPOLLEN	Soja, Getreide, Erdnuss, Tomate, Bohne, Linse, Erbse, Spinat, Kartoffel, Melone, Curry, Kiwi
KRÄUTERPOLLEN (BEIFUSS, SPITZ-WEGERICH)	Sellerie, Karotte, Artischocke, Kamille, Petersilie, Paprika, Gurke, Gewürze und Kräuter (Anis, Knoblauch, Fenchel, Kümmel, Koriander, Curry, Muskat, Zimt, Ingwer, Oregano, Basilikum, Majoran, Estragon, Wermut, Dill, Pfeffer), Kräutertee(-mischungen), Kräuter in Medizin und Kosmetik. Selten: Melone, Mango, Banane, Pfefferminze, Zwiebel, grüner Pfeffer, Chili, Senf, Lorbeer

Quelle: Universität Paderborn

Wenn der Arzt eine Lebensmittelallergie vermutet, wird er Sie außerdem bitten, eventuelle Symptome nach dem Verzehr bestimmter Speisen zu beobachten und möglicherweise auch einige Wochen lang ein Ernährungstagebuch zu führen, das helfen kann, eine möglichen Beziehung zwischen unterschiedlichen Speisen und Symptomen zu erkennen. Ein solches Tagebuch ist oft das beste Hilfsmittel, um echte Allergien von anderen Beschwerden, Unverträglichkeiten und Überempfindlichkeitsreaktionen zu unterscheiden.

◆ **Kratz- oder Pricktest** Bei diesem Test wird ein Tropfen eines handelsüblichen Extrakts des vermuteten Allergens auf die Haut aufgetragen und die Haut an dieser Stelle eingeritzt. Erscheint ein roter Striemen, könnten Sie eine Allergie dagegen haben. In 60 % aller Fälle treten jedoch fälschlicherweise positive Resultate auf, d. h., es bilden sich Striemen, obwohl keine Allergie vorliegt. Ein negatives Ergebnis, bei dem sich kein Striemen zeigt, bedeutet in der Regel, dass Sie die Allergie, auf die Sie getestet wurden, nicht haben.

◆ **RAST** Dieser Bluttest misst Immunoglobulin-E-Antikörper (IgE) auf bestimmte Allergene, ist aber weniger genau als der Kratztest.

◆ **Doppelblinder placebokontrollierter Immunitätstest** Da Kratztest und RAST auch falsche Resultate anzeigen können, lässt sich die Diagnose einer Lebensmittelallergie noch mit einem Immunitätstest sichern. Dabei verzehrt der Patient die verdächtigte Speise sowie ein Placebo, das genauso aussieht und schmeckt, wobei weder Arzt noch Patient wissen, welche der beiden Proben das mögliche Allergen enthält.

Sind Sie allergisch auf Make-up?

Bis zum 19. Jh. verwendeten die Frauen eine weiße Schminke, die Händen, Armen und Gesicht einen alabasterartigen Schimmer verlieh. Sie bestand überwiegend aus giftigem Bleiweiß, das manchmal sogar tödliche Folgen hatte.

Unsere heutigen Schönheitsmixturen sind zwar ungefährlich, enthalten aber einige Inhaltsstoffe, besonders bestimmte Duft- und Konservierungsmittel, die Kontaktdermatitis – einen juckenden Hautausschlag –, juckende, gerötete und tränende Augen und/oder geschwollene Lider auslösen können.

Auch wenn Sie Ihr Make-up jahrelang problemlos verwendet haben, kann es irgendwann eine allergische Reaktion geben, wenn sich nach und nach Antikörper bilden, die das Immunsystem überreagieren lassen.

Bei einem plötzlichen Ausschlag oder anderen Symptomen, die mit der Anwendung von Make-up einhergehen, nehmen Sie am besten gar keine Kosmetika mehr, bis die Symptome verschwunden sind. Wenn Sie danach jeweils nur ein Präparat verwenden, sehen Sie, was Sie nicht vertragen, und können einen Hautarzt fragen.

Aber auch wenn Ihr Make-up keine Probleme macht, sollten Sie einige Regeln beachten:

1 **Waschen Sie Gesicht und Hände vor dem Schminken.** Das ist die elementarste Vorsichtsmaßnahme.

2 **Benutzen Sie kein fremdes Make-up,** egal ob die Kosmetik Ihrer besten Freundin gehört oder als Tester im Laden steht, denn damit können Sie sich schnell fremde Keime einfangen.

3 **Legen Sie bei einer Bindehautentzündung kein Augen-Make-up auf.** Werfen Sie alle Produkte weg, die Sie verwendet haben, als die Augeninfektion begann.

4 **Werfen Sie alte Kosmetika weg.** Bei jedem Öffnen Ihrer Puder- oder Make-up-Dose können Keime hineingelangen. Die meisten Kosmetika enthalten Konservierungsstoffe, die Keime für etwa ein Jahr abtöten.

5 **Testen Sie neue Kosmetika.** Wenn Sie zu allergischen Reaktionen auf Make-up neigen, testen Sie neue Marken vor dem Kauf, indem Sie Gratisproben verwenden. Begriffe wie „allergiegetestet", „dermatologisch getestet", „hautverträglich" oder „hypoallergen" können zwar zu einer besseren Verträglichkeit beitragen, sind aber nicht verbindlich definiert.

6 **Wenden Sie Maskara vorsichtig an,** indem Sie nur die äußeren zwei Drittel der Wimpern tuschen. Tragen Sie Eyeliner nur über den Wimpern des oberen Lids und unter den Wimpern des unteren Lids auf. Wenn Sie Kontaktlinsen tragen, sollten Sie Glitzerlidschatten meiden, da die Glitzerteilchen in die Augen gelangen und sich an den Kontaktlinsen festsetzen können, wodurch so viel Reibung entsteht, dass die Hornhaut geschädigt werden kann.

7 **Lassen Sie sich nicht vom Begriff „natürlich" täuschen,** denn auch natürliche Bestandteile in Kosmetika können eine Allergie auslösen. So ist etwa das aus Schafwolle gewonnene Lanolin, das in vielen Feuchtigkeitscremes enthalten ist, eine häufige Ursache für Kontaktdermatitis.

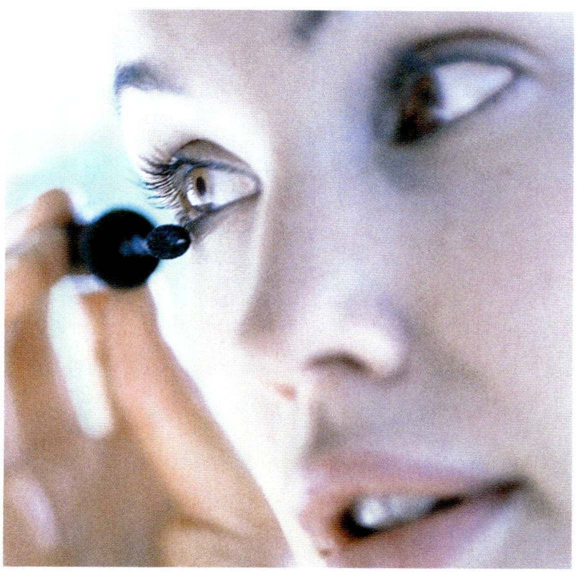

Optimale Krebsvorsorge

Krebs – jeder hofft, dass es ihn nicht trifft, und tatsächlich liegt die Wahrscheinlichkeit, daran zu erkranken, im Durchschnitt nur bei 38 % für Frauen und bei 43 % für Männer. Und bei keiner Krankheit ist die Vorsorge so wichtig wie bei Krebs.

Alle Strategien, über die Sie in diesem Buch gelesen haben – fettarme Kost mit viel Obst und Gemüse, enge menschliche Beziehungen, Stressabbau, körperliche Betätigung und ausreichend Schlaf –, stärken das Immunsystem und bauen einen wirkungsvollen Verteidigungsring gegen Krebs auf.

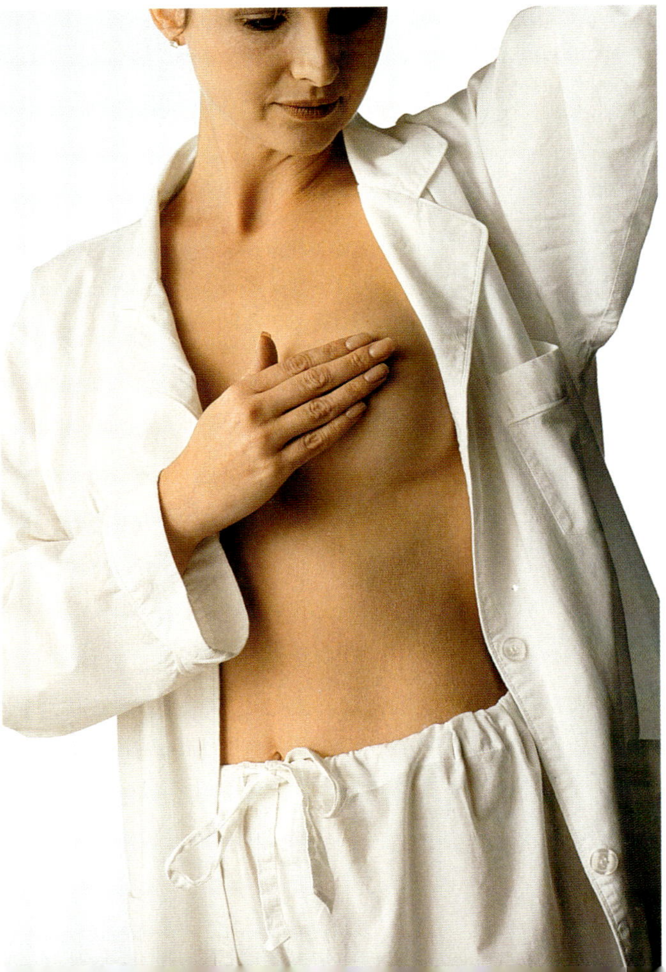

Aber bleiben Sie an diesem Punkt nicht stehen! Da heute viele Krebsarten heilbar sind, wenn sie rechtzeitig erkannt werden, sind regelmäßige Vorsorgeuntersuchungen lebenswichtig. Neue und bessere Diagnosemethoden sowie effektivere Früherkennungstests sind auch der Hauptgrund dafür, dass die Sterbefälle bei allen Krebsarten seit 1992 kontinuierlich jedes Jahr um etwa 6 % rückläufig sind.

Früherkennung ist wichtig

Die folgenden Empfehlungen gelten für gesunde Erwachsene. Bei Menschen mit Risikofaktoren wie erblicher Vorbelastung oder chronischer Gefährdung durch potenzielle Karzinogene können auch häufigere Untersuchungen angezeigt sein.

Selbstuntersuchung der Brust

◆ **Wie?** Tasten Sie mit den Fingern die Brust nach möglichen Knoten und Schwellungen ab. Betrachten Sie Ihre Brüste im Spiegel und achten Sie auf eventuelle Veränderungen wie Ausfluss aus den Brustwarzen, Hautreizungen oder -kräuselungen und andere Unregelmäßigkeiten. Sollte Ihnen etwas Ungewöhnliches auffallen, suchen Sie umgehend den Arzt auf.

◆ **Wie oft?** Beginnen Sie ab dem Alter von 20 Jahren, Ihre Brust regelmäßig jeden Monat zu untersuchen, und behalten Sie diese Gewohnheit lebenslang bei, auch während einer Schwangerschaft und nach der Menopause.

◆ **Warum?** Durch die regelmäßige Untersuchung der Brust wissen Sie, wie sich normales Brustgewebe anfühlt. Das hilft, jede Abweichung schon in einem frühen Stadium zu entdecken.

◆ **Wichtig!** Machen Sie diesen 5-Minuten-Test in der Woche nach der Menstruation, da die Brüste dann weder gespannt noch zu weich sind. Nach der Menopause sollten Sie für den Test ein leicht zu merkendes Datum wählen, etwa den ersten Tag jeden Monats.

DIE UNTERSUCHUNG DER BRUST ist wichtig, um einen möglichen Tumor zu entdecken.

BRUSTKREBSRISIKO

Auf die gesamte Lebenszeit bezogen, bekommt eine von acht Frauen Brustkrebs.

BIS ZUM ALTER VON	
80	10 %
70	7 %
60	4 %
50	2 %
40	0,4 %
30	0,05 %

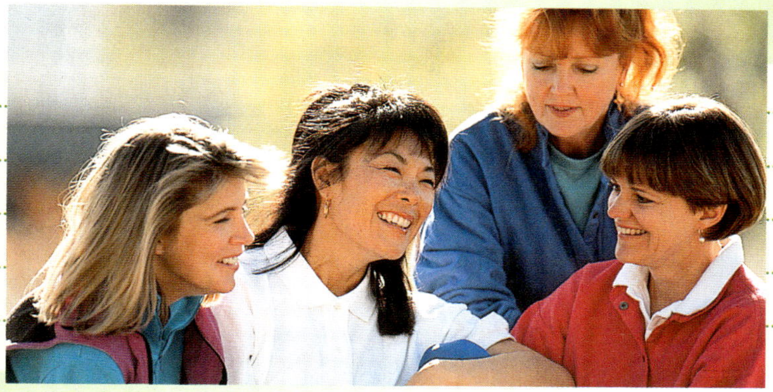

Quelle: National Cancer Institute (USA)

Klinische Brustuntersuchung

◆ **Wie?** Hier untersucht der Arzt die Brust mit den Händen, wie Sie es bei der Selbstuntersuchung tun.

◆ **Wie oft?** Frauen zwischen 20 und 39 Jahren sollten sich alle 3 Jahre untersuchen lassen, Frauen ab 40 Jahren jedes Jahr.

◆ **Warum?** Nach Ansicht der amerikanischen Krebsgesellschaft ist die Kombination von klinischer Brustuntersuchung, Selbstuntersuchung und Mammographie (siehe unten) die beste Möglichkeit, Brustkrebs frühzeitig zu erkennen.

◆ **Wichtig!** Lassen Sie den Test in der Woche nach der Periode machen, da die Brüste dann weniger weich und Abweichungen leichter erkennbar sind.

Mammographie

◆ **Wie?** Hier wird die Brust zwischen zwei Röntgenplatten gelegt, um einen möglichen Krebs oder andere Veränderungen zu entdecken.

◆ **Wie oft?** Das amerikanische Krebsinstitut rät, dass Frauen ab 40 Jahren alle 1–2 Jahre eine Mammographie machen lassen sollten. Nach langer Diskussion wird das präventive Mammographie-Screening nun auch in Deutschland eingeführt, allerdings erst für Frauen ab 55 Jahren.

◆ **Warum?** Bei der Mammographie kann ein Tumor bereits dann entdeckt werden, wenn er noch zu klein ist, um ihn ertasten zu können. Eine Mammographie kann auch helfen, andere Veränderungen zu erkennen.

◆ **Wichtig!** Die genauesten Ergebnisse bekommen Sie, wenn Sie die Untersuchung in die Woche nach der Periode legen. Verzichten Sie am Testtag auf Körperlotion, Puder, Parfüm und Deodorant.

Test auf okkultes Blut

◆ **Wie?** Hier wird eine Stuhlprobe auf verstecktes (okkultes) Blut getestet.

◆ **Wie oft?** Regelmäßig im Rahmen der Krebsfrüherkennungsuntersuchung für Männer und Frauen ab 45 Jahren.

◆ **Warum?** Mikroskopisch kleine Mengen Blutrückstände im Stuhl können auf Darmkrebs (kolorektaler Krebs) hinweisen, die zweithäufigste Todesursache unter den Krebsarten in den Vereinigten Staaten. Wird er früh genug erkannt, ist er in 95 % der Fälle therapierbar.

◆ **Wichtig!** Um die Genauigkeit des Tests zu fördern, sollten Sie 3 Tage vor Abgabe der Stuhlprobe viel ballaststoffreiches Obst (Äpfel, Birnen), Rosinen, Gemüse (Brokkoli, Rosenkohl, Sprossen, Spinat), Hülsenfrüchte, Müsli und Weizenkleie essen. Um die Möglichkeit eines falschen positiven Ergebnisses zu reduzieren, sollten Sie in dieser Zeit außerdem kein rotes Fleisch, Vitamin C und ASS (Acetylsalicylsäure, den Wirkstoff, der in Aspirin enthalten ist) zu sich nehmen.

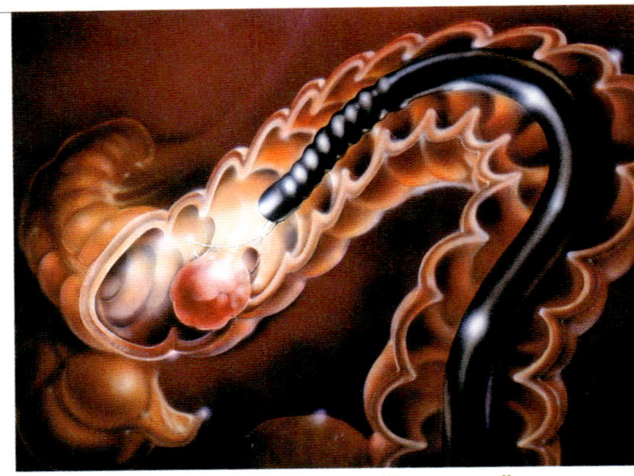

PRÄKANZERÖSE DICKDARMPOLYPEN (RÖTLICHE KUGEL) können, früh entdeckt, leicht und sicher entfernt werden.

Sigmoidoskopie

◆ **Wie?** Bei dieser schmerzlosen Untersuchung des Dickdarms (Kolon und Rektum) wird ein dünner beleuchteter Schlauch durch den Enddarm in den Dickdarm eingeführt, mit dem das Rektum und etwa der halbe Dickdarm untersucht werden können. Das Sigmoidoskop ist mit einer Videokamera und einem Monitor verbunden, sodass eine gründliche optische Untersuchung möglich ist.

◆ **Wie oft?** Alle 5 Jahre für Männer und Frauen ab 50 Jahren.

◆ **Warum?** Hier können bereits präkanzeröse Wucherungen (Polypen) genau bestimmt werden, die bei einem Test auf okkultes Blut nicht immer entdeckt werden. Am besten ist die Kombination von Sigmoidoskopie und dem Test auf okkultes Blut. Harvard-Forscher schätzen, dass regelmäßige jährliche Tests auf okkultes Blut in Verbindung mit einer Sigmoidoskopie alle 5 Jahre die Zahl der Todesfälle, die durch Dickdarmkrebs bedingt sind, um etwa 80 % senken würden.

◆ **Wichtig!** Vor der Untersuchung wird in der Regel ein starkes Abführmittel gegeben oder ein Klistier angewendet, um den Darm vollständig zu entleeren. Nur so kann der Arzt mit dem Sigmoidoskop eventuelle Auffälligkeiten entdecken.

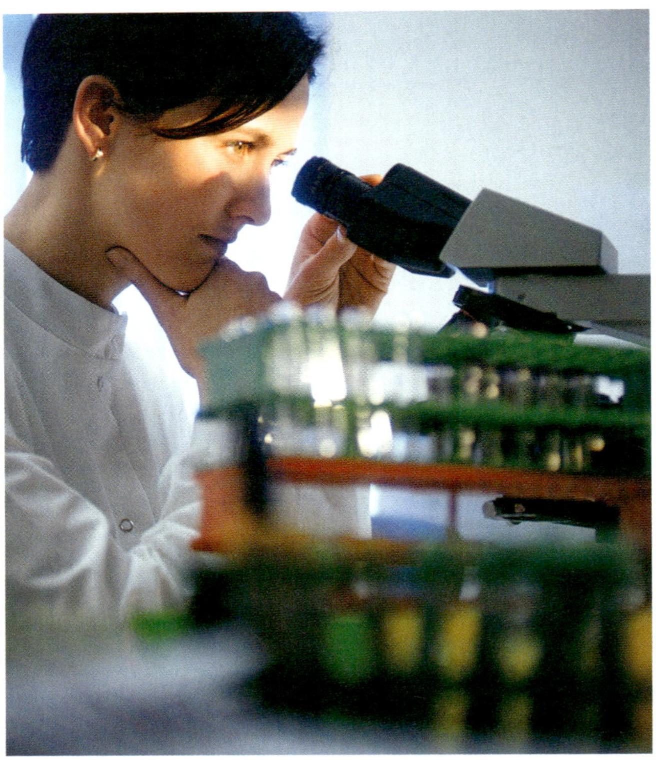

Koloskopie

◆ **Wie?** Bei einer Koloskopie, auch Darmspiegelung genannt, wird der Dickdarm mithilfe eines dünnen beleuchteten Schlauchs auf präkanzeröse Wucherungen (Polypen) untersucht.

◆ **Wie oft?** Alle 10 Jahre für Männer und Frauen ab 55 Jahren. Sie ist am sinnvollsten, wenn sie mit einem jährlichen Test auf okkultes Blut und einer Sigmoidoskopie alle 5 Jahre kombiniert wird.

◆ **Warum?** Würden alle Menschen ab 55 Jahren in regelmäßigen Abständen eine Koloskopie durchführen lassen, ließe sich die Sterberate bei Dickdarmkrebs um rund 30 % reduzieren, da man bei dieser Diagnosemethode auch solche potenziellen Krebsherde finden kann, die bei einer Sigmoidoskopie nicht immer entdeckt werden.

◆ **Wichtig!** Mit dem Koloskop können verschiedene chirurgische Instrumente in den Dickdarm eingeführt werden. Dadurch können sowohl Gewebeproben (Biopsie) entnommen als auch verdächtige Wucherungen sofort entfernt werden.

EINE BIOPSIE ist die genaue Untersuchung von entnommenem Gewebe auf Krebszellen.

Neue Pap-Tests

Seit seiner Einführung vor mehr als 50 Jahren hat sich der Pap-Test als äußerst erfolgreich erwiesen. Dabei gab es jedoch immer wieder zweideutige oder falsche Ergebnisse, die irrtümlich als normal gewertet wurden.

Nun sind mehrere neue Hightech-Tests entwickelt worden, die dazu beitragen könnten, diese Fehlerquoten zu senken. Erkundigen Sie sich auch bei Ihrem Arzt nach diesen Tests.

1 ThinPrep. Er ermöglicht größere und bessere Proben für die Laboruntersuchung, bei dem 65 % mehr Abweichungen entdeckt werden können als beim herkömmlichen Pap-Abstrich.

Traditionell streicht der Arzt den Abstrich auf eine Glasplatte und wirft dann das Wattestäbchen mitsamt Tausender weiterer Zellen, die daran haften, in den Abfalleimer. Bei ThinPrep wird die ganze Probe mit dem Gerät durch Zentrifugalkraft gefiltert, wodurch alles störende Material beseitigt wird. Das Ergebnis ist eine Probe, die wesentlich mehr Prüfmaterial enthält.

2 PapNet und AutoPap. Hier werden ein Computer und ein Videomikroskop zur Analyse eingesetzt: Mit PapNet werden übliche Pap-Tests überprüft, für den Fall, dass etwas übersehen wurde. Findet der Computer auffällige Bereiche, wird ein Foto davon gemacht und zur Prüfung an das Labor geschickt.
Beim AutoPap wird der Objektträger mit einem Videomikroskop untersucht, wobei alle Abweichungen markiert werden. Er kann anstelle des herkömmlichen Pap-Tests oder zur Sicherung eines auffälligen Ergebnisses beim üblichen Pap-Test verwendet werden.

3 Pap Plus Spekuloskopie. Dieses Gerät zeigt Abweichungen der Gebärmutter bei der gynäkologischen Untersuchung: Der Arzt betupft Vagina und Gebärmutter mit Essig und leuchtet sie mit dem Spekuloskop aus. Da normale und anomale Zellen unterschiedlich auf den Essig reagieren, erscheinen sie unter dem Licht des Spekuloskops entweder blau (normal) oder weiß (anomal).

Prostata-Antigen-Test

◆ **Wie?** Bei dieser Blutuntersuchung wird das prostataspezifische Antigen (PSA) getestet, ein Eiweiß, das von Prostatazellen produziert wird. Hohe Werte können Prostatakrebs anzeigen.

◆ **Wie oft?** Jährlich für Männer ab 50 Jahren.

◆ **Warum?** Die Heilungsquote bei früh erkanntem Prostatakrebs liegt bei 80 %.

◆ **Wichtig!** Der Test ist nicht ganz sicher, denn manchmal werden auch bei einer gutartigen Prostatavergrößerung hohe PSA-Werte angezeigt.

Gynäkologische Untersuchung und Pap-Test

◆ **Wie?** Bei einer gynäkologischen Untersuchung werden Gebärmutter (Uterus), Gebärmutterhals (Zervix), Vagina, Eierstöcke, Eileiter, Blase und Rektum auf Abweichungen untersucht. Dafür wird die Vagina mit einem Spekulum gedehnt. Beim Pap-Test wird mit einem kleinen Wattestäbchen etwas Zervikalschleim entnommen und der Abstrich auf Infektionen, Entzündungen und kanzeröse oder präkanzeröse Zellen untersucht.

◆ **Wie oft?** Sexuell aktive Frauen und Frauen über 18 Jahre sollten sich jährlich untersuchen lassen. Häufigere Untersuchungen sind besonders wichtig bei einer Papillomavirus-Infektion, da sie zu Krebs führen kann.

◆ **Warum?** Seit der routinemäßigen Einführung des Pap-Tests hat die Zahl der Todesfälle durch Gebärmutterkrebs um über 70 % abgenommen.

◆ **Wichtig!** Für eine größtmögliche Genauigkeit sollten Pap-Test und Untersuchung 2 Wochen nach der Periode durchgeführt werden und mindestens 24 Stunden vorher keine Spülungen, vaginalen Medikationen (z. B. Scheidenzäpfchen) oder Geschlechtsverkehr stattfinden.

Zu guter Letzt

Dieses Buch hat Sie mit einem sehr wichtigen Teil Ihres Körpers bekannt gemacht, den man so oft vergisst – mit Ihrem Immunsystem. Sie haben erfahren, welche Rolle gute Ernährung, viel Bewegung und eine ausgeglichene seelische Verfassung spielen, damit Ihre Abwehrkraft Sie Tag für Tag gesund erhält.

Von der Theorie zur Praxis

Aber wie fügen Sie nun all diese Informationen zu einem Aktionsplan für den Alltag zusammen? Ganz einfach, denn im nächsten Kapitel finden Sie zahlreiche Anregungen, wie Sie Ihr Immunsystem in den folgenden 3 Monaten Tag für Tag optimal stärken können. Und wenn es alle wichtigen Nährstoffe bekommt und vor zu viel Stress, einer pessimistischen Lebenseinstellung und den schädlichen Auswirkungen der Umweltverschmutzung geschützt wird, ist es Ihr bester Verbündeter und zugleich Ihre stärkste Waffe nicht nur gegen vorzeitiges Altern, sondern auch gegen viele kleinere und größere Beschwerden und Krankheiten des Alltags.

Ihr Arzt – Ihr Partner

Ein Schritt bleibt noch, damit Sie Ihr inneres Heilungspotenzial optimal nutzen können: ein gutes Verhältnis zum Arzt, denn er ist am besten geeignet, Ihnen bei der Anwendung der Informationen aus diesem Buch zu helfen. Damit Sie die Hilfe, die Sie vielleicht dafür brauchen, auch wirklich bekommen, sollten Sie folgende Schritte unternehmen:

- **Seien Sie offen.** Bitten Sie Ihren Arzt um Rat und Hilfe, wie Sie einen Freund bitten würden, und setzen Sie voraus, dass er dazu bereit ist. Haben Sie keine Angst, auch andere Therapien anzusprechen, an die Sie vielleicht denken oder die Sie bereits ausprobieren. Ihr Arzt kann seine Arbeit nicht wirklich gut machen, wenn er nicht über alle wichtigen Schritte informiert ist.
- **Informieren Sie sich.** Je besser Sie über Ihre Beschwerden oder Krankheiten Bescheid wissen, desto besser können Sie auch die richtigen Fragen stellen und die richtigen Entscheidungen treffen. Besprechen Sie mit Ihrem Arzt, was Sie gelesen haben, und fragen Sie ihn nach seiner Meinung. Patienten, die eine aktive Rolle übernehmen, werden ernster genommen als passive Patienten.
- **Wechseln Sie den Arzt.** Wenn Ihr Arzt nicht gewillt ist, Sie bei der Behandlung als Partner zu sehen, suchen Sie sich einen anderen Arzt! Patientengruppen und Ärzteverbände messen der Kommunikation inzwischen große Bedeutung bei, und die meisten Ärzte haben sich die Botschaft zu Herzen genommen, wie wichtig eine vertrauensvolle Beziehung zwischen Arzt und Patient ist.

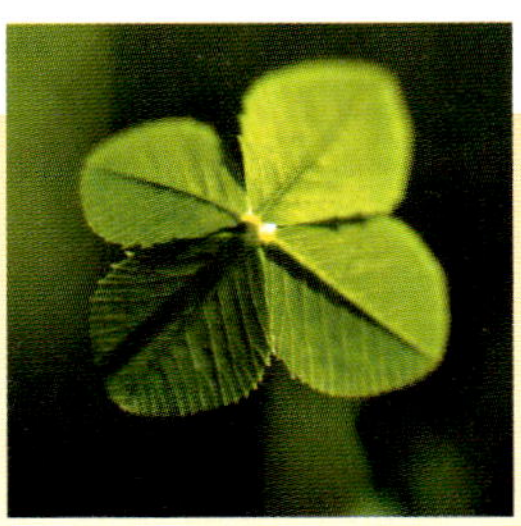

HÄTTEN SIE'S GEWUSST?

Kein Risiko gibt es nicht

Alles, was wir tun, ist mit Risiken verbunden: Sobald wir auf die Saße gehen, können wir einen Unfall haben, und selbst zu Hause sind wir nie 100%ig sicher – durch Unfälle im Haushalt kommen jährlich zahlreiche Menschen zu Schaden.

Weil es so etwas wie ein Nullrisiko nicht gibt, sind wir am besten beraten, wenn wir herausfinden, welche Risiken sich lohnen könnten (z. B. eine kleine Sportverletzung, wenn man dafür fit wird) und welche gefährlich sind (etwa Rauchen). Ein Ziel dieses Buches ist es, diese Risiken abzuwägen, ein anderes, Sie für notwendige Veränderungen Ihrer Lebensgewohnheiten zu öffnen. Diese Veränderungen werden Sie mit größerer Vitalität, einem positiveren Lebensgefühl, einem gestärkten Immunsystem und einem längeren, gesünderen Leben belohnen!

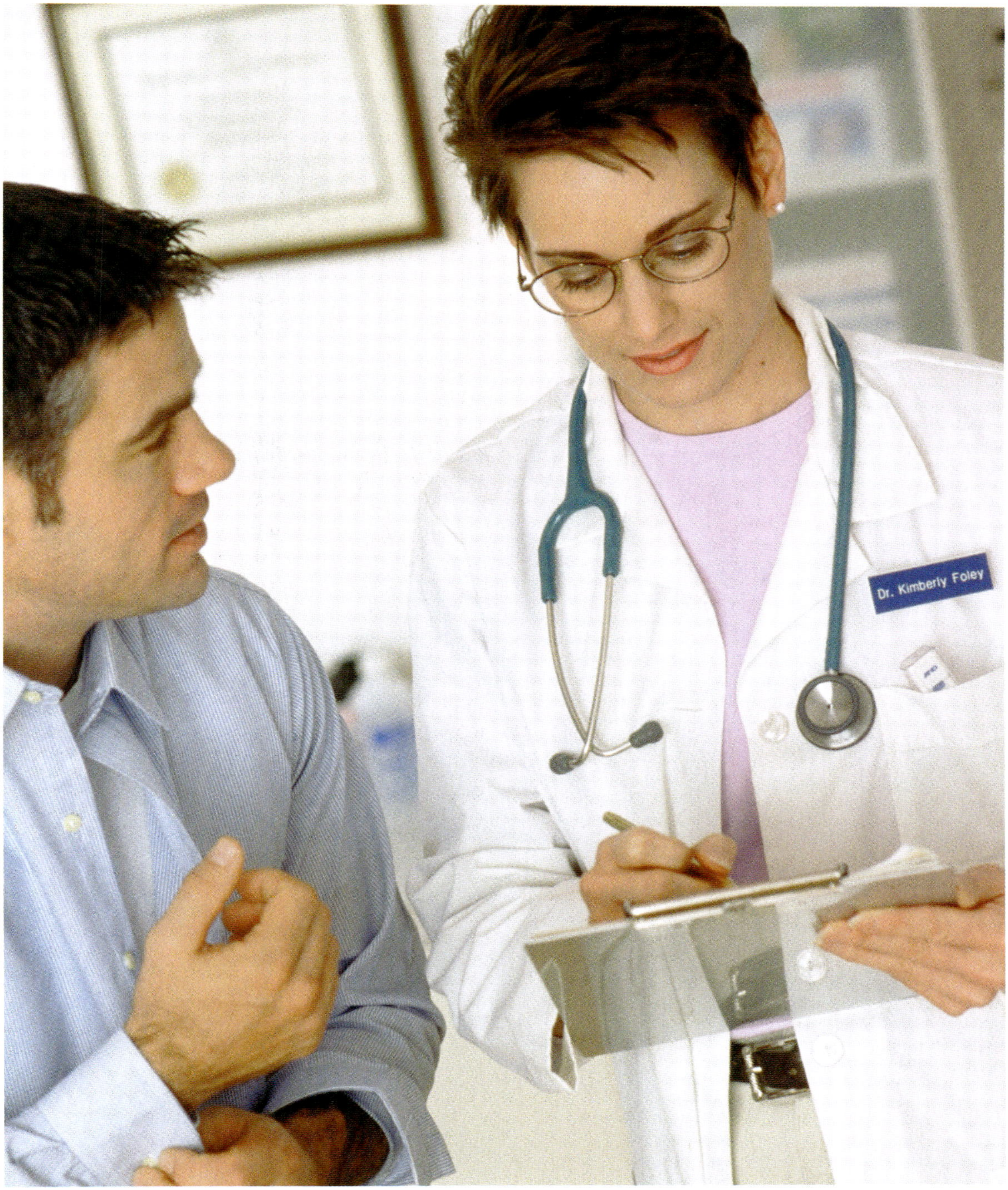

„Man lernt, indem man sich zunächst Fragen stellt und dann beginnt, die Antworten zu finden.“

DR. EUGENE A. STEAD, JR., PROFESSOR EMERITUS, DUKE UNIVERSITY COLLEGE OF MEDICINE

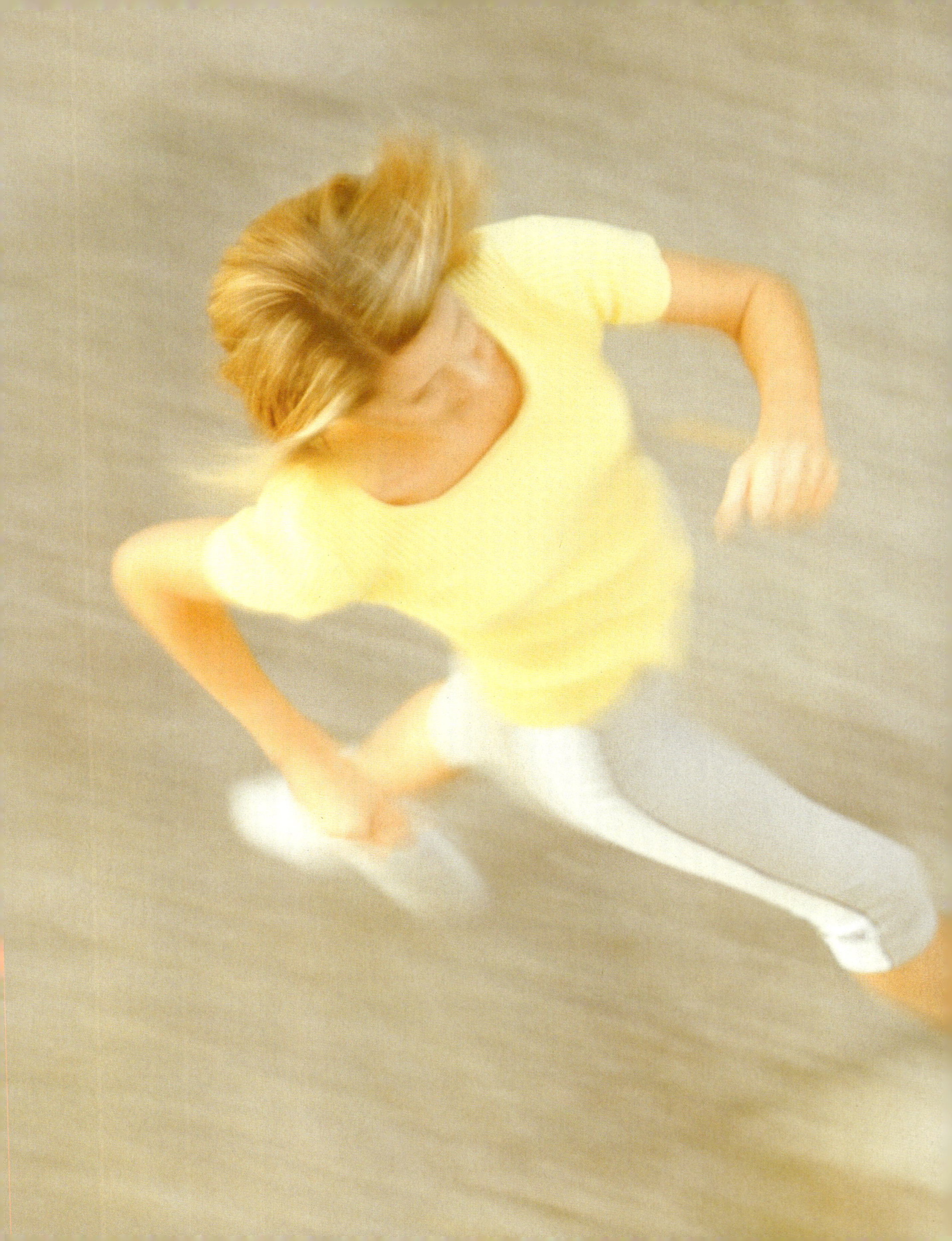

Packen Sie´s an

Sie möchten gesünder leben – und Sie wissen, dass jeder Tag wichtig ist. Aber Hand aufs Herz: Wie oft haben Sie sich schon geschworen, etwas zu verändern, und dann aufgegeben, bevor Sie überhaupt angefangen hatten? Die nächsten Seiten sagen Ihnen, wie man die Vorsätze auch in die Tat umsetzt, damit es nicht, wie so oft, nur bei den guten Absichten bleibt.

12 Wochen für Ihr Immunsystem

Jetzt wissen Sie, dass die Antioxidanzien in Obst, Gemüse und Kräutern Krebs vorbeugen können und die Gesundheit fördern, ebenso, dass regelmäßige Bewegung Körper und Geist beleben und fit halten. Was hindert Sie also daran, Ihr Immunsystem wieder in Schwung zu bringen?

Es gehört zur menschlichen Natur, sich das Leben so bequem wie möglich einzurichten und an lieb gewordenen Gewohnheiten auch dann noch festzuhalten, wenn sie irgendwann zu Problemen wie etwa Schlaflosigkeit, Gereiztheit und chronischer Müdigkeit führen. Dann bedeutet häufig schon eine einzige Veränderung wie etwa die Umstellung des Schlafrhythmus einen größeren Einschnitt, während radikale Veränderungen der Lebensgewohnheiten zwangsläufig zu einer Überforderung führen. Will man dagegen sein Leben harmonisch verändern, so ist ein gezielter Plan sinnvoll.

So wie auch jeder Leichtathletiktrainer dazu raten würde, einen großen Sprung am besten zuerst in mehrere kleinere Schritte aufzuteilen, oder wie man beim Erlernen einer Fremdsprache mit dem Grundwortschatz beginnt, ehe man die ersten Sätze spricht, so baut auch der nachfolgende Fitness-Plan für die kommenden 12 Wochen auf kleinen, überschaubaren Schritten auf.

Er bietet viele verschiedene Möglichkeiten, wie Sie die ganze Bandbreite gesunder Gewohnheiten nach und nach harmonisch in Ihren Alltag einbauen können. Jeder 2-Wochen-Block verfügt über einen eigenen Schwerpunkt und hält eine Fülle an praktischen Ratschlägen bereit, sodass Sie sich am Ende der 12 Wochen vermutlich wie neugeboren fühlen werden und Ihnen ein ganzes Heer starker Immunzellen zu Diensten steht – bereit, allen kommenden Herausforderungen die Stirn zu bieten.

Der Weg zum Ziel

Schon dadurch, dass Sie dieses Buch zur Hand nehmen, haben Sie den ersten Schritt zu einer Veränderung getan. Als Nächstes folgt die Vorbereitung. Dazu gehört, sich auf Veränderungen einzustellen und einen Plan zu machen, wobei Ihnen dieses Kapitel schon einen Teil der Planung abnimmt. Dann folgt die Umsetzung in die Praxis, wozu u. a. gehört, die Fortschritte regelmäßig zu kontrollieren und mit den unvermeidlichen Rückschlägen fertig zu werden, denn auch sie bieten eine gute Chance zu lernen.

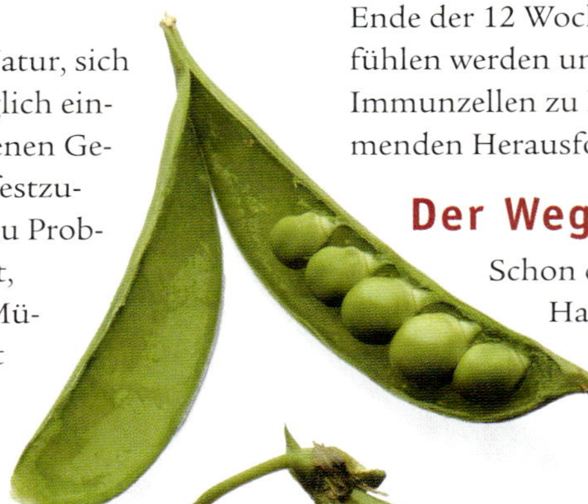
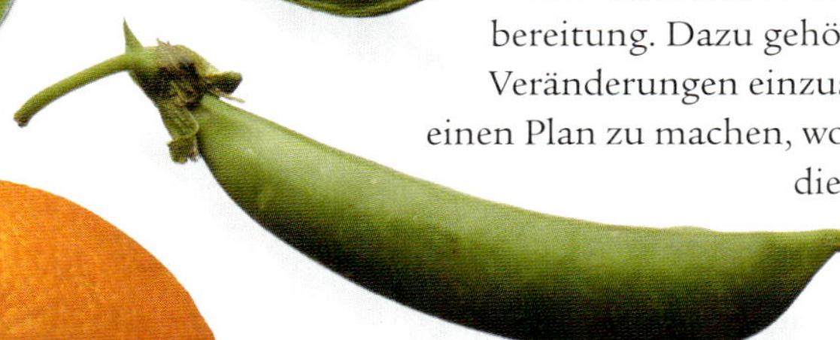
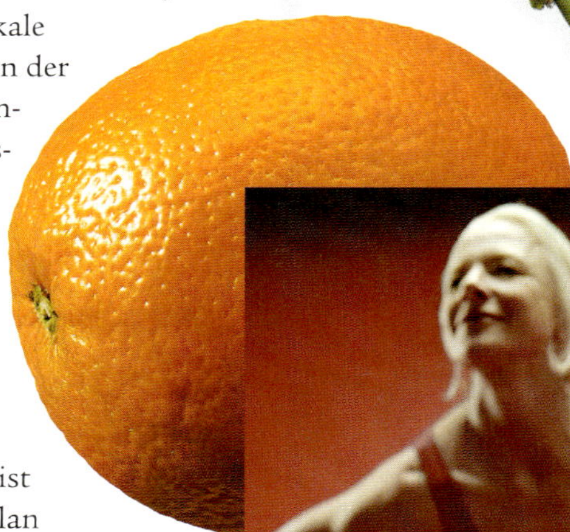
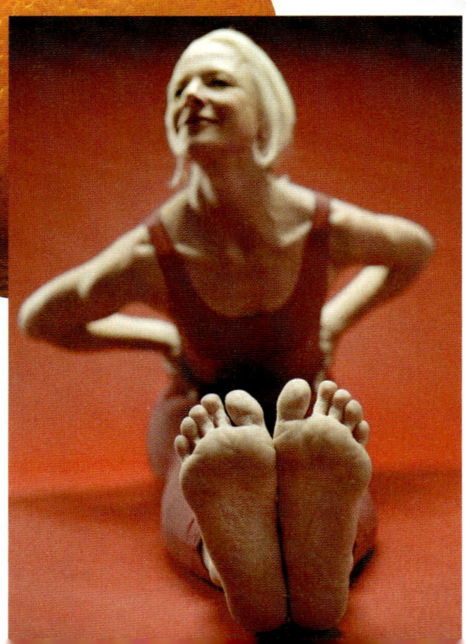

ESSEN UND BEWEGUNG: Obst, Gemüse und ein gelenkiger Körper sind die „Zutaten" für ein rundum gesundes Immunsystem.

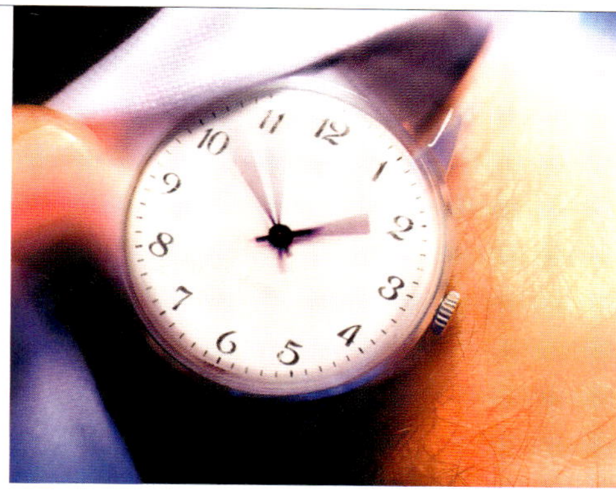

STRESS ENTSTEHT SCHNELL, wenn man sich zu viel vornimmt – teilen Sie also Ihren Tag gut ein, damit Zeit zum Abschalten bleibt!

Das Halten des Erreichten ist der nächste und vermutlich schwierigste Schritt auf dem Weg, denn in dieser Zeit sollten die Veränderungen zu festen Gewohnheiten werden. Weil aber die Freude über das Meistern der Herausforderungen irgendwann nachlässt, ist die Versuchung groß, in alte Verhaltensweisen zurückzufallen, und es dauert in der Regel mindestens 6 Monate, bis eine Veränderung zur „echten" Gewohnheit wird. Diese Übergangszeit lässt sich ganz einfach erkennen: So lange Sie sich noch ermahnen müssen, in der Mittagspause einen Spaziergang zu machen, oder sich ablenken müssen, um nicht nach einem Stück Kuchen zu greifen, befinden Sie sich noch in der Phase der „Konsolidierung". Mit der Zeit aber wird es Ihnen besser gelingen, die Vergangenheit dauerhaft hinter sich zu lassen und die neuen Gewohnheiten zu genießen.

Ihr 12-Wochen-Programm

1.–2. Woche: Ernährung Mit gesunder, abwechslungsreicher Kost stärken Sie Ihr Immunsystem am besten. Wenn Sie sich bewusst ernähren, können Sie auch Ihre Lieblingsgerichte beibehalten.

3.–4. Woche: Bewegung „Als Pille", sagt Robert Butler, vormals Direktor des US-amerikanischen Altersforschungsinstituts, „wäre körperliche Aktivität die mit Abstand am häufigsten verschriebene und heilsamste Arznei." Und damit ist kein „Marathon" gemeint, sondern es genügt, sich möglichst täglich 20 Minuten Zeit dafür zu nehmen.

5.–6. Woche: Stressbewältigung Bis zu 80 % aller Besuche beim Hausarzt stehen in Verbindung mit Stress – einer kleinen, aber gefährlichen Bombe, die neben anderen Auswirkungen vor allem den Blutdruck erhöht, den Puls beschleunigt und zu unerwünschten Hormonausschüttungen führt. Da Stress sich jedoch nie ganz vermeiden lässt, ist es sinnvoll, einen Weg zu finden, mit ihm zu leben.

7.–8. Woche: Schlaf Mehr als 60 % aller Menschen gönnen sich pro Nacht weniger als die empfohlenen 8 Stunden Schlaf, was sich innerhalb eines Jahres ohne weiteres zu etwa 2 Wochen Schlafentzug summieren kann. Bedenken Sie aber Ihrem Immunsystem zuliebe, dass nicht nur die wachen Stunden wichtig sind.

9.–10. Woche: Umwelt Nicht nur auf der Straße, in der U-Bahn oder beim Einkaufen werden wir mit Luftverschmutzung, Krankheitskeimen und Elektrosmog konfrontiert – auch eine Reihe von Faktoren im Haus oder in der Wohnung tragen dazu bei, dass das Immunsystem beeinträchtigt wird. Was Sie dagegen tun können, erfahren Sie in diesen beiden Wochen.

ZEIT FÜR EINE PAUSE! Denn wer immer müde ist, wird öfter krank als ausgeruhte Menschen.

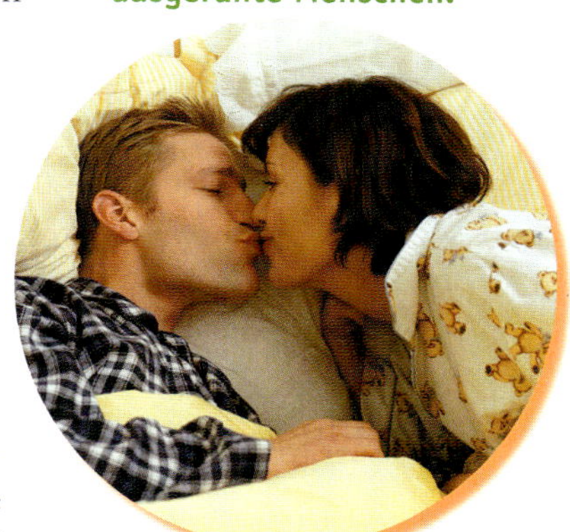

11.–12. Woche: Die Ziellinie naht. Während der letzten 2 Wochen geht es darum, das fortzusetzen, was Sie bereits begonnen haben, und noch einige weitere positive Bausteine hinzuzufügen. Am Ende dieser Zeit werden Sie sich schon viel tatkräftiger fühlen und optimistischer in die Zukunft blicken.

Bevor Sie mit Ihrem 12-Wochen-Programm beginnen, sollten Sie auf Seite 298 einige grundlegende Daten festhalten, damit Sie später wissen, was sich alles am Ende der 12 Wochen verändert hat.

1. WOCHE: Neuer Essgenuss

MONTAG

Ihr Ernährungstagebuch. Schreiben Sie von heute an alles auf, was Sie essen, einschließlich des Kalorien- und Fettgehalts. Und seien Sie ehrlich, denn jedes Bonbon, jede Erdnuss zählt! Neue Studien zeigen, dass angehende Pfunde-Verlierer, die notieren, was sie essen, doppelt so schnell abnehmen wie andere. Halten Sie in Ihrer Liste auch fest, wie Sie sich fühlen, denn das kann eine weitere Motivation sein.

DIENSTAG

„Nahrung ist wichtig für eine ausgewogene Ernährung.“

FRAN LEBOWITZ, HUMORIST

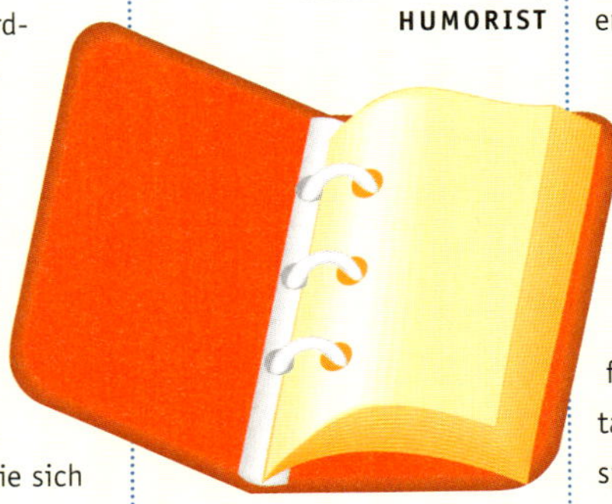

MITTWOCH

Beachten Sie das Etikett. In einer Studie wurden 1450 Testpersonen befragt, und man stellte fest, dass diejenigen, die beim Einkauf die Etiketten lasen, erheblich weniger Fett aßen als diejenigen, die sich nicht darum kümmerten.

◆ **Stichwort Tomaten:** Tomaten – auch auf der Pizza und in der Pastasauce – senken das Risiko für Lungen-, Magen-, Prostata-, Gebärmutter-, Bauchspeicheldrüsen-, Dickdarm-, Speiseröhren-, Mund- und Brustkrebs.

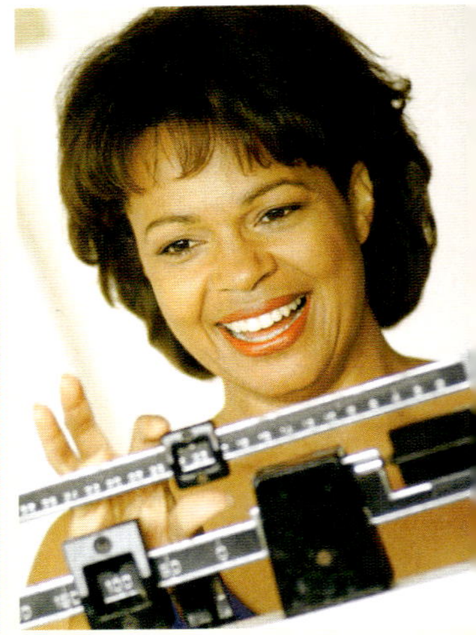

DONNERSTAG

Ermitteln Sie Ihren BMI. Müssen Sie wirklich abnehmen? Vergewissern Sie sich, indem Sie keine veralteten Tabellen zurate ziehen, sondern Ihren BMI anhand der Formel auf Seite 56 berechnen.

2. WOCHE: Nährstoffe für mehr Abwehrkraft

MONTAG

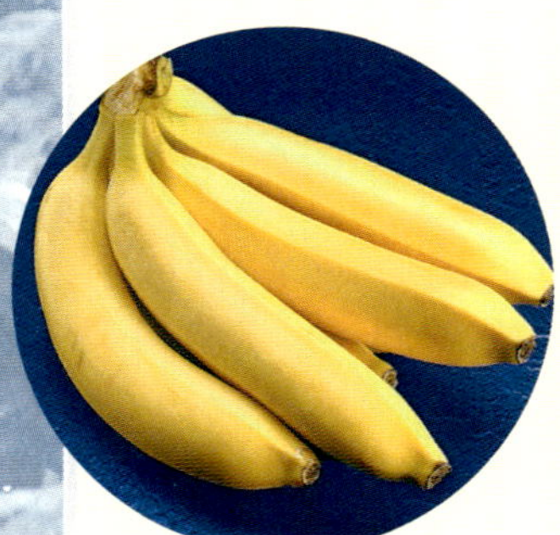

Genießen Sie viele Obst-Snacks. Jedes Obst ist eine gesunde Alternative zu den Schokoriegeln und Plätzchen, die man meist zwischendurch nascht.

◆ **Tipp:** Mischen Sie Früchte auch in den Salat.

DIENSTAG

Nutzen Sie Ergänzungspräparate. Zweifellos sollten Ihre Mahlzeiten die Hauptquelle für die B-Vitamine sein, die Ihre Zellen für die Abwehrkraft brauchen, und für das Zink, das zur Stärkung der Antikörper nötig ist. Doch selbst die beste Kost garantiert noch nicht, dass Sie alle Nährstoffe bekommen.

◆ **Wichtig:** Ergänzungspräparate werden besser vom Körper aufgenommen und verwertet, wenn man sie mit der Mahlzeit einnimmt.

MITTWOCH

Variieren Sie Ihren Speiseplan. Essen Sie möglichst abwechslungsreich, damit der Körper alle notwendigen Nährstoffe bekommt und auch die Geschmacksnerven zufrieden sind und keine „Extras“ brauchen.

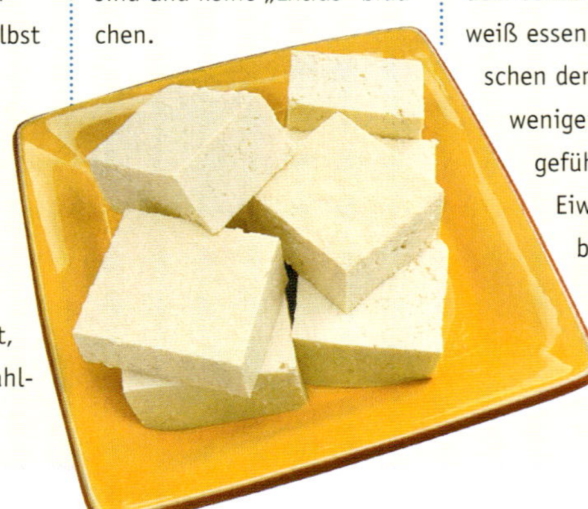

DONNERSTAG

Essen Sie ausreichend Eiweiß. Mehr als die Hälfte Ihrer täglichen Kalorienzufuhr sollten Sie über Getreide, Gemüse und Obst beziehen. Wenn Sie zu jeder Mahlzeit außerdem etwas pflanzliches Eiweiß essen, kommen zwischen den Mahlzeiten weniger schnell Hungergefühle auf. Sehr gute Eiweißquellen sind beispielsweise Sojasprossen oder Tofu.

FREITAG

Frühstücken Sie Ihr Abendessen.

Anstatt abends vor dem Fernseher zu essen, machen Sie das Frühstück oder Mittagessen zur Hauptmahlzeit. Damit man abnimmt, genügt es manchmal – vor allem bei wenig Bewegung –, das Essen in die erste Tageshälfte zu verlegen.

◆ **Tipp:** Nehmen Sie kleinere Teller, damit die Portionen größer wirken.

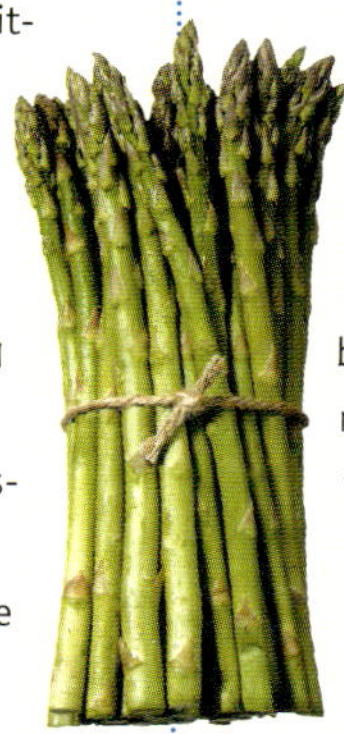

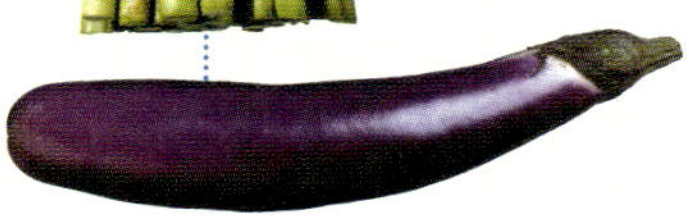

SAMSTAG

Verwenden Sie nur gute Zutaten.

Erstklassiges Essen ist nur mit hochwertigen Zutaten möglich. Kaufen Sie deshalb möglichst oft in Bioläden ein.

◆ **Tipp:** Generell sollten Sie das farbigste Obst und Gemüse wählen, denn intensive Farben bedeuten auch mehr Nährstoffe.

SONNTAG

Gönnen Sie sich eine Belohnung.

Die erste Woche ist vorbei! Wenn Sie vorhaben, Ihre Essgewohnheiten zu verändern, ist es wichtig, sich Zwischenziele zu setzen. Machen Sie es sich leichter, indem Sie sich selbst für Ihre Erfolge belohnen, z. B. wenn Sie sich den Bestseller kaufen, den Sie schon lange lesen wollten. Planen Sie ruhig schon im Voraus, womit Sie sich jeweils in den kommenden 11 Wochen belohnen wollen, wenn Sie wieder so gut durchgehalten haben.

NOTIZEN

FREITAG

Garen Sie das Gemüse.

Denn durch Kochen werden die harten Zellwände im Gemüse aufgeweicht, wodurch mehr Antioxidanzien freigesetzt werden als in frischer Rohkost.

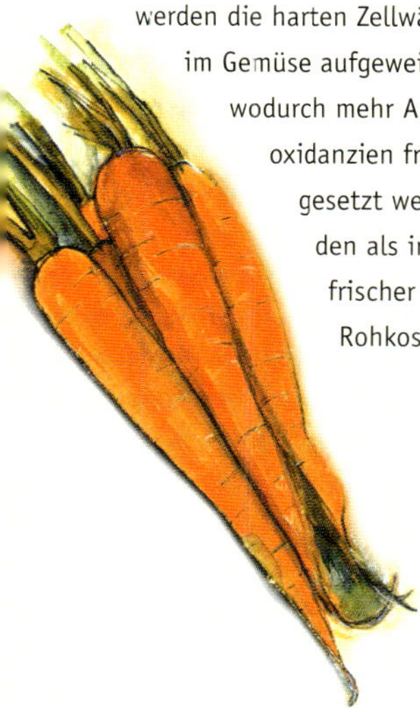

SAMSTAG

Trinken Sie Vitamin C.

Studien haben belegt, dass Vitamin C besonders wichtig für das Immunsystem ist, weil es zur Bildung von Antikörpern beiträgt und die Aktivität der weißen Blutkörperchen fördert.

◆ **Tipp:** Machen Sie sich ungesüßte (frische) Fruchtsäfte wie Orangen- oder Maracujasaft zunutze: Bereits 200 ml Orangensaft liefern etwa 84 mg Vitamin C.

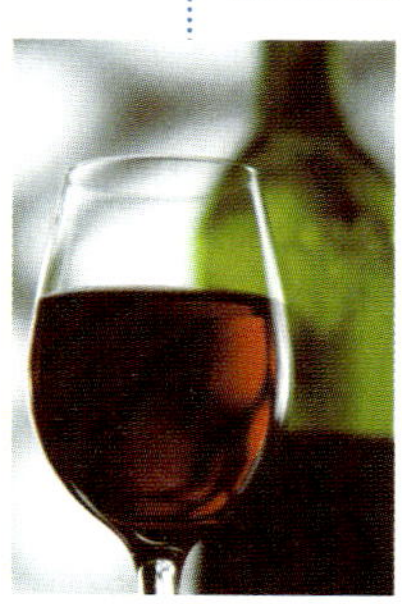

SONNTAG

Genießen Sie den Wein.

Neuere Studien haben gezeigt, dass Wein – vorzugsweise zum Essen getrunken – die Abwehrkraft stärkt, jedoch nur, wenn man ihn in Maßen genießt. Mehr als 1–2 Gläser Wein pro Tag führen zur Dehydrierung (Entwässerung), können Schlafstörungen verursachen und belasten das Gewichtskonto mit zusätzlichen Kalorien.

NOTIZEN

3. WOCHE: Mehr Bewegung

MONTAG

Sprechen Sie mit Ihrem Arzt. Bevor Sie mit körperlicher Aktivität beginnen, sollten Sie Ihren Arzt informieren, vor allem, wenn Sie bisher wenig Bewegung hatten, Medikamente nehmen oder Gesundheitsprobleme haben. In jedem Fall wichtig ist außerdem ein Ruhe- und Belastungs-EKG.

◆ **Stichwort Motivation:** Auch diejenigen, die sich erst in späteren Lebensjahren körperlich betätigen, profitieren davon ebenso wie die, die ihr Leben lang trainiert haben.

DIENSTAG

Das werden Sie brauchen. Damit Sie richtig in Form kommen, benötigen Sie die richtige Ausrüstung. Kaufen Sie sich gute Turnschuhe, Baumwollsocken, Sport-BHs und eine Wasserflasche. Nicht unbedingt nötig, aber schön sind ein tragbarer CD-Player und einige CDs, die Ihre Energie beflügeln.

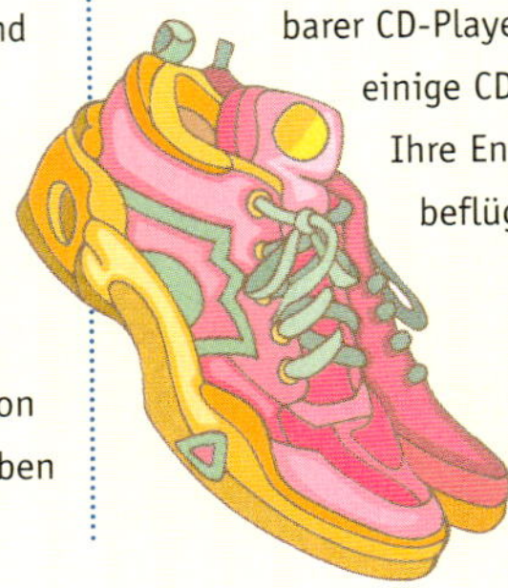

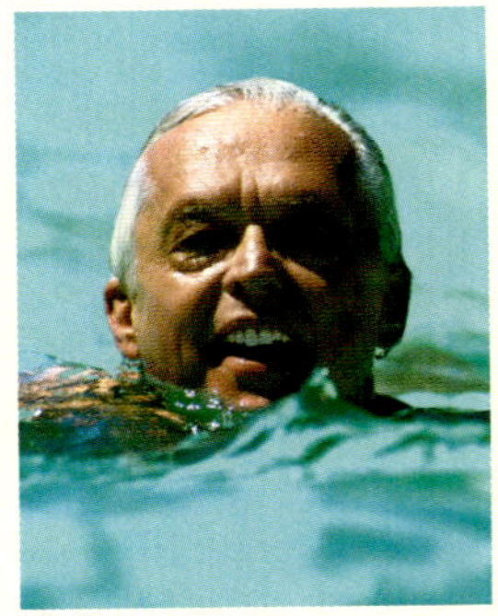

MITTWOCH

Übertreiben Sie nicht. Schon 20 Minuten mäßiges Training an 4 oder mehr Tagen pro Woche genügen, damit sich Ihre Gesundheit erheblich verbessert und Ihre Lebenserwartung steigt.

◆ **Wichtig:** Regelmäßige Bewegung trägt am meisten zu Ihrem Wohlbefinden bei.

DONNERSTAG

Machen Sie eine Dehnungsübung. Stretching lockert die Muskeln und verbessert die Gelenkigkeit. Legen Sie sich flach auf den Rücken, strecken Sie die Zehen nach vorn und die Arme über den Kopf aus. Bleiben Sie 10 Sekunden in dieser Position, entspannen Sie sich, und wiederholen Sie diese Übung noch dreimal.

◆ **Wichtig:** Kühlen Sie sich nach dem Training immer erst etwa 5 Minuten ab, indem Sie langsam auf und ab gehen.

4. WOCHE: So werden Sie fit

MONTAG

Lassen Sie keine Langeweile zu. Tun Sie alles, was Ihnen Spaß macht, etwa indem Sie 10 Minuten seilhüpfen, auf dem Laufband trainieren oder sich einen anderen Kurs im Fitness-Studio aussuchen.

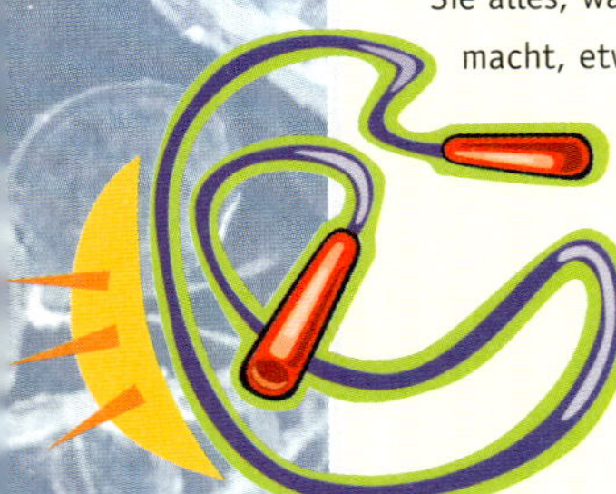

◆ **Stichwort neue Trends:** Auch neue Bewegungsarten wie Kickboxen oder Spinning (Radfahren zu Musik) können Spaß machen.

DIENSTAG

Starten Sie aktiv in den Tag. Über 90 % aller Menschen, die regelmäßig Sport treiben, tun dies morgens, denn es bringt den gesamten Stoffwechsel in Schwung und man startet besser in den Tag.

◆ **Wichtig:** Verlegen Sie Ihr Bewegungsprogramm nicht in die beiden Stunden vor dem Schlafengehen, da es sonst durch die Anregung des Kreislaufs zu Schlafstörungen kommen könnte.

MITTWOCH

Mehr Fitness im Büro. Treten Sie etwa 1 m vom Schreibtisch zurück, legen Sie die Hände in Schulterbreite flach an der Tischkante auf, beugen Sie sich langsam mit geradem Rücken zum Tisch und drücken Sie sich wieder ab. Wiederholen Sie diese Übung zehnmal.

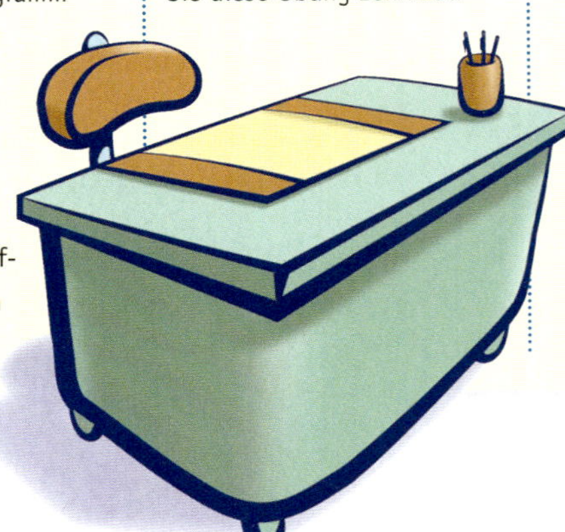

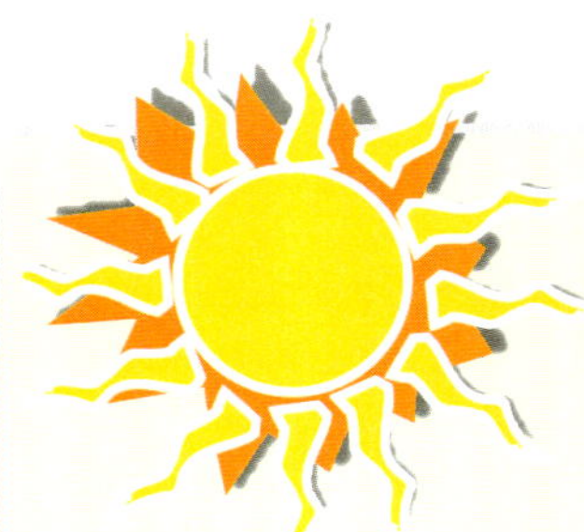

DONNERSTAG

„Ein Spaziergang am frühen Morgen ist eine Wohltat für den ganzen Tag."

HENRY DAVID THOREAU, ESSAYIST (1817–62)

FREITAG

Träumen Sie von der Zukunft. Feste Ziele vor Augen helfen Ihnen, sie auch zu erreichen. Lassen Sie sich von Zeitschriften motivieren, was Sie künftig alles anziehen können, wie viel Energie Sie haben werden und wie viel Selbstvertrauen Ihnen Ihre Fitnessübungen geben können.

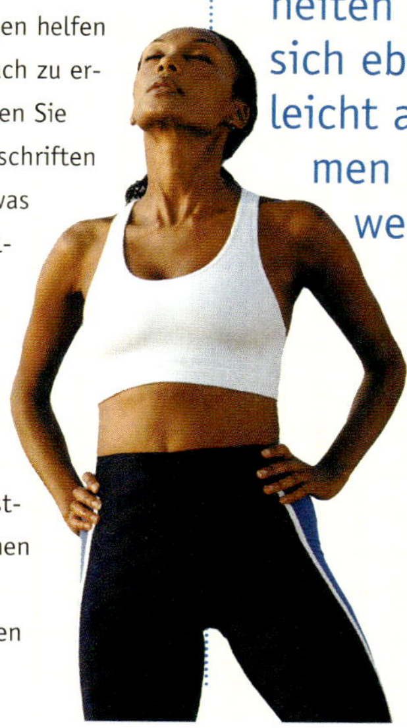

SAMSTAG

„Gute Gewohnheiten lassen sich ebenso leicht annehmen wie weniger gute."

TIM McCARVER, SPORTREPORTER

SONNTAG

Schaffen Sie sich Freiräume. Schreiben Sie Ihre Trainingszeit in Ihren Wochenplan, denn dann halten Sie sich eher daran. Bilden Sie eine Babysitter- oder Kochgemeinschaft mit Freunden und Nachbarn, damit Sie mehr Zeit haben.

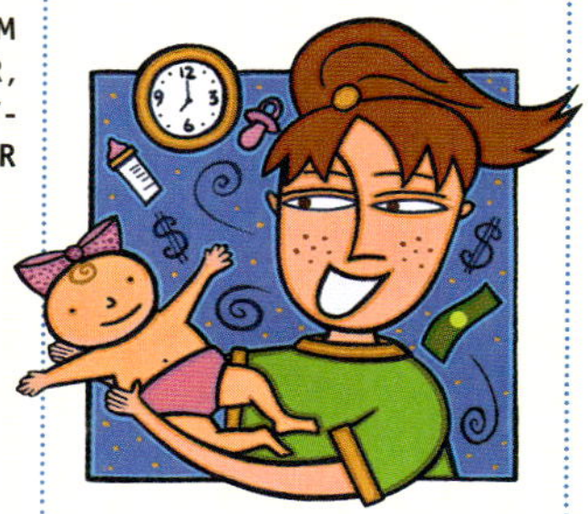

NOTIZEN

....

....

....

....

....

....

....

....

....

....

....

FREITAG

Bewegen Sie sich täglich. Auch im Alltag gibt es zahllose Möglichkeiten für mehr Bewegung: Parken Sie Ihr Auto einige Straßen weiter weg vom Haus, gehen Sie zu Fuß weiter und nehmen Sie die Treppen statt den Aufzug. (So verbrennen Sie knapp 100 Kilokalorien in 10 Minuten.) Mit der Zeit summieren sich diese kleinen Anstrengungen, und sehr bald erscheinen sie Ihnen nicht mehr als Mühe, sondern werden zu einem festen Bestandteil Ihrer neuen, aktiven Lebensweise.

SAMSTAG

Stärken Sie Ihre Muskeln. Zwar verliert man mit zunehmendem Alter Muskelmasse, aber Muskeln können jederzeit wieder aufgebaut werden. Wählen Sie ein Gewicht, das Sie ohne Anstrengung acht- bis zwölfmal heben können. Sobald es zwölfmal gelingt, legen Sie nach.

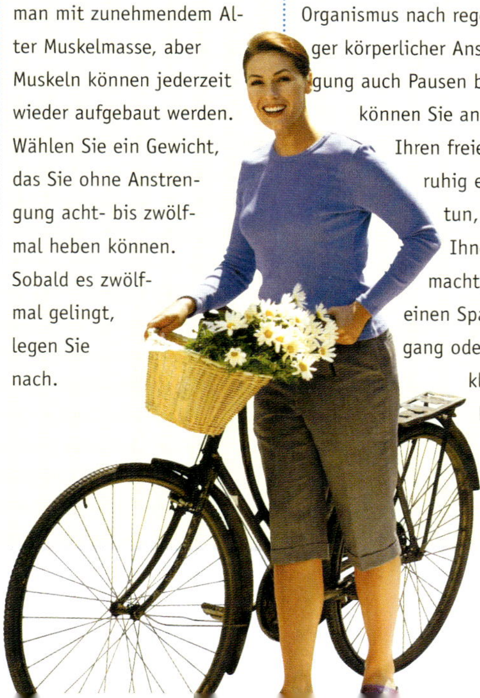

SONNTAG

Bleiben Sie in Bewegung. Obwohl Ihr Organismus nach regelmäßiger körperlicher Anstrengung auch Pausen benötigt, können Sie an Ihren freien Tagen ruhig etwas tun, was Ihnen Spaß macht, z. B. einen Spaziergang oder eine kleine Radtour.

NOTIZEN

....

....

....

....

....

....

....

....

....

....

....

5. WOCHE: Weniger Stress

MONTAG

Lassen Sie alles ruhen. Zahlreiche Studien zeigen, dass eine tägliche Pause von 20 Minuten Stress und Angst vorbeugen kann. Setzen Sie sich still hin und konzentrieren Sie sich auf einen Klang oder einen Satz. Oder tanken Sie Kraft, indem Sie einfach die Augen schließen und sich 5 Minuten auf den Atem konzentrieren.

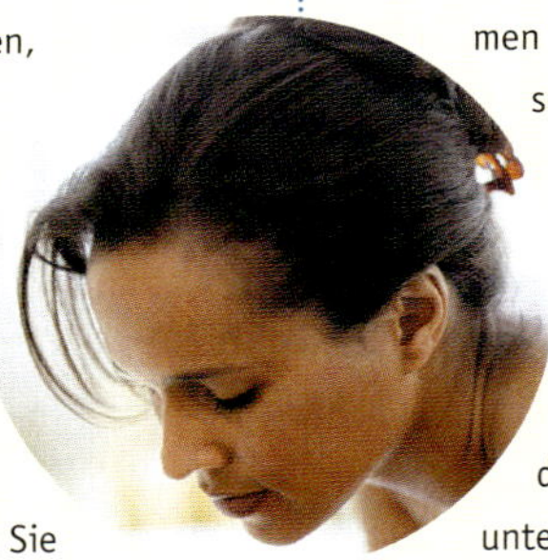

DIENSTAG

Atmen Sie tief durch. Langsames Atmen ist einer der schnellsten Wege, sich geistig und körperlich zu entspannen. Wenn Sie beim Einatmen das Zwerchfell unter dem Brustkasten sacht dehnen, wird das Zwerchfell stimuliert, was dazu führt, dass Sie tiefer atmen. Machen Sie sich diese Bauchatmung zur Gewohnheit und genießen Sie die sauerstoffreichere Luft.

MITTWOCH

Denken Sie öfter positiv. Beobachten Sie Ihre Gedanken und versuchen Sie, nicht zu oft negativ zu denken, denn wenn Sie sich aufregen, produziert der Körper zu viele Stresshormone, die das Immunsystem schädigen. Versuchen Sie stattdessen lieber zu sagen: „Nichts ist so schlimm, wie es scheint", und wenn Sie positive Gedanken oft genug wiederholen, werden auch sie zur Gewohnheit.

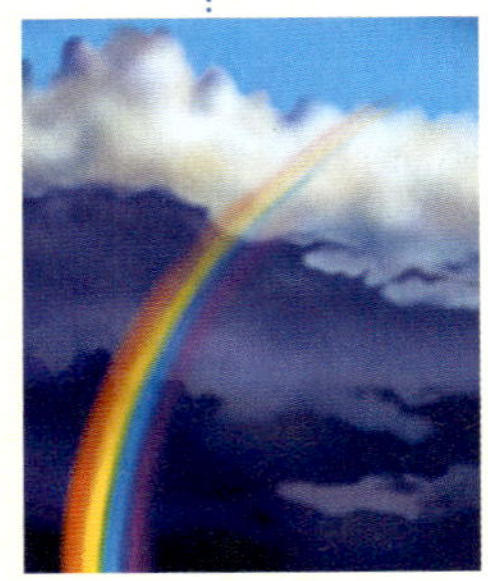

DONNERSTAG

„Wenn Sie denken, Sie können nicht mehr, merken Sie, dass Sie können."

CELINE DION, POPSÄNGERIN

6. WOCHE: Das tut der Seele gut

MONTAG

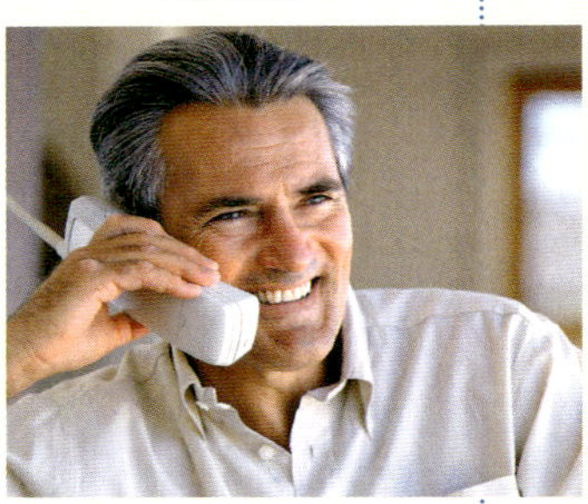

Halten Sie Kontakt zu Freunden. Studienergebnisse zeigen, dass man umso weniger anfällig für Virusinfektionen ist – vor allem für Erkältungen –, je vielseitiger die menschlichen Beziehungen sind: zum Partner, zu Kollegen und Freunden.

DIENSTAG

Beugen Sie Stress vor. Wer Stress befürchtet, bekommt ihn auch. Probieren Sie eine andere Sichtweise, etwa dass eine neue Situation gar nicht stressig sein muss.

◆ **Stichwort Vergnügen:** Anstatt daran zu denken, was Sie aufregt, konzentrieren Sie sich lieber auf das, was Sie glücklich macht, etwa auf Ihre Liebesbeziehung, eine künstlerische Betätigung, Ihr Ehrenamt oder eine schöne Wanderung.

MITTWOCH

Lachen Sie ruhig häufiger. Denn Lachen stärkt das Immunsystem und den Kreislauf, und es bringt mehr Energie. Treffen Sie sich zum Mittagessen mit einem amüsanten Freund oder sehen Sie sich einen lustigen Film an – danach werden Sie sich sofort besser fühlen!

DONNERSTAG

Probieren Sie es mit Yoga. Diese uralten Übungen verleihen mehr Spannkraft, machen gelenkiger und beruhigen den Geist. Außerdem senkt Yoga den Blutdruck und lindert Schlaflosigkeit, Asthma, Migräne, Diabetes, Arthritis und Rückenschmerzen, sofern es mehrere Monate täglich ausgeübt wird.

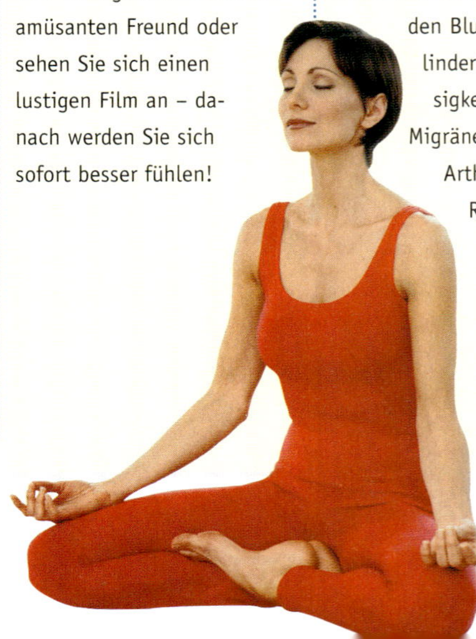

FREITAG

Nehmen Sie ein Bad. Verwöhnen Sie sich mit einem langen heißen Bad (siehe Seite 226–227) oder nehmen Sie eine wohltuende Dusche, denn nichts hilft nach einem anstrengenden Tag besser, Stress abzubauen und die Muskeln zu entspannen. Beginnen Sie mit sehr warmem Wasser und lassen Sie dann zuerst etwas kälteres, dann wieder etwas wärmeres Wasser nachlaufen – die wechselnden Temperaturen und die Massagewirkung des Wassers beruhigen Körper und Geist am besten.

SAMSTAG

Legen Sie „Ihre" Musik auf. Studien ergaben, das 30-minütiges Musikhören die Produktion der immunstimulierenden Proteine um 30 % erhöht. Musik regt das Gehirn auch zur Produktion von Endorphinen (natürlichen Schmerzmitteln) an, sodass Patienten vor einer Operation oder Schwangeren bei der Geburt oft ihre Lieblingsmusik vorgespielt wird, wobei es nur darauf ankommt, dass sie die Musik mögen. Legen Sie also die CD ein, die Sie derzeit am liebsten hören!

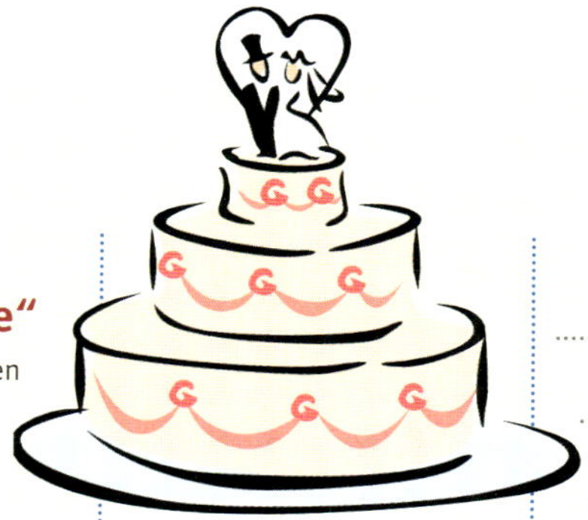

SONNTAG

Pflegen Sie Ihre Partnerschaft. Sparen Sie nicht an liebevollen Gesten und schieben Sie bei Meinungsverschiedenheiten die klärende Aussprache nicht auf die lange Bank. ◆ **Tipp:** Menschen, die in einer harmonischen Partnerschaft leben, verfügen in der Regel über ein besseres Immunsystem als Singles.

NOTIZEN

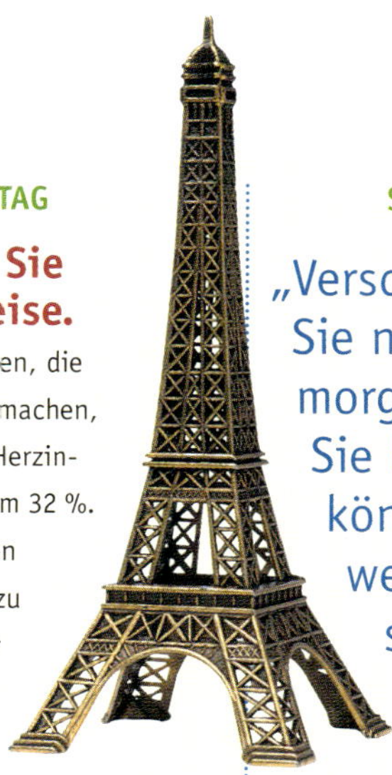

FREITAG

Planen Sie eine Reise. Bei Menschen, die nie Urlaub machen, steigt das Herzinfarktrisiko um 32 %. Sie brauchen nicht weit zu fahren oder auch gar nicht zu verreisen, solange Sie Ihre freie Zeit dazu nutzen, sich zu entspannen und angenehme Dinge zu tun anstatt die Garage aufzuräumen oder Liegengebliebenes aufzuarbeiten.

SAMSTAG

„Verschieben Sie nicht auf morgen, was Sie heute tun können, denn wenn Sie sich heute daran erfreuen, können Sie es auch morgen wieder tun."

JAMES A. MICHENER, SCHRIFTSTELLER (1907–97)

SONNTAG

Besuche Sie Ihre Freunde. Eine Studie mit älteren Menschen ergab, dass die beiden wichtigsten Faktoren für zufriedenes Altern die Häufigkeit der Besuche bei Freunden oder Verwandten und der regelmäßige Kirchgang waren.

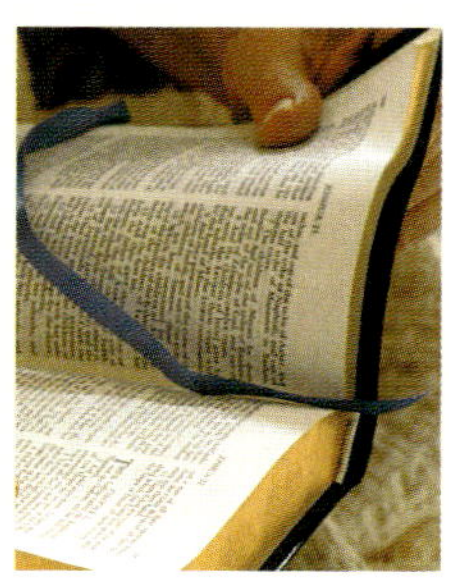

NOTIZEN

7. WOCHE: Gesunder Schlaf

MONTAG

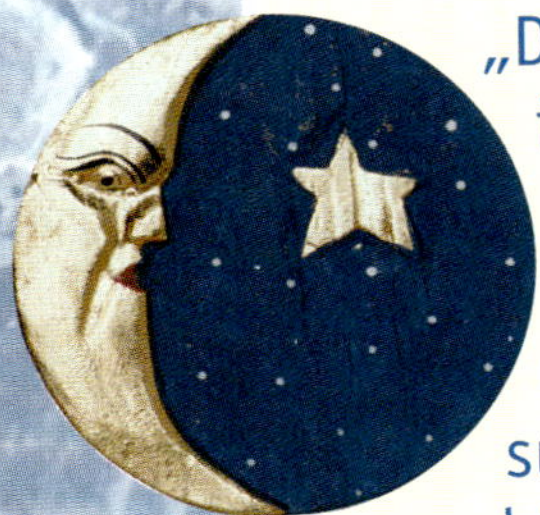

„Der Schlaf ist die goldene Kette, die Gesundheit und Körper fest miteinander verbindet."

THOMAS DEKKER, DRAMATIKER (1570–1632)

DIENSTAG

Schalten Sie rechtzeitig ab. Menschen, die nur schwer einschlafen können, klagen häufig darüber, dass ihnen alles Mögliche im Kopf herumspukt und sie innerlich nicht zur Ruhe kommen. Wenn es Ihnen auch so ergeht, schalten Sie rechtzeitig vor dem Schlafengehen ab, indem Sie etwas Angenehmes tun, beispielsweise Tagebuch schreiben, ein Lieblingsbuch lesen oder beruhigende Musik hören.

MITTWOCH

Machen Sie es sich gemütlich. Verbannen Sie Computer und andere Geräte aus dem Schlafzimmer. Achten Sie darauf, dass Matratze, Kissen und Decke bequem sind, und stellen Sie die Temperatur auf etwa 18 °C.

DONNERSTAG

Besorgen Sie sich eine Nachtlampe. Dann brauchen Sie kein helles Licht, wenn Sie nachts aufstehen. Denn helles Licht, und sei es noch so kurz, stoppt die Ausscheidung des Schlafhormons Melatonin.

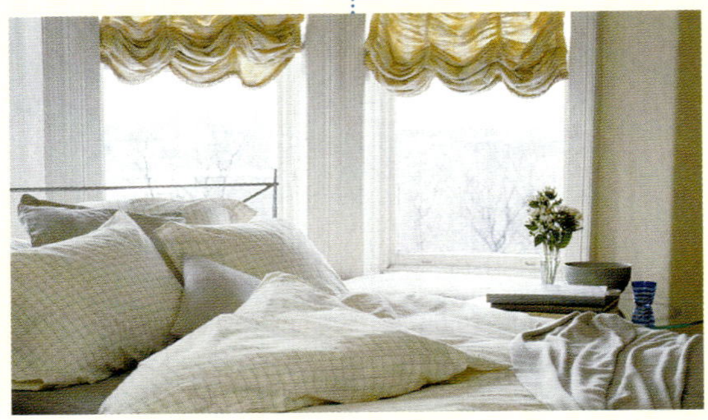

8. WOCHE: Schlafen Sie gut!

MONTAG

Probieren Sie Baldrian. Ein bewährtes natürliches Mittel gegen Schlaflosigkeit ist Baldrian, das Sie ohne jede Suchtgefahr schläfrig macht. Nehmen Sie einen standardisierten Extrakt und beachten Sie die Angaben auf dem Beipackzettel. Allerdings können einige Wochen bis zur Besserung vergehen.

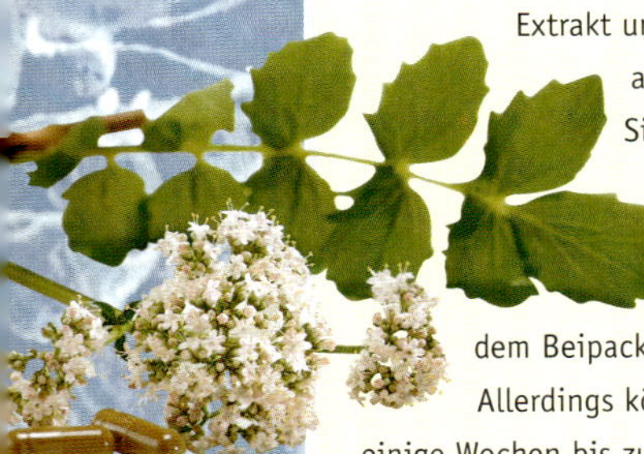

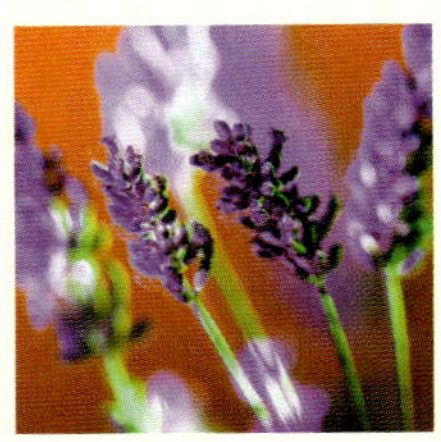

DIENSTAG

Holen Sie Düfte ins Schlafzimmer. Ein entspannender Duft im Schlafzimmer kann den Weg ins Traumland erleichtern – hilfreiche ätherische Öle sind z. B. Lavendel oder Vanille. Achten Sie beim Einkauf auf reine ätherische Öle, da ihr Duft viel harmonischer ist als synthetisch hergestelltes Öl.

MITTWOCH

Schieben Sie alle Sorgen beiseite. Nehmen Sie die Sorgen vom Tag nicht mit ins Bett; sie hindern meist am Einschlafen. Versuchen Sie, bis zum frühen Abend eine Lösung zu finden, die Ihnen erlaubt, das Problem auf den nächsten Tag zu verschieben.

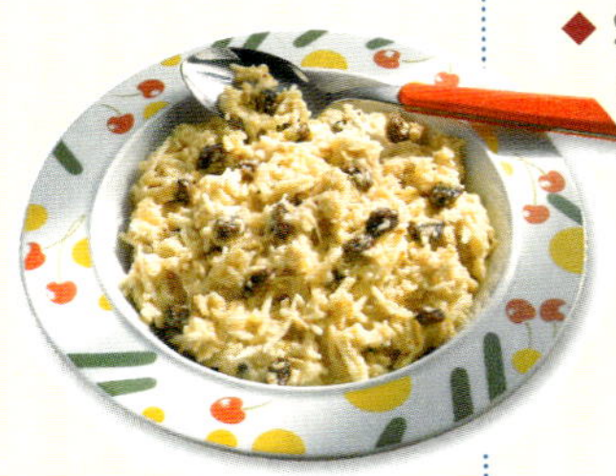

DONNERSTAG

Naschen Sie Haferflocken. Ballaststoffreiche Vollkornflocken mit Milch sorgen für einen besseren Schlaf. Die Kohlenhydrate setzen nämlich Insulin frei, das dazu beiträgt, die Schlaf fördernden Substanzen rascher zum Gehirn zu transportieren.

◆ **Stichwort Ritual:** Wenn Sie allabendlich dieselben Dinge tun, stellt sich Ihr Körper auf das Schlafengehen ein.

FREITAG

Schlaflosigkeit durch Pillen? Viele Medikamente, darunter manche Antidepressiva und Herzmedikamente, können das Einschlafen erschweren. Wenn Sie ein solches Mittel regelmäßig einnehmen, fragen Sie Ihren Arzt, ob es die Ursache für Ihre Schlafstörungen sein könnte und ob er Ihnen vielleicht ein anderes Medikament verschreiben kann.

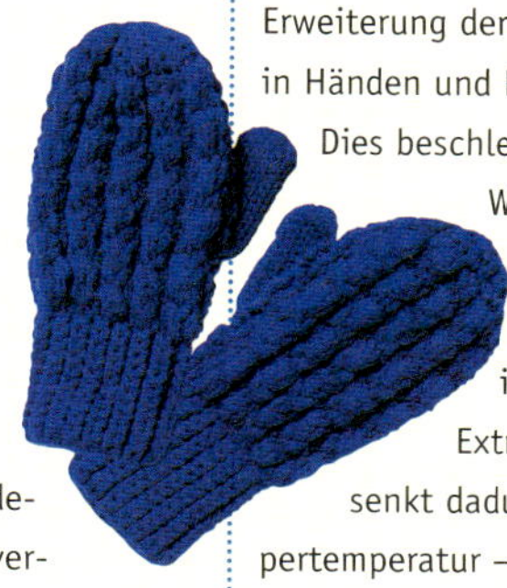

SAMSTAG

Wärmen Sie sich auf. Wenn Sie 30 Minuten vor dem Schlafengehen warme Socken und Fäustlinge anziehen, schlafen Sie meist schneller ein, denn die zusätzliche Wärme trägt zur Erweiterung der Blutgefäße in Händen und Füßen bei. Dies beschleunigt die Weitergabe der Wärme aus dem Körperinnern an die Extremitäten und senkt dadurch die Körpertemperatur – ein wichtiger Schlafauslöser!

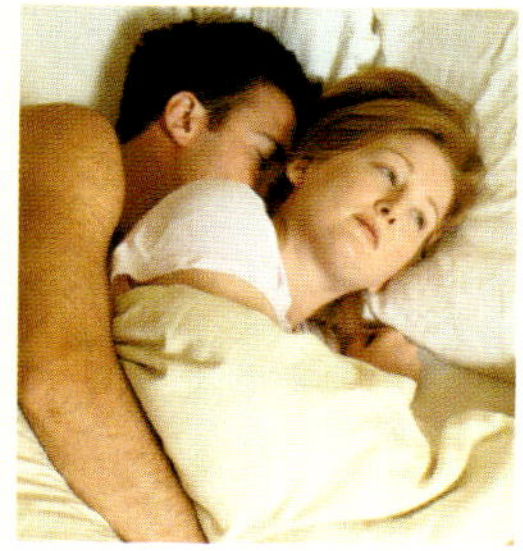

SONNTAG

Wie ruhig schlafen Sie? Lassen Sie Ihre(n) Partner(in), während Sie schlafen, Ihren Atem beobachten – ob Sie schnarchen oder Atmenpausen machen (Schlafapnoe). Dann könnte es helfen abzunehmen, auf der Seite zu schlafen und kurz vor dem Schlafengehen Alkohol zu meiden. Hilft das nicht, fragen Sie Ihren Arzt.

NOTIZEN

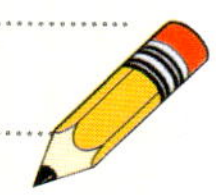

FREITAG

Schützen Sie sich vor Lärm. Wenn Sie nachts immer wieder durch unterschiedliche Lärmquellen wie laute Nachbarn, bellende Hunde, Flugzeuge oder Straßenverkehr aufwachen, probieren Sie Folgendes:

- Ohrstöpsel
- Dicke Wolldecken
- Schwere Vorhänge
- Entspannungsbäder
- Gleichmäßiges Rauschen von einem Ventilator oder einem anderen Gerät
- Beschwerde bei den betreffenden Stellen über die andauernde Belästigung

SAMSTAG

„Es ist höchste Zeit, sich zu entspannen, wenn keine Zeit dafür ist."

SYDNEY J. HARRIS, KOLUMNIST (1917–86)

SONNTAG

Machen Sie ein Nickerchen. Manchmal ist ein kurzes Schläfchen die einzige Möglichkeit, um sich wieder frisch zu fühlen. Die beste Siestazeit ist der frühe Nachmittag, aber begrenzen Sie Ihr Nickerchen auf etwa 30 Minuten, damit Sie dabei nicht in Tiefschlaf fallen.

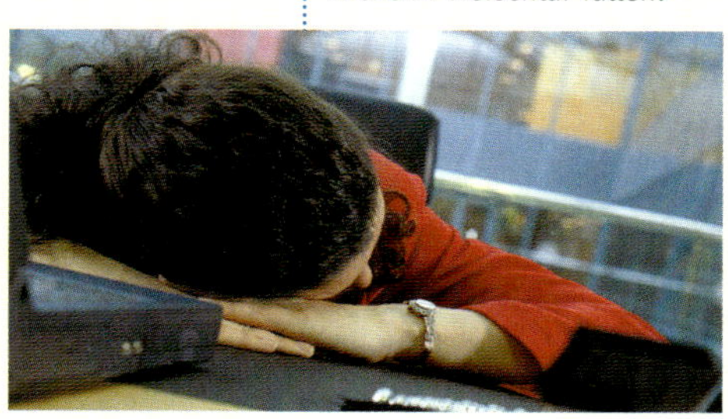

NOTIZEN

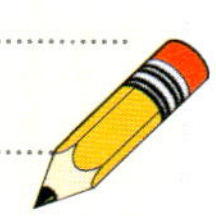

9. WOCHE: Gesunde Umwelt

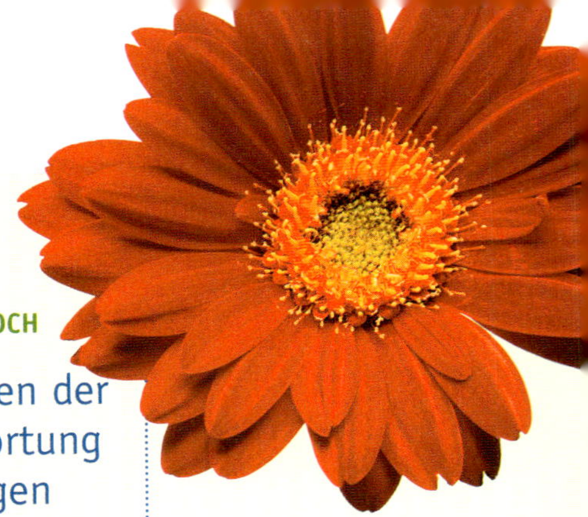

MONTAG

Meiden Sie Ansteckungsquellen. Studien zeigen, dass man die Keime für Infektionskrankheiten wie grippale Infekte häufig an öffentlichen Plätzen aufliest. Dazu gehören:

- Münzfernsprecher
- Öffentliche Toiletten
- Öffentliche Transportmittel
- Kugelschreiber an Bankschaltern
- Sessel- und Stuhllehnen
- Aufzugknöpfe
- Handläufe an Rolltreppen
- Griffe von Einkaufswagen und Tiefkühlschränken in Lebensmittelläden

DIENSTAG

Nutzen Sie heißes Wasser. Wasser muss mindestens 55 °C heiß sein, um die mikroskopisch kleinen Staubmilben in Wäsche und Kleidung abzutöten. Auch Waschen mit kaltem Wasser und anschließendes 15-minütiges Trocknen bei hoher Temperatur tötet die Milben ab.

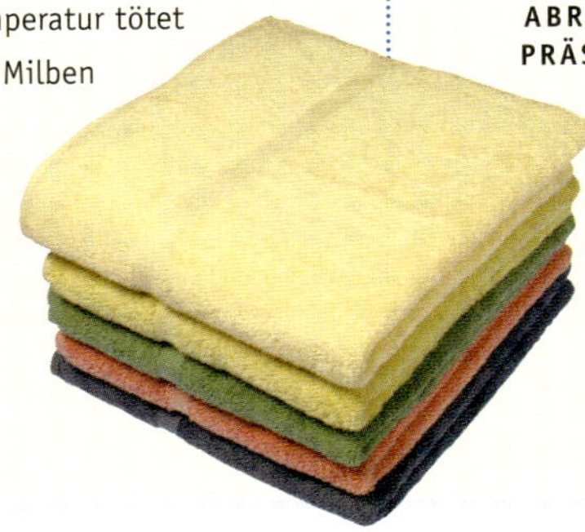

MITTWOCH

„Sie können der Verantwortung von morgen nicht entkommen, wenn Sie ihr heute ausweichen."

ABRAHAM LINCOLN,
PRÄSIDENT DER USA
(1809–65)

DONNERSTAG

Sorgen Sie für frische Luft. Manche Pflanzen – nicht nur Grünpflanzen, sondern auch blühende Pflanzen wie Gerbera (oben), Chrysanthemen und Begonien – sind „umweltfreundliche" Filter, die die Luft von ungesunden Substanzen reinigen, wobei Sie mindestens zwei Pflanzen pro 10 m^2 rechnen müssen.

10. WOCHE: So bleiben Sie gesund

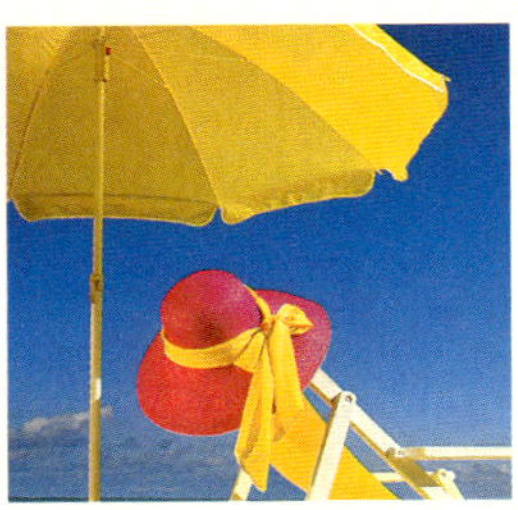

MONTAG

Meiden Sie UV-Strahlen. Ultraviolette Sonnenstrahlen schwächen die Funktion wichtiger Immunzellen der Haut. Reiben Sie sich deshalb bei Sonne mit einem Sonnenschutzmittel ein, wobei ein Schutzfaktor von 30 genügt (stärkere Mittel helfen nicht besser).

DIENSTAG

Lüften Sie gründlich. Die heiße, feuchte Luft von Geschirrspüler, Waschmaschine und Trockner bietet Krankheitskeimen ideale Bedingungen. Lüften Sie Waschraum und Küche deshalb gründlich oder verwenden Sie einen Luftabzug.

◆ **Stichwort Schimmel:** Schimmelsporen sind Gift für das Immunsystem. Achten Sie daher auch im Badezimmer auf gründliches Lüften, damit sich durch die feuchte Luft nach dem Baden und Duschen kein Schimmel bilden kann.

MITTWOCH

Geben Sie Viren keine Chance. Waschen Sie sich mehrfach am Tag gründlich die Hände (siehe Seite 254–255).

◆ **Motivation:** Pro Jahr hat jeder Erwachsene zwei bis vier, jedes Kind sechs bis zehn Erkältungen. Die Folge: viele verlorene Arbeits- und Schulstunden.

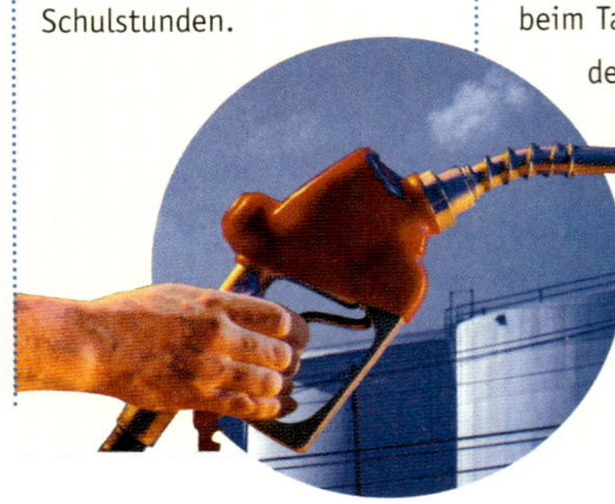

DONNERSTAG

Meiden Sie Benzolgerüche. Das giftige Benzol schädigt die weißen Blutkörperchen und ist nicht nur in Benzin, sondern auch in einigen Haushaltsmitteln enthalten. Atmen Sie deshalb beim Tanken möglichst keine Benzindämpfe ein, indem Sie sich beim Tanken so stellen, dass der Wind Ihnen die Dämpfe nicht ins Gesicht weht, oder wenden Sie das Gesicht beim Tanken einfach ab.

FREITAG

Tragen Sie Hausschuhe. Bringen Sie weniger Schmutz und Keime ins Haus, indem Sie zu Hause keine Straßenschuhe tragen – vor allem nicht auf Teppichböden. Halten Sie genügend Hausschuhe für Familie und Gäste bereit, und bitten Sie jeden, die Schuhe gleich am Eingang auszuziehen. Legen Sie eine Fußmatte vor die Eingangstür.

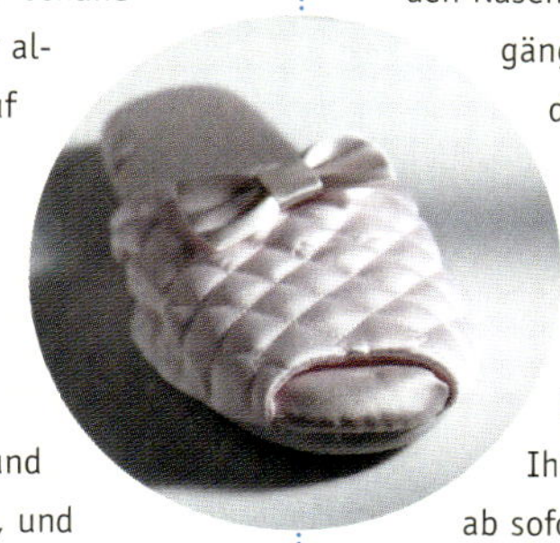

SAMSTAG

Richten Sie rauchfreie Zonen ein. Auch bei Passivrauchern wird die Funktion der Zellen in den Nasen- und Lungengängen gelähmt, die Viren und Bakterien fern halten. Erklären Sie deshalb Ihr Haus oder Ihre Wohnung ab sofort zur rauchfreien Zone – und wenn Sie selbst rauchen, überlegen Sie, ob jetzt nicht der ideale Zeitpunkt zum Aufhören ist.

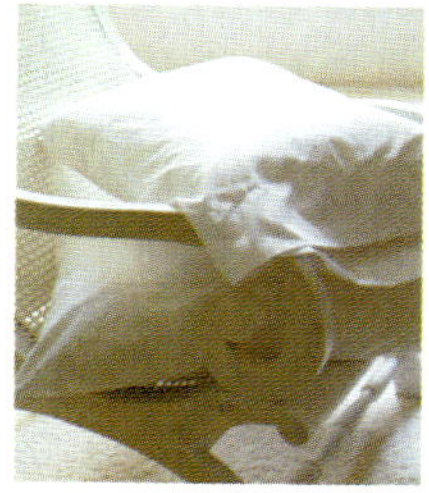

SONNTAG

Machen Sie Inventur. Die Luftqualität im Haus lässt sich mit folgenden Mitteln verbessern:

- Matratzen-, Bett- und Kissenbezüge für Hausstaubmilben-Allergiker
- Staubsauger mit Anti-Allergie-Filter
- Regelmäßiges Lüften
- Kaltluftbefeuchter
- Klimaanlage mit sauberem Filter und HEPA-Luftfilter

NOTIZEN

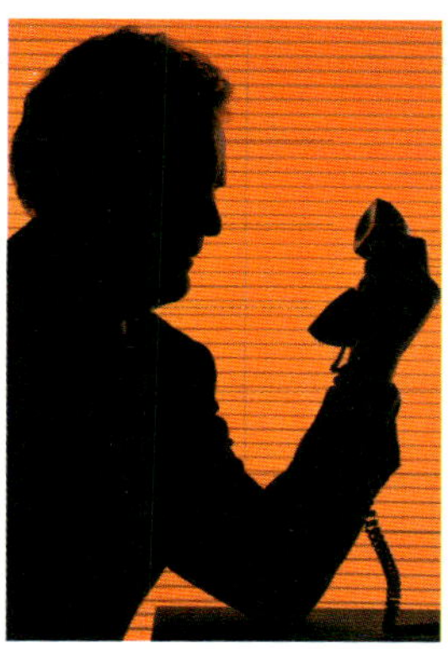

FREITAG

Tappen Sie nicht in die Wutfalle. Denken Sie an den Preis, den Sie für Wutausbrüche zahlen (siehe Seite 215–218). Wenn Sie kurz davor sind, an die Decke zu gehen, fragen Sie sich, ob es das wert ist.

SAMSTAG

Vergessen Sie das Trinken nicht. Wichtig ist, jeden Tag etwa 2 l zu trinken – wenn der Körper Durst signalisiert, ist er bereits im erste Stadium der Dehydrierung. Eine ausreichende Flüssigkeitszufuhr kann den Appetit zügeln und Beschwerden wie Rücken- oder Kopfschmerzen, Arthritis und Muskelkrämpfe lindern.

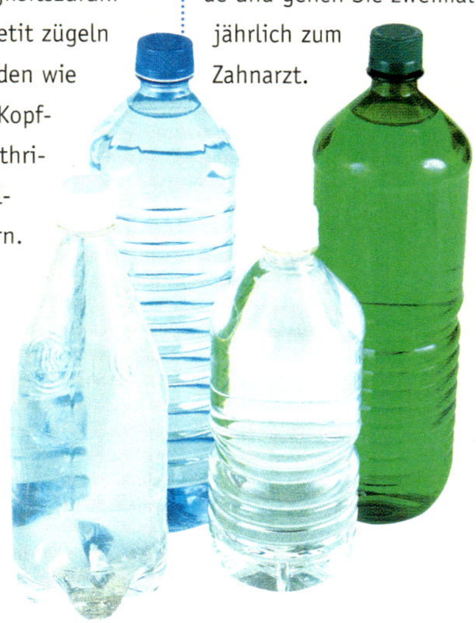

SONNTAG

Achten Sie auf die Mundpflege. Im Mund können sich Infektionsherde bilden, die das Immunsystem schädigen. Putzen Sie zweimal täglich die Zähne (und Zunge!), nutzen Sie Zahnseide und gehen Sie zweimal jährlich zum Zahnarzt.

NOTIZEN

11. WOCHE: Das Ziel rückt näher

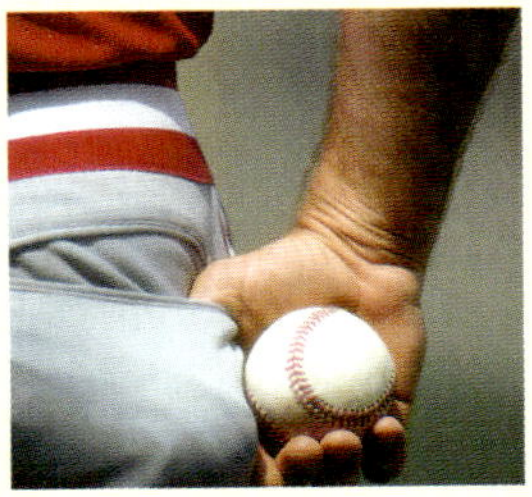

MONTAG

Finden Sie Ihren Lieblingssport. Eine neuere Studie hat gezeigt, dass Sportfans weniger oft an Müdigkeit, Anspannung und Depressionen leiden – und dass sie selbstbewusster sind als diejenigen, die sich wenig bewegen. Deshalb: Was also könnte Ihnen Spaß machen?

DIENSTAG

Gehen Sie wieder tanzen! Wie könnte man angenehmer 200–400 Kalorien pro Stunde verbrennen als mit Tanzen? Egal ob Swing, Salsa, Walzer, Tango, Twist oder Foxtrott – wenn Sie es lernen möchten, können Sie sich auch durch einen Kurs in der Tanzschule in Schwung bringen lassen.

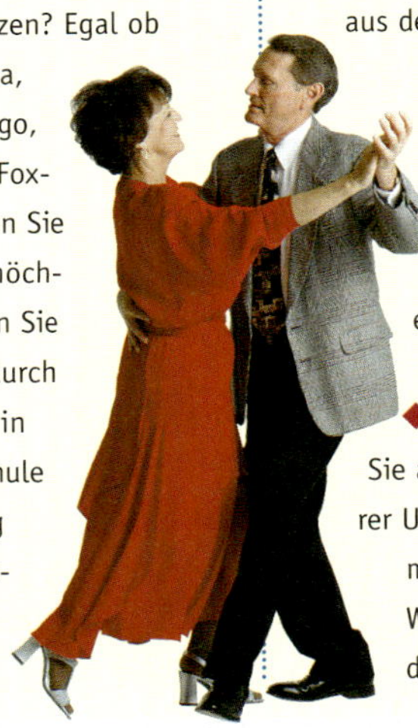

MITTWOCH

Sehen Sie die Dinge anders. Betrachten Sie die täglichen Ärgernisse aus der richtigen Perspektive. Wenn Sie wieder einmal düster gestimmt sind, fragen Sie sich, ob es wirklich das Ende der Welt ist.

◆ **Tipp:** Achten Sie auf Menschen in Ihrer Umgebung, die Optimismus ausstrahlen. Was machen sie anders als Sie?

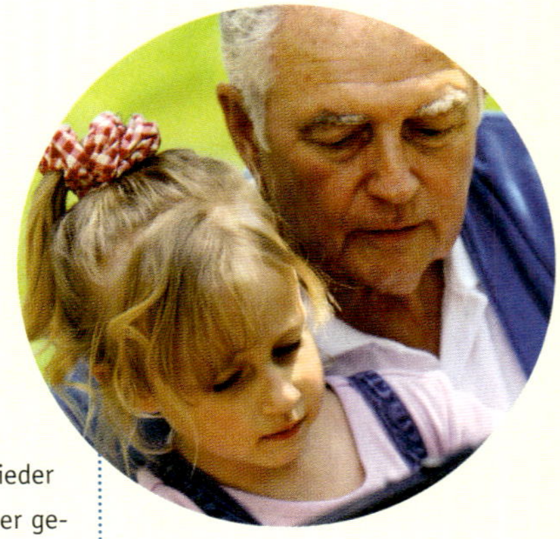

DONNERSTAG

Spielen Sie öfter mit Kindern. Denn sie erinnern uns daran, wie schön das Leben sein kann und sein sollte.

◆ **Stichwort Freude:** Meiden Sie Menschen, die Ihnen nicht gut gesonnen sind.

12. WOCHE: Gute neue Gewohnheiten

MONTAG

Lernen Sie, öfter „Nein" zu sagen. Ändern Sie die Gewohnheit, jeder Bitte nachzukommen. Es ist Ihre Gesundheit, die Sie gefährden, wenn Sie sich zu viel zumuten.

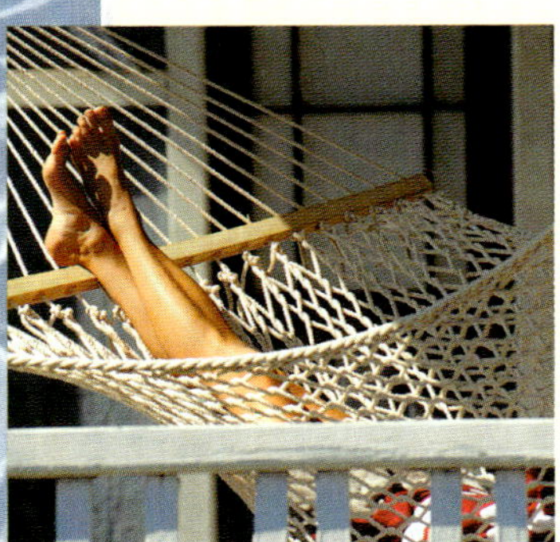

DIENSTAG

Greifen Sie zu Ausreden. Für ein zusätzliches Pfund Gewicht brauchen Sie bloß 3800 zusätzliche Kalorien zu verzehren. Wenn Tante Ingeborg Ihnen also das nächste Mal noch ein Stück Torte aufdrängen will, könnten Sie beispielsweise sagen: „Ich bringe leider keinen Bissen mehr herunter, aber ich hätte sehr gern dein Rezept." Und wenn sie weiter drängt, können Sie Plan B einsetzen, etwa mit: „Danke, aber ich nehme es gern mit nach Hause und esse es dann später."

MITTWOCH

Machen Sie einen Gesundheitscheck. Lassen Sie regelmäßig die für die jeweiligen Altersgruppen empfohlenen Vorsorgeuntersuchungen durchführen und gehen Sie regelmäßig zum Arzt, um den Blutdruck, die Cholesterinwerte, die Knochendichte und andere mögliche Gesundheitsrisiken überprüfen zu lassen.

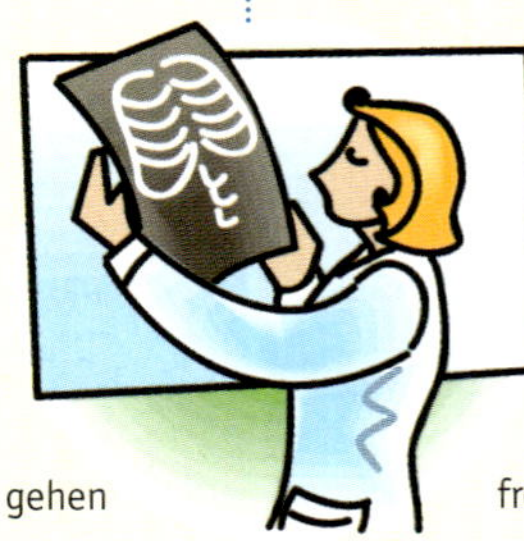

DONNERSTAG

Beugen Sie Sodbrennen vor. Meiden Sie Lebensmittel wie fettes Fleisch, Pfefferminze und Kaffee (auch koffeinfreien), ebenso Antacida (Säureblocker), die die Magensäure reduzieren. Da Magensäure schädliche Bakterien abtötet, kann ihre Reduzierung das Risiko für Magengeschwüre und andere Magen-Darm-Infektionen erhöhen.

FREITAG

Tun Sie etwas für andere. Menschen zu helfen tut Körper und Seele gut – und Möglichkeiten gibt es viele. Sie könnten z. B.

- Hilfsdienste im Krankenhaus leisten
- Freizeitbeschäftigungen in Jugend- oder Seniorenheimen unterstützen
- Jungunternehmer beraten
- Kindern bei den Hausaufgaben helfen
- Museumsführungen machen
- kranke Kinder betreuen

SAMSTAG

Kommen Sie auf den Hund. Er ist ein idealer Trainingspartner und Kontakteknüpfer. Übrigens: Haustierhalter leben länger und erholen sich rascher von Krankheiten als andere.

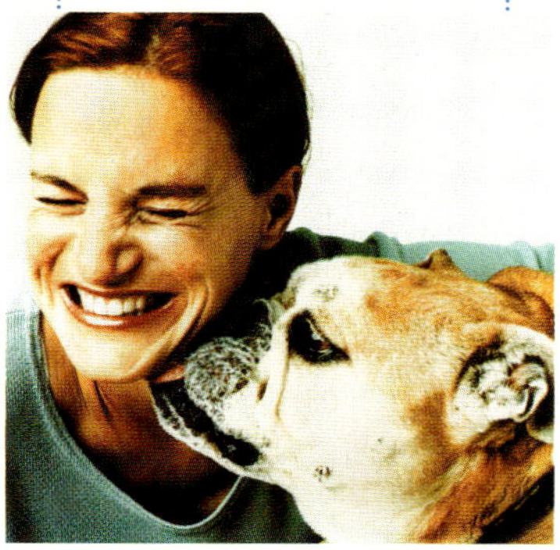

SONNTAG

Lassen Sie sich nicht entmutigen. Wenn Sie einmal zu viel Alkohol genossen haben:

- **Machen Sie sich keine Vorwürfe.** Denken Sie an Ihre bisherigen Erfolge, denn das hilft, nicht so bald wieder über die Stränge zu schlagen.
- **Essen Sie etwas.** Wenn Sie am nächsten Tag eine Mahlzeit auslassen, wächst der Appetit.
- **Bewegen Sie sich.** Körperliche Aktivität bringt Sie schnell wieder ins Gleichgewicht.

NOTIZEN

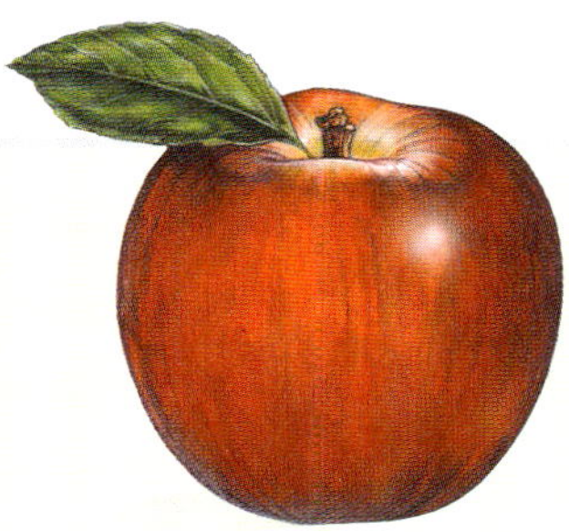

FREITAG

Essen Sie weniger Zucker. In den Industrienationen liegt der Zuckerverbrauch weit über den empfohlenen Grenzwerten und trägt zu Übergewicht bei.

- **Wichtig:** Verteilen Sie Ihre Mahlzeiten regelmäßig über den Tag, damit der Blutzuckerspiegel stabil bleibt und erst gar keine Hungergefühle aufkommen.

SAMSTAG

Machen Sie eine Abschlussbilanz. Haben Sie nach dem Ende dieser 12 Wochen mehr Energie? Passen Ihre Hosen wieder? Ist Ihr Heißhunger auf Süßes verschwunden und schlafen Sie nachts wieder gut? Notieren Sie Ihre neuen Werte auf Seite 298 und prüfen Sie, wie viele Kilos und Zentimeter verschwunden sind.

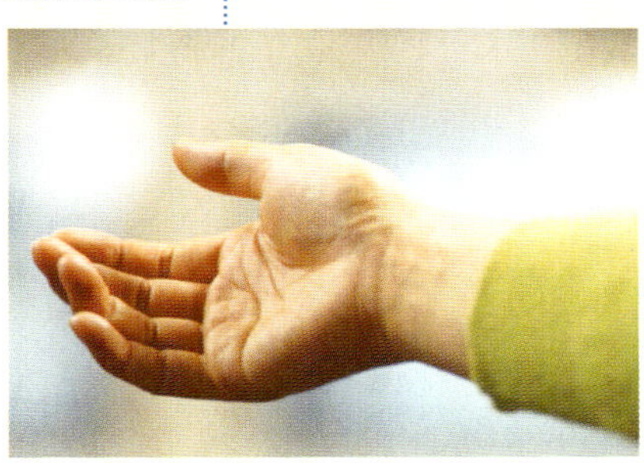

SONNTAG

„Wenn Sie warten, geschieht nichts – außer dass Sie älter werden."

LARRY MCMURTRY, SCHRIFTSTELLER

NOTIZEN

Ihre Erfolgsstatistik

Jetzt geht's los! Doch bevor Sie mit Ihrem 12-Wochen-Programm beginnen, zuerst noch ein Blick auf das, was sich vermutlich alles im Lauf der nächsten Wochen verändern wird. Wenn Sie in der linken Spalte Ihre Ausgangsdaten eintragen und nach 12 Wochen die neuen Werte in der rechten Spalte notieren, können Sie sehen, was Sie verloren – und gewonnen haben.

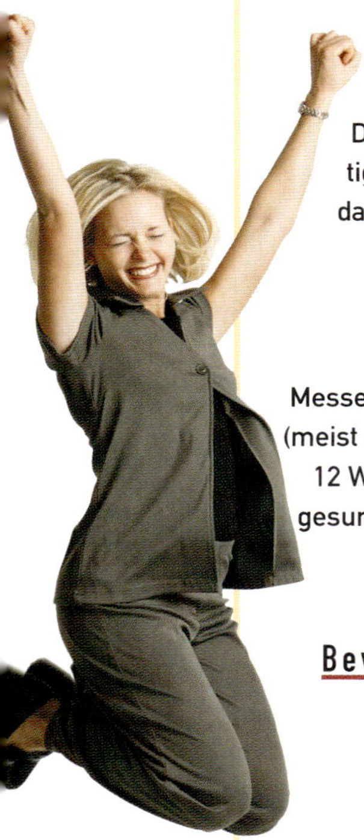

IHRE HEUTIGEN WERTE

Body-Mass-Index

Der Body-Mass-Index (BMI) zeigt an, ob Sie übergewichtig, stark übergewichtig oder untergewichtig sind. Wie Sie den BMI berechnen, steht auf Seite 56.

Gewicht

Die Waage ist sinnvoll, wenn man sie richtig nutzt. Wiegen Sie sich immer morgens, damit Sie Ihr echtes Gewicht ermitteln.

Maße

Messen Sie die Taille an der schmalsten Stelle (meist am Nabel). Eines der Ziele in den nächsten 12 Wochen besteht darin, diese Zahl durch gesunden Genuss und Bewegung zu senken.

Bewegung in der letzten Woche (in Stunden)

Ruhepulszahl

Messen Sie Ihre Ruhepulszahl nach dem Aufwachen, wenn Sie noch im Bett liegen (siehe Seite 118–119). In dem Maß, in dem Ihre Fitness zunimmt, wird die Ruhepulszahl abnehmen.

IHRE WERTE NACH 12 WOCHEN

Body-Mass-Index

Glückwunsch, wenn Ihr BMI jetzt zwischen 18 und 24,5 liegt! Bei Männern beträgt ein gesunder BMI 23 bis 25, bei Frauen sollte er bei 20 bis 22 liegen.

Gewicht

Geben Sie nicht auf, egal was die Waage sagt, denn Ihre Gesundheit ist es wert! Auch Erfolgreiche erleben auf ihrem Weg oft Rückschläge!

Maße

Körperfett beeinträchtigt die Gesundheit, und wenn Sie jetzt schon einige Zentimeter um die Taille verloren haben, ist auch das Risiko für Diabetes, Herzkrankheiten und Bluthochdruck gesunken.

Bewegung in der letzten Woche (in Stunden)

Ruhepulszahl

Warum die Ruhepulszahl von jetzt an nicht jeden Tag messen? Bei zu viel Aktivität oder bei einer Erkältung steigt der Wert nämlich an und zeigt Ihnen, dass Sie etwas langsamer treten sollten.

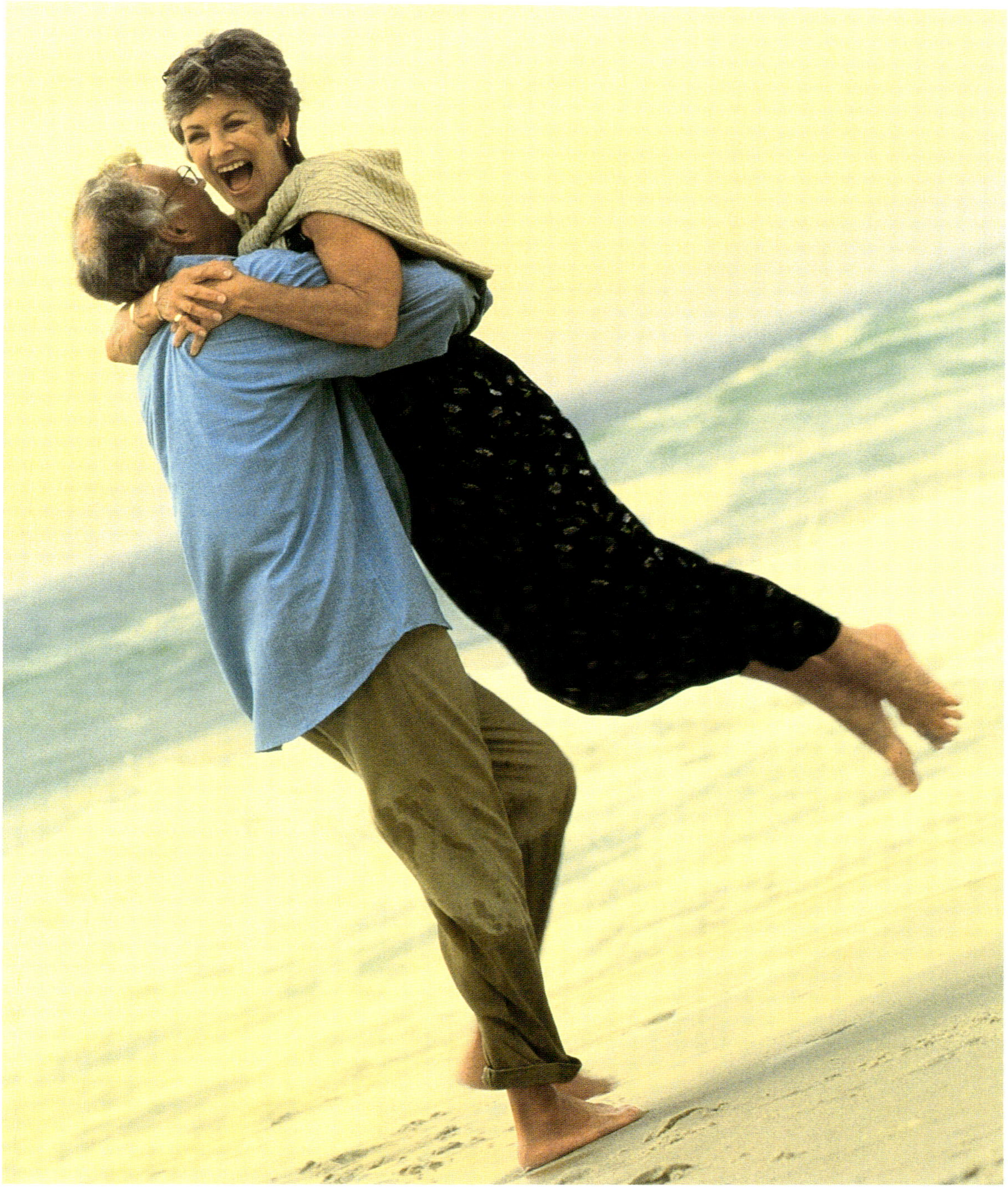

„Man kann nie wissen, was der Tag bringen wird. Wichtig ist, offen und bereit dafür zu sein."

HENRY MOORE, BILDHAUER (1898–1986)

Immunerkrankungen und Tests

Gestörte Abwehrkräfte

Im Lauf der Evolution wurde das Immunsystem zu einem komplexen Gebilde aus vielerlei Kontroll- und Ausgleichsmechanismen, dessen Gleichgewicht durch unsere Ernährung, durch eingenommene Ergänzungspräparate und Arzneien sowie durch unsere seelische Verfassung beeinflusst wird.

Manchmal allerdings funktioniert das Immunsystem nicht, wie es sollte, indem es beispielsweise gesundes Gewebe angreift, bei seiner Reaktion auf harmlose Eindringlinge wie etwa Pollen gesunde Zellen schädigt oder genau dann versagt, wenn echte Gefahren drohen. Im Folgenden sind einige der bekanntesten Immunstörungen genannt:

- **Addison-Krankheit** Hierbei zerstört das Immunsystem die äußere Schicht der Nebennieren, sodass darin erzeugte Hormone (besonders Kortisol) nicht in ausreichender Menge produziert werden. Die Symptome sind Gewichtsverlust, Schwäche, Müdigkeit und niedriger Blutdruck.
- **Allergie** Diese Überreaktion des Immunsystems auf meist harmlose Substanzen äußert sich in Symptomen wie tränenden, juckenden Augen, Niesen und laufender Nase. Eine der häufigsten Allergien ist der Heuschnupfen, der als Reaktion auf unterschiedliche Pflanzenpollen auftritt.
- **Alopecia areata (Kreisrunder Haarausfall)** Bei dieser Krankheit bilden sich scharf begrenzte runde oder ovale haarlose Bereiche auf der Kopfhaut oder in den Barthaaren. Sie entsteht, weil das Immunsystem fälschlicherweise Haarfollikel angreift, sodass der Haarwuchs stark nachlässt.
- **Aplastische Anämie** Diese seltene, oft tödliche Blutkrankheit tritt dann auf, wenn das Knochenmark nicht mehr genügend gesunde Blutzellen bildet. Als Ursache werden verschiedene Faktoren vermutet, darunter Strahlenschäden, Drogen, Benzolverbindungen, Viren wie etwa Hepatitis, Umweltgifte, manche Medikamente und andere chemische Substanzen.
- **Asthma** Bei dieser entzündlichen Lungenkrankheit kommt es zu einer Verengung der Luftwege, die zu Atemnot führt. Auslöser sind Allergien, Infektionen der Atemwege, körperliche Überbelastung, kalte Luft und Rauchen.
- **Autoimmune Hepatitis** Bei dieser Krankheit kommt es zu einer chronischen Leberentzündung, indem die Immunzellen gesunde Zellen angreifen. Die Symptome umfassen Müdigkeit, Unterleibsbeschwerden, Gelenkschmerzen und Hautjucken.
- **Basedowkrankheit** Hier greift das Immunsystem die Schilddrüse an, was zu einer Überproduktion des Schilddrüsenhormons führt. Typische Symptome sind Nervosität, Durchfall, Schwitzen, Schlaflo-

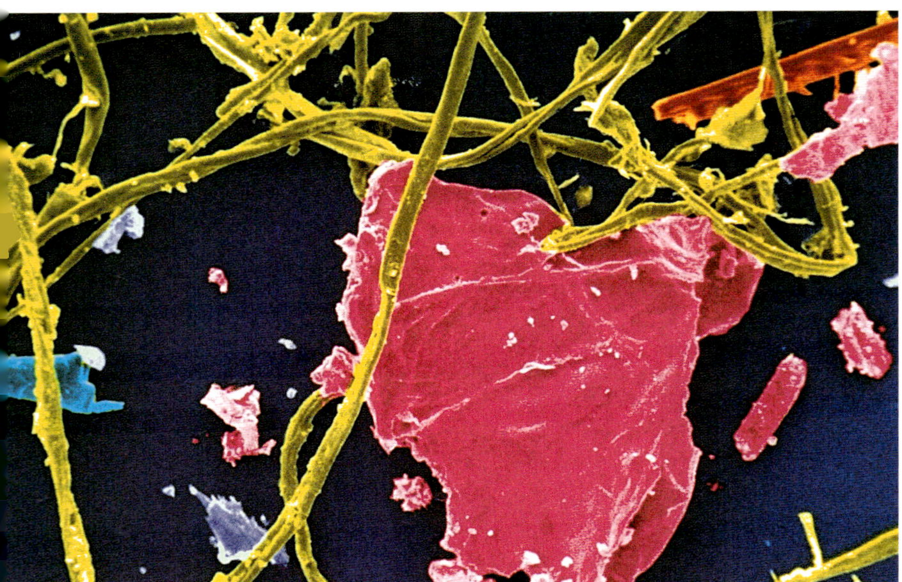

Dieser Hausstaub (400fach vergrößert, rot) enthält Schuppen von Katzenhaut (rosa), Katzenhaare (gelb) und Ausscheidungen von Insekten (blau). Auch Staubmilben (nicht im Bild) verursachen Beschwerden.

sigkeit und Gewichtsverlust bei gesteigertem Appetit. In schweren Fällen bildet sich ein Kropf (vergrößerte Schilddrüse), und die Augen können auffallend hervortreten.

- **Chronisches Müdigkeitssyndrom** Hinter dieser komplexen Störung, gekennzeichnet durch monatelange Erschöpfung, Konzentrationsschwäche und oft begleitet von weichen Lymphknoten an Armen und im Nacken, steht vermutlich eine Immunstörung. Die eigentliche Ursache ist noch unbekannt.
- **Colitis ulcerosa** Diese chronisch-entzündliche Krankheit befällt nur die äußere Schicht der Dickdarmwand. Die Entzündungen treten meist im Mastdarm und im unteren Teil des Dickdarms auf, können aber zum Dünndarm hin fortschreiten. Bei Colitis ulcerosa weist das Immunsystem bestimmte Abweichungen auf, doch ist nicht bekannt, ob diese die Ursache oder die Folge der Krankheit sind. Colitis ulcerosa wird nicht durch seelische Belastung oder Überempfindlichkeit gegenüber bestimmten Speisen verursacht. Viele Patienten behaupten jedoch, dass diese Faktoren die Symptome auslösen können.
- **Goodpasture-Syndrom** Bei dieser seltenen Autoimmunkrankheit mit schweren Lungenblutungen und Atemnot bildet das Immunsystem Antikörper, die Lunge und Nieren angreifen. Ursache für die Erkrankung sind vermutlich mehrere Faktoren, darunter auch erbliche Veranlagung.
- **Guillan-Barré-Syndrom** Bei dieser Krankheit greift das Immunsystem, das durch eine vorausgegangene Virusinfektion aktiviert worden sein kann, das periphere Nervensystem an. Erste Symptome sind ein Schwächegefühl oder ein Kribbeln in den Beinen, das sich in die Arme und zum Oberkörper ausbreitet. Beine, Arme, Atemmuskeln und Gesicht können danach schnell von einer Lähmung befallen werden.

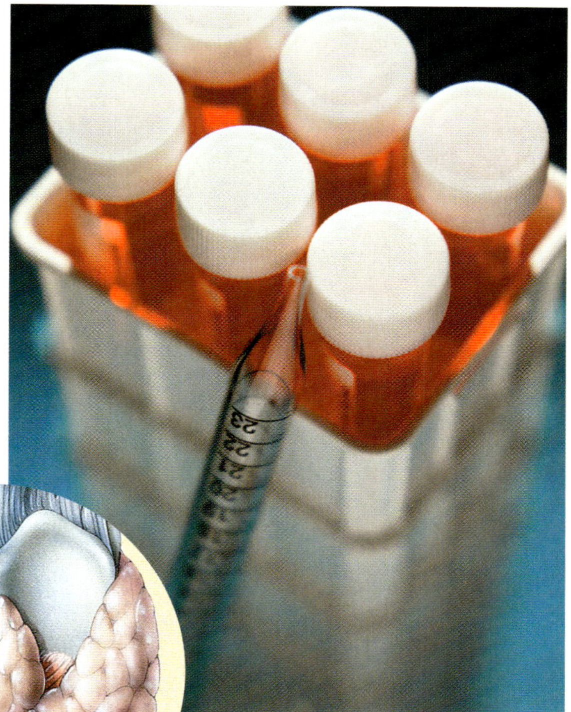

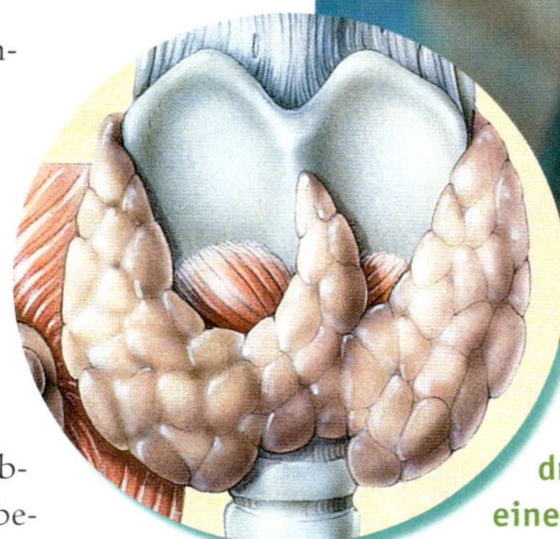

HASHIMOTO-THYREOIDITIS, bei der Immunzellen die Schilddrüse (links) angreifen, wird mit einem Bluttest (oben) diagnostiziert.

- **Hashimoto-Thyreoiditis** Sie wird von einem Angriff des Immunsystems auf die Schilddrüse hervorgerufen und ist die Ursache für eine Schilddrüsen-Unterfunktion, bei der die Menge der Schilddrüsenhormone unterhalb der normalen Werte liegt.
- **HIV (Human Immunodeficiency Virus = *H*umanes *I*mmundefizienz-*V*irus) und Aids (*A*cquired *I*mmunodeficiency *S*yndrome = Erworbenes Immundefizienz-Syndrom)** HIV ist ein Retrovirus, das das genetische Material einer Zelle übernimmt, d. h., sobald das HI-Virus in eine Zelle dringt, nutzt es den Reproduktionsmechanismus der Zelle und stellt immer mehr Kopien von sich selbst her, die das Immunsystem angreifen. Dieser Vorgang verläuft zunächst symptomfrei, sodass eine infizierte Person jahrelang vollkommen gesund aussehen und sich wohl fühlen kann. Deshalb wird die Krankheit unter Umständen erst entdeckt, wenn die oder der Betrof-

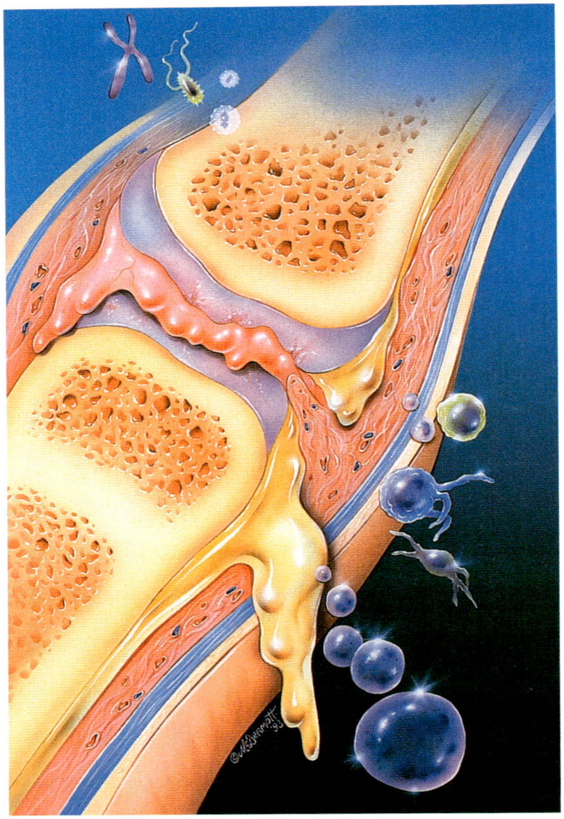

BEI RHEUMATOIDER ARTHRITIS greift das Immunsystem die Membranen um das Gelenk (blau) an und setzt Enzyme frei, die die Knochen (beige) und Knorpel (rot) schädigen.

fene Krankheiten bekommt (so genannte opportunistische Infektionen und Krebsarten), die ein funktionsfähiges Immunsystem abwehren würde, bevor überhaupt Symptome auftreten können. Aids ist ein Zusammentreffen dieser opportunistischen Krankheiten. Sexuelle Kontakte (Anal- und Vaginalverkehr sowie oraler Sex zwischen infizierten Personen) und gemeinsamer Gebrauch von Spritzen sind die üblichen Übertragungswege für HIV.

- **Idiopathische thrombozytopenische Purpura** Hier kommt es zu einem Antikörperangriff auf die Blutplättchen (scheibenförmige Bestandteile des Blutes, die zur Blutgerinnung dienen), was zu anomalen Blutungen, unerklärlichen Blutergüssen, Blutungen des Zahnfleischs und der Nase sowie zu Blut im Stuhl führen kann.
- **IgA-Nephropathie** Diese Nierenkrankheit wird vermutlich durch eine vermehrte Ansammlung des Immunglobulin-Antikörpers (IgA) in der Niere verursacht.
- **Lupus** Die Autoimmunkrankheit kann Gelenke, Haut, Nieren, Herz, Lunge, Blutgefäße und Gehirn beeinträchtigen. Zwar weichen Einzelfälle in den Symptomen und der Schwere stark voneinander ab, typisch sind jedoch extreme Müdigkeit, schmerzende oder geschwollene Gelenke (Arthritis), unerklärliches Fieber, Hautekzeme und Nierenbeschwerden. Systemischer Lupus erythematodes ist der häufigste und schwerste Typ des Lupus. Andere Formen sind diskoider Lupus erythematodes und subakuter Hautlupus. Bei beiden Formen sind Hautausschläge und Sonnenüberempfindlichkeit die Hauptsymptome.
- **Lymphknotenentzündung** Sie entsteht, wenn sich eine Infektion im Körper in der Lymphe und zu den Lymphknoten hin ausbreitet, was zu einer schmerzhaften Schwellung der entzündeten Lymphzellen führt. Ursachen sind Bakterien, Viren, Pilze und Parasiten.
- **Lymphödem** Ein Lymphödem ist eine Ansammlung von Lymphflüssigkeit in den Geweben außerhalb des Lymphsystems und äußert sich als Schwellung, am häufigsten im Arm und/oder Bein. Es kann sich bilden, wenn Lymphgefäße fehlen, beeinträchtigt bzw. beschädigt sind oder wenn Lymphknoten entfernt werden.
- **Lymphom** Ein übergeordneter Begriff für eine Gruppe von Krebsleiden, die entstehen, wenn Lymphozyten, ein Typ von weißen Blutkörperchen, sich bösartig verändern und vermehren, sodass sie allmählich die gesunden Zellen verdrängen und Tumoren bilden, die die Lymphknoten vergrößern.
- **Morbus Crohn** Bei dieser Autoimmunkrankheit sind die Darmwände chronisch entzündet, was zu immer wiederkehrendem Durchfall, schweren Unterleibskrämpfen, Fieber, Appetitlosigkeit und Gewichtsverlust führt.

- **Multiple Sklerose (MS)** Als eine Autoimmunkrankheit des zentralen Nervensystems zerstört MS allmählich die Hülle der Nervenfasern. Diese Schädigung stört die Signalübertragung von den Nervenzellen zum Gehirn, was zu einem Verlust der Sensibilität – zu Sehproblemen und Schwierigkeiten beim Gehen oder bei der Ausführung feinmotorischer Aufgaben wie Schreiben – führt. Der typische Verlauf bei MS erfolgt schubweise mit Remissionen; das bedeutet, dass das Leiden mit seinen Symptomen von Zeit zu Zeit auftritt, um dann wieder abzuklingen.
- **Myasthenia gravis** Diese Autoimmunkrankheit führt zu einer Störung der Reizübertragung vom Nerv auf den Muskel und dadurch zur Schwächung der Muskeln unter Belastung. Am häufigsten betroffen sind Gesichts- und Halsmuskeln sowie jene, die die Augenbewegung, Mimik, das Kauen, Sprechen und Schlucken steuern.
- **Perniziöse Anämie** Diese Form der Anämie tritt auf, wenn ein überaktives Immunsystem Magenzellen angreift und damit die Aufnahme von Vitamin B_{12} verhindert. Symptome sind Schwäche, eine Schädigung der Nerven und Blässe.
- **Primärer Immundefekt (PI)** Eine PI-Krankheit ist die Folge eines genetischen Defekts, der die ordnungsgemäße Funktion eines oder mehrerer wesentlicher Teile des Immunsystems verhindert.
- **Psoriasis (Schuppenflechte)** Diese verbreitete Hautkrankheit äußert sich durch scharf begrenzte, meist nicht juckende und mit Schuppen bedeckte Hautveränderungen. Man vermutet, dass Psoriasis durch eine anomale Aktivität der T-Zellen in der Haut verursacht wird.
- **Reiter-Syndrom** Es zeigt sich durch drei scheinbar nicht in Beziehung zueinander stehende Symptome (Arthritis, gerötete Augen und Harnröhrenentzündung) und wird auch als reaktive Arthritis bezeichnet, weil sie als Reaktion auf eine Infektion an einer anderen Stelle im Körper auftritt. Die auslösenden Bakterien werden meist durch Geschlechtsverkehr (z. B. Chlamydien) oder über den Darm (z. B. Salmonellen) übertragen. Das Syndrom entwickelt sich nur bei einem kleinen Teil der Patienten, die an dieser Infektion erkranken.
- **Rheumatisches Fieber** Es handelt sich um die verzögerte Folge einer unbehandelten Infektion der oberen Atemwege mit Streptokokken der Gruppe A. Es tritt bei maximal 0,3 % aller Patienten mit einer unbehandelten Streptokokkeninfektion auf und kann zu bleibenden Schäden am Herzen führen.
- **Rheumatoide Arthritis (RA)** Sie verursacht Schmerzen, Schwellung, Steifheit und Gelenksteife und unterscheidet sich erheblich von anderen Arten der Arthritis, da sie viele Gelenke nach einem symmetrischen Muster befällt und zu allgemeiner Müdigkeit sowie Unwohlsein

RÖNTGENBILDER sind unverzichtbar für die Diagnose von Knochen- und Gelenkschäden bei Autoimmunkrankheiten.

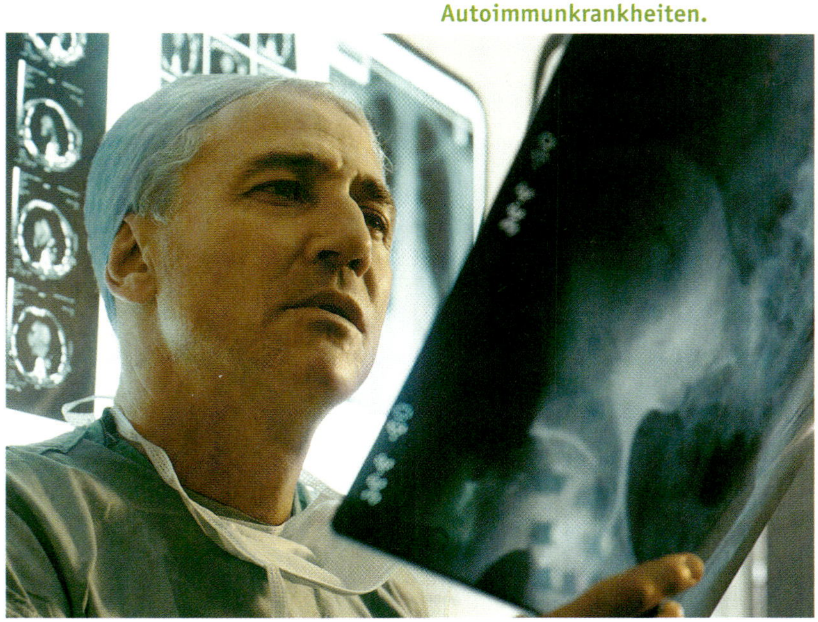

führt. Man vermutet, dass Rheumatoide Arthritis erblich bedingt ist und durch äußerliche Ursachen wie etwa ein Virus ausgelöst wird.

- **Schwerer kombinierter Immundefekt** Bei dieser Erkrankung kommt es durch das völlige Fehlen sämtlicher Immunfunktionen zu andauernden Infektionen, was schließlich zum Tod führt.
- **Selektiver IgA-Mangel** Diese Krankheit, einer der verbreitetsten primären Immundefekte, ist durch völliges Fehlen oder einen erheblichen Mangel der IgA-Klasse der Immunglobuline im Blut gekennzeichnet. Häufig mit nur wenigen spürbaren Beschwerden verbunden, treten mitunter Atemwegsinfekte, Allergien und Asthma auf.
- **Sjögren-Syndrom** Bei dieser Erkrankung dringen weiße Blutkörperchen in die Feuchtigkeit produzierenden Drüsen ein – dazu zählen u. a. die Tränendrüsen, Speicheldrüsen und die Bartholin'schen Drüsen in der Vagina –, zerstören diese und entziehen den Schleimhäuten Feuchtigkeit. Außerdem können Beschwerden in den Gelenken, Nieren und Nerven, in der Schilddrüse, Leber und Bauchspeicheldrüse sowie in Magen und Gehirn auftreten.
- **Sklerodermie („Harte Haut").** Diese Autoimmunkrankheit führt zu vermehrten Ablagerungen von Kollagen– eine Substanz, die der Haut Form und Elastizität gibt, wodurch die Haut dick und steif wird. Es gibt zwei Arten: lokalisierte Sklerodermie, die begrenzte Bereiche befällt, und systemische Sklerose, die Lunge, Herz und Nieren schädigt.
- **Typ-I-Diabetes** Diese Form, auch insulinabhängiger Diabetes mellitus oder juveniler Diabetes genannt, ist eine organspezifische, genau genommen eine zellspezifische Autoimmunkrankheit. Er tritt auf, wenn das Immunsystem die Insulin erzeugenden Zellen der Bauchspeicheldrüse angreift, was meist Monate oder sogar Jahre vor dem Auftreten der ersten Symptome beginnt. Zwar sind eindeutig genetische Faktoren für einen Typ-I-Diabetes verantwortlich, doch scheinen auch äußere Faktoren wie etwa ein Virus den Ausbruch auszulösen.
- **Vitiligo (Weißfleckenkrankheit)** Als Folge einer Immunreaktion verlieren Menschen mit dieser Störung Pigment- oder Farbzellen (Melanozyten) in Haut, Mund, Nase, Genitalien, Rektum und Netzhaut (der lichtempfindliche Bereich an der Rückseite der Augäpfel), was sich in Form von weißen Hautstellen an unterschiedlichen Körperstellen zeigt. Zwar ist die Ursache noch nicht genau erforscht, doch vermutet man, dass Auto-Antikörper die Melanozyten zerstören.
- **Wegener-Klinger-Granumatulose** Diese seltene Gefäßkrankheit ist durch eine Überaktivierung des Immunsystems gekennzeichnet, die zu einer Entzündung der Blutgefäße führt. Diese können dann nicht mehr genug sauerstoffreiches Blut transportieren, das zur reibungslosen Funktion der Zellen benötigt wird. Die Folge sind Schädigungen von Organen und Gewebe, wobei vor

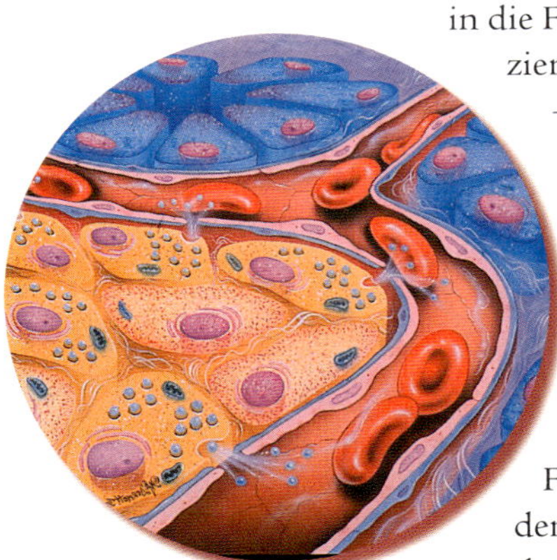

EIN ERHÖHTER BLUTZUCKERSPIEGEL löst die Freisetzung von Insulin (blaue Punkte oben) durch bestimmte Zellen in der Bauchspeicheldrüse in den Blutkreislauf (rot) aus.

Erstaunlich!

4–5 l Blut besitzt jeder Mensch, und bei den meisten Bluttests genügt pro Reagenzglas bereits rund 1 Teelöffel Blut, das vom Körper aber sehr rasch wieder ersetzt wird. Sogar bei einer Blutspende von 0,5 l ersetzt der Körper diesen Verlust so schnell, dass Sie bereits etwa 2 Wochen später die gleiche Menge wieder spenden könnten, ohne dass der Körper geschädigt wird.

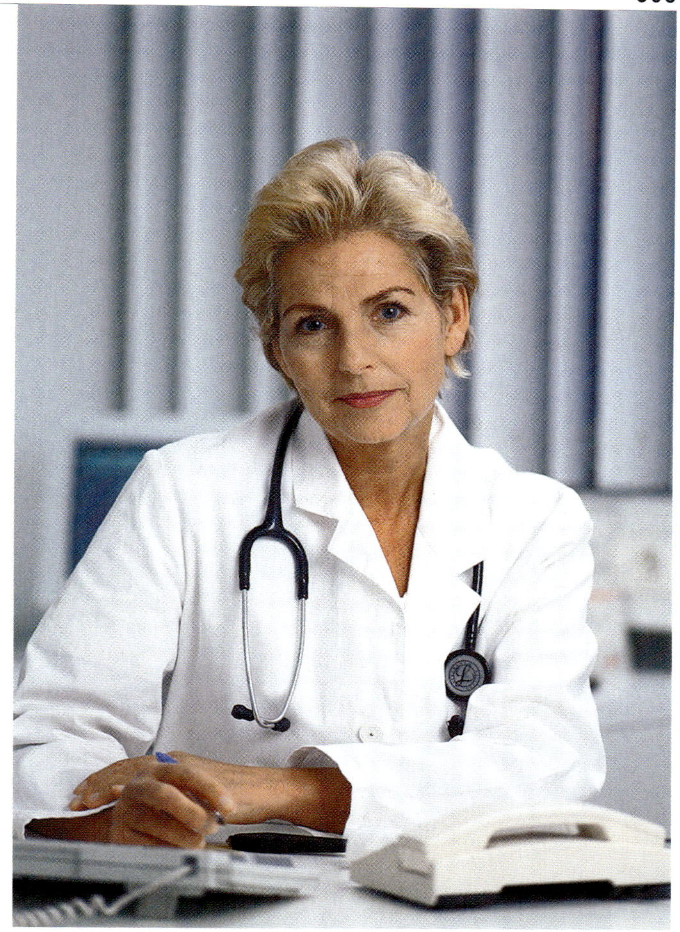

allem die Atemwege betroffen sind. Die Krankheit tritt vorwiegend bei Menschen zwischen 70 und 80 Jahren auf.

- **Zöliakie** Bei dieser Krankheit besteht eine Unverträglichkeit gegenüber Gluten, das in Weizen, Roggen, Gerste und auch in Hafer enthalten ist, d. h., auf glutenhaltige Lebensmittel reagiert das Immunsystem mit Entzündungen des Dünndarms, weshalb Zöliakie auch als Autoimmunkrankheit bezeichnet wird. Gleichzeitig gilt Zöliakie als Verdauungsinsuffizienz, da sie den Körper an der ungestörten Nährstoffaufnahme hindert.

Untersuchungsmethoden

Wenn Sie sich seit längerem müde oder unwohl gefühlt haben oder wenn Ihnen immer wieder schwindlig wird oder Schmerzen aufgetreten sind, kann die Ursache für diese Beschwerden in einer Störung des Immunsystems liegen.

In diesem Fall sollten Sie zunächst den Hausarzt aufsuchen, der Sie nach den Symptomen und früheren Krankheiten befragt: Haben Sie z. B. häufig Infektionen, und wenn ja, wie lange dauern sie? Hat sich eine Behandlung mit Antibiotika in die Länge gezogen oder hatten Sie in letzter Zeit Gürtelrose, ein schmerzhaftes Hautleiden, das durch die Reaktivierung des Windpockenvirus verursacht wird? (Zwar kann jeder, der Windpocken hatte, Gürtelrose bekommen, aber bei eher jüngeren und ansonsten gesunden Patienten weist dies oft auf eine Immunstörung hin.) Haben Sie in letzter Zeit ohne ersichtlichen Grund einen Gewichtsverlust festgestellt?

Bei Anzeichen für eine Fehlfunktion des Immunsystems wird Ihr Arzt dann wahrscheinlich einen Bluttest machen und eventuell auch Stuhl-, Urin- und Auswurfproben untersuchen lassen.

- **Ursachenforschung** Bei einem kompletten Blutbild in einem medizinischen Labor wird neben anderen Werten auch die Anzahl der Immunglobuline (Messungen der grundlegenden Antikörper oder Immunsystemproteine IgA, IgD, IgE, IgG und IgM) bestimmt. Außerdem kann eine Messung der Zahl der T-Zellen im Blut erfolgen, was als CD4-Zählung bezeichnet wird.

IHR ARZT wird Blut- und andere Tests vornehmen lassen, wenn er eine Immunstörung vermutet.

Eine kurze Übersicht über die am häufigsten verwendeten Tests zur Überprüfung des Zustands des Immunsystems und was die jeweiligen Testergebnisse aussagen, finden Sie auf den folgenden Seiten, wobei es in der Regel selten erforderlich sein wird, alle Tests auf einmal durchzuführen.

Zögern Sie nicht, Ihren Arzt danach zu fragen, welche Tests bei Ihnen durchgeführt werden sollen und aus welchem Grund. Fragen Sie ihn auch danach, was die Testergebnisse über Ihren allgemeinen Gesundheitszustand aussagen. Ist alles in Ordnung, umso besser. Wenn der Arzt jedoch Auffälligkeiten feststellt, wird er mit Ihnen über ein entsprechendes Behandlungskonzept sprechen.

IMMUNFUNKTIONSTESTS

Hier finden Sie einige der häufigsten Immunfunktionstests. Mit ihrer Hilfe kann der Arzt einige Krankheiten ausschließen, die Diagnose anderer erhärten, entscheiden, welche zusätzlichen Tests eventuell nötig sind, oder die Wirkung einer Behandlung überprüfen. Da Medikamente die Ergebnisse beeinflussen können, sollten Sie Ihrem Arzt vorher sagen, was Sie einnehmen.

TESTS	ZWECK
KOMPLETTES BLUTBILD (BB) einschließlich weißes und rotes Blutbild, Hämoglobin- und Hämatokritbefunde; Differenzialblutbild (DBB); Blutplättchenzählung	Grundlegende Computeranalyse des Blutes auf Anzeichen für eine Krankheit oder Infektion anhand einer kleinen Blutprobe. Die Ergebnisse zeigen die Anzahl der roten und weißen Blutkörperchen, der Blutplättchen und das Verhältnis der roten Blutkörperchen zum gesamten Blutvolumen. Das DBB, eine genauere Version des gleichen Tests, bestimmt die prozentualen Anteile der verschiedenen Typen weißer Blutkörperchen (Neutrophile, Lymphozyten, Monozyten, Eosinophile und Basophile). Ein niedriger Wert weist auf eine Immundefizienz hin, ein hoher auf eine Infektion.
QUANTITATIVE IMMUNOGLOBULINE MIT IGG-UNTERGRUPPEN	Misst die Immunglobuline (Antikörper), um eine Immundefizienz zu entdecken; wird oft als Test für eine mögliche Unfähigkeit, Antikörper zu bilden, verwendet.
CD4-ZÄHLUNG	Zählt die Menge der aktiven T-Zellen (CD4-Zellen), die im Verlauf jeder Infektion abnimmt; kann auch zur Zählung der CD8- oder Suppressor-T-Zellen verwendet werden; wird oft zur Beobachtung des Verlaufs einer HIV-Infektion genutzt.
BLUTCHEMIE	Misst die Menge bestimmter im Blut gelöster Chemikalien; dient zur Bestimmung, wie gut die Organe und Muskeln funktionieren; wird oft als Test für die Funktion von Leber, Nieren und anderen Organen verwendet.
URINANALYSE UND URINKULTUR	Dient zur Analyse und Kontrolle vor allem von Nierenkrankheiten, Diabetes, Infektionen oder Autoimmunerkrankungen.
ALLERGIETESTS	Untersuchungen des Blutes oder der Haut, ob IgE-Antikörper von bestimmten Allergenen wie etwa Pollen (Heuschnupfen) oder Hausstaubmilben vorhanden sind.
AUTOANTIKÖRPER	Testet auf Autoantikörper, ein Zeichen, dass das Immunsystem körpereigenes Gewebe bekämpft; wird zur Diagnose von Autoimmunkrankheiten wie Lupus verwendet.
BLUTKULTUR	Blutprobe, die über mehrere Tage untersucht wird; wird oft zur Bestimmung von Bakterien im Blut verwendet.

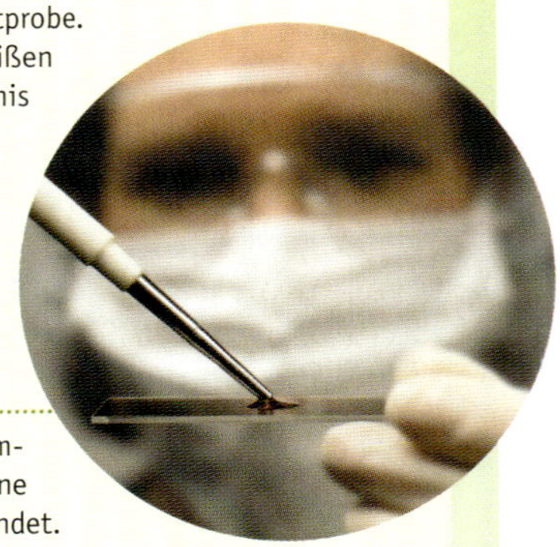

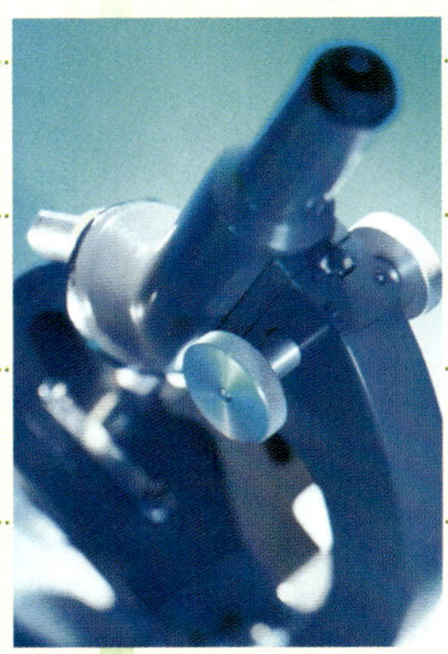

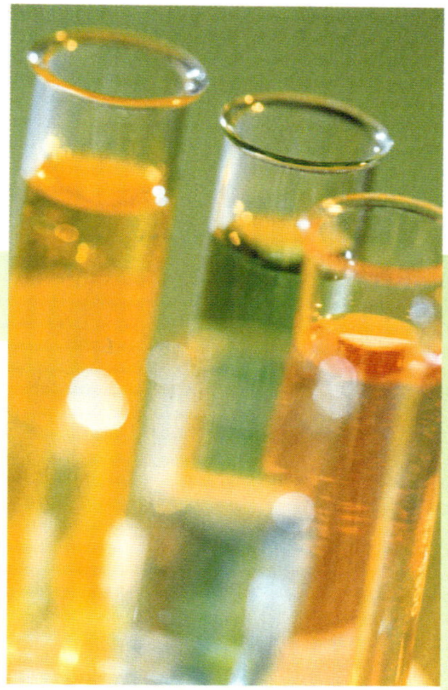

TESTS	ZWECK
KOMPLEMENTAKTIVITÄT	Ein hoher Blutserumprotein-Spiegel (Komplement) weist auf eine Entzündung hin, ein niedriger Spiegel kann eine Immunkomplexkrankheit anzeigen, die sich häufig zu einer Autoimmunkrankheit entwickelt; ein völliges Fehlen tritt manchmal bei Erbkrankheiten auf; wird oft angewendet, um die Schwere einer bestimmten Krankheit oder die Wirksamkeit einer Behandlung zu kontrollieren.
VERZÖGERTER HYPERSENSIBILITÄTSHAUTTEST	Testet auf allergische Reaktionen, indem geringe Mengen Antikörper in die Haut injiziert oder auf die Haut aufgetragen werden.
ELISA (ENZYME-LINKED IMMUNOSORBENT ASSAY) ODER WESTERNBLOT	Testet auf spezifische Antikörper gegen Viren und andere Infektionsquellen; wird vor allem in der Forschung angewendet, häufig aber auch zur Bestätigung einer möglichen Lyme-Borreliose- oder HIV-Diagnose genutzt.
ERYTHROZYTENSENKUNG (BLUTSENKUNG)	Prüft eine Entzündung im Körper als mögliche erste Anzeichen einer Immunstörung; wird oft bei der Diagnose einer Infektion oder Autoimmunkrankheit angewendet.
HEPATITISVIRUS-SEROLOGIE (ANTI-HCV-TEST)	Testet auf das Vorhandensein von Hepatitis C, einer chronischen Leberkrankheit.
HIV-TEST	Testet auf das Vorhandensein des HI-Virus.
IMMUNISATION (SPEZIFISCHES ANTIGEN ZUR MESSUNG DER IMMUNFUNKTION)	So genannter „Provokationstest“, bei dem mit einem gewöhnlichen Impfstoff (z. B. gegen Grippe) festgestellt wird, ob der Körper einen Antikörper erkennen und bilden kann; wird als allgemeiner Test zur Prüfung der Immunfunktion angewendet.
MIKROSKOPISCHE STUHLUNTERSUCHUNG	Untersuchung einer kleinen Stuhlmenge unter dem Mikroskop, um das Vorhandensein von Würmern oder Wurmeiern zu prüfen; wird oft angewendet, um die Ursache von schwerem Durchfall und Magenkrämpfen zu bestimmen.
SERUMPROTEIN-ELEKTROPHORESE UND IMMUNOFIXIERUNG	Testet das Vorhandensein anomaler Antikörper; wird oft zur Prüfung für ein mögliches multiples Myelom verwendet, eine Krebsform, die die Blutbildung und das Immunsystem betrifft.
AUSWURFKULTUR	Der Auswurf von Lunge, Bronchien und Luftröhre wird eingefärbt und in einer besonders präparierten Lösung getestet, die das Wachstum eventuell vorhandener Bakterien fördert; wird oft angewendet, um die genaue Ursache einer Lungeninfektion festzustellen.
FUNKTIONSTEST DER WEISSEN BLUTKÖRPERCHEN	Selten durchgeführte Tests mit verschiedenen Gruppen von weißen Blutkörperchen; wird vor allem bei Kindern mit häufigen bakteriellen Infektionen angewendet.

Quelle: Centers for Disease Control and Prevention

Register

Fett gedruckte Seitenzahlen verweisen auf Abbildungen.

Bildnachweis

FOTOS

Einbandvorderseite von links nach rechts: Dynamic Graphics; Ken Scott/Tony Stone Images; Nick Rowe/PhotoDisc; PhotoDisc.
Vor- und Nachsatz: NT Cancer Institute/SPL/Focus.2 Kathleen Finlay/Masterfile. 5 o.l: Lisa Koenig; o.M. Beth Bischoff; o.r: Quill Telegraph Color Library/FPG Intl.; u.r: Eising/Stock Food. 6 o.l: Eisenhut & Mayer/FoodPix; o.M: Dr. Dennis Kunkel/Phototake; o.r: Robert Becker, Ph. D/Custom Medical Stock Photo; u.l: Microworks/Phototake. 7 o.l: Pete Saloutos/The Stock Market; u.r: Comstock. 8 Michael Segal/SuperStock. 10/11 Photolibrary.com. 12 o.l: CNRI/Phototake; o.r: Dr. Dennis Kunkel/Phototake; u.l: CNRI/Phototake; u.r: Institut Pasteur/Phototake. 13 Nigel Hillier/Tony Stone Images. 14 Peter Nicholson/Tony Stone Images. 15 o: Carolina Biological Supply Company/Phototake; M.l: Dr. Gopal Murti/Phototake; M.r: Dr. Dennis Kunkel/Phototake; u: Dr. Dennis Kunkel/Phototake. 17 Robert Becker, Ph.D./Custom Medical Stock Photo. 18 John W. Banagan/Image Bank. 19 Chassenet/BSIP/Superbild. 20 Hintergrund: Motta/SPL/Focus. 22 l: Zack Burris, Inc.; r: David Scharf/Peter Arnold, Inc. 24 Comstock. 25 Microworks/Phototake. 26 Kevin Dodge/Masterfile. 27 o: Institut Pasteur/Phototake; M.l: Eurelios/Phototake; M.r: Jean Claude Revy/Phototake; u: CNRI/Phototake. 28 o: Linda S. Nye/Phototake; u: Comstock. 29 MTPA Stock/Masterfile. 30 Hintergrund: Motta/SPL/Focus. 31 o.r: Comstock; M: Comstock; u.l: Spielman/CNRI/Phototake; u.r: Andy Cox/Tony Stone Images. 32 l: Paul Cherfils/Tony Stone Images; r: Bruce Forster/Tony Stone Images. 33 o: Schlowsky/Workbook Co./Op Stock; u: Ron Chapple/FPG Intl. 34 Spencer Jones/FPG Intl. 35 John Neitzel (4). 37 Kevin Dodge/Masterfile. 38/39 Reader's Digest. 40 l: Andrea Monikos/Tony Stone Images; r: Eric Tucker/Tony Stone Images. 41 Jeff Burke/Lorraine Triolo/Artville. 42 C Squared Studios/PhotoDisc. 44 Judd Pilossof/FoodPix. 45 Burke/Triolo/FoodPix. 46 Ann Stratton/FoodPix. 47 Eising/StockFood. 48 Burke/Triolo/FoodPix. 49 M: Digital Vision/Eyewire; u: C Squared Studios/PhotoDisc. 50 Eising/StockFood. 51 Amy Neunsinger/Tony Stone Images. 52 o: Eising/StockFood; u: C. Squared Studios/PhotoDisc. 53 o: Eising/StockFood; u.l: Carrier/StockFood; u.r: Burke/Triolo/FoodPix. 54 o: Franz Walter; u: John Neitzel. 55 o: Mastri/StockFood; M.l: John A. Rizzo/PhotoDisc; M.r: Eyewire; u: Susan Kinast/FoodPix. 56 Eyewire. 57 Kupka/Mauritius. 59 o: PhotoDisc; M: Eyewire. 60 John A. Rizzo/PhotoDisc. 61 o: Schlowsky/Workbook Co/Op Stock; M.l: Eisenhut & Mayer/FoodPix; M.r: Comstock; u: Jean Claude Revy/Phototake. 62 Hintergrund: Motta/SPL/Focus; Eyewire. 63 Jeff Burke/Lorraine Triolo/Artville. 64 Hintergrund: Motta/SPL/Focus; o: Jeff Burke/Lorraine Triolo/Artville; u: The Stock Market. 66 Hintergrund: Motta/SPL/Focus; o: Paul Poplis/FoodPix; u: Steve Cohen/FoodPix. 67 l: Gentl & Hyers/FoodPix; M: John E. Kelly/FoodPix; r: Eising/StockFood. 68 Hintergrund: Motta/SPL/Focus; Karl Petzke/FoodPix. 69 Gentl & Hyers/FoodPix. 70 Shaun Egan/Tony Stone Images. 71 Eyewire. 72 Burke/Triolo/FoodPix. 73 John Neitzel. 74 John Manno Photography. 76 l: Ginger Neumann; r: Digital Vision/Eyewire. 78 Ginger Neumann. 79 Dennis O'Clair/Tony Stone Images. 80 Rubberball/The Stock Market. 81 PhotoDisc. 82 Ginger Neuman. 84 Hohnen/StockFood. 85 Michael Howard/Photolibrary com. 86/87 Getty Images. 88 Reader's Digest. 90 o: Mariani/StockFood; u: Siede Preis/PhotoDisc. 91 Eisenhut & Mayer/FoodPix. 92 l: Monica Stevenson/FoodPix; r: Maximilian Stock, Ltd./FoodPix. 93 Mariani/StockFood. 94 o: Toshio Yoshida/Nature Production; M.l: Barrie E. Watts/Oxford Scientific Films; M.r: Masana Izawa/Nature Production; u: K.G. Vock/Okapia. 95 Monica Stevenson/FoodPix. 96 o: Ginger Neumann; u: Carol Conway/FoodPix. 97 o: Meredith Parmelee/Tony Stone Images; M.l: Elizabeth Simpson/FPG Intl.; M.r: Artville; u: John Neitzel. 98 John Neitzel. 99 Brian Hagiwara/FoodPix. 101 Burke/Triolo/FoodPix. 102 Worrell/StockFood. 103 Meuth/StockFood. 104 Hintergrund: Motta/SPL/Focus; r: Nancy R. Cohen/PhotoDisc. 105 Mariani/StockFood. 106 l: Brian Hagiwara/FoodPix; r: Paul Barton/The Stock Market. 107 Reader's Digest. 108 PhotoDisc. 109 o.l: A/Z Botanical; u.r: Matthew Donaldson/Pictor; M: ZEFA/Index Stock; u.l: Dr. Dennis Kunkel/Phototake; u.r: Dean Ripa, mit frdl. Genehmigung Ripa Ecologica. 110 Siede Preis/PhotoDisc. 112 Comstock. 113 Quill Telegraph Colour Library/FPG Intl. 114/115 TGC/Photolibrary com. 116 l: Lori Adamski Peek/Tony Stone Images; r: Ronnie Kaufman/The Stock Market. 118 Eyewire. 119 Eyewire. 120 John Henley/The Stock Market. 121 Alan Thornton/Tony Stone Images. 122 Jane Hurd/Phototake. 123 Comstock. 124 Comstock. 125 Eyewire. 126 Chuck Savage/The Stock Market. 127 o: Digital Vision/Eyewire; u: Andre Perlstein/Tony Stone Images. 128 o: Reader's Digest; u: Melanie Dune/Emme Modeling, The Emme ® Collection. 129 Andre Perlstein/Tony Stone Images. 130 John Neitzel. 131 o: CNRI/Phototake; u: Comstock. 132, 134, 136: Hintergrund: Motta/SPL/Focus. 132–136: Beth Bischoff. 137 o: Comstock; M.l: Nick Vedros/Tony Stone Images; M.r: Kent Knudson/Weststock; u: John Neitzel. 138 Hintergrund: Motta/SPL/Focus; Reader's Digest. 138/139 Ginger Neumann. 140 Nancy Ney/The Stock Market. 141 Gary Ochner/FPG Intl. 142 Philip & Karen Smith/Tony Stone Images. 143 Stephen Simpson/FPG Intl. 144 l: Philip & Karen Smith/Tony Stone Images; r: Bill Losh/FPG Intl. 145 Jose L. Pelaez, Inc./The Stock Market. 146 Ryan McVay/PhotoDisc. 147 Christopher Bissell/Tony Stone Images. 148 o: Rob Lewine/The Stock Market; u: Ralf Schultheiss/Tony Stone Images. 149 o: Comstock; M.l: Comstock; M.r: Eyewire; u: Jason Reed/Ryan McVay/PhotoDisc. 150 Digital Vision/Eyewire. 151 Stephen Simpson/FPG Intl. 153 Michael Keller/The Stock Market. 154/155 TCG/Photolobrary.com. 157 o: Pete Saloutos/The Stock Market; M: S.P.L./Custom Medical Stock Photo. 158 Mark Tuschman/The Stock Market. 159 Digital Vision/Eyewire. 160 Lance Nelson/Stock Photos. 161 Andrew Brookes/The Stock Market. 163 Patrick Cocklin/Tony Stone Images. 165 Michael Keller/Corbis/The Stock Market. 166 Steve Krongard Inc./Image Bank. 167 Spike/PhotoDisc. 168 o: Reader's Digest; u: Nancy R. Cohen/PhotoDisc. 169 o: Image Club Photography/Eyewire; u.l: Comstock; u.r: Comstock. 171 Beth Bischoff. 172 o: Victoria Blackie/Tony Stone Images; u: Ian O'Leary/Tony Stone Images. 174 Hintergrund: Motta/SPL/Focus; o: Australian

Picture Library; u: Reader's Digest. 175 Geoff Brightling/ FPG Intl. 176 Michael Segal/Super Stock. 177 Dick Patrick/ Workbook Co/Op Stock. 178 Paul Poplis/FoodPix. 179 o: Eyewire; M.l: Steve Cole/PhotoDisc; M.r: Comstock; u: Nancy R. Cohen/PhotoDisc. 180 David de Lossy/Image Bank. 183 o: Dr. Dennis Kunkel/Phototake; M.l: K.H. Kjeldsen/SPL/ Focus; M.r: Comstock; u: David de Lossy/Image Bank. 184 The Stock Market. 185 Eyewire. 186/187 Reader's Digest. 188 Eyewire. 189 Stephen Johnson/Tony Stone Images. 191 Rubberball/The Stock Market. 193 Thomas Hoeffgan/ Tony Stone Images. 194 l: Comtock; M. C Squared Studios/ PhotoDisc; r: David Chasey/PhotoDisc. 195 Dr. Dennis Kunkel/Phototake. 196 Hintergrund: Motta/SPL/Focus. 198 Anthony Redpath/The Stock Market. 199 Koji Kitawawa/Super Stock. 200 Photolibrary.com. 201 V.C.L./FPG Intl. 202 Super Stock. 203 Joe Polillio/Tony Stone Images. 204 Francisco Cruise/Super Stock. 205 Ariel Skelley/The Stock Market. 206 Hintergrund: Motta/SPL/Focus; l: Duncan Smith/PhotoDisc; r: Eyewire. 207 o: Randy Allbritton/ PhotoDisc; u: C Squared Studios/PhotoDisc. 208 Hintergrund: Motta/SPL/Focus: l: Nicholas Eveleigh; r: Comstock. 211 age fotostock/Mauritius. 212 Jerry Atnip/Super Stock. 213 Will & Deni McIntyre/Tony Stone Images. 214 o: G. Haling/Mauritius; u: CMCD/PhotoDisc. 215 Pete Saloutos/ The Stock Market. 216 Eyewire. 217 Myron J. Dorf/The Stock Market. 218 Francisco Cruise/Super Stock. 219 o: Eyewire; M.l: Susan Kinast/FoodPix; M.r: Milton Montenegro/PhotoDisc; u: Gerald Zanetti/The Stock Market. 220 Jon Riley/Tony Stone Images. 221 John Lund/Tony Stone Images. 222 Alistair Berg/FPG Intl. 223 Paul Barton/The Stock Market. 224 Harry Bartlett/FPG Intl. 225 o: Eyewire; M.l: Comstock; M.r: George B. Diebold/The Stock Market; u: Comstock. 226 Dan Bosler/Tony Stone Images. 227 David Loftus/Tony Stone Images. 228 Comstock. 229 Colorstock/ FPG Intl. 230/231 age fotostock/Mauritius. 232 Lisette Le Bon/Super Stock. 233 Paul Grebliunas/Tony Stone Images. 235 o: Ricardo Elkind/PhotoDisc; u: A.L. Sinibaldi/Tony Stone Images. 236 Pichard/BSIP/Superbild. 237 Comstock. 238 S. Achernar/Image Bank. 239 Klaus Lahnstein/Tony Stone Images. 240 Stock Image/Mauritius. 241 o: Comstock; u: Ginger Neumann. 242 o: Reader's Digest; r: Eyewire; u: Comstock. 243 o: Eyewire; r: Janis Christie/PhotoDisc; u: Ryan McVay/PhotoDisc. 244 o: Emanuele Taroni/PhotoDisc; u.l: Nancy R. Cohen/PhotoDisc; u.r: Nancy R. Cohen/PhotoDisc. 245 o.l: Eyewire; o.r: Siede Preis/PhotoDisc; M: Ryan McVay/PhotoDisc. 246 Getty Images. 247 Siede Preis/PhotoDisc. 248 o: Anton Vengo/Super Stock; u: Franz Walter. 249 o: The Stock Market; M.l: American Honda Motor Co., Inc.; M.r: Chip Simons/FPG Intl.; u: Eyewire. 250 o: James Gritz/ PhotoDisc; M.l: Edmund Van Hoorick/PhotoDisc; M.r: Jack Daniels/Tony Stone Images; u: Alan & Sandy Carey/Tony Stone Images. 251 Comstock. 252 Phil Jude/SPL/Focus. 253 PhotoDisc. 255 o: Reader's Digest; u: Eyewire. 256 Hintergrund: Motta/SPL/Focus; Burke/Triolo/FoodPix. 257 Burke/Triolo/FoodPix. 258 Russell Kaye/Tony Stone Images. 259 Spike/PhotoDisc. 260 o: Comstock; u: Ernie Friedlander/Cole Group/PhotoDisc. 261 The Stock Market. 262 Hintergrund: Motta/SPL/Focus; o: Ryan McVay/PhotoDisc; u: C Squared Studios/PhotoDisc. 263 Comstock. 264, 265: Dr. Dennis Kunkel/Phototake. 266 Laurence Monneret/Tony Stone Images. 267 Spike Mafford/PhotoDisc. 268 John Neitzel. 269 Terje Rakke/Image Bank. 270 Hartmut Schwarzbach/argus. 271 G. Gräfenhain/Superbild. 272 l: C Squared Studios/PhotoDisc; r: CMCD/PhotoDisc. 273 Eyewire. 274 Burke/Triolo/Artville. 275 J.P. Fruchet/ FPG Intl. 276 LWA/Dann Tardif/The Stock Market. 277 Caroline Wood/IS/Stock Photos. 278 Digital Vision/Eyewire. 280 Don Farrell/PhotoDisc. 281 Michael Keller/Stock Photos 282/283 Reader's Digest. 284 o: C Squared Studios/ PhotoDisc; M: Artville; u: Jürgen Reisch/Tony Stone Images. 285 o: Digital Vision/Eyewire; u: V.C.L./FPG Intl. 286 Hintergrund: Motta/ SPL/Focus; o.r: Eyewire; u.l: John A. Rizzo/ PhotoDisc; u.r: C Squared Studios/PhotoDisc. 287 o: Jeff Burke/Lorraine Triolo/Artville (2); u.r: Craig Brewer/PhotoDisc. 288 Hintergrund: Motta/SPL/Focus; Jeff Maloney/ PhotoDisc. 289 o: Paul Barton/The Stock Market; u: Comstock. 290 Hintergrund: Motta/SPL/Focus; o.l: Jules Frazier/ PhotoDisc; u.r: Chet Phillips/Artville; u.l: Digital Vision/ Eyewire; u.r: Michael Keller/The Stock Market. 291 u.l: C Squared Studios/PhotoDisc; u.r: Comstock. 292 Hintergrund: Motta/ SPL/Focus; o.l: CMCD/PhotoDisc; o.r: Kim Steele/PhotoDisc; u.l: Lisa Koenig; u.M: Lawrence Lawry/ PhotoDisc; u.r: Reader's Digest. 293 o.l: Siede Preis/PhotoDisc; o.r: Ryan McVay/PhotoDisc; u: Harry Sims/Image Bank. 294 Hintergrund: Motta/SPL/Focus; o: C Squared Studios/PhotoDisc; M: Eyewire; u.l: Digital Vision/Eyewire; u.r: Comstock. 295 o.l: Nancy R. Cohen/PhotoDisc; o.r: Janis Christie/PhotoDisc; u.l: Digital Vision/Eyewire; u.r: Comstock. 296 Hintergrund: Motta/SPL/Focus; o.l: PhotoLinke/ PhotoDisc; o.r: Steve Mason/PhotoDisc; M: Rubberball/Eyewire; u.l: Doug Menuez/PhotoDisc. 297 o: Ruyan McVay/ PhotoDisc; u: Doug Menuez/PhotoDisc. 298 Rubberball/ The Stock Market. 299 Michael Segal/SuperStock. 300 Dr. Ryder/Jason Burns/Phototake. 301 Nick Rowe/PhotoDisc. 303 Digital Vision/Eyewire. 305 Ripp/Mauritius. 306 Hintergrund: Motta/SPL/Focus; o: Don Farrall/PhotoDisc; u: Comstock. 307 Comstock.

Illustrationen

Art Explosion: 286, 287 (Bleistift), 288 (Turnschuhe, Springseil, Sonne); 289 (Bleistift), 291 (Hochzeitstorte, Bleistift), 293 (Bleistift), 295 (Bleistift), 296, 297 (Bleistift).
Linda Holt Ayriss/Artville: 297 (Apfel).
Teri McDermott/Phototake: 302, 304.
Debra Spina Dixon/Artville: 289 o.M.
Carol Donner/Phototake: 278.
Sandy Haight: 165
Keith Kasnot: 20–21 (Photo: Gio Barto/Image Bank), 196–197 (Photo: Fotomorgana/The Stock Market).
Rob Porazinski: 7, 43.
Robert L. Prince/Stockart: 15, 27, 55, 61, 94, 97, 137, 149, 179, 183, 219, 225, 249, 250, 288 (Schreibtisch).
Kevin A. Somerville/Phototake: 301.
Susy Pilgrim Waters/Artville: 287 u.l.
Dave Winter/Stockart: 65.

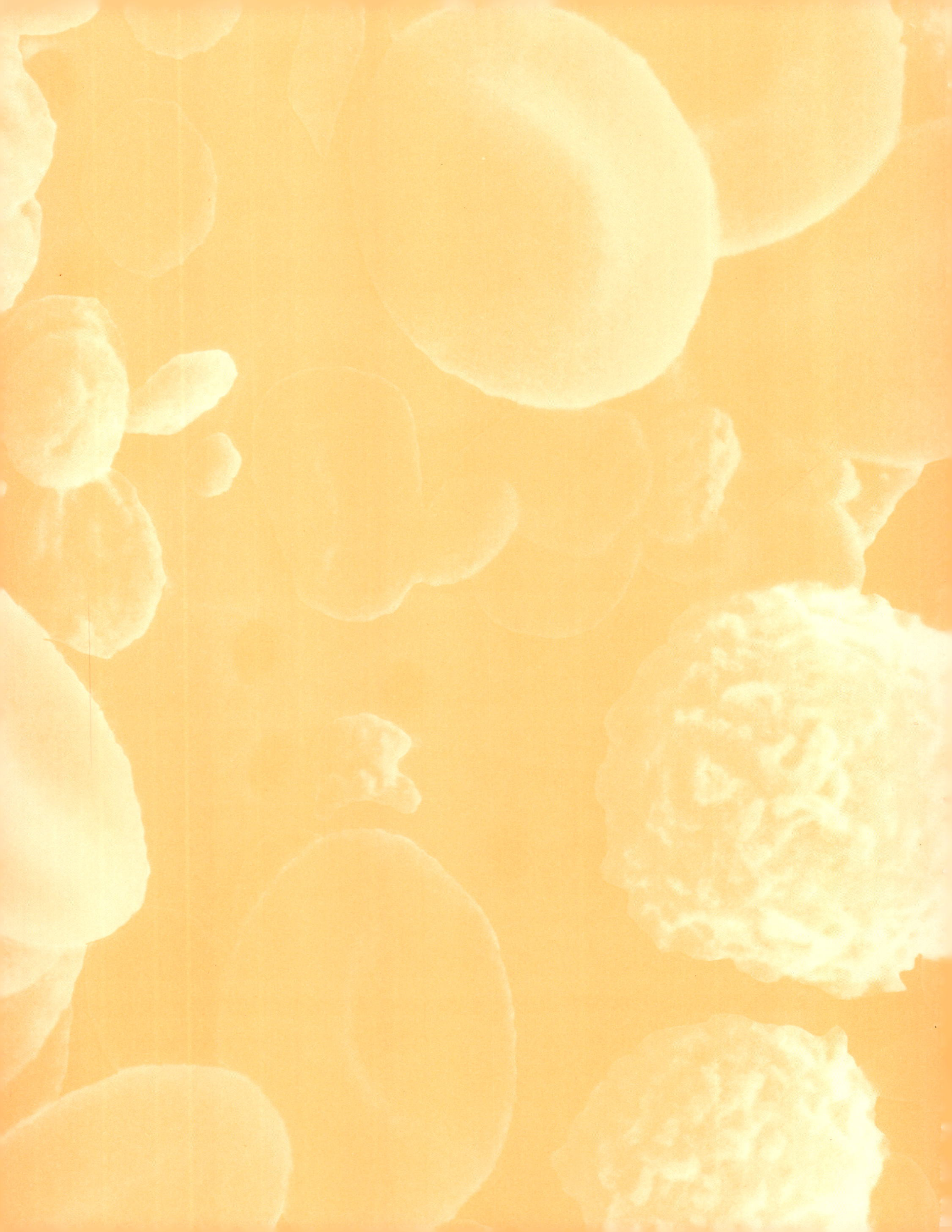